RAJA SELVAM

Verkörperte Gefühle

RAJA SELVAM

Verkörperte Gefühle

Ein Praxisbuch für Therapie und Alltag

Guten Zugang zu seinen Gedanken, Emotionen und Verhaltensweisen finden

Aus dem Englischen von Silvia Autenrieth

KÖSEL

Die Originalausgabe erschien unter dem Titel
»The Practice of Embodying Emotions. A Guide for Improving Cognitive, Emotional, and Behavioral Outcomes« bei North Atlantic Books, Huichin, unceded Ohlone land aka Berkeley, California, USA.

MIX
Papier | Fördert gute Waldnutzung
FSC® C014496

Klimaneutral*
Druckprodukt
ClimatePartner.com/14044-1912-1001

Penguin Random House Verlagsgruppe FSC® N001967

Umschlaggestaltung: zero-media.net, München
Umschlagmotiv: FinePic®, München
Redaktion: Dr. Diane Zilliges, Langenburg
Registerbearbeitung: Sylvia Jakuscheit
Satz: Satzwerk Huber, Germering
Druck und Bindung: GGP Media GmbH, Pößneck
Printed in Germany
ISBN 978-3-466-34804-6

Inhalt

Teil III:
Praxis
Die vier Schritte bei der Verkörperung von Emotionen

Anhang

Einleitung

Worum es in diesem Buch geht

In diesem Buch geht es um Gefühle. Um Emotionen. Außerdem handelt es vom Körper und seiner Beziehung zu Emotionen. Konkreter geht es darum, wie wir die Fähigkeit ausbauen können, uns unseren Emotionen auszusetzen. Sein Ziel ist, wissenschaftlich zu belegen, dass wir eine größere Kapazität dafür entwickeln können, Emotionen – vor allem unangenehme – gezielt auszuhalten, indem wir sie über möglichst große Bereiche des Körpers verteilt erleben. Und wie dies bei jeder Form von Therapie nicht nur den emotionalen Therapieerfolg verbessern kann, sondern auch den auf der physischen, energetischen, kognitiven, Verhaltens-, Beziehungs- und sogar der spirituellen Ebene.

Ziel dieses Buches ist außerdem, konkrete Schritte und Tools dafür anzubieten, »Emotionen zu verkörpern« beziehungsweise sie erträglicher zu machen, indem sie möglichst breit im Körper verteilt erfahren werden, was auf vielen Ebenen Verbesserungen nach sich zieht. Das Buch wendet sich an therapeutisch Tätige unterschiedlichsten Hintergrunds, die auf der Suche nach Möglichkeiten sind, ihre Erfolgsbilanz bei den von ihnen praktizierten Therapieansätzen zu steigern. Ebenso ist es für Menschen bestimmt, die auf der Suche nach Möglichkeiten der Selbsthilfe sind, um in ihrem Alltag turbulente Emotionen besser bewältigen zu können.

Menschen suchen immer dann Hilfe, wenn sie sich schlecht genug im Hinblick auf etwas fühlen, das sie allein nicht bewältigen können. Im Zentrum fast jeden Problems, mit dem sich Klient*innen in Therapie begeben, steht etwas, das ihnen emotional Schwierigkeiten bereitet. Es gibt viele wirksame Wege, derartige emotionale Probleme zu beheben: etwas im Hinblick darauf zu ändern, wie wir über eine Situation denken (Kognition); etwas an unserem Umgang mit ihr zu ändern, indem wir ausdrücken, wie wir sie erleben oder in Bezug auf sie anders handeln (Verhalten); durch Einnahme von Medikamenten auf die physiologischen Voraussetzungen im Gehirn und im Körper einzuwirken oder auf zahlreichen weiteren Wegen, wie etwa über Bewegung, Ernährung, Meditation, ätherische Öle, Körperarbeit und sogar mit Elektroschocks. Oder wir können bei der emotionalen Erfahrung, in welcher Form auch immer sie in Erscheinung tritt, so lange verweilen, bis sie eine Transformation durchläuft – auf vielen spirituellen Wegen eine gängige Praxis.

Menschen kommen zu uns in Therapie, weil ihr Leidensdruck sie dazu treibt, Hilfe zu suchen. Warum dieses Leiden nicht mit einer der eben erwähnten Methoden lindern oder es einfach von ihnen nehmen? Wozu sie sogar noch tiefer hineinführen, um ihre Möglichkeiten auszubauen, sich diesem Leiden auszusetzen, indem sie die emotionale Leidenserfahrung möglichst großräumig in ihrem Körper verteilen? Die Antwort liegt in den neuesten Erkenntnissen der Neurowissenschaft. Sie machen deutlich, dass unsere drei wichtigsten psychologischen Funktionen – Kognition, Emotion und Verhalten – allesamt nicht nur vom Gehirn, sondern auch von unserem Körper und seiner Verbindung zur Umgebung abhängen. Und dass es unsere kognitiven Fähigkeiten wie auch unser Verhalten im Hinblick auf eine Situation beeinträchtigt, die mit einer bestimmten Emotion zusammenhängt, wenn wir die Beteiligung des Körpers an Emotionen hemmen. Diese Erkenntnisse, zusammen mit der zentralen These dieses Buches – dass weitere Teile des Körpers in die emotionale Erfahrung einzubeziehen, uns womöglich eher in die Lage versetzt, mit der Emotion zu sein und länger bei ihr zu verweilen – werfen die Frage auf, ob dieses Vorgehen bessere Ergebnisse in Sachen Kognition und Verhalten versprechen könnte, selbst bei Therapien, in deren Fokus primär kognitive oder verhaltensbezogene Methoden stehen.

Emotionen sind das Fazit eines Urteils darüber, wie sich eine Situation auf unser Wohlbefinden auswirkt. Ein Gehirn, das dadurch besser reguliert ist, dass die Emotion mehr im Körper verteilt ist, hat mehr Zeit, um eine Emotion zu verarbeiten. Damit steigen seine Chancen, sich besser funktionierende, sinnvollere Kognitionen und Verhaltensweisen im Hinblick auf die Situation auszudenken. Wenn wir besser in der Lage sind, uns dem Zorn auszusetzen, den wir im Rahmen einer Beziehung verspüren, dürften unser Denken und Handeln in der Situation regulierter und beziehungsorientierter sein. Von daher können sogar Therapieformen, in deren Zentrum die Förderung kognitiver und verhaltensbezogener Veränderungen steht, ihre Ergebnisse verbessern, wenn sie in ihre Arbeit gezielt die Verkörperung von Emotionen einbeziehen.

Alle gängigen Methoden für die Arbeit mit Emotionen – vor allem die Strategie, so lange bei der Wahrnehmung einer emotionalen Erfahrung zu verweilen, bis eine Transformation zustande kommt – können uns durchaus dazu befähigen, eine gewisse Kapazität dafür zu entwickeln, sich der Emotion auszusetzen. Allerdings ist der Umfang, in dem dies geschieht, von daher eingeschränkt, dass diese Verfahren entweder nicht mit dem Körper arbeiten oder aber, falls doch, dass ihr Fokus nicht darauf ruht, das emotionale Erleben möglichst breit im Körper auszudehnen. Von allen Methoden bietet die Strategie, so lange bei einer emotionalen Erfahrung zu verweilen, bis es zu einer Transformation kommt, die größte Wahrscheinlichkeit, die Affekttoleranz zu erhöhen.

Die angestrebte Transformation könnte jedoch länger dauern oder überhaupt nicht zustande kommen, wenn die Betroffenen nicht wissen, dass an einer emotionalen Erfahrung, vor allem einer schwierigen, potenziell das gesamte Gehirn und der ganze Körper beteiligt sind. Außerdem gilt es zu wissen, dass zunächst einmal physiologische Abwehrmechanismen gegen Emotionen aufzulösen sind, damit sich die emotionale Erfahrung möglichst weit im Körper ausdehnen kann, was wiederum erlaubt, sich der Emotion länger auszusetzen und vollends zu begreifen, wie die vorliegende Situation auf unser Wohlbefinden wirkt. Es besteht ferner eine gewisse Retraumatisierungsgefahr, wenn lediglich passiv bei einer Emotion verweilt wird, wann immer sie auftaucht, statt aktiv über eine Expansion im Körper auf eine vermehrte Regulation der emotionalen Erfahrung hinzuwirken.

Aus allen oben genannten Gründen birgt das Verkörpern von Emotionen – das Ausdehnen der emotionalen Erfahrung in möglichst breite Areale des Körpers, um sich ihr eher aussetzen zu können – in Kombination mit allen Therapieformen und gängigen Methoden der Arbeit an Emotionen, Medikamentengaben inbegriffen, auf diversen Ebenen ein großes Potenzial für den Therapieerfolg.

Wenn Sie nicht in Helferberufen tätig sind, so versteht sich das Buch auch als Anleitung zur Selbsthilfe, um große und kleine emotionale Schwierigkeiten zu verstehen und zu bearbeiten. Sollten Sie vorhaben, das Buch zu Selbsthilfezwecken zu nutzen, suchen Sie sich bitte professionelle Hilfe, wenn Sie merken, dass Sie einen schwierigen Punkt erreichen – selbst dann, wenn Sie selbst therapeutisch tätig sind. Bitte vergessen Sie nicht, dass wir in Sachen Emotionen früher oder später immer die Unterstützung anderer brauchen, um bestimmte Dinge zu bewältigen, ganz gleich, wer wir sind.

Ich möchte an dieser Stelle gern kurz etwas zu meinem persönlichen und beruflichen Werdegang mit Ihnen teilen – zu dem, was mich dazu gebracht hat, die Arbeit der emotionalen Verkörperung zu entwickeln. Und immer wieder möchte ich dabei denen anerkennend zunicken, die mir auf meinem Weg geholfen haben. Danach folgt ein kapitelweiser Überblick über das, was Sie in diesem Buch erwartet, gefolgt von Vorschlägen zu Strategien, die Ihnen erlauben, optimal von diesem Buch zu profitieren.

Die Entwicklung der emotionalen Verkörperungsarbeit

In ihrem aufschlussreichen Buch *Faces in a Cloud. Intersubjectivity in Personality Theory* argumentieren die intersubjektiven Psychoanalytiker Atwood und Stolorow, dass die diversen von den Psychologen Freud, Jung und Reich entwickelten psychologischen Theorien von der persönlichen Lebensgeschichte, den Bedürfnissen und den Persönlichkeiten dieser Denker geprägt waren.[1] Mein jungscher Analytiker Richard Auger beobachtet häufig, dass wir das lehren, was wir selbst zu lernen haben. Wenn ich rückblickend mein eigenes Leben und meine Ausrichtung in der Psychologie betrachte, stelle ich fest, dass meine Beziehung zur Arbeit an der emotionalen Verkörperung in der Integralen Somatischen Psychologie (ISP) da keine Ausnahme darstellt. Ich habe ISP als umfassenden psychologischen Ansatz entwickelt, um die Verkörperung aller Ebenen der Psyche, der individuellen und der kollektiven, zu unterstützen – wobei die emotionale Verkörperung die primäre klinische Strategie darstellt und darauf abzielt, kognitive, emotionale und verhaltensbezogene Resultate von Therapieverfahren jeder Art zu verbessern.

Ich hatte einen unsanften Start ins Leben. Meine Mutter und ich wären bei meiner Geburt beinahe gestorben. Ich blieb während der quälend langen Wehen meiner Mutter in einem Geburtskanal stecken, der zu eng für meinen Kopf war, die Nabelschnur eng um meinen Hals gewickelt, das Ganze betreut von einer sehr unerfahrenen Hebamme. Es war ein Wunder, dass wir beide überlebten, wie sich meine Großmutter väterlicherseits erinnert. Durch das Geburtstrauma entging ich nur knapp einer zerebralen Kinderlähmung, wie mir später anhand der Symptome deutlich wurde, die ich bei der therapeutischen Aufarbeitung meines Geburtstraums und in einem Traum aus dieser Zeit erlebte. Meine Mutter und ich entwickelten eine überaus enge Bindung – teilweise, denke ich, aufgrund dieser gemeinsamen traumatischen Erfahrung. Die wiederholten längeren Trennungen von meiner Mutter, die ich im Alter von zehn Monaten bis fünf Jahren erlebte, müssen wohl wegen des Geburtstraumas und des besonders engen Bands zwischen uns umso traumatischer gewesen sein. Nimmt man dann noch die körperliche, verbale und emotionale Gewalt hinzu, der ich durch meinen Vater ausgesetzt war, kommt in meiner Geschichte schon einiges zusammen! Ich träumte einmal, dass ich in einen Raum in einem schwer bewachten Polizeirevier kam, um dort einen ganzen Aktenschrank mit Unterlagen vorzufinden, in denen all die Traumata festgehalten waren, die ich in meinem Leben erfahren habe.

Ich habe immer wieder mit Staunen festgestellt, wie Menschen sich anscheinend Berufe aussuchen, die ihnen die optimalen Umstände und Gelegenheiten bieten, nicht nur anderen einen Dienst zu erweisen, sondern auch sich selbst auf der persönlichen Ebene zu heilen. Mehr als irgendwo sonst beobachte ich das bei therapeutisch Tätigen und ihrer Entscheidung, im psychotherapeutischen Bereich zu arbeiten, und in Bezug auf die Therapieansätze, in denen sie sich ausbilden lassen und die sie praktizieren. Das trifft auch auf mich zu.

Die ganzen frühen Traumen bewirkten, dass ich den Kontakt zu meinen Emotionen und meinem Körper verlor. Ich wuchs also als kleiner Neunmalklug heran, der mehr Interesse an Mathe hatte als an Musik. Als ich einmal ein Rendezvous mit einem Mädchen hatte, das eine ziemliche Musikliebhaberin war, beglückte ich sie voller Stolz mit mathematischen Ausführungen zur Musiktheorie. Ich bin sicher, Sie können sich gut vorstellen, wie das ausging! Vor diesem Hintergrund war es nachvollziehbar, dass ich mich auf meinem beruflichen Werdegang in der Psychologie von den frühesten Anfängen an zu Formen der Körperarbeit wie Posturaler Integration und Yoga sowie zu körperorientierten Psychotherapiesystemen wie der Reichianischen Therapie, der Bioenergetik und der Bodynamic Analysis hingezogen fühlte. Dort erfuhr ich auch erstmals von physiologischen Abwehrmechanismen gegen Emotionen und andere psychische Erfahrungen und davon, wie behutsam (und auch weniger behutsam) an diesen Abwehrmechanismen gearbeitet werden kann, um den Kopf mit dem Körper zu verbinden und Zugang zu Emotionen zu finden, mit denen sich dann arbeiten lässt – was oft kathartisch oder regressiv ausfällt.

Wilhelm Reich, ein Zeitgenosse Sigmund Freuds, gilt als Urvater der körperpsychotherapeutischen Tradition des Westens. Das von ihm entwickelte System wird als reichianische Therapie bezeichnet. Körperpsychotherapieansätze, wie die aus der reichianischen Therapie hervorgegangene Bioenergetische Analyse, laufen unter »neoreichianische Therapieverfahren«. Das Gebiet der Körperpsychotherapie setzt sich heute aus solchen neoreichianischen Ansätzen und anderen Verfahren zusammen. Nach meiner Auffassung ist die Bodynamic Somatic Developmental Psychology, auch unter dem Namen »Bodynamic Analysis« bekannt, das bislang ausgefeilteste System der Körperpsychotherapie. Sie bietet eine aus empirischen Erfahrungen abgeleitete Übersichtskarte zu den psychologischen Funktionen der wichtigsten willkürlichen Muskeln auf Grundlage ihrer psychomotorischen Funktionen sowie eine komplexe Theorie zur Entstehung von Charakterstrukturen basierend auf sieben Stadien der kindlichen Entwicklung.

Dieses System ist seiner Zeit vielleicht um Jahre voraus, wenn man bedenkt, wie begrenzt die Ausrichtung auf den Körper in der Psychologie im Großen und Ganzen heute noch ist. Ich habe eine Menge gelernt, als ich etliche Jahre lang als Dozent die Psychologie der Muskeln und die Theorie rund um die Charakterstrukturen laut Bodynamic Analysis vermittelte. Ich kann Lisbeth Marcher und ihrem Team am Bodynamic Institute gar nicht genug danken für das, was sie zu meinem persönlichen und beruflichen Werdegang beigetragen haben, indem sie mir eine detaillierte »Landkarte« der emotionalen Bedürfnisse von Kindern in den jeweiligen Stadien ihrer Entwicklung zur Verfügung stellten.[2]

Viele der frühen Traumen in meinem Leben gingen in meinem Körper und meinem Gehirn mit so viel Stress und Dysregulation einher, dass ich lange Zeit unter Symptomen einer posttraumatischen Belastungsstörung (PTBS) litt. Ich beobachtete an mir eine große Geräuschempfindlichkeit, schlechte Schlafqualität und extreme Reaktivität auf der Beziehungsebene, ohne zu merken, dass es sich dabei um PTBS-Symptome handeln könnte. Traumatische Belastungen, vor allem wenn sie auf die frühe Kindheit zurückgehen, sind oft mit einem hohen Maß an Stress, Dysregulation und Überreagieren im autonomen Nervensystem und den von ihm gesteuerten inneren Organen sowie im Zentralnervensystem (Gehirn und Rückenmark) verbunden.

Es half mir sehr, eine körperorientierte Weiterbildung im Bereich Somatic Experiencing (SE) abzuschließen, einer Form der Traumaarbeit, deren Fokus darauf liegt, Traumen durch autonome Regulation aufzulösen. Ich durfte dieses Verfahren dann im Auftrag seines Begründers, Dr. Peter Levine, auf der ganzen Welt selbst lehren. Von diesen Erfahrungen profitierte ich nicht nur im Hinblick auf die Heilung meiner eigenen, auf traumatischen Stress zurückgehenden Symptome. Diese Zeit bot mir vielmehr auch ein Versuchslabor für die Entwicklung meiner emotionalen Verkörperungsarbeit. Dr. Levine, dessen Buch *Trauma-Heilung. Das Erwachen des Tigers* auch heute, mehr als zwanzig Jahre nach seiner Erstveröffentlichung, ein Bestseller in seiner Kategorie ist, ist ein überaus feinfühliger und unglaublich intelligenter Kliniker.[3] Er ist ein Meister darin, hochgradig erregte autonome Nervensysteme herunterzuregulieren, die oft die Ursache von Symptomen sind, die auf belastende traumatische Erfahrungen zurückgehen. Ich verdanke diesem außergewöhnlichen Menschen persönlich und fachlich so viel und bin sehr dankbar dafür, dass ich ihm so früh in meiner psychologischen Laufbahn begegnet bin.

Meine Schulung in Biodynamischer Craniosacral-Therapie bei Dr. Michael Shea half mir zu verstehen, wie eine unmittelbare Arbeit an Stress und Dysregulation im Zentralnervensystem (Gehirn und Rückenmark) bei anderen wie auch bei mir selbst aussehen kann.[4] Diese zentralen Bereiche werden durch gravierende traumatische Erlebnisse wie Geburtstraumen und frühkindliches Verlassenwerden, wie sie sich in meiner eigenen Geschichte finden, zunehmend dysreguliert. Die Biodynamische Craniosacral-Therapie hat mich außerdem die Tiefenarbeit mit dem Körper auf der Quanten- oder subatomaren Ebene gelehrt, wo eine zunehmende Dysregulation einsetzen kann, wenn sich das Trauma in seiner Heftigkeit verschlimmert. Dieses Verfahren hat mir auch beigebracht, wie der Körper wieder an die kollektiven Heilungsenergien in seiner Umgebung angeschlossen werden kann – eine Anbindung, die bei Traumen je nach Schweregrad mehr oder weniger beeinträchtigt sein kann.

Ich selbst hatte ziemliche Schwierigkeiten damit, Zugang zu meinen Emotionen zu finden, sie zu regulieren und meinen Körper zu spüren. Das galt sowohl für meine akademische Laufbahn in Wirtschaftswissenschaften in der Zeit, bevor ich mich für eine formale Ausbildung in Psychologie entschied, als auch später, als ich mich entsprechend fort- und weiterbildete, um zugelassener klinischer Psychologe zu werden. Das motivierte mich zu einer eingehenden Auseinandersetzung mit den Forschungserkenntnissen zu Emotionen und ihrer physiologischen Seite, vor allem mit Blick auf die Paradigmen der affektiven Neurowissenschaft und Körperpsychotherapie. Ich suchte nach Hinweisen darauf, wie wir vermehrt Zugang zu Emotionen und zum Körper finden und besser mit ihnen arbeiten können, sowohl bezogen auf meine Klient*innen als auch auf mich selbst.

Körperpsychotherapieansätze wie die Reichianische Therapie, die Bioenergetik und Bodynamic Analysis befassen sich in erster Linie mit körperlichen Abwehrmechanismen im muskulären Nervensystem, um an Emotionen heranzukommen und sie auszudrücken. In neuerer Zeit hat sich der Schwerpunkt der Körperpsychotherapie dahingehend erweitert, auch die Rolle des autonomen Nervensystems einzubeziehen. Somatic Experiencing zum Beispiel rückt mehr die Arbeit mit Abwehr und Dysregulation im autonomen Nervensystem in den Mittelpunkt, um Zugang zu Emotionen zu finden und sie zu regulieren. Die auf östliche Meditationspraktiken zurückgehenden Verfahren, wie etwa die achtsamkeitsbasierte Stressreduktion, nähern sich Emotionen über das Praktizieren von Achtsamkeit. Die intersubjektive und Kleinianische Psychoanalyse wie auch die analytische Psychologie Jungs arbeiten mit Emotionen primär über die Ebene der Kognition. Die Verfahren der kognitiven Verhaltenstherapie regulieren Emotionen über Kognition und Verhalten. Und diverse gute Ansätze der Körper- und Energiearbeit regulieren Emotionen durch Regulation des Körpers beziehungsweise der Energie. Sie alle sind entweder evidenzbasierte oder auch bewährte und am Markt erprobte Methoden, die sich für eine ganze Palette klinischer Probleme als hilfreich erwiesen haben. Mir jedoch ging es immer so, dass mir bei ihrem Umgang mit den Emotionen etwas fehlte, dass ich sie recht zeitaufwendig oder lückenhaft fand, zumindest bezogen auf einige meiner Klient*innen – und vor allem mich selbst!

Bei meiner eingehenden Beschäftigung mit der Physiologie der Emotionen in der affektiven Neurowissenschaft, vor allem auf einem Gebiet, das unter dem Oberbegriff »verkörperte Kognition« läuft, erwarteten mich eine Menge Überraschungen. Eine dieser Überraschungen bestand in der Erkenntnis, dass im Hinblick auf unser Verständnis der physiologischen Seite von Emotionen und Kognitionen in den letzten zwanzig Jahren ein großes Umdenken stattgefunden hat, das frühere Erkenntnisstände auf den Kopf stellte. Überraschend war auch, zu sehen, dass bislang nur sehr wenig von dem, was wir an physiologischen Grundlagen von Emotionen und Kognitionen mittlerweile erkannt hatten, in die psychologische Praxis eingeflossen ist, selbst in die Körperpsychotherapie. Außerdem wurde mir deutlich, dass sich ein Großteil der Emotionsforschung auf eine begrenzte Zahl primärer Emotionen konzentriert, Gefühle wie Wut und Traurigkeit. Was dabei vernachlässigt wird, ist die viel größere Zahl von prinzipiell immer anzutreffenden Emotionen, für die ich irgendwann den Begriff »sensomotorische Emotionen« zu gebrauchen begann – Emotionen wie etwa die, sich in der erlebten Situation einfach »gut« oder »schlecht« zu fühlen. Darüber hinaus liefern aktuellere Erkenntnisse der affektiven Neurowissenschaft auf dem Gebiet neuerer Forschungsansätze, wie dem einer körperlich verankerten (Embodied Cognition) und situativ eingebetteten Kognition (Embedded Cognition) sowie der körperlich verankerten und enaktiven (sich durch Handeln Wissen erschließenden) Emotion, in hohem Maße theoretische und empirische Belege für die Wirksamkeit der emotionalen Verkörperungsarbeit. Dies vor allem im Hinblick darauf, kognitive, affektive und verhaltensbezogene Therapieerfolge unabhängig von praktizierten Ansatz zu verbessern, was ich empirisch schon seit geraumer Zeit festgestellt hatte.

Kein Werk steht nur auf eigenen Füßen. Es ruht immer auf einer ganzen Pyramide von Schultern, die bis nach tief unten, in die Vergangenheit reichen. Wenn es darum geht, wer mich über die engen physiologischen Zusammenhänge zwischen unseren Emotionen, Kognitionen und Verhaltensweisen aufgeklärt hat, habe ich vielen zu danken. Ich werde meinen Dank jedoch auf diejenigen in der Nähe der Spitze dieser Pyramide gesammelter Wissensschätze beschränken. Ich denke dabei an den Neurowissenschaftler Antonio Damasio, von dem ich erfuhr, dass der Körper ebenso an Emotionen beteiligt ist wie das Gehirn. In neuerer Zeit haben wir zudem Bud Craig, der in seine Fußstapfen getreten ist und immer wieder herausragende Erkenntnisse beiträgt. Dazu kommt die Neurowissenschaftlerin und Psychoneuroimmunologin Candace Pert.[5]

Die Arbeit einer ganzen Reihe kluger Köpfe hat mich gelehrt, dass Emotion, Kognition und Verhalten nicht nur Funktionen des Gehirns sind, sondern auch solche des Körpers und der Umgebung. Diese Forscher*innen zeigen auf, dass Kognition, Emotion und Verhalten im physiologischen System von Gehirn und Körper auf ganz grundlegende Weise nicht voneinander zu trennen sind; dass die Verkörperung von Emotionen Kognition und Verhalten verbessern kann; und dass Emotionen dynamisch und vorhersagbar sind. Diese klugen Köpfe gehören zu Eugene Gendlin[6] von der University of Chicago, Marc Johnson[7] von der University of Oregon, Lisa Feldman Barrett[8] von der Northeastern University, Sian Beilock[9] vom Barnard College, Giovanna Colombetti[10] von der University of Exeter, Evan Thompson[11] von der University of British Columbia in Vancouver, Paula Niedenthal[12] von der University of Wisconsin in Madison und Rebekka Hufendiek[13] von der Universität Basel.

Jede wirksame Arbeit mit Emotionen verlangt ein Verständnis psychologischer Abwehrmechanismen gegenüber unerträglichen oder inakzeptablen Emotionen, ebenso wie eine angemessene äußere Unterstützung bei emotionalen Erfahrungen. Ich hatte das Glück, nicht nur in Verbindung mit einem bestimmten Ansatz, sondern gleich bezogen auf eine ganze Reihe von Therapieverfahren lernen zu können, wie die Arbeit mit psychologischen Abwehrmechanismen gegen Emotionen und die Unterstützung von Emotionen aussehen kann: über die humanistische Psychologie von Carl Rogers, Fritz Perls' Gestalttherapie, Heinz Kohuts Selbstpsychologie, Melanie Kleins Objektbeziehungen und die intersubjektive Psychoanalyse von Robert Stolorow.

Ich bin in Indien aufgewachsen und zog mit sechsundzwanzig Jahren zu meiner Hochschulausbildung in die Vereinigten Staaten. Ich wuchs in einer Familie auf, in der Träume als bedeutsame Botschaften von der kollektiven Ebene galten. In meiner Kultur ist der quantenenergetische Körper etwas ganz Reales, und was der einzelne Mensch erlebt, gilt als zutiefst eingebettet in die kollektive Ebene und als von ihr geprägt. Von daher war es nur natürlich, dass ich mich in meinem Psychologiestudium fast von Anfang an von der jungschen Psychologie angesprochen fühlte, was wohl daran liegt, dass sie die menschliche Psyche aus einem umfassenderen Blickwinkel betrachtet. Ebenfalls natürlich ergab es sich, dass es mich irgendwann wieder zu einer Östlichen Psychologie hinzog, die eine noch breiter angelegte Sicht der Psyche ins Spiel bringt: Advaita Vedanta, eine Schule der hinduistischen Philosophie. Zusätzlich dazu, dass Advaita Vedanta alle Ebenen der Psyche aus der jungschen Psychologie einbezieht, wird dort von der Theorie ausgegangen, dass das Individuum letztlich nicht von der kollektiven Ebene zu trennen und identisch mit ihr ist.

Wenn wir mit Emotionen arbeiten, den schwierigsten Erfahrungen, denen wir ausgesetzt sind, liegt es nahe, alle Ebenen der Psyche einzubeziehen – die physische, die energetische und die kollektive –, die auf diese Emotionen einwirken. Die jungsche Psychologie, der Advaita Vedanta[14], Yoga, Randolph Stones' Polarity-Therapie[15] sowie die Biodynamische Craniosacral-Therapie[16] vermittelten mir das nötige Verständnis und die Mittel, um im Hinblick auf die Arbeit mit Emotionen alle Ebenen der Psyche einfließen zu lassen. Im eigenen Erleben ein größeres Fassungsvermögen für Gegensätze zu entwickeln beziehungsweise der Aufbau einer größeren Affekttoleranz sind Punkte, die in der intersubjektiven Psychoanalyse betont werden, wenn es die seelische Gesundheit zu fördern gilt. In der jungschen Psychologie misst man ihnen große Bedeutung für die Individuation bei und im Advaita Vedanta gelten sie als wichtig, um Erleuchtung zu erlangen. Zu sehen, welche Bedeutung diese höchst unterschiedlichen Systeme der Affekttoleranz beimessen, war für mich eine frühe Inspiration, die mich antrieb, die emotionale Verkörperungsarbeit als zentrale klinische Strategie im Rahmen von ISP zu entwickeln, meine umfassende Annäherung an die menschliche Psyche.

Als ich vor zwanzig Jahren damit begann, den Ansatz der Verkörperung von Emotionen zu entwickeln – als Therapie-Tool, bei dem die Entwicklung einer vermehrten Fähigkeit im Mittelpunkt steht, sich emotionalen Erfahrungen auszusetzen –, konnte ich noch nicht auf die ganzen heute verfügbaren wissenschaftlichen Belege zurückgreifen, die mir hätten erklären können, warum das sinnvoll ist. Damals spielte sich eine regelrechte Revolution in dem Feld ab, die Rolle des Körpers bei Emotionen wie auch Kognitionen zu verstehen. Anfangs beruhte meine Inspiration dafür, diese Arbeit zu entwickeln, auf zwei simplen Ideen: (1) dass die Fähigkeit auszubauen, sich Emotionen aussetzen zu können, eine gute Sache sei (basierend auf meiner Beschäftigung mit der intersubjektiven Psychoanalyse, der jungschen Psychologie und dem Advaita Vedanta; und (2) dass sich das physiologische System von Gehirn und Körper in seiner Gesamtheit vielleicht dazu einsetzen ließe, die emotionale Erfahrung erträglicher zu machen. Die zweite Idee entstand, nachdem ich aus meiner anfänglichen Auseinandersetzung mit der Physiologie der Emotionen (vor allem über den Neurologen Antonio Damasio und die Molekularwissenschaftlerin Candace Pert) gelernt hatte, dass physiologisch der Großteil, wenn nicht sogar die Gesamtheit des Gehirns und des Körpers beim Generieren emotionaler Erfahrungen beteiligt sein kann. Außerdem lernte ich über verschiedene Ansätze der Körperpsychotherapie, dass sich sowohl im Gehirn als auch im Körper diverse physiologische Abwehrmechanismen gegenüber unerträglichen Erfahrungen ausbilden können, um den Leidensdruck zu lindern.

Meine Beobachtung emotionaler Erfahrungen bei mir selbst und meinen Klient*innen zeigte mir, dass Gefühle wie etwa Angst an individuell unterschiedlichen Stellen des Körpers erlebt werden. Selbst bei ein und derselben Person können sie je nach Anlass unterschiedlich verortet werden: mal in der Brust, dann wieder in den Armen, im Bauch, im Kopf oder im Gehirn. Als ich zum Beispiel einmal eine Klientin fragte, wo sie ihre Angst erlebe, berichtete sie zunächst, sie erfahre sie nur in ihrem Gehirn. Als ich ihr dann auftrug, sich die Hand in den Nacken zu legen – wo muskuläre Abwehrmechanismen durch Blockaden oft zu verhindern suchen, dass das gerade Erlebte vom Kopf aus in den Körper hinein ausgedehnt werden kann (und umgekehrt) –, stellte sie zu ihrer Überraschung kurze Zeit später fest, wie sie in ihrem ganzen Körper Angst wahrnahm.

Diese Beobachtungen ging zusammen mit meiner Feststellung, dass meine Klient*innen und ich uns oft schwertaten, schwierige Emotionen zu bewältigen, die sich physiologisch nur auf einige wenige Stellen im Gehirn und Körper konzentrierten. Das brachte mich auf die Frage, ob die Verarbeitung der mit schwierigen Emotionen verbundenen Energie an mehr Stellen in Gehirn und Körper es irgendwie erträglicher machen würde, mit den Emotionen in Kontakt zu bleiben, sie zu verarbeiten und mit ihnen abschließen zu können. Es wäre ein größerer »Container« dafür. Getreu dem Prinzip, das ich meinen Klient*innen später erklären sollte, um sie zu motivieren, schwierige emotionale Erfahrungen zu verkörpern: Ebenso wie es leichter ist, eine schwere Tasche beidhändig zu heben statt mit nur einer Hand, ist es leichter, sich einer Emotion auszusetzen, wenn sie von mehr Teilen des Körpers mitgetragen wird.

Die emotionale Verkörperungsarbeit ist für mein berufliches und persönliches Weiterkommen also entscheidend gewesen. Ich bin außerordentlich erfreut darüber, wie hier verschiedene Richtungen zusammenkommen und sich über neue klinische Erfahrungen und Wissensströme unablässig weiterentwickeln. Emotionale Verkörperung ist etwas, von dem ich, meine Klient*innen und die Teilnehmenden an meinen Workshops (sowie deren Klient*innen) eindeutig profitiert haben. Ich freue mich sehr darauf, diese Arbeit durch das Schreiben dieses Buches mit so vielen Menschen wie möglich in aller Welt teilen zu können – solchen aus Fachkreisen wie auch Laien.

Das Buch im Überblick

Das Buch untergliedert sich in drei Abschnitte: einen Überblick über die emotionale Verkörperungsarbeit (Teil I, »Überblick« Kapitel 1 bis 4), eine Erkundung der ihr zugrunde liegenden Theorien (Teil II, »Theorie«, Kapitel 5 bis 9) und detailliertere Ausführungen zur Verkörperung von Emotionen in der Praxis (Teil III, »Praxis: Die vier Schritte bei der Verkörperung von Emotionen«, Kapitel 10 bis 14).

Die Kapitel 1 bis 4 in Teil I bieten eine substanziellere Einführung in die Arbeit. Hier findet sich eine Einführung in die Theorie, die Grundideen, in die Verkörperung von Emotionen und deren vorteilhafte Auswirkungen, illustriert anhand von klinischen

Beispielen aus diversen Settings und mit Klient*innen mit unterschiedlich ausgeprägter Affekttoleranz beziehungsweise unterschiedlichen Voraussetzungen dafür, sich emotionalen Erfahrungen aussetzen zu können.

Im Mittelpunkt von Kapitel 1 stehen Menschen mit hoher Affekttoleranz und Emotionen, die subjektiv als sehr ausgeprägt wahrgenommen werden – intensive Emotionen. Dementsprechend erfolgt hier eine breit angelegte und in die Tiefe gehende Ausdehnung der Emotion im Körper und finden lange Verarbeitungszyklen bezogen auf die Emotion statt. Kapitel 2 befasst sich mit Klient*innen, die in Sachen Affekttoleranz am entgegengesetzten Ende des Spektrums angesiedelt sind und bei denen mit Emotionen gearbeitet wird, die im subjektiven Erleben eher schwache Ausmaße annehmen und weniger intensiv sind. Hier wird eine eng begrenzte und rein oberflächliche Expansion der Emotion im Körper anvisiert und die Verarbeitungszyklen bezogen auf die Emotion werden kurz gehalten. Kapitel 3 präsentiert klinische Beispiele, die zeigen, welchen Nutzen das Verkörpern von Emotionen haben kann – etwa Verbesserungen im Hinblick auf den Erfolg von Interventionen auf der kognitiven, emotionalen, verhaltensmäßigen, physischen, energetischen und spirituellen Ebene. Das Kapitel stellt zudem ein klinisches Beispiel für emotionale Verkörperung bei einer Arbeit über längere Zeiträume hinweg vor und zeigt auf, an welchen Stellen die Methode an ihre Grenzen geraten könnte. Kapitel 4 befasst sich mit klinischen Beispielen für die emotionale Verkörperungsarbeit bei der Behandlung schwerer Traumen, die mit einer beträchtlichen physiologischen Dysregulation von Gehirn und Körper einhergehen. Ich hoffe, dass die Grundprinzipien des Ansatzes nach der Lektüre von Teil I begreiflich genug geworden sind, um bei sich selbst und anderen bereits mit der gezielten Verkörperung von Emotionen zu beginnen.

Teil II, der Theorieteil (Kapitel 5 bis 9), präsentiert die faktischen wissenschaftlichen Beweise, auf die sich die Verkörperung von Emotionen stützt. Kapitel 5 behandelt detailliert die Physiologie der Emotionen und weist nach, dass beim Hervorbringen und Erfahren von Emotionen physiologisch die Gesamtheit von Gehirn und Körper beteiligt sein kann. Kapitel 6 geht auf die von immer mehr Seiten präsentierten Belege dafür ein, (1) dass Kognition, Emotion und Verhalten nicht nur vom Gehirn abhängig sind, sondern auch vom Körper und der Umgebung; (2) wie untrennbar verbunden diese drei Aspekte bei ihrer Entstehung in der Physiologie des Gehirns und des Körpers sind; und (3) die Implikationen dieser Erkenntnisse für die Arbeit an der Verkörperung von Emotionen. Kapitel 7 präsentiert einen Betrachtungsrahmen in Form von sieben physiologischen Dynamiken, über die Emotionen in Gehirn und Körper generiert und abgewehrt werden – Dynamiken, die sich beim Verkörpern von Emotionen beobachten und beeinflussen lassen. Kapitel 8, bei dem es um Affekttoleranz geht, entwickelt die zentrale These des Buches: dass die Expansion einer emotionalen Erfahrung im physiologischen System die Fähigkeit erhöhen kann, sich der Erfahrung auszusetzen. Ausgegangen wird hierbei von den in Kapitel 5, 6 und 7 dargelegten Erkenntnissen und einem schlichten Modell zur physiologischen Regulation. Kapitel 9 erörtert verschiedene Arten von Emotionen unter Einbeziehung der stets vorhandenen und oft übersehenen sensomotorischen Emotionen (Erfahrungen, die sich darauf beschränken können, sich einfach gut oder schlecht zu fühlen). So kann von der allerersten Sitzung mit Klient*innen an bereits über eine breitere Palette an emotionalen Erfahrungen verfügt werden, die dann verkörpert werden können.

Teil III, bestehend aus den Kapiteln 10 bis 14, konzentriert sich auf die konkreten Einzelheiten der Verkörperung von Emotionen in der Praxis. Kapitel 10, »Die Situation«, geht darauf ein, wie man eine

Situation ermittelt und mit der Person so verarbeitet, dass sie eine inhärente emotionale Reaktion wachruft, die dann zur Basis der weiteren Arbeit wird. Kapitel 11, »Die Emotion«, bietet verschiedene Möglichkeiten an, psychologischen und angeborenen Abwehrmechanismen im Hinblick auf Emotionen entgegenzuwirken, damit Klient*innen Zugang zu den beteiligten Emotionen finden. Darüber hinaus geht es um die Frage, wie wir uns selbst und andere bei emotionalen Erfahrungen unterstützend begleiten können. Kapitel 12, »Die Expansion«, befasst sich damit, wie sich physiologische Abwehrmechanismen gegen Emotionen auflösen lassen, die sonst verhindern, dass eine emotionale Erfahrung auch noch in anderen Teilen des physiologischen Systems erlebt werden kann. Kapitel 13, »Die Integration«, geht auf den optionalen Schritt der Integration ein. Das Kapitel erörtert, wie sich bestimmte Ressourcen – etwa energetische Verbesserungen physiologischer Natur, kollektive Energien sowie kognitive und verhaltensbezogene Veränderungen, die im Zuge der Verkörperung von Emotionen automatisch zu erwarten sind – dazu einsetzen lassen, emotionale Erfahrungen zu stabilisieren, sie besser eindämmen und ertragen zu können sowie die Auflösung der Symptome zu beschleunigen. Kapitel 14, »Interpersonelle Resonanz«, belegt, inwiefern der Mensch von Geburt an mit der Fähigkeit ausgestattet ist, auf kurze Distanz mittels bioelektrischer und biomagnetischer Energien und über größere Entfernungen hinweg über Quantenenergien Informationen mit anderen Menschen auszutauschen. Das Kapitel geht zudem darauf ein, wie sich interpersonelle Resonanz dazu einsetzen lässt, emotionale Zustände bei anderen zu verstehen und zu unterstützen.

Das letzte Kapitel mit der Überschrift »Schlusswort: Die Zukunft« greift ein interessantes Thema für die neurologische Forschung in Sachen emotionale Verkörperung und potenzielle neue Dimensionen auf, die durch die Verkörperung von Emotionen in der therapeutischen Praxis hinzukommen könnten (etwa auf der feinstofflichen oder Quanten- sowie der kollektiven Ebene der Psyche), um den Therapieerfolg von Ansätzen jeder Art weiter zu verbessern. Wer wenig Zeit hat oder nicht die Geduld aufbringen mag, sich mit der Theorie zu beschäftigen, dem würde ich empfehlen, zunächst einmal Teil I zu lesen, Teil II zu überspringen, direkt bei Teil III weiterzulesen und sich dann noch einmal Teil II zuzuwenden, um mehr über die theoretischen Hintergründe der Praxis der Verkörperung von Emotionen zu erfahren. Allen jedoch würde ich wärmstens empfehlen, mit der Praxis der Verkörperung von Emotionen bei sich selbst und anderen schon anzufangen, sobald sie dieses Buch zu lesen beginnen. Schließlich generieren wir unablässig Emotionen und schwierige emotionale Erfahrungen im Großen wie auch im Kleinen sind Alltag. Worauf warten Sie also? Wenn Sie sich innerlich sträuben, eine unangenehme Erfahrung weiter in Ihrem Körper auszudehnen, beginnen Sie als Probelauf zunächst einmal mit einer angenehmen Erfahrung.

TEIL I

Überblick

Die vier Kapitel in diesem Buchteil präsentieren einen Überblick über die Theorien, Konzepte, Methoden und Vorzüge der Praxis der Verkörperung von Emotionen im Kontext diverser Behandlungsbeispiele und gehen auf Resultate dieser Arbeit ein.

1

Wie alles begann

Dieses Kapitel liefert einen Überblick über Konzepte, Methoden und Ergebnisse der Verkörperung von Emotionen in Verbindung mit Behandlungsbeispielen, bei denen ein erhöhtes Maß an emotionaler Intensität zum Tragen kommt, die auf frühere Entwicklungsphasen zurückgeht.

Beginnen wir, um ein Verständnis der emotionalen Verkörperungsarbeit zu gewinnen, mit Beispielen aus dem realen Leben. Dieses und das nächste Kapitel stellen klinische Beispiele für emotionale Verkörperung vor, skizzieren einige zentrale Ideen hinter diesem Ansatz und vermitteln ein Gefühl dafür, wie sich diese Arbeit im Laufe der Zeit entwickelt hat. Ich werde in den Kapiteln dieses Buchteils nicht näher darauf eingehen, welche konkreten Fähigkeiten für die Verkörperung von Emotionen gefragt sind. Eine detaillierte Darlegung hiervon findet sich in Teil III.

Wie wirksam emotionale Verkörperung in der Therapie ist, stellte ich zunächst bei der Arbeit mit Klient*innen fest, die subjektiv sehr ausgeprägte Emotionen erlebten; diese Fallbeispiele werde ich in diesem Kapitel präsentieren. Im nächsten Kapitel komme ich zu Behandlungsbeispielen, wo ich bei geringeren subjektiven Ausmaßen an Emotionen ansetzte. Durch sie brachte ich in Erfahrung, an wie breiter Front und wie vielseitig emotionale Verkörperung anwendbar und wirksam ist. Name und Herkunftsort einiger Personen wurden abgewandelt, um ihrer Bitte um Anonymität nachzukommen.

Petra, die Stimme und die Panikattacken

Petra war sieben Jahre alt, als sie zum ersten Mal eine Panikattacke hatte. Soweit sie sich erinnerte, spielte sie gerade allein in ihrem Zimmer, als sie eine Stimme hörte, die von ihrem Unterbauch rechts ertönte und sagte: »Petra, es wird Zeit für dich, zu sterben!« Damit begannen vierzehn Leidensjahre, die mit Panikattacken, Depressionen, Schwierigkeiten in der Schule und Stress in schlecht bezahlten Jobs nach ihrem High-School-Abschluss einhergingen. Petra ging zur Arbeit, kam nach Hause, aß etwas und schlief bis zu zwölf Stunden am Tag. Sie wollte nicht, dass ihre Eltern das Haus verließen, wenn sie sich dort aufhielt, weil sie sich nicht sicher fühlte. Ich sah sie das erste Mal bei einem sechstägigen Training, das ich in den Niederlanden abhielt. Am Ende des ersten Tages fragte mich ihr Onkel, der bei der Weiterbildung assistierte, ob ich mir Petra einmal ansehen könnte. Vielleicht sähe ich ja einen Weg, ihr irgendwie zu helfen.

Woran ich mich von dieser ersten Begegnung noch besonders erinnere, das ist, wie mutlos ihre Eltern wirkten. Es war nachvollziehbar, dass sie wenig hoffnungsfroh gestimmt waren. Petra war ihr einziges Kind, und sie hatten alles getan, was ihnen einfiel, um ihr helfen zu können. Sie waren bei Ärzten, bei Psychiatern und Psychoanalytikern gewesen. Mit 21 Jahren hatte Petra bereits zwei psychoanalytische Behandlungen hinter sich und nahm regelmäßig diverse Medikamente.

Als ich ihr sagte, dass mir mein kurzer Aufenthalt in ihrem Land maximal Zeit für zwei Sitzungen mit ihr lassen würde und hinterher würde sie vielleicht noch mit jemandem weiterarbeiten müssen, den ich ihr empfehlen würde, äußerte Petra unmissverständlich, dass sie keine weitere Psychotherapie wolle. Statt darauf zu bestehen, dass sie sich darauf einlassen müsse, um eine angemessene Weiterbetreuung sicherzustellen, erklärte ich ihr schlichtweg, dass sie erheblich bessere Aussichten auf eine Besserung ihres Zustands hätte, wenn sie das, wozu ich sie bei unseren Sitzungen anleitete, weiterpraktizieren würde.

Meine eigene Arbeit und die anderer mit Überlebenden des Tsunami 2004 in indischen Fischerdörfern hatten mich gelehrt, dass die Betroffenen aktiv an ihrer eigenen Heilung mitwirken können.[1] Über einen Zeitraum von zwei Jahren nach der verheerenden Naturkatastrophe reisten unter meiner Leitung fünf internationale Therapeutenteams mehrfach in den indischen Bundesstaat Tamil Nadu, um Behandlungen, Aufklärung und Trainings für die Überlebenden und die an ihrem Genesungsprozess Beteiligten anzubieten. Folgebefragungen nach einem unserer Aufenthalte in Indien ergaben, dass diejenigen, die bei den Therapiesitzungen erlernte Skills in der Zwischenzeit weiterpraktiziert hatten, mit viel größerer Wahrscheinlichkeit von einer merklichen Symptomlinderung berichteten.

Petras Onkel hatte mir erzählt, dass Petra bald nach ihrer Geburt zwei Operationen über sich ergehen lassen musste, um einen lebensbedrohlichen angeborenen Defekt ihres Dickdarms zu korrigieren – und genau von dort schien die Stimme zu kommen, die ihr ankündigte, dass es Zeit sei, zu sterben. Es machte mich neugierig, wie diese Region zu der Entstehung ihrer Panikattacken beitragen mochte. Aus eigener Anschauung und durch Erfahrungen von Klienten wusste ich, dass bei Symptomen oft dysfunktionale Muster in Körperregionen zum Tragen kommen, die am meisten traumatisiert worden sind. Hier ein Beispiel aus meinem eigenen Leben: Da ich bei meiner eigenen Geburt beinahe gestorben wäre, weil ich gehörige Zeit in einem zu engen Geburtskanal feststeckte, kenne ich den Effekt, dass die rechte Seite meines Kopfes immer dann, wenn mein körperlicher oder emotionaler Stress über ein bestimmtes Maß hinausschießt, zu Verspannungen neigt und dass es sich dort unbehaglich anfühlt. Dieses Symptom ist mittlerweile weniger offensichtlich, als es das früher einmal war, aber bemerkbar macht es sich auch heute noch.

Ich ließ Petra wissen, dass es sein konnte, dass unaufgelöste traumabedingte Muster, die von ihren an sich lebensrettenden Operationen zurückgeblieben waren, mit ihren Panikattacken zusammenhängen mochten. Es überraschte sie nicht – einer ihrer beiden Psychoanalytiker hatte diese Verbindung schon angesprochen. Ich sagte ihr, dass es nichts Außergewöhnliches sei, dass sich Energie in einer Körperregion konzentriert, die ein Trauma durchlebt hat. Und dass deren Intensität so lange zunehmen kann, bis sie eine bestimmte Schwelle überschreitet und ein Symptom wie etwa eine Panikattacke auslöst, um die Intensität des Erlebten herunterzufahren und der Person Erleichterung zu verschaffen. Der Punkt, an dem die Intensität eine Stärke erreicht, die Symptome hervorruft, wird auch als »Symptomschwelle« bezeichnet. Ich schlug Petra also ein Behandlungs- wie auch Selbsthilfeprotokoll vor, dass sie erlernen und üben solle: Immer, wenn sie in ihrem Leben Stress verspüre, gleich, aus welchem Grund, solle sie diesen Stress in ihrem Körper verteilen. So würde er sich beim Überschreiten der Symptomschwelle nicht im unteren Bauchraum rechts anreichern und konzentrieren, was dann die Stimme und eine entsprechende Panikattacke auslösen konnte.

Wir beschlossen, zunächst einmal durchzuspielen, wie sie ihre Situation am Arbeitsplatz bewältigen konnte, da ihr Chef für sie oft ein Stressauslöser war. Ich trug ihr auf, sich eine schwierige

Interaktion mit ihm vorzustellen und dann darauf zu achten, wie sich in ihrem Bauchraum rechts unten Enge, Aufruhr, Stress und Unbehagen aufbauten. Ich leitete sie an, mit den physiologischen Abwehrmechanismen in ihrem Bauchraum und ihren Beinen zu arbeiten, um die unangenehmen Erfahrungen von Aufruhr, Stress und Unbehagen dort mit einfachen Hilfsmitteln wie der Lenkung ihrer Wahrnehmung sowie der entsprechenden Intention durch Bewegung und Selbstberührung in benachbarte Bereiche (die Beine) umzuverteilen. Ich lud sie ein, wahrzunehmen, wie dies die Intensität der unangenehmen Wahrnehmungen im Bauchraum zu lindern half und wie sich diese Region schließlich beruhigte. All das dauerte nicht sehr lange.

Ich trug ihr auf, das, was wir zusammen während der Sitzung gemacht hatten, tagtäglich zu praktizieren, wann immer sie das Gefühl hatte, unter Stress zu geraten, ungeachtet der Ursache. In fünf Tagen, am letzten Tag meines Trainings, sollte sie noch einmal zu mir kommen. Bei der Behandlung erlebte ich Petra als ausreichend offen für meine Vorschläge; wenngleich ich auch eine gewisse Skepsis bei ihr wahrnahm. Das war verständlich angesichts dessen, wie lange ihr Leiden schon anhielt, ohne dass sie Linderung erfahren hatte.

Als ich Petra fünf Tage später wiedersah, bemerkte ich eine Veränderung an ihr. Ihre Stimmung schien sich verbessert zu haben. Ich fragte sie, ob sie Gelegenheit gehabt hatte, das, was sie in der vorherigen Sitzung gelernt hatte, zwischenzeitlich zu üben und welche Veränderungen sie seitdem an sich selbst eventuell beobachtet hatte. Sie sagte, sie würde »die Übung« regelmäßig durchführen, und ihre Mutter hätte beobachtet, dass sich Petras Energie irgendwie zu ihrem Vorteil verändert hätte. Bei dem, was sie mir dann jedoch als Nächstes sagte, konnte ich nur staunen. Petra litt schon ihr Leben lang massiv unter Verstopfung und hatte nur ein- bis zweimal die Woche Stuhlgang, und auch das nur unter großen

Schwierigkeiten. Seit unserer Sitzung jedoch stellte sie mit großer Erleichterung fest, dass sie jeden Morgen problemlos und ganz regelmäßig Stuhlgang hatte. Die »Übung« hatte anscheinend wirklich funktioniert, sagte sie, und fügte hinzu, sie würde sie so oft sie konnte durchführen. Sie war jetzt wirklich von »der Methode« überzeugt und freute sich darauf, mehr über sie zu erfahren.

Die Methode, die ich ihr auf Grundlage dessen beibrachte, was meiner Beobachtung zufolge bei ihr in der ersten Sitzung gut gewirkt hatte, war einfach folgende: Immer, wenn sie spürte, wie sich in ihrem Bauch Stress aufbaute, sollte sie die Beine bewegen, um eventuelle Blockaden dort aufzulösen. Dann sollte sie sich eine Hand auf den Bauch legen und die andere erst auf das eine Bein und dann auf das andere, um die Energie nach unten zu lenken und gleichmäßiger zwischen ihrem Bauch und ihren Beinen zu verteilen. Im Anschluss sollte sie die Veränderungen in ihrem Körper beobachten, vor allem solche zum Besseren. So zum Beispiel würde der hohe Erregungspegel vielleicht automatisch sinken und der Körper sich insgesamt besser fühlen.

Heute, Jahre später, überraschen mich derart schnelle Veränderungen an hartnäckig fortbestehenden und gravierenden Symptomen bei einigen Klient*innen nicht mehr so sehr wie damals, als ich Petra begegnete. Das gilt selbst für Symptome wie Asthma, Migräne und chronische Schmerzen, sofern sie psychophysiologischen Ursprungs sind. Ernste psychophysiologische Symptome wie etwa das Chronic-Fatigue-Syndrom können mitunter schon bei einem eher niedrigen emotionalen Stresspegel entstehen. Psychophysiologische Symptome sind körperliche Symptome, die unter bestimmten psychischen Bedingungen entstehen oder sich verschlimmern. (Dieses Buch verwendet den Begriff »psychophysiologische Symptome« statt der älteren Terminologie »psychosomatische Symptome«, da Letzteres negativ vorbelastet ist und suggeriert, es ginge um etwas, das sich nur in unserem Kopf abspielt.) Menschen beizubringen, wie sie emotionalen Stress auf eine besser verteilte und regulierte Weise erfahren können, wenn als größerer Container oder Raum mehr vom Körper einbezogen ist, kann in so mancher Hinsicht von Vorteil sein:

- Es kann die emotionale Leidensfähigkeit erhöhen, was von daher hilfreich ist, dass es die Schwelle höher legt, jenseits derer Symptome entstehen; die Toleranz nimmt zu.
- Es kann das Ausmaß an Stress und Dysregulation mindern und im ganzen Organismus das Ausmaß an Selbstregulation erhöhen.
- Es kann die Verbindung des Körpers mit der Umgebung erhöhen und so die Möglichkeiten zur interaktiven Regulation verbessern.
- Es kann eine schnellere Symptomauflösung bewirken und die Behandlungsdauer verkürzen.
- Es kann das System der Person insgesamt resilienter machen, sodass angesichts von Stressoren nicht so leicht Symptome entstehen; und falls doch, können sie sich schneller auflösen.

Damals jedoch, als ich weniger wusste als heute, konnte ich nicht ausschließen, dass Petras Heilung der Verstopfung lediglich eine »Übertragungsheilung« war – eine unvermittelte Heilung, die eintreten kann, da der Klient den Therapeuten oder die Methode idealisiert, die aber nicht immer vorhält. Diese Gedanken schob ich aber erst einmal beiseite und richtete den Fokus bei meiner zweiten Sitzung mit Petra darauf, was sie und ich noch tun könnten, bevor ich das Land am nächsten Tag wieder verlassen würde. Es wirkte so, als wolle sie alles geben und noch ganz viel machen, ermutigt von dem, was sie in nur einer Woche hatte erreichen können.

Als wir uns eine belastende Situation in ihrem Leben vornahmen, berichtete sie von einer Emotion der Angst in der Brustregion. Emotionen, die im Körper erlebbar werden, zeigen sich oft zuerst im Brustraum. Dass Petra von vornherein in der Lage war, die Angst dort zu spüren, war ein gutes Zeichen. Sie hatte offenbar eine größere Fähigkeit dazu entwickelt, körperlich angesichts eines schwierigen Gefühls nicht »dichtzumachen«. Es ist nichts Ungewöhnliches, dass Menschen in Eigenregie weitere Heilungsfortschritte erzielen und eine größere Kapazität dafür entwickeln, sich Emotionen auszusetzen, wenn sie erst einmal gelernt haben, mehr von ihrem Körper einzusetzen, um diese zu verarbeiten.

Man kann sich Emotionen als ein Urteil darüber vorstellen, wie sich die gegebene Situation auf das Wohlbefinden des gesamten Körpers auswirkt oder es beeinflusst.[2] Das bedeutet: Je mehr sich die Auswirkungen einer Emotion über den Körper verteilen, desto einfacher ist es subjektiv, sie auszuhalten. Wir haben die Tendenz, physische und energetische Abwehrmechanismen wie etwa Blockaden einzusetzen, um Emotionen auf wenige Stellen im Körper zu beschränken – in der Hoffnung, sie eher bewältigen zu können. Wir alle greifen gar nicht so selten auf diese Entlastungsstrategie zurück – ein fehlgeleiteter Versuch, um eine leidvolle Erfahrung herumzukommen, die aber unumgänglich ist. Das ist angesichts der uns allen gemeinsamen Aversion gegenüber unangenehmen Erfahrungen nur allzu verständlich. Physische und energetische Abwehrmechanismen in Bezug auf Emotionen wie Kontraktion, ein niedriger Energiepegel oder Betäubung können die einzelnen Ströme stören (Durchblutung, Reizweiterleitung im Nervensystem, Transport der Lymphe und der interstitiellen oder interzellulären Flüssigkeit sowie Weiterleitung von elektromagnetischer und Quantenenergie), die für die Regulation von Gehirn und Körper und für das körperliche und seelische Wohlbefinden elementar wichtig sind. In diesem Zusammenhang verwende ich den Ausdruck »Expansion im Körper« in dem Sinne, auf eine Auflösung der besagten physischen und energetischen Abwehrmechanismen hinzuarbeiten, um so die ganzen lebenswichtigen Transportwege von einem Teil des Körpers zum nächsten zu verbessern sowie die Verteilung der emotionalen Erfahrungen über mehr Körperareal zu unterstützen. So können sie erträglicher werden, und es kann eine bessere Regulation im gesamten Gehirn und Körper erzielt werden, die psychophysiologische Symptome reduzieren hilft.

Als ich Petra beibrachte, wie sie mehr »Expansion« in ihrem Körper erreichte, um so die Angst auf ein größeres Areal zu verteilen, sich ihr auszusetzen und die damit verbundenen körperlichen Empfindungen an mehr Stellen in ihrem Körper zu tolerieren, wurde das subjektive Ausmaß der Angst sowie der psychophysiologischen Erregung außerordentlich hoch – so hoch, dass ich mich fragte, ob ich Petra vielleicht geholfen hatte, sich zu schnell zu sehr zu öffnen. Was in mir die große Sorge weckte, dass sie während oder nach der Sitzung dekompensieren oder zusammenbrechen könnte.

Jedenfalls verweilten wir – Petra, ich und ihr Onkel, der als Beobachter bei der Sitzung dabei war – dort lange, während bei Petra aus der Angst blanker Terror wurde. Das war eine Reaktion, die eindeutig in keinem rechten Verhältnis zu der Situation stand, mit der wir angefangen hatten. Ich trug Petra auf, ihre Aufmerksamkeit zweizuteilen zwischen dem, was in ihrem Körper vorging, und dem, was sie in ihrer Umgebung wahrnahm, um die subjektiv erlebte Intensität ihres Leidens zu reduzieren. Ich ließ sie Sätze aussprechen wie: »Mein Körper hat Angst; ich nicht«, um Achtsamkeit ins Spiel zu bringen. Ich interpretierte die Angst für sie, damit sie das Ganze eher einordnen und damit eindämmen konnte. Vielleicht sei es ja die Angst davor, zu sterben, die sie bald nach ihrer Geburt in Verbindung mit der angeborenen Schädigung und den Operationen erlebt hatte. Dieser Schritt sorgte für eine Verankerung im Kontext: Es handelte sich nicht um eine

Angst vor etwas Unbekanntem in der Gegenwart (die schwerer in Schach zu halten wäre), sondern um eine Angstreaktion auf etwas in der Vergangenheit.

Vor allem jedoch blieb mein Fokus darauf ausgerichtet, auf die physiologische und psychologische Abwehr des von Petra erlebten Terrors einzuwirken, damit sie ihren Körper auf möglichst regulierte Weise ausdehnen könnte, um die Emotion möglichst weit in ihm zu verteilen (in den Rest des Brust- und Bauchraums, die Arme, die Beine, den Kopf, den Hals, die Wirbelsäule, die Vorder- und die Rückseite). Das war dazu gedacht, die bei der Entstehung und dem Erleben unangenehmer Emotionen wie etwa Angst inhärent vorhandenen physiologischen Stress- und Dysregulationszustände zu managen, ohne sie aber zu eliminieren. Es ging darum, Petra die Erfahrung zu ermöglichen, die Emotion als möglichst reguliert und aushaltbar erleben zu können.

Die Vorstellung, dass der Körper an Emotionen beteiligt ist, mag in den Ohren derer, die gelernt haben, dass nur das Gehirn zu emotionalen Erfahrungen beitrage, erst einmal merkwürdig klingen. Die Idee, dass der ganze Körper an einer emotionalen Erfahrung beteiligt sein könnte, mag selbst für Menschen, die die Rolle des Körpers in Bezug auf Emotionen gar nicht infrage stellen, merkwürdig klingen. Wie wir später in diesem Buch noch sehen werden, haben aktuelle Untersuchungen zu Emotionen ergeben, dass die Erfahrung von Emotionen nicht nur vom Gehirn abhängt, sondern darüber hinaus vom gesamten Körper und seiner Umgebung.[3] Wenn wir uns mit der Vorstellung anfreunden können, dass der ganze Körper daran beteiligt sein kann, wie wir eine Emotion erleben, fällt es leicht, sich vorzustellen, inwiefern größere Areale des Körpers einzubeziehen, um die Emotion zu verarbeiten, ein Vorteil für uns sein könnte, auch wenn die wissenschaftliche Erklärung dafür vielleicht komplex ausfällt (wie wir in Teil II sehen werden).

Es war in der Tat eine schwierige und langwierige Sitzung für alle Beteiligten, verbunden mit einer Menge Ungewissheit im Hinblick darauf, ob sie für Petra hilfreich oder schädlich sein würde. Ich hatte damals noch nicht mein heutiges Vertrauen darin, dass diese Methode funktionieren würde. Auf gewisse Weise hatte ich keine Wahl. Ganz unvermittelt war da der heftige Leidensdruck, und ich musste Petra dabei unterstützen, ihn irgendwie zu bewältigen, um eine weitere Panikattacke zu vermeiden. Damals hatte ich nur die Theorien im Hinterkopf, die mich bestärkten. Die aus der Neurowissenschaft, die besagte, dass bei Emotionen potenziell der ganze Körper einbezogen ist. Die aus der intersubjektiven Psychoanalyse, die postuliert, dass zur Heilung eine größere Affekttoleranz gehört. Die aus der kognitiven Verhaltenstherapie, der zufolge Heilung mitunter erfordert, sich über längere Zeit intensivem Leiden auszusetzen. Die der jungschen Psychologie, dass Heilung damit verbunden sei, eine größere Fähigkeit darin zu entwickeln, Gegensätze auszuhalten. Und die aus der Östlichen Psychologie, aus deren Sicht die Fähigkeit, Gegensätze in unserem Körper zu tolerieren, eine Voraussetzung für Erleuchtung ist – das Höchste, was die menschliche Psyche in spiritueller Hinsicht erreichen kann. Rückblickend könnte man sagen, dass mir Behandlungen wie die von Petra gezeigt haben, dass die Fähigkeit dazu, sich unumgänglichem Leiden auf regulierte Weise auszusetzen (indem möglichst viel von unserem Körper dazu eingesetzt wird, es zu fassen), helfen kann, psychophysiologische Symptome auf überraschend effiziente Weise aufzulösen.

Der Zyklus, bei dem es zunächst um Angst und dann um Terror ging, war fast vierzig Minuten lang, doch dann beruhigte sich Petra schließlich. Erschöpft, aber erleichtert, klärte ich sie über alles auf, was wir in dieser zweiten Sitzung gerade zusätzlich unternommen hatten, um ihre Angst, ihren Stress und ihre Dysregulation zu bewältigen. Ich gab ihr die Anregung, diese Techniken auch weiterhin möglichst oft anzuwenden, um Stress oder andere Gefühle, sobald sie wieder auftauchten, besser in den Griff zu bekommen. Ich verwies Petra dann noch an eine Kollegin vor Ort für den Fall, dass sie Hilfe brauchte, und bat sie, mich über ihren Onkel über ihre Fortschritte auf dem Laufenden zu halten.

Wahrscheinlich noch aufgerüttelt von der Sitzung, nahm Petra die Kontaktdaten der Kollegin entgegen, obwohl ich später erfuhr, dass sie nie Gebrauch von ihnen machte. Ich reiste am nächsten Morgen ab, vielleicht nach ein, zwei Stoßgebeten. (Falls Sie es noch nicht wissen: Es gibt Belege für die Wirksamkeit von Gebeten, selbst bei der Krebsbehandlung.[4] Forscher konnten eine höhere Remissionsrate unter Krebserkrankten feststellen, für die Menschen beteten, als es in Mitgliedern von Kontrollgruppen der Fall war, für die nicht gebetet wurde.)

Drei Monate später schickte mir Petras Onkel eine E-Mail mit sehr positiven Neuigkeiten über Petra, von denen er mir telefonisch berichten wollte. Außerordentlich neugierig und sehr erleichtert rief ich ihn, sobald ich konnte, zurück. Er hatte in der Tat eine sehr gute Nachricht: Petra hatte keine Panikattacken mehr – ein Symptom, das sie vierzehn Jahre lang begleitet hatte. Sie hatte die Kniffe, die sie während unserer Sitzungen gelernt hatte, dazu benutzt, eine Attacke zu verhindern, wenn sie das Gefühl hatte, wieder kurz davor zu sein. Sie fühlte sich, was ihr Leben anging, viel besser und positiver. Sie schlief nicht mehr so viel und hatte sogar angefangen, mit ihrem Vater Joggen zu gehen. Ich sagte ihrem Onkel, dass ich so froh sei, dass es uns gelungen war, einer jungen Frau zu helfen, wieder auf die Beine zu kommen.

Das nächste Mal, dass ich Petra zu einer Sitzung wiedersah, war sechs Monate später, als ich zum zweiten und letzten Teil des Trainings erneut in den Niederlanden war. Es war Ende November und der Geist von Weihnachten war schon spürbar. Ich sah Petra während dieses Aufenthalts nur einmal. Diese Sitzung drehte sich größtenteils darum, herauszufinden, wie es ihr inzwischen ging, und sie noch einmal in den Skills zu bestärken, die sie in den früheren Sitzungen erworben hatte. Sie hatte große Veränderungen in ihrem Leben vorgenommen: Sie hatte ihren alten Job gekündigt und einen neuen gefunden, der ihr besser gefiel. Sie hatte auch weiterhin keine Panikattacken mehr und arbeitete mit ihrem Psychiater darauf hin, bis Ende Februar alle Medikamente abzusetzen. Ihr Psychiater, fasziniert von ihren Fortschritten, wollte wissen, welche »Übungen« ich ihr da beigebracht hatte, die eine so gute Wirkung gezeigt hatten. Am Ende der Sitzung äußerte Petra, sie wolle, dass ich ihre Geschichte anderen erzählen würde – und gab mir sogar die Erlaubnis, dabei ihren Namen anzugeben, damit auch andere von »der Methode« profitieren könnten. Ich war von der Aufrichtigkeit, Dankbarkeit und Großzügigkeit dieser bemerkenswerten jungen Frau sehr berührt.

Das nächste und letzte Mal, dass ich dann mit Petra sprach, war im Frühjahr des nächsten Jahres. Sie hatte sich über ihren Onkel an mich gewandt, da sie gerade eine schwierige Zeit durchmachte. Kurz zuvor war ihr Großvater gestorben. Ich befand mich gerade in den Vereinigten Staaten, also unterhielten wir uns am Telefon. Mittlerweile hatte Petra ihre gesamten Medikamente abgesetzt und war noch immer frei von den Panikattacken. Generell fühlte sie sich viel besser. Was sich für sie als schwierig gestaltete, war der Verlust ihres Großvaters, der immer ein ganz besonderer Mensch in ihrem Leben gewesen war. Ich sagte ihr, dass ein solcher Verlust in der Tat eine schmerzhafte Erfahrung sei. Die Heilung und Bewältigung einer solchen Erfahrung braucht Zeit, erklärte ich ihr, und wir brauchen Unterstützung von anderen, um so etwas durchzustehen. Sie könne jedoch das, was sie in Sachen Bewältigung ihrer Angst gelernt hatte, auch zur Bewältigung ihrer Trauer nutzen. Wir arbeiteten dann auch daran, wie sich die physiologischen Abwehrmechanismen auflösen ließen, etwa eine Enge, die angesichts unangenehmer Emotionen wie Traurigkeit leicht entstehen kann. Außerdem praktizierten wir Wege, die Trauer auf regulierte Weise von ihrer Brustregion zu ihrem restlichen Körper umzuverteilen, wobei wir wieder die simplen Tools Gewahrsein, Intention, Bewegung, Selbstberührung und Ausdrücken anwandten. Dieses Mal lernte sie auf einer bewussteren Ebene, wie sie darauf hinarbeiten konnte, eine unangenehme Emotion wie Trauer auf regulierte Weise umfassender zu verkörpern, und wie es dadurch erträglicher wurde, sich ihr für längere Zeit auszusetzen. Wir saßen eine Weile zusammen und teilten die Trauer miteinander.

Ich war schon im Begriff, die Sitzung zu beenden, um mich auf meinen nächsten Termin vorzubereiten, als Petra mich fragte, ob ich Zeit hätte, ihr noch bei etwas Weiterem zu helfen, was ihr aktuell Sorgen mache. Sie sagte, sie sei immer depressiv gewesen, aber jetzt hätte sie oft so viel Energie, dass sie nicht wüsste, wohin damit – eine Menge an Energie, die sie davor nur bei Panikattacken erlebt hatte. Ich erklärte ihr, dass die Energie des Körpers, wenn er nicht mehr symptomatisch ist und nicht mehr zum Schutz vor unerträglichen Erfahrungen wie Emotionen auf Sparflamme heruntergefahren ist, frei ist und für konstruktive und lebensbejahende Zwecke zur Verfügung steht. Ich fragte sie, ob ihr etwas einfiele, das sie in ihrem Leben erreichen könne und wofür sich ihre zusätzliche Energie nutzen ließe. Petra antwortete, es sei interessant, dass ich ihr diese Frage stellte. Sie überlege sich nämlich gerade, wieder an die Uni zurückzugehen, um dort ihr Examen zu machen. Ich ermutigte sie, das ruhig zu tun. Ich drängte sie sogar ein wenig in diese Richtung, indem ich sie wissen ließ, dass ihre alten Symptome zurückkehren könnten, wenn sie die neu gefundene Energie nicht konstruktiv nutzte.

Diese Telefonsitzung war das letzte Mal, dass Petra und ich zusammenarbeiteten. Ich schreibe »Petra und ich arbeiteten zusammen« statt »Ich arbeitete mit Petra«, da ich glaube, dass ihre Fortschritte mit ihrer Bereitschaft zu tun hatten, zu lernen, wie sie mehr von ihrem Körper als Container einsetzen könne, um mit überwältigenden emotionalen Erfahrungen, dem Stress und der Dysregulation in Verbindung hiermit umzugehen. Wie stolze Eltern habe ich über ihren Onkel ihre weiteren Schritte im Leben verfolgt: Sie hat einen Freund. Sie hat ihren College-Abschluss gemacht. Sie hat einen neuen Job. Sie hat eine eigene Wohnung. Sie und ihr Freund leben mittlerweile zusammen. Und das Letzte, was ich hörte – mittlerweile liegt es auch schon Jahre zurück – war, dass sich Petra und ihr Freund auf einem langen Motorradtrip durch ein asiatisches Land befänden. Es machte mich neugierig. War dieses Land vielleicht Indien, das Land meiner Vorfahren? Ich habe vor, es irgendwann noch herauszufinden.

Connie, der Stromschlag und die Migräne-Attacken

Connie, eine Frau Mitte vierzig, litt, solange sie denken konnte, immer wieder unter Migräne. Die Anfälle traten ein- oder sogar zweimal pro Woche auf. Manchmal waren sie so heftig, dass sich Connie in einem abgedunkelten Raum hinlegen musste, um sie abzumildern. Connie war Psychotherapeutin und nahm an einer Weiterbildung von mir in Dänemark teil. Das Assistenzteam trug mir zu, dass es Connie bei Übungssitzungen mit anderen schwerfiel, mit dem Weinen aufzuhören, was bei denen, die ihr zu helfen versuchten, ein Gefühl von Hilflosigkeit und Irritation erzeugte. Oder sie bekam nach der Übungssitzung eine Migräne-Attacke. Auf dem Blatt mit ihrer Einwilligung und freiwilligen Angaben zu ihrer Vorgeschichte, das sie abgegeben hatte, um sich für eine Demositzung zu melden, stand nicht viel zu ihrer Vorgeschichte, aber angesichts dessen, was ich über sie hörte, fragte ich mich, ob ich ihr irgendwie helfen könne.

Während der Trainings führe ich in der Regel mit jemandem aus der Gruppe eine Demositzung zu einem bestimmten Aspekt der Arbeit vor. Ich beantworte Fragen dazu, wie ich bei der Demositzung vorgegangen bin, und dann lasse ich die Teilnehmer*innen den demonstrierten Aspekt zu zweit oder zu dritt praktisch üben, unterstützt von jemandem aus dem Assistenzteam. Die Chance, mit Connie zu arbeiten, bot sich in einer Demositzung am zweiten oder dritten Tag des sechstägigen Trainings.

Schon bevor wir loslegten, wusste ich, dass nichts erreicht werden könnte, wenn Connie einfach nur weinen würde. Also machte ich ihr und dem Kurs klar, dass sie dieses Verhalten zügeln müsste, damit überhaupt irgendwelche Fortschritte erzielt werden könnten. Weinen kann zwar oft therapeutisch wirken, mitunter kann es aber auch ein schneller Weg sein, sich Entlastung zu verschaffen oder ein Hinweis darauf, in einem Kreislauf der Hilflosigkeit festzustecken. Es kann die Person zwar von dem Leidensdruck befreien, der hinter einem Symptom von ihr steckt, bietet jedoch weder ihr noch ihrer therapeutischen Begleitung Gelegenheit, dieses Leiden näher auf Hinweise für Heilungspotenziale zu untersuchen. In der Therapie hilflos in Tränen auszubrechen, schien in Connies Fall zu einer gewohnheitsmäßigen Reaktion geworden zu sein, wann immer etwas Leidvolles berührt wurde. Außerdem stellte sich heraus, dass Connie Erfahrungen mit einer Form von Therapie gemacht hatte, bei der man sie ermutigt hatte, ihre Emotionen intensiv auszudrücken.

Connie dazu zu bringen, ihre Tränen zurückzuhalten, war in der Tat eine Herausforderung. Ich startete Interventionen wie die, sie zu bitten, die Augen zu öffnen, statt sie geschlossen zu lassen, und sie anzuleiten, mehr Aufmerksamkeit auf das zu richten, was sich um sie herum abspielte statt auf die Vorgänge in ihrem Körper. Das sollte die Intensität ihres Leidens lindern. Außerdem bestand ich darauf, dass sie das innerlich Erlebte so oft wie möglich verbalisierte, um sich die Fähigkeit, zu denken und zu sprechen, zu bewahren, die bei extremer emotionaler Überforderung leicht verloren gehen kann. Das half ihr in gewissem Umfang, ihre Tränen und das emotionale Überwältigtsein in den Griff zu bekommen.

Zwischen einzelnen Tränenausbrüchen war sie dann mit viel Anleitung und Beruhigen in der Lage, die Leidenserfahrung in ihrem Körper zu identifizieren, zu tolerieren und in Form der elementarsten sensomotorischen Emotionen auszudrücken: in dem Sinne, dass es sich einfach zu schlimm, schrecklich oder unerträglich anfühlte. Das stand im Gegensatz dazu, die eine oder andere unangenehme körperliche Empfindung wahrzunehmen und auf sie negativ und hilflos zu reagieren, nachdem erfolglos versucht wurde, sie durch diverse Strategien zu ändern – etwa dadurch, Ausschau nach angenehmen Empfindungen zu halten, die den negativen entgegenwirken würden. Diese Art und Weise, zu verfolgen, was im Körper geschieht und wie man darauf reagiert, kann bei Menschen mit einem Hang zur Hypochondrie oder solchen, die unter gravierenden Symptomen wie chronischen Schmerzen leiden, kontraproduktiv sein. Doch es kann gerade bei ihnen weit verbreitet sein. Das Gleiche gilt sogar auch für Menschen, die im Rahmen bestimmter Therapie- oder Meditationsansätze gelernt haben, ihre körperlichen Wahrnehmungen minutiös zu verfolgen, um sich auf diesem Weg zu regulieren.

Interozeption – sich gewahr werden, was in unserem Körper vor sich geht, indem wir körperlichen Empfindungen nachspüren – ist ein wirksames evidenzbasiertes Instrument, mit dem sich nicht nur das Gehirn und der Körper regulieren lassen, sondern auch die gesamten psychologischen Erfahrungen, die dort entstehen. Auf die interozeptive Wahrnehmung zurückzugreifen, um den Körper in die Behandlung einzubeziehen, kommt in der Psychotherapie zunehmend vor. Angesichts dessen, wie körperlos die Psychologie über lange Zeit agierte, ist das eine wichtige und begrüßenswerte Entwicklung. Wie jedoch bereits erwähnt, birgt das minutiöse Beobachten von Körperwahrnehmungen auch das Risiko in sich, dazu missbraucht zu werden, um unbehagliche, aber bedeutsame psychologische Erfahrungen außer Acht zu lassen und jede Begegnung mit ihnen zu vermeiden.[5]

Ganz elementare sensomotorische Emotionen wie etwa die, sich gut oder schlecht, angenehm oder unangenehm zu fühlen, sind immer vorhanden, in jedem Moment unseres Lebens. Entweder sie stellen bereits für sich genommen emotionale Erfahrungen dar oder sie werden zum Fundament für komplexere emotionale Erfahrungen wie Traurigkeit oder Glück. Das generell mangelnde Verständnis in der Therapie und im Leben, dass Erfahrungen wie »gute« oder »schlechte«, »angenehme« oder »unangenehme« Gefühle durchaus dafür infrage kommen, als Emotionen betrachtet zu werden (schließlich handelt es sich um sinnvolle psychophysiologische Reaktionen auf eine Situation), geht auf eine allzu enge akademische Definition von »Emotion« zurück. Sie umfasst nur eine begrenzte Zahl von primären Emotionen wie Glück, Trauer, Angst, Wut, Ekel und Überraschung sowie Kombinationen davon. Nach dieser Theorie sind alle über die primären Emotionen hinausgehenden emotionalen Erfahrungen sogenannte sekundäre oder komplexe Emotionen, die Kombinationen dieser primären Emotionen darstellen – genau wie sich alle Farben in der Natur aus einer begrenzten Zahl von Primärfarben zusammensetzen.

Derartige Vorstellungen von emotionalen Erfahrungen führen immer wieder zu der irrtümlichen Annahme, eine Person erlebe keine Emotionen, wenn sie keine primären Emotionen oder Kombinationen hiervon zum Ausdruck bringt. Dieser Punkt bedeutet quer durch die Therapieverfahren eine ziemliche Einschränkung, wenn es darum geht, Emotionen zu verstehen, als solche zu erkennen und mit ihnen zu arbeiten. Das Verständnis von Emotionen zu erweitern, indem grundlegende sensomotorische Emotionen wie sich schlecht oder gut zu fühlen miteinbezogen werden, kann bei allen Therapieansätzen hilfreich sein (einschließlich derer, die bereits körperorientiert sind), um effektiver mit dem Gefühlsleben von Klient*innen in Kontakt zu kommen, es zu validieren, zu unterstützen und bei seiner Entwicklung und zunehmenden Ausdifferenzierung zu begleiten.

Indem sie sich den grundlegenden sensomotorischen Emotionen, wie sich schlecht oder ganz furchtbar zu fühlen oder unangenehme Gefühle zu haben, zuwandte, gelang es Connie, ihre Energie von ihrem Kopf nach unten und in Richtung Füße zu verteilen. Die Energie in ihrem Körper rauschte gewohnheitsmäßig in Richtung Kopf und konzentrierte sich dort, was zu ihrem zwanghaften Drang passte, sich durch Tränen Erleichterung zu verschaffen. Schafft es das Gehirn nicht, das Geschehen im Körper zu bewältigen, kann auch das Gehirn überfordert sein und Symptome entwickeln. Bei Migräne, sofern sie nicht psychophysiologischen Ursprungs ist, stößt man häufig auf ein solches Muster, bei dem sich die Energie sehr im Kopf konzentriert.

Als eine gewisse Entschleunigung und Stabilisierung hergestellt war, was Connie erlaubte, die elementare sensomotorische Emotion wahrzunehmen, sich nicht gut zu fühlen, sie in ihrem Körper auszudehnen und sich ihr auszusetzen, wurde es auch eher möglich, sich bei der Arbeit mit der primären Emotion zu befassen, die in der Sitzung von Anfang an da gewesen war: ihrer Angst. Ähnliches konnte ich bei mir selbst und meinen Klient*innen schon oft beobachten: Wenn mit einer Situation verknüpfte grundlegende sensomotorische Emotionen, wie sich schlichtweg schlecht oder ganz schrecklich zu fühlen, erlebt werden und man sich dieser Erfahrung aussetzt, wird es eher möglich, auch sensomotorische Emotionen höherer Ordnung differenzierter wahrzunehmen (etwa die schmerzhafte Leere in Verbindung mit einer so komplexen Emotion wie Einsamkeit), aber auch primäre Emotionen, wie zum Beispiel Angst.

Was Connies Angst anging, so spielte es keine Rolle, ob sie sich auf das Leiden bezog, das sich in ihrem Körper abspielte, oder ob es Angst vor etwas Äußerem war. Die Angst war nun einmal da, stärker und differenzierter als zuvor, also war es sinnvoll, sie auf möglichst große Körperareale auszudehnen. Später befassen wir uns noch mit neurowissenschaftlichen Belegen dafür, dass das Ausdehnen einer Emotion im Körper helfen kann, auch deren kognitives Erfassen zu verbessern.[6] Das heißt, emotionale Expansion kann uns helfen, unsere Emotionen besser zu verstehen – was es mit ihnen auf sich hat und woher sie kommen. Zwischen Tränenausbrüchen, deren Häufigkeit im Verlauf der Sitzung abnahm, gelang es Connie, ihre tiefe Angst, worauf auch immer sie sich bezog, in ihrem Körper zu erleben.

Als Connie gegen Ende der Sitzung einigermaßen zur Ruhe gekommen war, streute ich ihr gegenüber eine Bemerkung ein. Ich sagte, dass ich den Eindruck hätte, sie versuche ganz allein mit dem zurechtzukommen, was ihr da offenbar zu schaffen machte. In der Regel hatte ich als therapeutischer Begleiter am Ende einer Sitzung das Gefühl, dass mein Körper irgendwie mitgewirkt und mitgearbeitet hätte, vor allem nach schwierigen Sitzungen. Bei Connie jedoch, so schwierig die Sitzung mit ihr auch gewesen war, fühlte sich mein Körper von der Arbeit so gar nicht mitgenommen. Diese Beobachtung machte mich neugierig genug, um sie mit Connie und dem Kurs zu teilen. Als Connie daraufhin erneut in Tränen ausbrach, begann ich mich selbst dafür zu schelten, so eine schlechte Intervention gestartet zu haben, und machte mich daran, sie zu korrigieren. Connie versicherte mir, dass bei ihr alles okay sei. Dann teilte sie noch mehr von ihrer Geschichte mit uns, und ich muss sagen, wenn ich schon früher davon gewusst hätte, wäre ich bei meiner Arbeit mit ihr wahrscheinlich viel vorsichtiger vorgegangen. Zumal ich meine Methoden ja gerade erst erlernte und dank der Herausforderungen, vor die Fälle wie der von Connie mich stellten, immer weiterentwickelte.

Als Connie anderthalb Jahre war (eine kritische Zeit für die Entwicklung des kindlichen Gehirns und für das Bindungslernen), steckte sie die Finger in eine ungeschützte Steckdose und erlitt einen heftigen Stromschlag. Sie lag monatelang auf der Station für Brandverletzte in einem Krankenhaus, um ihre Verletzungen auszukurieren. Auf Anraten des Klinikpersonals erhielt sie kaum Besuch von ihren Eltern. Wenn die Eltern dann doch einmal kamen, bekamen sie das Kind oft nur hinter einer spiegelnden Einwegscheibe zu Gesicht. Von dieser Vorgeschichte zu hören, erklärte in meinen Augen so vieles: die Migräne (ein Symptom, das oft entsteht, wenn das Zentralnervensystem überwältigt ist); dass die Energie so sehr in Richtung Kopf rauschte; die überwältigende Hilflosigkeit und das Weinen; das fehlende Vertrauen in Hilfe von außen (vor allem in schwierigen Zeiten) und die wiederholte Erfahrung, in Übungssitzungen hängen gelassen zu werden.

Studien aus unterschiedlichen Fachgebieten zeigen, dass unser Körper unentwegt mit anderen Körpern kommuniziert. Unsere Körper regulieren oder dysregulieren sich wechselseitig über die messbaren Frequenzen des elektromagnetischen Spektrums.[7] Dieser Prozess, den ich »interpersonelle Resonanz« oder einfach nur »Resonanz« nenne, ist eine wertvolle Quelle von Informationen über das, was in anderen vor sich geht, und gleichzeitig ein wirksames Mittel, sie zu regulieren. Das gilt ungeachtet der verwirrenden Komplexitäten einer möglichen Übertragung und Gegenübertragung – Reaktionen von Klient*innen und Therapeut*innen aufeinander, die nichts mit dem Gegenüber zu tun haben mögen. Resonanz ist eine Fähigkeit, mit der wir auf die Welt kommen, und sie wächst mit der physiologischen Entwicklung, die wir im Laufe unseres Lebens durchmachen. Stellen Sie sich Connie als Anderthalbjährige vor, der das medizinische Personal verbrannte Hautpartien oder Schorf abschält, ihre Wunden säubert und schmerzhafte Wundbehandlungen vornimmt, die die Heilung unterstützen sollen, endlose Monate lang, und das in Abwesenheit ihrer Eltern, die sie hätten trösten und beruhigen können. Man kann sich leicht vorstellen, warum ihr Körper sich gegen jede interpersonelle Resonanz sperren dürfte und wie stattdessen ein implizites Misstrauen entsteht. Kein Wunder, dass mein Körper bei der Arbeit mit Connie für mein Empfinden kaum gefragt war und sie ihn so wenig belastete.

In den hierauf folgenden Tagen hörte ich, dass Connie bei den Übungssitzungen besser zurechtkam und sich bei der Arbeit mit ganz viel Traurigkeit über ihre Kindheit auseinandersetzte, ohne so oft in Tränen auszubrechen. Sie ließ mehr als in der Vergangenheit zu, dass andere sie unterstützen konnten. Für mich waren das gute Zeichen. Nach dem zu urteilen, was ich bei meinen Klient*innen und mir selbst immer wieder beobachtet hatte, gilt, dass wir dann, wenn wir eine Emotion verkörpern und uns ihr aussetzen können, oft reibungsloser mit anderen Emotionen arbeiten können, die mit einer Situation in Verbindung stehen. Oft verändern sich Kognitionen und Verhaltensweisen zum Besseren, nicht nur im Hinblick auf die Vergangenheit, sondern auch auf die Gegenwart.

Wir werden später noch sehen, dass es in der Neurowissenschaft zunehmende Belege dafür gibt, dass Emotionen in jedem Moment unseres Lebens die treibende Kraft hinter Kognition und Verhalten sind – entgegen der landläufigen Meinung, dass Kognitionen immer den Emotionen vorangehen und dass Emotionen wiederum die Antriebskraft hinter unserem Verhalten seien. Von daher kommt es häufig vor, dass eine emotionale Dysregulation eine kognitive und verhaltensmäßige Dysregulation oder Dysfunktion nach sich zieht. Die gesamte Palette der Emotionen anzuzapfen (einschließlich der stets präsenten und oft übersehenen sensomotorischen Emotionen) und diese zu regulieren, indem die Möglichkeiten erweitert werden, sie zu erfahren und auszuhalten, erhöht die Chance nicht nur auf Verbesserungen im emotionalen Erleben, sondern auch bezogen auf Kognitionen und Verhalten. Das gilt selbst für Menschen, die wenig Zugang zu primären Emotionen wie Glück und Traurigkeit haben.

Als ich neulich online ein Einführungsprogramm zu meinem eigenen System, der Integralen Somatischen Psychologie abhielt, berichtete ich gerade – so anonym wie möglich – von Connies Fall, um den Anwesenden eine Vorstellung zu vermitteln, was bei diesem Vorgehen herauskommen kann. Just in diesem Moment erhielt ich eine SMS. Sie war von Connie und lautete: »Ich bin hier.« Angenehm überrascht begrüßte ich sie und erkundigte mich, wie es ihr ginge. Ihre Reaktion: »Mir geht es gut. Und die Migräne ist weiterhin nicht wiedergekommen. Danke!«

Rückblickend betrachtet, wird mir klar, dass Petra und Connie nicht die Einzigen waren, die von ihrer Behandlung profitierten – auch für mich selbst war es ein enormer Gewinn gewesen, mit ihnen zu arbeiten. Solche Fälle waren für mich der Dreh- und Angelpunkt dabei, mich in meiner noch in den Kinderschuhen steckenden Auffassung zu bestärken, dass die regulierte Verkörperung von Emotionen (vor allem unangenehmen) im Körper als größerem »Container« eine wirksame Methode sein könnte, um nicht nur Emotionen, sondern auch Kognitionen und Verhaltensweisen zu bearbeiten und zu ändern, unabhängig vom Therapieansatz. Allerdings habe ich eine gewisse Zeit gebraucht, um die Methode zu verfeinern. Ich musste zunächst einmal ihre Wirksamkeit in unterschiedlichen Fällen, klinischen Zusammenhängen und Kulturen testen und die wissenschaftlichen Gründe dafür zusammentragen, warum sie wirkt. Ein Grund, warum ich so lange gebraucht habe, um dieses Buch zu schreiben, ist der, dass die wissenschaftlichen Erkenntnisse, die emotionale Verkörperung als potenziell wirksames Therapieverfahren bestätigen, auf noch recht neue, spannende Paradigmen in der Neurowissenschaft und Körperpsychotherapie zurückgehen.

Genau darum geht es in diesem Buch überhaupt: eine Methode vorzustellen, mit der sich eine umfassendere Palette von Emotionen verkörpern und regulieren lässt, um die Belastbarkeit für sie zu erhöhen und so bei allen Therapieansätzen Erfolge diverser Art zu verbessern und die Behandlungsdauer zu reduzieren. Zudem sollte die wissenschaftliche Grundlage für die Methode dargelegt werden, die auf erst in neuester Zeit aufgekommenen Paradigmen in der Neurowissenschaft und Körperpsychotherapie basiert.

Die Arbeit mit Petra und Connie war mit einem massiven Ausmaß an Emotionen bei hoher Intensität (oder subjektiv erlebtem Schwierigkeitsgrad) für lange Zeiträume sowie mit einer Ausdehnung der Emotionen in der Tiefe und Breite verbunden. Diese Sitzungen warfen für mich die Frage auf, ob eine intensive, anhaltende, tief- und weitreichende Verkörperung von Emotionen, deren Ausmaße als massiv erlebt werden, für eine schnelle Heilung immer erforderlich ist. Untersuchungen zur Expositionstherapie im Rahmen des kognitiven Verhaltenstherapieparadigmas ergaben, dass sich Symptome am ehesten auflösen ließen, wenn die Erfahrung intensiv war und die Person dem störenden Reiz länger ausgesetzt wurde.[8] Die Expositionstherapie ist ein evidenzbasiertes Verfahren zur Behandlung posttraumatischer Belastungsstörungen, das sich als effektiver erwiesen hat als die systematische Desensibilisierung – ein weiterer evidenzbasierter Ansatz der kognitiven Verhaltenstherapie für die Behandlung posttraumatischer Belastungsstörungen. Bei der systematischen Desensibilisierung werden Klient*innen Szenarien ausgesetzt, die mit immer massiver werdenden Ausmaßen von Emotionen verbunden sind. Im

Anschluss hieran kommt ein Entspannungsprotokoll zum Einsatz, um die Klient*innen nach jeder Begegnung mit der traumatischen Erfahrung zu beruhigen (wobei zunehmend intensivere Emotionen wachgerufen werden).

Ein Manko der Expositionstherapie ist die hohe Quote von Therapieabbrüchen und eine gewisse Zurückhaltung in Therapeutenkreisen, sie anzuwenden. Etliche kommen zu dem Schluss, dass das Verfahren angesichts seiner Intensität zu viel für ihre Klient*innen oder sie selbst sei. Also dachte ich mir, ich hätte einen Weg gefunden, therapeutisch Tätigen zu helfen, Expositionstherapie auf eine Weise einzusetzen, die ihnen und ihren Klient*innen weniger abverlangt und mit mehr Regulation verbunden ist, indem der Körper zu einem ausgedehnteren und besser regulierten Container wird, der die Heftigkeit der Emotionen mildert und erträglicher macht und so erlaubt, sich ihnen über längere Zeit auszusetzen.

Als ich jedoch damit weitermachte, emotionale Verkörperungsarbeit mit Klient*innen zu praktizieren und sie Therapeut*innen in verschiedenen Teilen der Welt zu vermitteln, entdeckte ich an ihr etwas, das sie noch universeller und vielseitiger brauchbar und anwendbar machte. Meine eigenen Erfahrungen mit meinen Klient*innen und die anderer Therapeut*innen mit ihren zeigten mir nämlich, dass emotionale Verkörperung nicht immer mit Emotionen massiven Ausmaßes einhergehen, nicht unbedingt intensiv sein, länger anhalten oder extrem weit oder tief im Körper ausgedehnt stattfinden muss, um den Erfolg verschiedener Therapieansätze wirksam zu verbessern. Worauf es mehr anzukommen schien, war die Belastbarkeit der Person im Hinblick darauf, emotionale Erfahrungen in ihrem Körper zu erleben. Anscheinend entwickeln manche Menschen auch bei ausgesprochen geringen Möglichkeiten, Emotionen in ihrem Körper zu erfahren, bereits gravierende psychophysiologische Symptome wie etwa Herz- und Gefäßprobleme sowie Atemwegserkrankungen.

Meine Neugier war geweckt, also durchforstete ich noch einmal die Fachliteratur nach Hinweisen zu Emotionen und ihrer physiologischen Dimension. Vor allem interessierten mich dabei neu aufkommende Forschungsparadigmen wie »verkörperte Kognition« und »enaktive Emotionen« in der Neurowissenschaft, die ich unter dem Oberbegriff »Wissenschaft der verkörperten Kognitionen, Emotionen und Verhaltensweisen« zusammenfasse. Ich stieß auf eine Reihe neuer Erkenntnisse, die zusammen mit älteren Forschungsergebnissen zu Kognition, Emotion und Verhalten in der Neurowissenschaft und Körperpsychotherapie zu erklären halfen, warum emotionale Verkörperung, so wie ich sie mir ursprünglich gedacht und dann noch feiner herausgearbeitet hatte, sogar bei einem geringeren subjektiven Ausmaß an Emotionen und bei geringerer Intensität funktionieren würde und auch dann, wenn sie weniger tief, weit oder lange anhaltend stattfindet.

Bevor wir uns die Methode und ihre wissenschaftliche Grundlage in Teil II noch systematisch und in allen Einzelheiten ansehen, soll es nun zunächst einmal um ein paar weitere Beispiele für eine erfolgreiche Therapie mithilfe emotionaler Verkörperung gehen, die im Hinblick auf das subjektive Ausmaß, die Intensität und die Dauer der emotionalen Erfahrung sowie die Tiefe und Breite ihrer Ausdehnung im Körper variieren. Darüber hinaus werden uns diese Beispiele mit anderen Grundideen bei der Arbeit an der Verkörperung von Emotionen bekanntmachen.

2

Variationen der emotionalen Verkörperungsarbeit

Kapitel 2 bietet einen Überblick über Konzepte, Methoden und Ergebnisse der emotionalen Verkörperungsarbeit im Kontext von Therapiebeispielen, die auf einem niedrigeren Niveau emotionaler Intensität angesiedelt sind, bei denen die Emotionen auf spätere Phasen der kindlichen Entwicklung zurückgehen und eine Langzeitbehandlung stattfindet.

Emotion: subjektives Ausmaß, Intensität, Tiefe, Breite und Dauer

Die Verkörperung einer Emotion lässt sich als die Fähigkeit definieren, die emotionale Erfahrung auf möglichst weite Körperareale zu verteilen, und zwar so, dass die Fähigkeit der Person, sich der emotionalen Erfahrung auszusetzen und bei ihr zu verweilen, zunimmt. Wenn wir bei der Anwendung der Integralen Somatischen Psychologie (ISP) bezogen auf Klient*innen oder uns selbst darauf hinarbeiten, eine Emotion zu verkörpern, wirken wir auf eine regulierte Expansion des Körpers hin, um eventuell mit der emotionalen Erfahrung verbundene extreme Ausmaße von physiologischer Dysregulation und Stress zu bewältigen, die ansonsten zu psychophysiologischen Symptomen führen können. Gleichzeitig dehnen wir die emotionale Erfahrung auf möglichst große Körperareale aus, um in vollerem Umfang Zugang zu Informationen in Bezug auf die vorliegenden Emotionen zu erlangen. Wir versuchen, möglichst lange bei der emotionalen Erfahrung zu verweilen und die diesbezügliche Belastbarkeit zu erhöhen, damit die Emotionen nicht in Form dysfunktionaler Gedanken oder Verhaltensweisen ausagiert werden. Hierdurch geben wir dem Gehirn zudem genug Zeit, um die Informationen in Verbindung mit der emotionalen Erfahrung zu verarbeiten, was wiederum optimale Auswirkungen auf der kognitiven, der emotionalen und der Verhaltensebene haben dürfte. Dank dieser Strategie, so sagt uns die aufstrebende Wissenschaft der verkörperten Kognitionen, Emotionen und Verhaltensweisen, wird die Ausdehnung der Emotion bis in möglichst umfassende Körperareale die Emotion nicht nur erträglicher machen, sondern lässt uns in der Situation, die die emotionale Schwierigkeit mit sich bringt, auch klarer denken und handeln.

Begeben wir uns für ein kurzes und simples Beispiel dafür, was wir bei der emotionalen Verkörperungsarbeit tun, in ein indisches Fischerdorf an der Küste von Tamil Nadu, Südindien, das ich mit einem internationalen Therapeutenteam mehrfach besuchte, um Überlebende des Tsunamis im Indischen Ozean 2004 zu behandeln. Am Ende eines rekordmäßig heißen Sommertags, als die Sonne gnädigerweise im Untergehen begriffen war und wir schon zusammenpackten, kam ein zwölfjähriger Junge zu uns und bat uns um Hilfe bei der Linderung eines Symptoms: Jedes Mal, wenn er daran dachte, dass ein weiterer Tsunami kommen könnte, schlug sein Herz beunruhigend schnell und unregelmäßig.

Wir arbeiteten daraufhin mit ihm, indem wir ihn wahrnehmen ließen, dass er Angst hatte und dass sich die Angst in seinem

Brustkorb konzentrierte. Außerdem trugen wir ihm auf, darauf zu achten, wie sich alles in seiner Brust zusammengezogen hatte, als solle die Angst damit aus seinem Körper herausgepresst werden. Wir halfen ihm, seinen Brustraum auszudehnen, indem wir ihn gegen die physische Enge atmen ließen und ihm den Tipp gaben, seine Brust durch Berührung mit seiner eigenen Handfläche zu unterstützen, wobei die Intention sein würde, den Brustraum auszudehnen. Wir hielten die Angst für ihn lebendig, indem wir immer wieder Bemerkungen einflochten wie die, welche große Angst zu sterben er während des Tsunami gehabt haben musste, und dass jeder Mensch, auch ein Erwachsener, eine solche Angst verspürt, wenn sein Leben bedroht ist. Wir halfen ihm, die Angst vom Herzen aus in ein möglichst großes Areal im Brustkorb auszudehnen. Wir baten ihn, er solle einmal versuchen, das absichtlich zu tun, und schlugen ihm vor, dabei zu verfolgen, wie sich die Angst mit seinem Atem und seiner Berührung ausbreitete. Wir wiederholten diesen Prozess dann, um ihm zu helfen, seine blockierten Arme auszudehnen, indem wir ihm auftrugen, die Arme zu bewegen. Und dann halfen wir ihm, die Angst auch in seine Arme hinein auszudehnen.

Am Ende dieser wirklich kurzen Intervention sagte der Junge, dass er sich ruhiger fühle, obwohl er die Angst weiterhin in seiner Brust und seinen Armen spürte. Als wir ihn fragten, ob er überrascht sei, dass das beunruhigende Symptom mit seinem Herzrhythmus weg war, bejahte er das. Wir empfahlen ihm, jedes Mal, wenn ihn die Angst vor einem neuen Tsunami packe, genauso vorzugehen, wie wir es mit ihm in der Sitzung getan hatten. Außerdem klärten wir ihn darüber auf, dass er vielleicht merken würde, dass sich die Angst noch zu weiteren Stellen in seinem Körper ausbreite, über Brust und Arme hinaus. Und dass das eine gute Sache sei. Bei zwei späteren Kontrollbesuchen, die wir im Rahmen einer Studie drei Monate beziehungsweise ein Jahr später durchführten, berichtete der Junge hocherfreut, dass er nicht mehr unter diesem beängstigenden Symptom litt.

Es kann gut sein, dass wir beim Arbeiten an der Verkörperung von Emotionen merken, dass die Erfahrungen dabei beträchtlich variieren. Und zwar nicht nur zwischen Individuen, sondern auch bei ein und derselben Person im Laufe der Zeit oder je nach Situation. Wir konnten feststellen, dass die Erfahrungen in Verbindung mit der emotionalen Verkörperung voneinander abweichen können, was das Ausmaß der Emotion im subjektiven Erleben anbelangt, die Intensität der Emotion, die Breite und Tiefe der emotionalen Erfahrung im Körper und die Zyklusdauer. Lassen Sie uns nacheinander die einzelnen Variablen ansehen.

Das subjektive Ausmaß der Emotion, die jemand generiert und physiologisch im Gehirn oder Körper erfährt, kann groß oder klein sein. Aber was ist das Ausmaß oder der Ausprägungsgrad einer Emotion? Wir beobachten oft an uns selbst oder anderen, dass viel von einem Gefühl da ist, und dann wieder ein klein wenig. Das Ausmaß, das eine Emotion subjektiv annimmt, hat nichts mit dem jeweiligen Energie- oder Erregungspegel zu tun. Das kommt daher, dass einige Emotionen, etwa Angst, physiologisch gesprochen mit einem hohen Erregungsniveau verbunden sind, andere hingegen – wie etwa Verzweiflung – gehen mit einem geringen Erregungspegel einher. Von daher mag jemand bei einem stärkeren Erregungszustand von mehr Angst berichten, während jemand, der gerade Verzweiflung erlebt, vielleicht berichtet, dass seine Verzweiflung zunimmt, während seine Erregung abnimmt. Welches Ausmaß eine Emotion annimmt, ist eine Frage der subjektiven Beurteilung durch die Person, die diese Emotion erlebt. Gemeint ist »im Verhältnis zu den bisherigen Erfahrungen dieses Menschen mit der Emotion«. Es ist eine Antwort auf die Frage, ob das Gegenüber gerade mehr oder weniger von dem fraglichen Gefühl erlebt als zuvor.

Können Außenstehende beurteilen, ob das subjektiv erlebte Ausmaß einer Emotion bei jemandem höher oder niedriger geworden ist? In gewissem Umfang ja – es kommt darauf an, wie gut man als Beobachter weiß, was in der Person vorgeht. Außerdem hängt es davon ab, wie gut der- oder diejenige die Emotion verbal und nonverbal ausdrückt und wie viel Resonanz das, was diese Person erlebt, auf der beobachtenden Seite auslöst. Interpersonelle Resonanz – nonverbale Kommunikation zwischen zwei Körpern auf elektromagnetischen und quantenmechanischen Wegen – spielt eine wichtige Rolle dabei, wie wir emotionale Erfahrungen kommunizieren und wechselseitig regulieren (dieses Thema ist Gegenstand von Kapitel 14). In welchem Umfang wir als Beobachtende das Ausmaß oder den Ausprägungsgrad der Emotion bei unserem Gegenüber einschätzen können, steht und fällt auch damit, inwieweit wir in der Lage sind, uns der emotionalen Erfahrung auszusetzen. Auf jeden Fall ist die Beurteilung der Ausmaße einer Emotion bei anderen immer subjektiver Natur.

Wie eine Emotion erlebt wird, kann auch im Hinblick auf ihre Intensität oder Heftigkeit variieren, von schwach bis stark. Intensität wird hier definiert als die psychophysiologischen Schwierigkeiten, die es jemandem subjektiv bereitet, eine Emotion zu ertragen und sich ihr auszusetzen. Wir benutzen den Begriff »psychophysiologisch«, da Probleme damit, ein Gefühl auszuhalten, eine psychologische wie auch eine physiologische Komponente haben. Wir kennen das von Erfahrungen, bei denen wir uns körperlich verausgaben, etwa beim Laufen. Wenn etwas für uns anstrengend wird, gilt: Je mehr wir uns selbst sagen, dass es schwierig ist, desto schwerer fällt es uns körperlich. Wir sagen oft, dass ein Gefühl zu heftig sei, wenn es uns subjektiv schwerfällt, diese Erfahrung auszuhalten. Unsere Einschätzung davon, wie heftig oder intensiv eine Emotion ist, hat nichts damit zu tun, was Außenstehende über sie denken mögen. Wobei ein elterlicher Einfluss durchaus eine Rolle dabei gespielt haben kann, selbst weniger ausgeprägte Emotionen als zu heftig zu erleben. Wie die Beurteilung der Ausmaße, die eine Emotion annimmt, ist auch die Beurteilung der Intensität einer Emotion – ob durch die Betroffenen selbst oder jemanden, der sie beobachtet – zwangsläufig subjektiv.

Welche Beziehung besteht zwischen dem subjektiv erlebten Ausmaß, das eine Emotion für jemanden annimmt, und ihrer Intensität? Es läge nahe, davon auszugehen, dass die Intensität einer emotionalen Erfahrung in dem Maße zunimmt, in dem ihr subjektiv erlebtes Ausmaß zunimmt. Der Umfang jedoch, in dem die Intensität oder Heftigkeit einer emotionalen Erfahrung mit dem Ausprägungsgrad der Emotion zunimmt, kann je nach Individuum variieren. Auch wenn einige das Ausmaß einer Emotion oder ihre Intensität vielleicht als gering einstufen, kann es von anderen als unerträglich erlebt werden. Das heißt, dass jemand durchaus anerkennen kann, dass das subjektive Ausmaß einer Emotion niedrig ist, und sie vielleicht dennoch unerträglich findet. Oder dass jemand bestätigen würde, dass der subjektiv erlebte Ausprägungsgrad einer Emotion hoch ist, und sie dennoch als einigermaßen erträglich erlebt.

Das subjektiv erlebte Ausmaß der Emotion ist nur einer von vielen Faktoren, die über die Intensität einer emotionalen Erfahrung entscheiden. Der subjektive Ausprägungsgrad einer Emotion, der für die eine Person zu intensiv ist, mag von jemand anderem als nicht ganz so intensiv erlebt werden. Dabei kommen viele weitere Faktoren zum Tragen, darunter Gedanken und Verhaltensweisen. Jemand, der es für schlecht hält, traurig zu sein, wird seine Traurigkeit heftiger erleben – ganz gleich, wie ausgeprägt sie ist – als jemand, für den keine derart negative psychologische Bewertung mit Traurigkeit verbunden ist. Wer in der Lage ist, ein Gefühl auszudrücken, dürfte es ungeachtet seines subjektiven Ausmaßes eher als weniger intensiv erleben als jemand, der sich schwertut, es zum

Ausdruck zu bringen. Auch wie körperlich fit jemand ist, könnte sich darauf auswirken, wie gut emotionale Erfahrungen ausgehalten werden können. Je fitter jemand ist, desto erträglicher könnte die emotionale Erfahrung ganz unabhängig vom Ausprägungsgrad der Emotion sein. Man kann sich Emotionen als ein Urteil über die Auswirkung einer Situation auf die Physiologie des Gehirns und Körpers vorstellen. Daher können wir davon ausgehen, dass sich eine ungünstige Situation auf ein physiologisches System, das von vornherein weniger robust ist, eher nachteilig auswirkt.

Wie das subjektiv erlebte Ausmaß einer emotionalen Erfahrung ist auch ihre Intensität in gewissem Umfang von anderen einschätzbar, aber auch hier ist Vorsicht angebracht. Wir haben es mit einer subjektiven Einschätzung zu tun, und unser Urteilsvermögen diesbezüglich hängt von einer Reihe von Faktoren ab, etwa wie vertraut wir mit der emotionalen Erfahrungswelt des Gegenübers sind.

Menschen scheinen durchaus in der Lage, zwischen dem subjektiv erlebten Ausprägungsgrad einer Emotion und dem Grad an Schwierigkeiten zu unterscheiden, die es ihnen bereitet, diese Emotion zu erfahren. Das lässt sich daraus ableiten, dass sie zum Beispiel sagen, sie würden eine unglaubliche Angst verspüren, das sei für sie aber okay oder auszuhalten. Oder sie sagen, schon das kleinste bisschen von der Angst auszuhalten, die sie gerade verspüren, sei ihnen zu viel. Natürlich hängen diese beiden Variablen zusammen, denn es gibt ja mindestens einen gemeinsamen Faktor bei ihnen, und das ist die körperliche Verfassung. Je ausgeprägter die Emotion, desto größer die zu erwartenden körperlichen Veränderungen. Je heftiger die Emotion, desto mehr Stress und Dysregulation stünde auch im Körper zu erwarten, da das Ausmaß an Stress und Dysregulation vielleicht der wichtigste Faktor ist, der eine körperliche Erfahrung (Emotionen inbegriffen) erträglich oder unerträglich macht.

Von diesen beiden Variablen – Intensität und Ausmaß – kann man sich die Intensität oder Heftigkeit als noch subjektiver vorstellen als das Ausmaß oder der Ausprägungsgrad der Emotion, da Letzteres eventuell stärker in den körperlichen Gegebenheiten begründet ist als die subjektiv erlebte Intensität. Auch wenn beide Variablen subjektiv sind, lassen sie sich dazu nutzen, uns selbst und andere emotional zu regulieren. Wir können lernen, eigene emotionale Erfahrungen wie auch solche bei unserem Gegenüber mit Blick auf diese beiden einander verwandten Dimensionen zu beobachten, um bei der Arbeit mit Emotionen zu wissen, wann die eine oder die andere Variable nach Reduzierung oder Steigerung verlangt.

Die entscheidende Variable, die es im Blick zu behalten gilt, wenn wir darauf hinarbeiten, eine Emotion zu verkörpern, ist die Intensität der Emotion. Das heißt, wir müssen in Kontakt damit bleiben, wie schwierig es subjektiv ist, sich der Emotion länger auszusetzen, ohne gravierende psychophysiologische Symptome zu entwickeln (wie etwa die Herzrhythmusstörungen des Jungen in dem indischen Fischerdorf nach dem Tsunami) und ohne durch Abwehrmechanismen wie Betäubung und Dissoziation komplett den Kontakt zu der Emotion zu verlieren.

Es gibt eine Reihe von Möglichkeiten, dafür zu sorgen, dass die Intensität der Emotion in einem erträglichen Rahmen bleibt. Eine Möglichkeit besteht darin, das Ausmaß der Emotion, ihren Ausprägungsgrad als Stellschraube einzusetzen, da dies einer der Punkte ist, die dazu beitragen, dass jemand eine Emotion nicht aushält. Dies können wir tun, indem wir die Emotion weniger unterstützen, weil wir unsere Wahrnehmung von ihr weglenken. So zum Beispiel können wir nur die Hälfte unserer Aufmerksamkeit auf die Emotion in unserem Körper richten und die andere Hälfte widmen wir dem, was wir außerhalb des Körpers wahrnehmen. Wenn wir das für eine Weile tun, reduziert es tendenziell das

Ausmaß der Emotion, da Aspekte in uns, denen wir keine große Beachtung schenken, in der Regel abnehmen.

Eine weitere Handhabe im Hinblick auf das Ausmaß, das die Emotion subjektiv annimmt, bietet sich darin an, nicht an die Situation als solche oder nicht an das im Hinblick auf die Situation zu denken, was die emotionale Reaktion auslöst. Wir denken an andere Facetten der Situation, die die Emotion weniger stark hervorrufen. Zudem können wir helfen, die emotionale Erfahrung im Körper zu regulieren, indem wir die Wahrnehmung auf die rein körperliche Ebene umlenken. Das Verfolgen körperlicher Empfindungen reguliert den Körper meist in den Normalzustand zurück, indem eine Feedbackschleife zwischen Gehirn und Körper hergestellt wird.

Konkret können wir wahrnehmen, inwiefern unser Körper und unsere Energie als Resultat der harten Arbeit daran, mehr Kapazität für eine Emotion im Körper aufzubauen, eine bessere Bilanz aufweisen.

Zusätzlich dazu, die Intensität der Emotion durch Steuern des erlebten Ausmaßes der Emotion zu lenken, können wir die Intensität auch über die anderen Variablen steuern, die bei Sitzungen rund um die Verkörperung von Emotionen eine Rolle spielen: wie breit und tief die hier beteiligte Ausdehnung im Körper geht und wie lange die emotionalen Verarbeitungszyklen dauern. Untersuchen wir nun einmal diese Variablen und wie sie eingesetzt werden können, um die emotionale Erfahrung zu regulieren.

Die Expansion der emotionalen Erfahrung im Körper kann oberflächlich oder tief erfolgen. Nehmen wir zum Beispiel den Brustraum, so kann sie sich dort nur oberflächlich einstellen und lediglich die Muskulatur betreffen, oder bis tief in die Brust reichen und Lunge und Herz einschließen. Die Expansion kann großflächig ausfallen und viele Körperregionen oder auch den ganzen Körper umfassen, oder sie kann eng begrenzt sein und nur einige wenige

Regionen einbeziehen. Eine Emotion wie etwa Trauer könnte nur in der Brust vorhanden sein, aber auch das Gesicht miteinbeziehen oder im ganzen Körper gefühlt werden.

Auch wie lange jemand mit einer Emotion in Kontakt bleiben und sich mit ihr zu befassen vermag, kann beträchtlich variieren. Mitunter gelingt es jeweils nur für kurze Zeit, bei Emotionen zu verweilen, dann wieder sind viel längere Zyklen möglich. Auch das kann wiederum bei ein und derselben Person im Laufe der Zeit oder je nach Situation variieren.

Fallstudie: Die Arbeit mit emotionalen Zuständen in Verbindung mit Borderline

Betrachten wir kurz, wie wir die Variablen Breite, Tiefe und Dauer dazu einsetzen könnten, die Intensität sinnvoll zu steuern, wenn es darum geht, eine emotionale Erfahrung zu regulieren und zu verhindern, dass sie unproduktiv wird. Wenn jemand eine sehr geringe Kapazität dafür hat, sich einer emotionalen Erfahrung auszusetzen, greifen wir bei der Auseinandersetzung mit der Emotion vielleicht auf sehr kurze Zyklen zurück. Genau das tat ich, als ich mit einer Frau arbeitete, bei der man mich zur Vorsicht gemahnt hatte: Ich solle besser nicht mit ihr arbeiten, da bei ihr eine Borderline-Persönlichkeitsstörung diagnostiziert worden sei. Menschen mit dieser Störung haben eine außerordentlich begrenzte emotionale Leidensfähigkeit. Damit gehen sie tendenziell entweder so um, enorm heftig auf die Welt zu reagieren, oder sie ziehen sich massive psychophysiologische Symptome zu. Uns allen dürften Situationen einfallen, in denen wir vielleicht selbst solche »Borderline«-Tendenzen entwickeln. Also lohnt es sich durchaus, zu wissen, wie sich für die Zukunft vielleicht mehr Belastbarkeit in Bezug auf derartige emotionale Erfahrungen entwickeln ließe, indem wir bei der Verkörperungsarbeit die Dauer der einzelnen Zyklen als Stellschraube nutzen.

Die junge Frau, um die es hier geht, wollte an dem Misstrauen arbeiten, das sie vor allem Männern gegenüber empfand. Bei unserer gemeinsamen Arbeit trug ich ihr auf, sich an ein Erlebnis mit einem Mann zu erinnern, von dem sie glaubte, es hätte ihr Misstrauen noch verstärkt. Aber sie konnte das Misstrauen nicht in ihrem Körper fühlen. Also ließ ich sie wahrnehmen, wo ihr Körper sich schlecht fühlte, wenn sie sich an die Situation erinnerte. Sie spürte es in der Brust, aber nur für ein paar Sekunden. Danach schaute sie mich an, als wolle sie fragen: »Und jetzt?« Ich trug ihr auf, sich noch einmal in allen Einzelheiten an die Situation zu erinnern, und ließ sie für einen weiteren kurzen Zyklus von weniger als einer Minute wahrnehmen, wo ihr Körper sich schlecht fühlte. Sich im Hinblick auf eine Situation schlecht zu fühlen, ist eine emotional aussagekräftige körperliche Reaktion und daher eine Emotion – und sich schlecht zu fühlen ist als eine beteiligte Schicht bei jeder unangenehmen emotionalen Erfahrung gegeben. Sich schlecht zu fühlen ist das, was wir eine grundlegende sensomotorische Erfahrung nennen könnten – ein körperlicher Zustand, der eine sinnvolle Reaktion auf eine Situation darstellt. Grundlegende sensomotorische Emotionen werden nicht auf den Listen primärer und sekundärer Emotionen aufgeführt, die uns im Psychologieseminar begegnen. Wenn wir eine vertraute Emotion wie etwa Traurigkeit oder Angst nicht aushalten, hilft es oft, zunächst einmal in Kontakt damit zu kommen, wie schlecht wir uns fühlen, und die Fähigkeit zu entwickeln, uns dieser Erfahrung auszusetzen, um die Traurigkeit oder Angst erträglicher und stärker bewusst zu machen.

Um ihre zunächst einmal nur im Brustraum angesiedelte emotionale Erfahrung, sich schlecht zu fühlen, weiter auszudehnen, trug ich der Frau auf, Laute zu machen, die ausdrücken sollten, wie schlecht sich das alles in ihrem Brustkorb anfühlte. Der Erfahrung eine Stimme zu verleihen, sorgt dafür, dass die Emotion auch in die Strukturen der Kehle und des Gesichts gelangt, die bei diesem Sich-Ausdrücken beteiligt sind, und kann helfen, die emotionale Erfahrung auch noch auf weitere Teile des Körpers auszudehnen. Letzteres liegt daran, dass der verbale Ausdruck fast immer von nonverbalen, körperlichen Formen des Ausdrucks begleitet wird. Das Ende eines Zyklus war erreicht, als die Klientin nicht länger bei der Emotion verweilen konnte und sich ihre Wahrnehmung nach außen richtete. In mehreren aufeinander folgenden Zyklen, von denen jeder etwa eine Minute dauerte, gelang es ihr, das Areal, in dem sich ihre emotionale Erfahrung abspielte, jeweils ein klein wenig auszudehnen, vor allem in der Brustregion. Ihre emotionale Erfahrung hatte an keiner Stelle besonders viel Tiefe, noch war sie breit gestreut und über viele Bereiche des Körpers verteilt. Das heißt, die Emotion kam nur oberflächlich und örtlich eng begrenzt in ihrem Körper an.

Wir kamen überein, dass das Ausmaß der Emotion für sich genommen gering war. Als wir diesen Prozess dann systematisch angingen, über sehr kurze Zyklen, zeigten sich einige wichtige Veränderungen. Statt der gewohnten Wutausbrüche trat die Traurigkeit der Klientin zutage, und sie war auszuhalten. Das bestätigte die Implikationen wissenschaftlicher Untersuchungen, die nachwiesen, dass unbewusste Kognitionen, Emotionen und Verhaltensweisen mit wachsender Belastbarkeit im Hinblick darauf, den Leidensdruck im Körper zu erleben, zunehmend bewusster sowie optimiert und reguliert werden (was Gegenstand von Kapitel 6 und 8 sein wird). Im Laufe der Sitzung wurden die Zyklen länger, wenn auch nicht viel länger – der längste Zyklus, für den bei einer Emotion verweilt und versucht wurde, sie im Körper auszudehnen, mochte vielleicht zwei bis drei Minuten gedauert haben. Die Dauer der Zyklen erwies sich jedoch als passend für die Klientin, um die Veränderungen zu vollziehen, die wir nach der Sitzung beobachten konnten. An diesem Abend bekam ein Teammitglied mit, wie sie das betrauerte, was sie in ihrem Leben durch ihr Misstrauen gegenüber anderen alles verloren hatte. In den hierauf folgenden Tagen des Trainings sahen wir, wie sie in den Übungssitzungen eher in der Lage war, mit ihren wunden Punkten zurechtzukommen, statt in ihren gewohnheitsmäßigen Konflikt mit anderen Mitgliedern der Gruppe zu geraten, weil sie für ihr Gefühl keine angemessene Unterstützung von ihnen erhielt.

Bei diesem Beispiel endeten die Zyklen immer dann, wenn die Klientin sie von sich aus beendete, da sie es nicht mehr aushielt, sich den emotionalen Erfahrungen in ihrem Körper auszusetzen. Es gibt aber auch noch andere Wege, die Dauer eines emotionalen Verarbeitungszyklus zu steuern. So können wir etwa einfach vorschlagen, die Aufmerksamkeit jetzt einmal von der emotionalen Erfahrung weg auf etwas anderes zu lenken. Das kann das Körperinnere sein, etwa die erlebten körperlichen Empfindungen oder inwiefern sich der Körper nach der harten Arbeit mit der Emotion vielleicht besser fühlt. Oder man sorgt dafür, dass sich die Aufmerksamkeit etwas außerhalb des Körpers zuwendet – Aspekten des gegenwärtigen Umfelds. Oder man spricht die geistige Ebene an, regt zur Reflexion über Kognitionen und Verhaltensweisen an, die sich durch die Arbeit mit der Emotion vielleicht verändert haben. Die letztgenannte Strategie ist besonders nach einem sehr langen Zyklus oder beim letzten Zyklus in der Sitzung hilfreich. Wir können den Zyklus auch dadurch beenden, dass wir die Unterstützung für die Emotion reduzieren und/oder indem wir den Fokus von der Situation weglenken, die die emotionale Reaktion auslöst.

Wenn wir spüren, dass eine emotionale Erfahrung für unser Gegenüber zu intensiv wird, um mit ihr fertig zu werden, können wir auch – ohne den Zyklus abzubrechen – Expansionsstrategien einsetzen, die die Intensität der Emotion im Zaum halten, sodass sie noch auszuhalten ist. Im Allgemeinen gilt: Je länger wir an einer Stelle im Körper verweilen, etwa im Brustraum, desto tiefer geht die emotionale Erfahrung in dieser Region und desto intensiver wird sie tendenziell. Wenn wir uns also in einer Situation wiederfinden, wo wir die Intensität managen müssen, damit die emotionale Erfahrung erträglicher wird, könnten wir für eine Expansion zu anderen Stellen innerhalb der gleichen Region sorgen, etwa seitwärts und zur Rückseite des Brustraums hin, beginnend im vorderen Bereich, wo die Emotion anfänglich sitzt. Wir könnten auch eine Expansion zu anderen Regionen im Körper anstoßen, etwa vom Brustraum in die Arme. Genau das machten wir bei dem Jungen in dem indischen Fischerdorf. Wir halfen ihm, seine Angst vor einem möglichen weiteren Tsunami von einer Stelle in der Brust zu weiteren Stellen innerhalb der Brustregion und dann in die Arme hinein auszudehnen, was in zwei relativ kurzen Zyklen erfolgte.

Warum ist eine emotionale Reaktion eher auszuhalten, wenn mehr Teile des Körpers in die Erfahrung einbezogen werden? Eine Emotion ist ein Urteil darüber, welche Folgen eine Situation für unseren ganzen Körper hat. Also fällt es schwerer, die Erfahrung auszuhalten, wenn wir die Energie dessen, was da auf uns einwirkt, lokal beschränken. Die Wucht des Einwirkenden über mehr Körperregionen zu verteilen, macht es erträglicher. Dennoch kommt es vor, dass wir an einer Stelle verweilen und uns dort eingehender mit den physiologischen Gegebenheiten befassen müssen, damit die Heilung zustande kommen kann – auf solche Fälle werden wir später noch eingehen. In diesem Kapitel befassen wir uns mit Fällen, in denen eine solche tief gehende Arbeit an einer Stelle nicht erforderlich ist.

Die zwei Behandlungen, die wir in Kapitel 1 gesehen haben, gingen mit Emotionen einher, deren Ausmaß und Intensität hoch waren oder die einen hohen Schwierigkeitsgrad für die Betroffenen darstellten. Es erfolgte eine tiefere und weitere Ausdehnung der Emotion im Körper, längere Zyklen kamen zum Einsatz und es stellten sich schneller Resultate ein. Von mir wurden sie zuerst präsentiert, da solche Fälle mit hochgradig intensiven Emotionen das waren, was mich zunächst wertschätzen ließ, wie wirksam die Verkörperung von Emotionen ist. Standardmäßig ist es bei der Arbeit an der Verkörperung von Emotionen so, dass ein langsamerer Prozess über einen längeren Zeitraum stetigen Gewinn bringt. Obwohl es einige Vorteile mit sich bringt, Emotionen starken Ausmaßes intensiv, tief, breit und in die Länge gehend zu verkörpern, kann die Arbeit an der Verkörperung von Emotionen bei allen Verfahren kognitive, emotionale und verhaltensmäßige Therapieerfolge verbessern, ganz gleich, wie sich die Emotionen mit Blick auf die aufgezählten Variablen unterscheiden. Diese wichtigen Lektionen lernte ich aus Fällen wie denen, die in diesem Kapitel gleich noch vorgestellt werden sollen.

Was die Dimensionen anbelangt, in denen sich Sitzungen zur Verkörperung von Emotionen voneinander unterscheiden, so sollten die beiden im Folgenden kurz vorgestellten Fälle im Vergleich zu den bereits besprochenen als am entgegengesetzten Ende des Spektrums angesiedelt betrachtet werden. Ein Beispiel hierfür haben wir bereits an früherer Stelle dieses Kapitels gesehen, bei meiner Arbeit mit einer Borderline-Klientin. Zusammen illustrieren diese Fälle die positive Wirkung der emotionalen Verkörperungsarbeit, selbst wenn das Ausmaß und die Intensität der Emotion dabei gering ist, ihre Ausdehnung im Körper oberflächlich oder eng begrenzt oder die Dauer der Zyklen kurz – in der Therapie wie auch im Leben ein durchaus wahrscheinlicheres Szenarium.

Sally: Traurigkeit und Asthma

Bei den ISP-Weiterbildungen und -Workshops, die ich abhalte, demonstriere ich die verschiedenen Aspekte der emotionalen Verkörperungsarbeit. In einem Training in Frankreich kam Sally auf mich zu, um sich für eine Demositzung zu melden. Sally litt unter Asthma und fragte sich, ob wir daran arbeiten könnten. Wie viele Krankheitsbilder, kann auch Asthma unterschiedliche Ursachen haben, von genetischer Veranlagung bis hin zu Hormonschwankungen oder Allergien. Es kann auch psychophysiologischen Ursprungs sein, Folge von Abwehrmechanismen in Bezug auf einen emotionalen Leidensdruck, die sich physiologisch in der Atmung niederschlagen, vor allem in den Lungen.

Die gängigste physiologische Form der Abwehr emotionalen Schmerzes besteht in einer Blockade in den Atemmuskeln, etwa im Zwerchfell und den Zwischenrippenmuskeln, sowie in Organen wie der Lunge. Im Ruhezustand brauchen wir nicht viel Sauerstoff und das Funktionsniveau der Lunge wird über das autonome Nervensystem auf ein Minimum heruntergefahren. Wird der gleiche Mechanismus dazu eingesetzt, die Atmung einzuschränken, um das Ausmaß und die Intensität einer emotionalen Erfahrung zu reduzieren, kann der Atem noch massiver gehemmt werden als im Ruhezustand, was dann zu Bronchialsymptomen wie Asthma führt, vor allem bei Menschen, die genetische, hormonelle und allergene Veranlagungen für die Entstehung dieses Symptoms mitbringen.

Zusätzlich zu ihrem Asthma, das Sally nach eigener Aussage bei Bedarf mit einem Inhalator behandelte, bestanden Sallys primäre Symptome, wie sie sagte, ansonsten darin, dass sie sich schwertat, Bindungen zu anderen aufzubauen und sich auf Beziehungen einzulassen. Das autonome Nervensystem und die von ihm regulierten Organe, darunter Herz und Lunge, sind generell wichtig bei emotionalen Erfahrungen und vor allem bei solchen, die eine Rolle in Sachen Bindung und Beziehungen spielen.[9] Also war es sinnvoll, bei der Arbeit eine Situation in Sallys Leben aufzugreifen, die mit einer enttäuschenden Beziehung zu tun hatte.

Sally hatte zwar von Kindheit an zu Asthmaanfällen geneigt, ein aktuellerer und besonders heftiger Ausbruch war jedoch durch ihre Trennung von einem Mann ausgelöst worden, den sie nach ihrer Auskunft mehr geliebt hatte als jeden anderen in ihrem Leben. Es fiel Sally nicht leicht, in ihrem Körper zu verfolgen, wie schlecht sich das Ganze anfühlte und wie traurig es war, dass die Beziehung gescheitert war. Ihre physiologischen und psychologischen Abwehrmechanismen schienen stark genug, um dafür zu sorgen, dass das Ausmaß und die Intensität der Emotion niedrig und ihre Gegenwart im Körper oberflächlich und eng begrenzt blieb und nur den Kehl- und Augenbereich betraf. Sally hatte Schwierigkeiten damit, die Traurigkeit zu spüren und auszudehnen und sagte, sie würde sie in ihrem Körper oder ihrer Wahrnehmung kaum mitbekommen. Sie brauchte eine Menge psychologischer Unterstützung von außen, und zwar in diesem speziellen Fall von mir und der Gruppe, um Zugang zu ihrer Traurigkeit zu finden und sich ihr auszusetzen, und sei es immer nur für kurze Zeit während eines Zyklus. Das wies darauf hin, dass sie als Jugendliche nicht viel Unterstützung für ihre emotionalen Erfahrungen bekommen hatte.

Wir unterstützten sie dabei, bezogen auf die Situation so viel an Emotionen zu erfahren wie möglich, und schlugen ihr vor, dass sie später, wenn sie auf sich gestellt sein würde, Wahrnehmung, Intention, Atmung, Bewegung, Ausdruck und Selbstberührung einsetzen könne. Wir schafften es, das geringe Ausmaß von Traurigkeit in ihrer Kehle und ihren Augen weiter auszudehnen, in ihr restliches Gesicht und ihren Brustkorb hinein, wenngleich nur oberflächlich und für jeweils ganz kurze Zeiträume, bevor sich das Gefühl verflüchtigte. Es war deshalb eine mehr als angenehme Überraschung, von Sally viele Monate später zu hören, dass sie seit der Sitzung nicht mehr unter Asthma gelitten hatte. Wie können solche scheinbar unspektakulären kurzen Versatzstücke von emotionaler Verkörperungsarbeit in eine Auflösung schon lange bestehender Symptome münden? Die zunehmende, allgemein zu beobachtende Tendenz, schon auf einem relativ niedrigen Niveau emotionalen Leidensdrucks psychophysiologische Symptome zu entwickeln – mit anderen Worten dann, wenn das Ausmaß und die Intensität der Emotion nicht einmal sonderlich hoch ist – weist uns in Richtung einer Antwort hierauf. Wenn die Arbeit an der Verkörperung von Emotionen dazu genutzt wird, um die Schwelle höher zu legen – und sei es nur minimal –, die in Sachen Leidensdruck überschritten werden muss, damit Symptome entstehen, könnte das die Resultate erklären, die in Fällen wie bei Sally zustande kamen.

Bei Sally lag die Toleranzschwelle in Sachen emotionale Leidensfähigkeit im Körper recht niedrig. Das spiegelte sich in ihrem ausgeprägten Widerstand dagegen, das Vorhandensein von Traurigkeit in ihrem Körper zu spüren, und darin, dass sie die begrenzte Menge an Traurigkeit in ihrem Körper überhaupt nicht als intensiv (also subjektiv problematisch) erlebte. Von daher bewirkte eine nur geringfügige Erhöhung von Sallys Belastbarkeit für die emotionale Leidenserfahrung in ihrem Körper durch die Arbeit mit ihren psychologischen und physiologischen Abwehrmechanismen die überraschende Kehrtwende im Hinblick auf ihre Asthmasymptome.

Sabine: Weinen und Migräne

Sabine, eine andere Teilnehmerin einer Weiterbildungsveranstaltung von mir, litt unter Migräne. Drei Monate nach einer schwierigen Begegnung mit ihrem Chef trat die Migräne mit einem Mal häufiger auf. Sabine sah in Flashbacks das aufgebrachte und missbilligende Gesicht ihres Chefs vor sich, wenn das Symptom auftauchte. Die schwierige Interaktion ging damit einher, dass Sabine ihren Chef anschrie, als sie eine unfaire Beurteilung von ihm erhielt. In ihren Augen war das etwas Gutes, da sie als Kind nie die Möglichkeit gehabt hatte, den Mund aufzumachen und sich gegen ihre gewalttätige Stiefmutter zur Wehr zu setzen. Sabine berichtete, wie sie als Kind massiv unter ihrer Beziehung zur Stiefmutter gelitten hatte, die sie immer wieder brutal und willkürlich bestrafte, emotional und körperlich. Als ich während einer Demositzung mit Sabine vor der Gruppe arbeitete, stellte ich fest, dass es ihr schwerfiel, Zugang zu ihrer Verletzlichkeit zu finden, und zwar sowohl bezogen auf den Zwischenfall mit ihrem Chef als auch bezogen auf einen Vorfall, bei dem die Stiefmutter ihr eine Ohrfeige versetzte, weil sie Blumen in einer Vase umdekoriert hatte.

Sabine hatte großen Widerstand dagegen, ihre eigene Verletzlichkeit zu erfahren. Ein solcher Widerstand gegen das Erleben von Emotionen kann entweder angeboren oder psychisch bedingt sein. Unser Gehirn hat einen angeborenen Widerstand gegen unangenehme Erfahrungen. Schließlich bedeuten diese Stress und Dysregulation im Körper, was der körperlichen Gesundheit und dem Wohlbefinden Abbruch tut. Angenehme emotionale Erfahrungen andererseits bedeuten eine körperliche Verfassung, die mit weniger Stress und mehr Regulation im Körper verbunden ist, was Gesundheit und Wohlbefinden fördert. Freud nannte diese von Geburt an bestehende menschliche Neigung, Angenehmes zu suchen und Schmerzhaftes zu meiden, das Lustprinzip. Da die Entstehung unangenehmer Empfindungen mit einem erhöhten Stresspegel einhergeht, haben wir alle einen angeborenen Widerstand dagegen. Es kann aber auch durchaus zu einem Widerstand gegen angenehme Emotionen kommen, da das Gehirn sich naturgemäß gegen Unvertrautes sträubt. Deshalb können sowohl angenehme als auch unangenehme Emotionen auf diesen in uns angelegten Widerstand stoßen, wenn sie uns fremd sind.

Psychologischer Widerstand gegenüber einer emotionalen Erfahrung kann vielerlei Ursprünge haben. So beeinflusst der familiäre und kulturelle Hintergrund stark, welche Emotionen zulässig sind und wie sie ausgedrückt werden dürfen. Die Vorstellungen von der Rolle der Emotionen in unserem Leben und die Haltung ihnen gegenüber variieren je nach Kultur, und sie können auch je nach Therapieansatz unterschiedlich ausfallen. Der Einfluss der landläufigen Auffassung, dass Emotionen kognitiv und im Hinblick auf das Verhalten immer zu etwas Irrationalem führen, lässt sich nicht nur bei der allgemeinen Öffentlichkeit beobachten, sondern findet sich auch bei einigen Therapieansätzen.

Derartige Vorurteile im Hinblick auf Emotionen werden von der Wissenschaft zunehmend hinterfragt. Neuere Untersuchungen in der Neurowissenschaft zeigen, dass Kognition, Emotion und Verhalten physiologisch im Gehirn[10] und Körper[11] untrennbarer sind als ehemals angenommen. Untersuchungen haben zudem ergeben, dass Emotionen in jedem Moment unseres Lebens sämtliche Aspekte von Kognition und Verhalten beeinflussen, ebenso wie man weiß, dass sich Kognition und Verhalten auf unsere emotionale Befindlichkeit auswirken. Außerdem scheint es, dass Emotionen in stärkerem Maße die treibende Kraft hinter Kognition und Verhalten sind, als dass Kognition und Verhalten hinter den Emotionen stehen. Denn alle Aspekte unserer Kognition, die unserem Verhalten vorausgehen – darunter auch unsere Aufmerksamkeit – werden von unserem emotionalen Zustand beeinflusst.[12] Das Vorhandensein von Emotionen und deren Verkörperung verbessert, wie sich zeigen ließ, Kognition, Emotion und Verhalten, und das Fehlen von Emotionen beeinträchtigt sie.[13] Emotionen – ein Urteil über die Auswirkungen, die eine Situation auf das subjektive Wohlbefinden hat – sind etwas, woran physiologisch potenziell das gesamte Gehirn und der ganze Körper beteiligt sein können.[14] Wir werden in Kapitel 6 und 8 noch sehen, inwiefern diese Erkenntnisse darauf schließen lassen, dass die Verkörperung von Emotionen oder die Expansion emotionaler Erfahrungen im Körper nicht nur Verbesserungen auf der emotionalen Ebene einleiten kann, sondern auch solche auf der Ebene von Kognition und Verhalten. Leider haben sich diese Erkenntnisse in der allgemeinen Öffentlichkeit noch nicht herumgesprochen und noch nicht in nennenswertem Umfang Eingang in Therapieansätze gefunden – eine Lücke, die dieses Buch zu schließen sucht.

Die Arbeit mit Emotionen bezogen auf uns selbst und unsere Klient*innen erfordert ein gewisses Faktenwissen zu Emotionen – ein Verständnis von Fakten wie den gerade genannten, die wichtig, aber nicht gemeinhin bekannt sind. Deshalb ist es immer gut, Klient*innen über die wichtige Rolle aufzuklären, die Emotionen in unserem Leben spielen, und ebenso über die physiologische Seite von Emotionen. Es ist wichtig, den natürlichen psychologischen Widerstand gegen das Erfahren unserer Emotionen zu würdigen, damit wir darauf hinarbeiten können, ihn zu überwinden. Ausführungen dazu, wie Emotionen, Kognitionen und Verhalten in Gehirn und Körper auf komplexe Weise zusammenhängen und wie der Körper hierbei beteiligt ist, erlauben Klient*innen zu verstehen, wie wir womöglich nicht nur unsere Emotionen beeinträchtigen, sondern auch unsere Kognitionen und unser Verhalten, wenn wir den Körper »dichtmachen«, um Emotionen zu meiden, die sich unerträglich anfühlen.

Als Teilnehmerin an einer entsprechenden Weiterbildung wusste Sabine bereits über die wichtige Rolle von Emotionen im Leben und in der Therapie Bescheid. Dennoch stießen wir bei ihrer Prozessarbeit oft auf beträchtlichen Widerstand gegen Emotionen und unterstützten sie auf der psychologischen Ebene stark dabei, ihre Emotionen zu erleben. Es stellte sich heraus, dass das, was Sabine in der Sitzung am meisten brauchte, um Zugang zu ihren Emotionen zu finden, sich ihnen länger auszusetzen und sie einordnen zu können, die Bestätigung und Unterstützung von außen war, von mir und den anderen Teilnehmer*innen. Angesichts von Sabines Vorgeschichte ist das sehr nachvollziehbar. Untersuchungen zeigen, dass die Fähigkeit eines Kindes, Emotionen zu generieren, Zugang zu ihnen zu haben und sie auszudrücken, stark von dem Vorbild seiner primären Bezugspersonen abhängt und davon, welche Unterstützung von dieser Seite kommt.[15] Sabine schien als Heranwachsende nicht viel Unterstützung für ihre Emotionen gehabt zu haben, was sie auch selbst bestätigte.

Angesichts der Bilder ihres missbilligenden Chefs bei ihren von Migräne begleiteten Flashbacks und der auftauchenden Bilder ihrer Stiefmutter bei der Kindheitsepisode mit der Blumenvase trug ich Sabine auf, ihren unangenehmen Erfahrungen in diesen Situationen nachzuspüren und sie im Körper auszudehnen. Wir setzten bei der unangenehmen sensomotorischen emotionalen Erfahrung an, da sie keine primären oder sekundären Emotionen außer Wut finden konnte, was im Erwachsenenalter ihre gewohnheitsmäßige Abwehrreaktion auf solche Situationen zu sein schien. Das subjektive Ausmaß der unangenehmen Emotion und die berichteten Schwierigkeiten damit, sie zu durchleben (Intensität), waren beide gering. Die Ausdehnung der Emotion im Körper vollzog sich räumlich eng begrenzt und oberflächlich, und der Zyklus war nur kurz; aber es reichte, um den Körper ein Stück weit zu reorganisieren. Wir trugen Sabine auf, die in ihrem Kopf konzentrierte Energie nach unten umzuverteilen, in Richtung ihrer Beine – was sich bei kopflastigen Symptomen wie Migräne besonders empfiehlt.

Als ich Sabine gegen Ende der Sitzung nach weiteren Gefühlen fragte, die sie sich im Hinblick auf sich selbst in den geschilderten

Situationen vorstellen könnte, schien sie ganz kurz und flüchtig mit differenzierteren Emotionen in Berührung zu kommen, die mit Verletzlichkeit verbunden waren – etwa Traurigkeit, Angst, Hilflosigkeit und Einsamkeit. Auf meine Frage, wo in ihrem Körper sie diese Emotionen spürte, gab Sabine wie aus der Pistole geschossen zurück, sie spüre sie überall. Für mich schien das ein unwahrscheinlich riesiger Schritt verglichen damit, wie begrenzt ihre Verkörperung von Unangenehmem gewesen war. Allerdings wusste ich auch, dass es oft in differenziertere und komplexere sensomotorische oder primäre und sekundäre Emotionen münden kann, wenn wir Raum für elementare sensomotorische Emotionen schaffen. Es kann sein, dass sich Sabine lediglich an früher einmal erlebte Emotionen dieser Art erinnerte.

Meine Skepsis angesichts ihrer Selbsteinschätzung, dass sie diese Emotionen überhaupt fühlte, geschweige denn überall in ihrem Körper, hing auch mit meiner Beobachtung zusammen, dass Sabine stark dazu neigte, nicht den Anschein erwecken zu wollen, als würde der Prozess bei ihr fehlschlagen oder dabei etwas fehlen. Als ich die Sitzung beendete, dachte ich noch, dass es sein konnte, dass sie die Emotionen für eine flüchtige Sekunde in ihrem Gehirn oder in einem Teil ihres Körpers gespürt hatte und sich den Rest hinzudachte.

Angesichts des geringen Ausmaßes und der geringen Intensität von Sabines relativ kurzlebigen emotionalen Erfahrungen sowie der Oberflächlichkeit und engen räumlichen Begrenztheit der Expansion im Körper und Sabines Neigung dazu, die Erwartungen erfüllen zu wollen, zweifelte ich an einigen Aussagen von ihr zu dem, was sie innerlich erlebte. Ich ging nicht davon aus, dass sich aus dieser Sitzung viel an Veränderung ergeben würde, und hielt nicht allzu viel von der Arbeit, die wir da gemeinsam geleistet hatten. Und ich hatte noch einen anderen Grund, enttäuscht darüber zu sein, wie die Sitzung gelaufen war: Ich kann als Therapeut offenbar so viel Erfahrung haben, wie ich will – mein Ego scheint immer die Oberhand zu gewinnen, wenn es um Demos vor Gruppen geht, was an dem Hang dazu liegt, eine intensive und dramatische Sitzung mit einer »guter Arbeit« zu verwechseln. Auf diese Weise lässt sich das Ego beschwichtigen und kann sich sicher fühlen.

Beinahe ein Jahr später, beim allerletzten Modul der Weiterbildung, hörte ich endlich, wie es nach der Sitzung mit Sabine weitergegangen war. Als sie nach unserer Arbeit nach Hause kam, begann sie zu weinen. Das, was sie in Übungssitzungen vor der Demo als sanft herabrinnende Tränen erlebt hatte, wurde zu einem wahren Schwall von Tränen. Sie weinte die ganze Nacht hindurch, nur unterbrochen von einigen Fetzen Schlaf. Hätte ich am nächsten Tag herausgefunden, dass sie die ganze Nacht durchgeweint hatte, hätte ich mir Sorgen gemacht, dass es nach der Sitzung vielleicht zu einer psychischen Dekompensation gekommen sei. Aber hier der zentrale Punkt: Sie hat seitdem keine einzige Migräne-Attacke mehr gehabt! Irgendwie hatte ein Verhalten (ihre Emotionen über Weinen auszudrücken) ein massives Symptom beseitigt. All das ergab sich aus einem ansonsten »nicht weiter bemerkenswerten« Stück emotionaler Verkörperungsarbeit, das ich so gravierend unterschätzt hatte. Ich war wieder einmal angenehm überrascht, daran erinnert zu werden, dass der entscheidende Punkt nicht der ist, was in der Sitzung geschieht oder nicht geschieht. Worauf es wirklich ankommt, ist das, was langfristig für den Klienten oder die Klientin dabei herauskommt.

Solche Resultate hängen stark von dem Leidensdruck ab, der vorliegen muss, bevor die Person psychophysiologische Symptome entwickelt. Von ihrer Symptomschwelle also. Da Menschen, bei denen diese Schwelle niedrig ist, dazu neigen, schon bei einem geringen Ausmaß an Emotionen und einer geringen Intensität Symptome auszubilden, können sie sehr gut »Wunderheilungen« infolge kleiner Stücke emotionaler Verkörperungsarbeit erleben, wenn diese dafür sorgt, ihre Leidensfähigkeit auch nur minimal zu erhöhen. Bei diesbezüglich belastbareren Menschen jedoch, bei denen Symptome aufgrund ihrer höher liegenden emotionalen Schmerzgrenze erst dann auftreten, wenn Emotionen größere Ausmaße und eine höhere Intensität erreichen, könnte die emotionale Verkörperungsarbeit von einem hohen Ausmaß an Emotionen und einer starken Intensität geprägt sein, einer tieferen und breiteren Expansion sowie längeren Zyklen. Bitte vergessen Sie nicht, dass sich emotionale Intensität oder Heftigkeit darauf bezieht, wie schwer sich jemand damit tut, sich psychophysiologisch einer emotionalen Erfahrung auszusetzen – unabhängig davon, ob die Ausmaße der Emotion hoch oder gering sind.

Affekttoleranz, Symptomschwelle, Grad der Ausdehnung im Körper und Entstehung psychophysiologischer Symptome

Wir betrachten nun einige zentrale Ideen der Verkörperungsarbeit, wenn es darum geht, die Kapazität für emotionale Erfahrungen auszubauen. Hierzu wird gehören, die Beziehungen zwischen dem Ausmaß der Emotion, ihrer Intensität, der Symptomschwelle und dem Umfang der Expansion im Körper zu beleuchten. Im Allgemeinen wird die Intensität einer Emotion dann abnehmen, wenn der Körper umfassender offen und verfügbar dafür ist, an ihr teilzuhaben. Das Gleiche gilt für die psychophysiologischen Schwierigkeiten, die mit der Emotion in Verbindung stehen. Wenn mehr Teile des Körpers an einer emotionalen Erfahrung beteiligt sind, fällt die Intensität oder psychophysiologische Schwierigkeit in der einzelnen Körperregion geringer aus, als wenn weniger Areale beteiligt sind. Zudem wird es möglich, größere Ausmaße von Emotionen sogar bei geringerer Intensität der Emotion oder weniger subjektiv erlebten Schwierigkeiten mit ihr zu erfahren.

Bei Petra und Connie gelang es relativ leicht, uns durch ihre psychologischen und physiologischen Abwehrmechanismen durchzuarbeiten, um ihren Körper auszudehnen, sodass sie Zugang zu größeren Ausmaßen von Emotionen auf einem höheren Intensitätsniveau bekamen. Die Emotionen ließen sich zudem weit und tief im Körper ausdehnen, während die beiden gleichzeitig länger bei ihnen verweilen konnten. Bei Sally und Sabine erlaubten uns stärkere psychologische und physiologische Abwehrmechanismen nur einen Zugang zu einem vergleichsweise geringeren Ausmaß an Emotionen bei geringerer Intensität. Auch war nur eine begrenzte und kürzer dauernde Expansion des Körpers und der Emotionen möglich. Auch Sally und Sabine jedoch erlebten eine überraschend schnelle Linderung ihrer Symptome, was unterstreicht, dass es nicht darauf ankommt, wie stark Emotion, Intensität oder psychophysiologische Schwierigkeit sind, wie umfassend die Expansion des Körpers und der Emotion in der Sitzung war und für wie lange sie sich der Emotion aussetzten. Worauf es ankommt, ist, ob der Mensch in der Lage ist, ohne Ausbildung von Symptomen mit einer Ausprägung und Intensität von Emotionen zu arbeiten, die knapp über der eigenen Symptomschwelle oder Schwelle der emotionalen Leidensfähigkeit angesiedelt ist.

Die Symptomschwelle ist der Grad des Leidens – die Kombination des subjektiv erlebten Ausmaßes, das Emotionen annehmen und ihrer Intensität –, der gegeben sein muss, damit ein psychophysiologisches Symptom entsteht. Derartige Symptome können kognitiver, emotionaler, verhaltensmäßiger, physischer, energetischer, beziehungsmäßiger oder spiritueller Art sein. Sie entstehen, wenn die Leidensschwelle in einem bestimmten Teil des Körpers (einschließlich des Gehirns) überschritten wird. Wenn es hierzu kommt, fährt der Körper auf Sparflamme herunter oder kann nicht mehr recht funktionieren, was den Stress und die Dysregulation im Körper noch weiter erhöht. Das wiederum verstärkt die Schwierigkeiten, die es Betroffenen bereitet, Emotionen auszuhalten, noch weiter. Ein psychophysiologisches Symptom und das von ihm verursachte Leiden kann man sich als unbewussten Kompromiss vorstellen, den die Psyche eines Menschen eingeht, um mit unerträglichen Dimensionen von Leiden fertig zu werden. Es kann durchaus sein, dass dieser Kompromiss in einer zurückliegenden Situation und angesichts der persönlichen Vorgeschichte und der damals verfügbaren Ressourcen noch die beste Lösung darstellte. Werden diese Reaktionsmuster jedoch zur Gewohnheit und bestimmen auch die Reaktion auf andere, künftige Situationen, kann der Preis in Bezug das Wohlbefinden der Person hoch sein.

Psychophysiologische Symptome sind ein Dilemma. Wären die Abwehrmechanismen nicht da, würden die Betroffenen unter einer geringeren Funktionsfähigkeit in der Welt und einem höheren Maß an Stress und Dysregulation leiden. Bestehen die Abwehrmechanismen aber fort und schleifen sich ein, so tragen sie auf verschiedene Weisen zu dem erlebten Leidensdruck bei: Bestimmte Symptome reduzieren den Umfang, in dem die Person in der Welt normal funktionieren kann, es entsteht ein hohes Maß an Stress und Dysregulation und eine niedrige Schwelle im Hinblick auf die abgewehrten Emotionen. Die Symptomschwelle kann man sich so vorstellen, dass jemand an den Rand seiner Möglichkeiten gebracht wird. Um Klient*innen bei der Heilung zu helfen, müssen wir bereit sein, ihnen zu helfen, über diesen Punkt hinauszugehen, die Grenzen ihrer emotionalen Belastbarkeit zu überschreiten und zu erweitern, ohne dass Symptome entstehen. Das ist möglich, wenn die Unterstützung für Emotionen mit dem aktiven Einsatz eines stärker erweiterten, besser regulierten Körpercontainers kombiniert wird. Therapeut*innen und Klient*innen müssen sich darüber im Klaren sein, dass optimale Ergebnisse sowohl die Unterstützung von Emotionen als auch die Arbeit mit dem Körper erfordern, damit auf beiden Seiten möglichst wenig Widerstand dagegen aufkommt, zu tun, was es zu tun gilt, um am Status quo zu rütteln.

Bitte beachten Sie, dass es eine ganze Reihe von Faktoren gibt – darunter das physische, soziale und kulturelle Umfeld einer Person –, die darüber entscheiden können, wie weit körperliche Expansion möglich ist, wie viel an Emotionen generiert werden kann und bis zu welchem Punkt jemand emotionale Erfahrungen aushält, ohne dass Symptome entstehen. So zum Beispiel stellen wir oft fest, dass uns unseren Eltern gegenüber schneller die Sicherung durchbrennt als in Gesellschaft von Freunden. Oder die Kapazität ist bei jemandem im Hinblick auf eine bestimmte Emotion (etwa Wut) größer als bezogen auf eine andere Emotion (etwa Trauer). Es ist also wichtig, sich die Fähigkeit eines Individuums in Sachen Emotion oder Affekt nicht als ein für alle Mal feststehend vorzustellen und nicht, als wäre sie unabhängig vom Umfeld oder von Einstellungen gegenüber bestimmten Emotionen.

Von allen Faktoren, die darüber entscheiden, inwieweit jemand Emotionen gut aushalten kann, springen zwei besonders in den Blick: (1) eine Haltung gegenüber unseren Emotionen, die uns erlaubt, sie zu erfahren, auszudrücken, hinzunehmen und uns ihnen auszusetzen, und (2) die Unterstützung, die wir von anderen mit Blick auf unsere Emotionen erfahren. Innerhalb von Beziehungen ist die Affekttoleranz der beiden Beteiligten eine Funktion der Beziehung.

Der Psychiater Daniel Siegel konstatiert, dass zwei Menschen, die zusammenkommen, ein Supersystem bilden, innerhalb dessen die Kapazität dieser Dyade größer ist als die Summe der jeweiligen Kapazität der beiden Personen, aus denen sie sich zusammensetzt.[16] Zusätzlich zur Expansion des körperlichen Containers hat also auch die innere Haltung und die Unterstützung durch andere Auswirkungen auf das Affekttoleranzprofil eines Menschen in einer gegebenen Situation.

Durch Behandlungen wie die von Sally und Sabine lernte ich, dass eine auf niedrigem Niveau, bei wenig Intensität und für kurze Dauer durchgeführte emotionale Verkörperungsarbeit mit einer eng umrissenen und rein oberflächlichen körperlichen Expansion ebenso effektiv sein kann wie eine länger dauernde Arbeit mit Emotionen massiven Ausmaßes und hoher Intensität, die mit einer tieferen und weiteren Ausdehnung im Körper einhergeht, wie wir sie bei der Behandlung von Petra und Connie sahen. Diese Erkenntnis kennzeichnete die zweite und subtilere Phase dessen, was ich über die enormen Möglichkeiten und die Vielseitigkeit der Verkörperung von Emotionen in Erfahrung bringen konnte. Auf eine gewisse Weise war es sinnvoll, dass ich das Ganze in dieser Reihenfolge lernte. Wir neigen dazu, dramatischeren Ereignissen, bei denen eine Menge geschieht, größere Wichtigkeit und mehr Bedeutung beizumessen. In dem Glauben, dass solche Ereignisse notwendig seien, um eine Veränderung anzustoßen, pushen wir uns selbst oder unsere Klient*innen vielleicht weiter, als es unsere Schmerzgrenze für Leidenserfahrungen zulässt, was kontraproduktiv sein kann. Entweder wir erleben womöglich am Ende eine Retraumatisierung mit noch schlimmeren Symptomen, oder wir machen dicht, da psychologische und physiologische Abwehrmechanismen aktiv werden, die uns vor leidvollen Erfahrungen schützen.

Während mir zunehmend die Bedeutung einer emotionalen Verkörperungsarbeit auf niedrigem Niveau, bei geringer Intensität und kurzer Dauer deutlich wurde und ich sie in meinen Weiterbildungsveranstaltungen hervorzuheben begann, berichteten mir andere, die ich in dem Verfahren ausgebildet hatte, immer öfter, dass es sich in ähnlichen Fällen als wirksam erwiesen hatte.

Auch das war nachvollziehbar. Ich hatte mit meiner eigenen Voreingenommenheit zugunsten einer auf Grundlage massiver Ausmaße an Emotionen stattfindenden, sehr intensiven und lange dauernden emotionalen Verkörperungsarbeit auch meine Teilnehmer*innen entsprechend vorgeprägt – eine Schlagseite, die ich vor dem Hintergrund entwickelt hatte, dass sich mir die Wirksamkeit des Vorgehens zuerst durch intensive Therapiesitzungen wie die mit Petra und Connie erschlossen hatte. Bei dem Versuch, aus dieser Art von Behandlung ein generelles Rezept abzuleiten und sie immer wieder nachzubilden, hatte ich einen derart starken Filter entwickelt, dass dieser nur durch gleichermaßen schnelle und dramatische Behandlungsresultate durchbrochen werden konnte, die wie bei Sally und Sabine am anderen Ende des Spektrums angesiedelt waren und bei denen das Ausmaß der zu verkörpernden Emotionen und ihre Intensität gering waren.

Angesichts dessen, dass Emotionen oft in Leiden münden, besteht im Leben wie in der Therapie die zunehmende Tendenz, Emotionen »wegzuregulieren«, statt mit ihnen umzugehen. Infolgedessen ist die Toleranzschwelle für emotional leidvolle Erfahrungen in der Bevölkerung immer mehr gesunken. Das wiederum hat sich in unserer Zeit als wichtiger Faktor bei der Ausbildung von immer ernsteren psychophysiologischen Symptomen erwiesen, wie die zunehmende Verbreitung von Suchterkrankungen in der Bevölkerung zeigt. Neuere Untersuchungen zeigen, dass sage und schreibe ein Viertel bis ein Drittel aller medizinischen Symptome, die Menschen zum Arzt führen, psychophysiologischer Natur sind.[17] Das heißt, dass wir in der Therapie häufiger mit Klient*innen zu tun haben werden, die sich durch eine niedrige Toleranzschwelle in Sachen leidvolle emotionale Erfahrungen auszeichnen. Dass die Verkörperung von Emotionen selbst dann Wirkung zeigt, wenn mit nur gering ausgeprägten und weniger heftigen Emotionen gearbeitet wird, macht sie nicht nur für jene

Minderheit geeignet, die über eine hohe Belastbarkeit in Sachen Emotionen und Intensität von Emotionen verfügt, sondern auch für die Mehrheit, bei der dies nicht der Fall ist.

Die emotionale Verkörperungsarbeit in der Langzeittherapie

Alle bislang betrachteten Fälle zeigten die Wirkungskraft der Verkörperung von Emotionen im Rahmen der Kurzzeittherapie. Ein Großteil der Therapiearbeit jedoch ist langfristig angelegt. Die Wissenschaft der verkörperten Kognitionen, Emotionen und Verhaltensweisen sowie empirische Belege von Therapeut*innen auf der ganzen Welt, die ISP als komplementäres Verfahren in ihre Arbeit integrieren, sprechen dafür, dass sich hierdurch bei der Langzeittherapie in Verbindung mit unterschiedlichsten Therapieansätzen die Behandlungsdauer bis zur erfolgreichen Auflösung von Symptomen verkürzen lässt. Das wäre ein eindeutiges Plus der angeleiteten Verkörperung von Emotionen. Nachfolgend präsentiere ich einen Fall aus meiner Praxis, der eine Langzeitbehandlung erforderte. Ich lade Sie ein, einmal zu raten, wie lange es in einem Fall dieser Art dauern dürfte, bis Symptome sich auflösen, und die von Ihnen geschätzte Behandlungsdauer am Ende der Geschichte mit der tatsächlichen zu vergleichen.

Steven und seine Flugangst: eine Langzeittherapie

Steven suchte mich in meiner privaten Praxis auf, weil er sich von mir Hilfe in Bezug auf diverse Symptome erhoffte. Ein Punkt dabei war der, dass er eine Flugangst entwickelt hatte, die Panikattacken in ihm auslöste, wenn er im Flieger saß. Da er als Musiker oft zu Auswärtskonzerten anreisen musste, war es sehr ungünstig, dass er ohne Panikattacke oder starke Medikamente in keinen Flieger steigen konnte. Sein weiteres Symptom bestand darin, dass er nicht in der Lage war, im Liegen zu schlafen. Er konnte nur etwas zurückgelehnt schlafen, wie in einem zurückgeklappten Sitz im Flieger in der Economy-Class. Steven erzählte mir, dass er beide Symptome nach dem Tod seiner Mutter entwickelt hatte, zu der er in seiner Kindheit ein schwieriges Verhältnis gehabt hatte.

Wir arbeiteten an den beiden Symptomen und dem Verlust seiner Mutter, wobei wir immer wieder darauf achteten, dass die Emotionen bei jedem Schritt nicht so überwältigend wurden, dass sie die Symptome verschlimmern würden. In Bezug auf seine Flugangst trug ich ihm zuerst einfach nur auf, sich die Abläufe vorzustellen, die damit verknüpft waren, eine Flugreise zu planen, und sich bei jedem Schritt die Zeit zu nehmen, die aufkommenden Emotionen zu verkörpern. Was das Problem mit dem Schlafen anging, ließ ich ihn versuchen, bei gedämpftem Licht in meinem Praxisraum zu schlafen. Zuerst positionierte er sich hierzu in dem gewohnten Winkel und dann lagerten wir ihn auf einem Relaxsessel nach und nach schrittweise tiefer in Richtung Horizontale. Wir versuchten sein Unbehagen dabei großflächiger auszudehnen und zu verkörpern – das Gefühl mangelnder Sicherheit, die Angst, die Furcht und andere Emotionen, die in einer Serie von Sitzungen bei den einzelnen Schritten aufstiegen. Zudem versuchten wir uns an einer Expansion und Verkörperung der Emotionen, die in Steven aufstiegen, während wir erkundeten, was der Verlust seiner Mutter für ihn bedeutete, und Stevens Kindheitserinnerungen an sie aufgriffen.

Am Ende brauchte es etwa sechs Monate stetiger Arbeit, bevor sich die beiden Symptome legten und Steven in der Lage war, ohne Panikattacke zu fliegen und in horizontaler Position zu schlafen.

Zum Verschwinden von Stevens Panikattacken gibt es eine interessante Geschichte. Steven unternahm während der Zeit unserer Therapie nicht viele Flüge – er gönnte sich eine Auszeit von der Arbeit, da sich bei ihm gerade eine Menge tat. Als er dann gegen Ende der Behandlungszeit wieder ins Flugzeug stieg, hatte er bei seinem ersten Hinflug tatsächlich eine Panikattacke. Danach aber kam keine Panikattacke mehr. Es kann vorkommen, dass Klient*innen dann, wenn wir auf einem Intensitätsniveau mit Emotionen arbeiten, das der Schwelle, jenseits derer das Symptom getriggert wird, schon sehr nahekommt, das Symptom tatsächlich entwickeln. Ich habe es mir inzwischen zur Gewohnheit gemacht, Klient*innen diesbezüglich vorzuwarnen, damit das Symptom keine heftige Negativreaktion auslöst, die unserer Behandlung zuwiderläuft.

3

Der Beitrag der Verkörperung von Emotionen zur Aufarbeitung individueller, kollektiver und intergenerationaler Traumen

Dieses Kapitel beinhaltet einen Überblick über Konzepte, Methoden und Resultate bei der angeleiteten Verkörperung von Emotionen im Kontext von Therapiebeispielen rund um individuelle, kollektive und intergenerationale Traumen.

Trauma und die Arbeit an der Verkörperung von Emotionen

Emotionale Probleme sind ein universelles und alltägliches Phänomen. Das Gleiche gilt für eine niedrige Schwelle, jenseits derer Menschen leiden und aufgrund unverarbeiteter Emotionen unter Umständen gravierende psychophysiologische Symptome entwickeln, bei denen selbst gewöhnliche Alltagsereignisse den Ausschlag geben können. Traumen sind nach allgemeinem Verständnis außergewöhnlich schwierige Erfahrungen im Leben, die das Potenzial in sich tragen, dem Organismus ernsten Schaden zuzufügen. In Situationen wie Krieg oder wiederholter körperlicher Gewalt ist im wahrsten Sinn des Wortes das Leben des Organismus bedroht. Was hierbei an Stress und Dysregulation durchgemacht wird, ist so massiv, dass es unaufgelöst gravierende psychophysiologische Symptome bis hin zum Tod nach sich ziehen könnte. Menschen, bei denen eine posttraumatische Belastungsstörung diagnostiziert wurde, haben nach landläufiger Auffassung Traumen dieser Art durchlitten und einen hohen Stress- und Dysregulationspegel in ihrem physiologischen System davongetragen.

Daneben wurde aber auch häufig beobachtet, dass es eine Vielzahl von Erfahrungen gibt – etwa emotionale Vernachlässigung oder emotionaler Missbrauch –, die keine physische Bedrohung für Leib und Leben der Person darstellen, aber physiologisch dennoch im gleichen Umfang Stress und Dysregulation auslösen können wie schlimme lebensbedrohliche Ereignisse. Aufgrund dieser Tatsache war es erforderlich, eine Erweiterung der Definition von Trauma im *Diagnostic and Statistical Manual* dahingehend in Betracht zu ziehen, emotionale Vernachlässigung und emotionale Gewalt mit aufzunehmen. Vor diesem Hintergrund lässt sich das Ausmaß von Stress und Dysregulation, das nach einer Erfahrung physiologisch in Gehirn und Körper zurückbleibt, konzeptionell als Maßstab dafür verwenden, wie stark das Erlebte jemanden traumatisiert hat. Das hohe Maß an Stress und Dysregulation im physiologischen System von Traumatisierten lässt darauf schließen, dass Traumatherapien wirksamer sein könnten, wenn sie auch Interventionen beinhalten, die unmittelbar auf der physiologischen Ebene ansetzen, um auf das dort anzutreffende Ausmaß an Stress- und Dysregulation einzuwirken.[18]

Der Psychiater Bessel van der Kolk hat immer wieder betont, dass es bei jeglicher Behandlung von PTBS geboten sei, mit dem Körper zu arbeiten, und die Evidenzlage stützt seine Behauptung. Es zeigt sich in der Wirksamkeit des psychopharmakologischen Herangehens der Psychiatrie sowie in körperorientierten Ansätzen der Traumatherapie wie Somatic Experiencing und der achtsamkeitsbasierten Stressreduktion.[19] Allerdings teilen körperorientierte Behandlungsverfahren, bei denen körperliche Empfindungen verfolgt werden, eine gewisse Schwäche: Unter Umständen können Emotionen abgewürgt werden, wenn sich der Fokus statt auf sie auf körperliche Wahrnehmungen richtet. Ein besonderes Problem ist das bei Klient*innen, die entweder nicht über eine adäquate innere Kapazität für emotionale Erfahrungen verfügen oder von anderen eine unzureichende Unterstützung in ihren emotionalen Erfahrungen erhalten haben.

Ist der Körper bei der Arbeit an unangenehmen Emotionen allzu reguliert, können sich die Emotionen verflüchtigen, wie es mitunter auch bei allzu massiven Medikamentengaben der Fall ist. Die systematische Ausdehnung des Körpers und der Emotion entlang der optimalen Bahnen im Körper – wie sie Modelle zur Regulation des Körpers und der Energie in der Integralen Somatischen Psychologie (ISP) postulieren und einsetzen – sichert ein ausgewogenes Verhältnis zwischen physiologischer und emotionaler Regulation. So ist dafür gesorgt, dass eine übermäßige physiologische Regulation nicht womöglich emotionalen Erfahrungen entgegenwirkt, die angesichts des Kontexts wichtig sind. Anders als bei Verfahren, die immer abwechselnd auf physiologische und emotionale Regulation bedacht sind, bietet die Möglichkeit, beides gleichzeitig anzugehen, den Vorteil, maximale emotionale Unterstützung bieten zu können. Und das ohne den Ablenkungseffekt, sich zwischendurch immer wieder von den Emotionen zu lösen, um sich der physiologischen Seite zuzuwenden, was die emotionale Erfahrung dämpfen könnte.

Die Möglichkeit, sich bei der Arbeit an der Verkörperung von Emotionen gleichzeitig mit der physiologischen und der emotionalen Regulation zu befassen, verleiht diesem Ansatz Flexibilität. Er eignet sich einerseits für die Arbeit mit Emotionen, die auf Traumen zurückgehen und von einem hohen Maß an physiologischem Stress und Dysregulation gekennzeichnet sind. Andererseits können auf diesem Weg auch Emotionen bearbeitet werden, die auf ganz gewöhnliche, wenngleich schwierige Erfahrungen im Leben zurückgehen und die ein geringeres Ausmaß an Stress und Dysregulation physiologischer Art aufweisen. De facto werden wir später in den Kapiteln über die Physiologie der Emotionen und über sensomotorische Emotionen noch sehen, dass man auch Stress- und Dysregulationszustände für sich genommen mitunter als sensomotorische Emotionen betrachten kann, da sie nachvollziehbare Reaktionen des Organismus auf das traumatische Ereignis darstellen. So zum Beispiel ist der Schock einer Mutter über den Verlust ihres Kindes eine angemessene und nachvollziehbare physiologische Reaktion auf das Ereignis. Vor diesem Hintergrund kann der Schock als Emotion durchgehen. Hier jedoch eine gewisse Mahnung zur Vorsicht: Es kommt vor, dass das Ausmaß an Stress und Dysregulation so hoch ist (etwa wenn jemand im Begriff ist, ohnmächtig zu werden, oder völlig dissoziiert ist), dass es sinnvoll ist, sich zunächst einmal auf die physiologische Seite zu konzentrieren und Stress und Dysregulation auf ein vertretbares Niveau herunterzubringen, um die psychologischen Erfahrungen, einschließlich der Emotionen, kohärent genug zu machen, bevor man sich an die schwierige Arbeit der emotionalen Verkörperung macht.

Allerdings gibt es auch Ausnahmen von der Grundregel, bei extremer Dysregulation zuerst für eine physiologische Regulation zu sorgen, bevor die psychologische Arbeit oder die Verkörperung von Emotionen angegangen wird, wie der folgende Fall zeigt.

Anita: eine Frau, die nachts ohne Licht nicht schlafen konnte

Bei einem Training von mir in Indien kam Anita auf mich zu, um mich um Hilfe zu bitten. Es gab da ein Symptom, das ihr und ihrem Mann Probleme bereitete: Sie konnte partout nicht schlafen, ohne dass die ganze Nacht über das Licht anblieb. Sie sagte, sie wisse nicht so genau, wie ihr Symptom entstanden sei, sie hätte es aber schon ganz lange. Ich nahm an, dass wohl Angst die treibende Kraft hinter dem Symptom sein musste, also ließ ich Anita in einer Demositzung die Augen schließen und sich vorstellen, wie sie bei gelöschtem Licht zu schlafen versuchte. Es ging darum, die Angst zu triggern, damit wir über angeleitete Verkörperung mit ihr arbeiten könnten. Genauer gesagt, trug ich Anita auf, wahrzunehmen, wie angsterfüllt oder unsicher sie sich fühlte und wo im Körper sie das wahrnahm. Anita begann zu dissoziieren, sobald sie die Angst spürte. Sie beschrieb, wie ihr Körper taub wurde und sie das Gefühl hatte, womöglich außerhalb ihres Körpers zu sein.

An diesem Punkt hätte ich Klient*innen in der Regel aufgetragen, die Augen zu öffnen und sich neu zu orientieren, die Aufmerksamkeit wieder auf die Gegenwart zu richten, statt weiter der überwältigenden Angst und der angstauslösenden Situation nachzugehen. Sie sollten sich erst einmal stärker präsent, stabiler und sicherer fühlen, bevor wir erneut einsteigen und in Sachen Verkörperung der Angst einen weiteren Zyklus starten würden. Aus irgendeinem Grund entschied ich mich bei Anita dafür, das in diesem Moment nicht zu tun. Stattdessen hielt ich die Situation und die Emotion weiter lebendig und verweilte bei dem

Teil von Anita, der die Angst irgendwie noch fühlen konnte. Ich fragte sie immer wieder, wo sie die Angst in ihrem Körper spüren konnte, trotz des Taubheitsgefühls, das dem entgegenwirkte. Ich versuchte, sie dazu zu bringen, das Taubheitsgefühl so weit wie möglich zu ignorieren. Als sie bemerkte, irgendwo könne sie die Angst ganz schwach fühlen, schob ich schnell nach, wo die Angst sonst in ihrer Wahrnehmung hinwanderte. Meine Hoffnung dabei war, dass wir möglichst viel an oberflächlicher und weiträumiger Expansion der Angst in möglichst großen Körperarealen anstoßen könnten, damit die Erfahrung besser auszuhalten wäre. Was die Arbeit mit der Angst trotz des starken Sogs in Richtung Dissoziation anbelangt, so könnten wir sie uns als Arbeit mit dem angsterfüllten Selbst vorstellen, das sich ein Duell mit dem dissoziierenden Selbst liefert, wie ich ihr und dem Kurs erklärte.

Auf eine gewisse Weise entspricht das dem, was in der Expositionstherapie geschehen kann, wenn Klient*innen über längere Zeit hinweg einem mit Angst verbundenen Reiz ausgesetzt werden, allerdings mit einem Unterschied. Die Expositionstherapie ist eine Variante der kognitiven Verhaltenstherapie, die auf den Prinzipien der klassischen Konditionierung basiert. Und diese Therapierichtung schenkt Erfahrungen, die sich innerhalb der Black Box des Körpers abspielen, in der Regel keine Beachtung. Bei meiner Arbeit dagegen achten wir sehr auf das, was der Körper erlebt, und auf seine Regulation, während wir uns gleichzeitig mit der Emotion und der Situation befassen. Das Verhältnis zwischen der Beachtung des Körpers und seiner Regulation einerseits und dem Fokus auf Emotion und Situation variiert von Fall zu Fall und lässt sich nur durch Versuch und Irrtum ermitteln. Zu diesem Variantenreichtum gehört die Steuerung von Variablen wie das Ausmaß der Emotion, ihre Intensität oder subjektive Schwierigkeit für die Person, die Weite und Tiefe der Expansion im Körper und die Länge der einzelnen Verarbeitungszyklen bezogen auf die Emotion. In Anitas Fall befand sich die Balance so weit in Schräglage – zugunsten von Emotion und Situation –, dass sie am Ende der Sitzung sagte, sie könne sich kaum noch erinnern, was sie während der Sitzung erlebt hatte (was auf das Vorliegen einer Menge von Stress, Dysregulation und Dissoziation in der Sitzung verwies).

Ich bin sicher, dass Sie ebenso neugierig sind wie ich, wie das Resultat der Sitzung aussah, aus der ich am Ende selbst etwas betäubt und dissoziiert herauskam. Würde es bei Anita im Nachhinein noch zu einer Dekompensation oder einem Zusammenbruch kommen, vor allem in der Nacht? Als sie zum nächsten Tag der Weiterbildung auftauchte, sagte sie, sie hätte die Nacht zuvor gut geschlafen, wobei sie das Licht angelassen hatte. Sie war allein von ihrem Wohnort zu dem Training angereist, und sie war nicht bereit, damit zu experimentieren, ob sie bei ausgeschaltetem Licht schlafen konnte, ohne dass ihr Mann neben ihr schlief. An diesem Punkt teilte sie ihre Idee mit der Gruppe, dass sie als Kind wiederholt ein sexuelles Missbrauchstrauma erlebt hatte, das mit ihrem Symptom zusammenhängen könnte – eine wichtige kognitive Erkenntnis. Anita hatte damals die Angewohnheit, schon frühmorgens aufzustehen, lange vor ihren Eltern, wenn es draußen noch dunkel war. Der Mann, der frühmorgens die Milch an ihrer Haustür ablieferte, hatte sie wiederholt sexuell missbraucht und gedroht, ihr und ihren Eltern etwas anzutun, sollte sie irgendwem von dem Missbrauch erzählen. Es war nachvollziehbar, dass eine solche Erfahrung damit zusammenhängen könnte, sich in der nächtlichen Dunkelheit unsicher zu fühlen. Ich dachte damals noch, dass ich, wenn ich gewusst hätte, dass sie in ihrer Kindheit einen solchen Missbrauch erfahren hatte, vielleicht nicht den Mut aufgebracht hätte, bei meiner Arbeit an ihrer Angst so weit zu gehen und die Dissoziation in dem Umfang zu ignorieren, wie ich es tat.

Ich komme nicht so oft nach Indien, höchstens einmal im Jahr. Als ich also ein Jahr später dort war, begegnete ich Anita in einem anderen Training, dieses Mal als Assistentin. Sie sagte, dass sie so beeindruckt von unserer gemeinsamen Arbeit in der Sitzung gewesen sei und davon, wie sie sich hinterher fühlte, dass sie danach noch weitere Sitzungen zur emotionalen Verkörperung bei der Trainerin vor Ort gebucht hatte. Sie entwickelte ein solches Interesse an dieser Arbeit, dass sie beim nächsten Training assistierte, um mehr darüber zu lernen. Und sie brauchte es nicht mehr, nachts das Licht anzulassen, um schlafen zu können! Anita benötigte nur fünf oder sechs Sitzungen mit dieser lokalen Trainerin, um ihr nächtliches Symptom loszuwerden. Es zeigt das Potenzial, das in der Verkörperung von Emotionen steckt und wie sie ungeachtet der Therapieform auch im Alltag hilft, schnellere Resultate zu erzielen und die Behandlungs- und Genesungszeit zu verkürzen, selbst bei schweren Traumen.

Als ich Anita anschrieb, um sie um die Erlaubnis zu bitten, ihre Geschichte in diesem Buch zu teilen, schrieb sie zurück, sie hätte in diesen fünf oder sechs Sitzungen gar nicht nur an ihrer Angst gearbeitet, sondern auch an ihrer Scham bezogen auf den Missbrauch. Und sie stellte tiefere verkörperte Verbindungen zwischen dem Missbrauch, ihrer Angst vor Dunkelheit und ihren Symptomen her. Abschließend schrieb sie: »Heute, nach sieben Jahren meiner Reise mit Integraler Somatischer Psychologie, kann ich sagen, dass ich nicht nur dieses Symptom überwunden habe, sondern nebenbei auch noch viele weitere Meilensteine in meinem Leben erreicht habe. Ich habe so viel Harmonie in meinem Leben, jeder Tag ist ein Erfolg, und ich danke dir und dem Universum dafür, es mir ermöglicht zu haben, ISP zu erlernen und privat und beruflich Tag für Tag zu praktizieren.«

Sitzungen wie die von Anita haben mich gelehrt, dass es mitunter durchaus zweckmäßig ist, an der Verkörperung von Emotionen zu arbeiten, wenn der Körper sich in einem extremen Stress- und Dysregulationszustand befindet. Es kann selbst bei

Dissoziation sinnvoll sein, solange im Gewahrsein der Person ein ausreichendes Beobachter-Ich existiert und sie weitgehend genug in der Lage ist, sich Leiden auszusetzen, ohne dass nennenswerte Symptome entstehen. Wir können vorab allerdings nicht immer wissen, ob jemand über diese Fähigkeit verfügt, weshalb wir uns manchmal mit Versuch und Irrtum begnügen müssen.

Es gibt aber auch einen theoriebedingten Grund dafür, warum wir manchmal in Situationen, in denen es eigentlich kontraindiziert ist und die von extremem Stress, Dysregulation und sogar Dissoziation gekennzeichnet sind, auf diese Weise arbeiten müssen, und das ist die Abhängigkeit der Emotion von einem solchen Extremzustand. Eine Emotion ist ein Urteil darüber, wie sich eine Situation auf das eigene Wohlbefinden auswirkt. Beinhaltet diese Auswirkung einen extremen Zustand von Stress, Dysregulation und/oder Dissoziation, so laufen wir dann, wenn wir versuchen, in einem regulierten Körper Zugang zu der Emotion zu finden (meilenweit entfernt von den physiologischen und psychologischen Zuständen, die die emotionale Erfahrung hervorbringen), Gefahr, das Ausmaß der Auswirkung der Situation – also die »Emotion« – nicht in vollem Umfang erfassen zu können.

Wie wir an früherer Stelle sehen konnten, kann das Ausmaß an Stress und Dysregulation in Verbindung mit einer emotionalen Erfahrung so groß sein, dass es ernste psychophysiologische pathologische Folgen nach sich zieht. Selbst unter solchen Umständen kann man sich vorstellen, dass die extreme Vorgehensweise, die in Anitas Sitzung angewendet wurde, anwendbar sein könnte. Allerdings ist es wahrscheinlicher, dass ein allmählicheres Herangehen besser funktioniert, bei dem die Möglichkeiten, sich schwierigen emotionalen Erfahrungen auszusetzen, Stück für Stück ausgebaut werden, vielleicht auch verbunden mit kürzeren Zyklen und weniger ausgeprägten und intensiven Emotionen sowie weniger Stress und Dysregulation im Körper. Auf diese Weise kann die Klientin sich in kleinen Schritten auf das Niveau von Stress und Dysregulation zubewegen, auf dem Symptome entstehen, und diese Schwelle überwinden.

Ein derartiges allmähliches Vorgehen könnte sich besonders für Situationen anbieten, in denen das Ausmaß an Stress und Dysregulation so enorm hoch ist, dass ein Zugang zu einer kohärenten psychologischen Erfahrung nicht möglich ist, die Toleranzschwelle der Leidensfähigkeit ausgesprochen gering und das psychophysiologische Symptom außerordentlich extrem, etwa bei einer Migräne. Ein allmähliches Herantasten könnte auch angesagt sein, wenn die Leidensfähigkeit der betroffenen Person nicht reicht, um ein beständiges Zeugenbewusstsein im Hinblick auf die überwältigende Erfahrung aufrechtzuerhalten. Je größer die Belastbarkeit im Hinblick auf eine Erfahrung, desto eher ist sie auszuhalten und desto leichter ist es, ein unbeirrbar beobachtender Zeuge zu bleiben. Aber Vorsicht: Es ist nicht nötig, jede Person mit Samthandschuhen anzufassen, denn Menschen sind im Hinblick auf diese Fähigkeiten enorm verschieden, selbst bei einer beträchtlichen Trauma-Vorgeschichte.

Die Psychopharmakologie neigt dazu, psychologische Probleme jeder Art als etwas zu diagnostizieren, das mit einem Übermaß an Stress und Dysregulation zusammenhängt, und sie medikamentös zu behandeln. Mitunter trifft diese Diagnose auch zu, und Medikamentengaben sind unumgänglich, um das physiologische System so weit zu regulieren, dass es sich von ernsten, schwer einschränkenden psychologischen und psychophysiologischen Problemen frei machen kann, um kohärente physiologische und psychologische Erfahrungen überhaupt erst zu erlauben. In solchen Fällen fungieren die Medikamente als regulierender Stabilisator, der es ermöglicht, dass für die Person innerhalb ihrer eigenen sozialen Netzwerke – bei Bedarf mit professioneller Hilfe – ein eigenständiger Heilungsprozess angestoßen wird.

Die Tendenz, psychologische und psychophysiologische Probleme jeder Art so zu behandeln, als gingen sie auf Stress und Dysregulation zurück, und Stressreduzierung und weniger Dysregulation als den Schlüssel zu jeglicher Symptomauflösung zu betrachten, lässt sich auch an einigen Verfahren der Körperarbeit und Körperpsychotherapie beobachten, vor allem den neueren. Um es noch einmal zu sagen: Es kann gut sein, dass eine solche Vorsicht in einigen Fällen angebracht ist. Doch ich wiederhole: Sich allzu sehr auf eine solche klinische Strategie mit einem einseitigen Hang dazu zu verlassen, Stress und Dysregulation im Körper herunterzuregulieren, birgt das Risiko in sich, sich wichtigen psychologischen Erfahrungen in Sachen Leiden nicht auszusetzen, für die es mehr Kapazität aufzubauen gilt. Ansätze, die unablässig bemüht sind, Stress und Dysregulation zu regulieren, lassen sich vielleicht die Gelegenheit entgehen, dafür zu sorgen, dass Klient*innen angesichts dieser emotionalen Erfahrungen in unterschiedlichen Situationen, die diese triggern können, physiologische und psychologische Resilienz entwickeln. So versäumen sie es womöglich, ihnen zu der Resilienz zu verhelfen, die ihnen erlauben würde, keine Symptome zu entwickeln oder Symptome schnell aufzulösen, wenn solche emotionalen Erfahrungen in der Zukunft wieder auftauchen.

Intergenerationale Traumen

Es ist hinreichend bekannt, dass ängstliche Eltern tendenziell ängstliche Kinder großziehen und depressive Eltern depressive Kinder – obwohl manche Kinder zum Schutz vor dem Leiden, das mit der Identifikation mit dem betroffenen Elternteil verbunden wäre, auch in die entgegengesetzte Richtung gehen können.[20] Wenn Eltern jedoch ihre eigenen Traumen nicht aufgearbeitet haben (etwa körperliche und sexualisierte Gewalterfahrungen oder gravierende Verluste), werden ihre Reaktionen auf die Gegenwart tendenziell von den Erfahrungen und Reaktionen geprägt sein, die mit ihren unaufgelösten Traumen in Verbindung stehen. Dies kann die Erfahrungen und Reaktionen des Kindes im Zuge seiner ganzen Entwicklung formen, bis hin zum Leben im Mutterleib.

Diese Übertragung der Auswirkungen von Traumen von einer Generation auf die nächste kann verschieden ablaufen. Gehirn und Körper kommunizieren bekanntermaßen mit anderen Gehirnen und Körpern, und sie regulieren einander, indem sie sich über messbare kurzwellige Energien des elektromagnetischen Spektrums innere Zustände, Erfahrungen und Reaktionen (einschließlich physischer und energetischer Abwehrmechanismen) mitteilen.[21] Vor allem sind wir mit der Fähigkeit ausgestattet, feine Antennen für die innere Befindlichkeit unserer Eltern zu entwickeln, was an dem impliziten und geradezu instinktiven Vertrauen liegt, das wir unseren Eltern als besten Hütern unseres Überlebens und unserer Interessen entgegenbringen. Diese Mechanismen können wir auch als ein nonverbales Mittel sehen, mit dem Eltern ihren Kindern aufgrund eigener Erfahrungen und Erwartungen die eigene Weltsicht einimpfen, um deren Wohl maximal zu fördern.

Eine andere Möglichkeit, wie intergenerationale Traumen entstehen können, ist die, dass die Eltern ihrerseits zu Tätern werden und ihre Kinder denselben Traumen aussetzen, die sie selbst erlebt haben. Obwohl nicht alle Eltern, die als Kinder körperlich misshandelt wurden, wiederum ihre eigenen Kinder misshandeln, so begegnen uns dennoch immer wieder Menschen, bei denen es so ist. Derartige intergenerationale Gewalterfahrungen begegnen uns sogar in Fällen, wo Eltern fest entschlossen sind, ihren Kindern nicht das Leid zuzufügen, das sie selbst erfahren haben, und den generationsübergreifenden Kreislauf der Gewalt zu durchbrechen.

Auch wenn misshandelte Kinder, die ihren eigenen Missbrauch nicht aufgearbeitet haben, nach landläufiger Meinung dazu neigen, selbst zu Tätern zu werden – eine große Längsschnittstudie ergab, dass Menschen, die in der Kindheit Gewalt erfahren haben, nicht eher selbst Gewalttäter werden als solche, die in ihrer Kindheit nicht missbraucht oder gewalttätig behandelt wurden, was vielleicht die Resilienz des menschlichen Geistes bezeugt.[22] Durch Beobachtung und Imitation der Eltern kann das Kind auch überholte traumageprägte Wahrnehmungen übernehmen – etwa den Eindruck, dass die Welt kein sicherer Ort ist – und dysfunktionale Abwehrmechanismen wie Kämpfen oder Fliehen.

Mein Vater war leicht kränkbar und reagierte auf mutmaßliche Kränkungen mit Wut. Er projizierte seine verletzlichen Seiten wie Scham und Verletztheit infolge seiner unbewältigten Traumen nach außen, um sie so loszuwerden. Es war so, als benutze er seine Wut als einen Marschflugkörper, den er auf die Person abfeuerte, auf die er wütend war, während er eigene Verletzlichkeiten auf sie projizierte. Ich hatte natürlich meine eigenen Reaktionen in Richtung Scham und Verletztheit wegen der verbalen, emotionalen und physischen Gewalt, die ich von meinem Vater erfahren hatte. Was ich damals nicht wusste, ist, dass ich auch die verletzlichen Anteile meines Vaters in mich aufnahm, zu denen er sich nicht bekannte, und mich mit ihnen identifizierte – zusätzlich dazu, dass ich meine eigenen Reaktionen auf seine Gewalt erlebte.

Es gibt eine Theorie aus der Kleinianischen Psychoanalyse namens »projektive Identifikation«, die zum Einsatz kommt, um eine Methode zu erklären, auf die Eltern zurückgreifen, um ihre Kinder zu regulieren. Sie kann dabei hilfreich sein, zu verstehen, wie Kinder bei Gewalterfahrungen wunde Punkte bei ihren Eltern absorbieren können.[23] Wenn ein Baby eine Angst verspürt, die zu heftig ist, um sie zu ertragen, projiziert es die Angst auf die Mutter oder den Vater. Die Eltern, die auf einzigartige Weise dafür ausgestattet sind, das Kind zu regulieren, »identifizieren« sich mit der Projektion und machen sie sich zu eigen. Zusätzlich zu beruhigenden Verhaltensmaßnahmen, wie das Kind im Arm zu halten und zu wiegen, greifen Eltern dann auf ihre reifere Physiologie zurück, um die projizierten Ängste zu transformieren, die bei ihnen angekommen sind. Die Mutter oder der Vater projiziert die restlichen Spuren von Angst dann nonverbal auf das Kind zurück, zusammen mit Ruhe. Das Kind identifiziert sich dankbar mit einer solchen nonverbalen Hilfe, ebenso wie ein Vogeljunges die vorverdaute Nahrung schluckt, die die Mutter ihm in den Schlund steckt.

Während Gewalt ausgeübt wurde, konnten die Eltern ihre Verletzlichkeiten infolge der eigenen Missbrauchserfahrungen auf ihre Kinder übertragen. Diese identifizieren sich dann mit den nicht gewürdigten verletzlichen Anteilen der Eltern, um ihre Verbindung zu ihnen aufrechtzuerhalten.

Die wissenschaftliche Evidenz für die Möglichkeit derartiger Formen von nonverbalem Informationsaustausch zwischen Menschen über vom Körper ausstrahlende kurzwellige elektromagnetische Energien (etwa das vom Herzen ausstrahlende elektromagnetische Energiefeld, das Beobachtungen zufolge einen Meter weit oder noch mehr über die Haut hinausreicht), bot mir eine solide Grundlage für mein Verständnis des Vorgangs bei der projektiven Identifikation. Die projektive Identifikation setzt eine Bereitschaft aufseiten der Partei voraus, bei der die Projektion ankommt. Bei Gewalterfahrungen wie körperlicher Misshandlung könnte das Kind zusätzlich dazu, dass es sich mit den projizierten verletzlichen Seiten der Eltern identifiziert, um die Verbindung zu ihnen aufrechtzuhalten, einfach ein Opfer dieser Gewalt sein, das außerstande ist, sich vor den auf es gerichteten heftigen Energien zu schützen.

Mein mittlerweile verstorbener Schwiegervater war gerade einmal fünf Jahre alt, als sich Deutsche und Amerikaner im Zweiten

Weltkrieg bei dem, was später unter dem Namen »Ardennenoffensive« bekannt wurde, in Belgien schwere Kämpfe um Geländegewinne lieferten. Zwischen den Fronten auf einem belgischen Bauernhof feststeckend, wo sein deutscher Vater die Familie hingeschickt hatte, damit sie dort vor den heftigen Bombardierungen sicher wären, die das Gebiet dort gegen Kriegsende überzogen, versteckte er sich vor Angst zitternd unter seinem Bett. Als er älter wurde, entwickelte er die Angewohnheit, wutschnaubend jeden um sich herum niederzumachen, wenn ihn die Angst packte. Meine Frau verinnerlichte dieses Muster als Kind über Beobachtung und projektive Identifikation. Wenn sie als Erwachsene am Steuer ihres Wagens saß und etwas auf der Straße Auftauchendes machte ihr Angst, fing sie mitunter an zu fluchen und zu schreien, um die Angst loszuwerden. Über meine eigene Reaktion und projektive Identifikation erlebte ich dann für lange Zeit jede Menge Angst – die Angst, die ein Fünfjähriger vor etwa siebzig Jahren auf einem belgischen Bauernhof nachts unter dem Bett empfunden haben mochte.

Es gibt etliche Wege, etwas über die von uns geerbten intergenerationalen Traumen zu erfahren. Ein Weg besteht natürlich darin, sich ein detailliertes Bild über die Geschichte der Traumen zu machen, die die Familie durchlebt hat. Das mag leichter gesagt sein als getan, da eine Menge Widerstand dagegen bestehen kann, über die eigenen Traumen zu sprechen oder sie als solche zu sehen. Vor allem gilt das für Deutsche, die der Krieg traumatisiert hatte, und zwar aus vielen Gründen – unter anderem aufgrund der Schuld, die damit verbunden war, dem Land anzugehören, das den Krieg vom Zaun gebrochen hatte. Indirekte Methoden wie die später vorgestellten könnten Menschen helfen, ihr Trauma-Erbe zu verstehen.

Ein höchst wirkungsvoller Weg, an unbewältigte Traumen heranzukommen, die unsere Vorfahren an uns weitergegeben haben mögen, besteht darin, dass wir uns diese Personen in ihren gewohnheitsmäßigen Körperhaltungen oder Reaktionen vorstellen und versuchen, über unseren eigenen Körper ein Gespür dafür zu bekommen, was sie in ihrem Körper erlebt haben könnten. Ein anderer Weg führt darüber, in der Therapie eine »Familienaufstellung« vorzunehmen. Das Familienstellen wurde von Bert Hellinger in Deutschland dazu entwickelt, intergenerationale Traumen zutage zu befördern und aufzulösen, unter denen Klient*innen leiden mochten, ohne es zu wissen – Traumen, die ihre Vorfahren vielleicht mit ins Grab genommen hatten. Bei diesem Ansatz, der Aufstellungsarbeit, stellen sich Außenstehende als Stellvertreter für diese Vorfahren zur Verfügung und vertrauen darauf, dass die Weltseele deren Seelen in den Körper der Stellvertreter dirigiert, um intergenerationale Traumen ans Licht zu bringen und aufzulösen, die sich auch heute noch unbewusst auf das Leben der Klient*innen und ihrer Familien auswirken. Sollten Sie im Hinblick auf diese in Deutschland ziemlich populäre Methode skeptisch sein, versuchen Sie es doch einmal selbst mit einer Aufstellungsarbeit bei einem qualifizierten Therapeuten.

Intergenerationale kollektive Traumen

Sobald man in Europa therapeutisch tätig wird, vor allem in Ländern wie Deutschland, stößt man schnell auf die Gespenster des Zweiten Weltkriegs. Intergenerationale kollektive Traumen – die Auswirkungen, die massive kollektive Traumen einer Generation auf nachfolgende Generationen haben – prägen auch heute noch die emotionalen Reaktionen der Nachkriegsgenerationen. In den Vereinigten Staaten können wir bis heute die Auswirkungen des intergenerationalen kollektiven Traumas der Sklaverei in der afroamerikanischen Bevölkerung und die des Völkermords an amerikanischen Ureinwohnern bei den Nachkommen dieser Population beobachten. Unbewältigt verstärken diese ererbten Muster die Reaktionen auf heutige Traumen und erschweren ihre Verarbeitung. Die folgenden Behandlungsbeispiele aus Israel und Deutschland vermitteln eine Vorstellung von der Wirksamkeit der emotionalen Verkörperungsarbeit in Fällen, wo zu den aktuellen Traumen und Symptomen noch eine schwere Last intergenerationaler kollektiver Traumen hinzukommt.

Claudias Vater war im Dritten Reich Bürgermeister einer deutschen Kleinstadt. Er und seine Familie fühlten sich während des Krieges wegen seines Widerstands gegen die Nazis ständig in Gefahr. Claudia, selbst weit nach dem Krieg geboren, hat das soziale Gewissen ihres Vaters und seine Bereitschaft geerbt, sich dem System entgegenzustellen. Heute engagiert sie sich leidenschaftlich für den Umweltschutz. Sie tut, was immer sie kann, persönlich und als Therapeutin, um jüdischen Israelis wie auch Deutschen zu helfen, ihre intergenerationalen kollektiven Traumen aus der Kriegszeit aufzuarbeiten. Sie ist im Laufe der Jahre viele Male als Assistenztrainerin in einem Trauma-Weiterbildungsprogramm dabei gewesen, das Israelis die Bearbeitung von Traumen aller Art vermittelte. Ich lernte sie bei einem Trainingsmodul kennen, bei dem ich dort als Dozent tätig war.

Claudia hatte mich um Hilfe im Hinblick auf zwei Symptome gebeten: Arrhythmie (plötzlich auftretende und beängstigende Herzrhythmusstörungen) und Bluthochdruck. Die Symptome waren belastend genug, dass sie Betablocker nahm – ein Medikament, das den Puls wie auch den Blutdruck regulieren kann. Wir führten zwei Sitzungen durch, bei denen es um Ängste Claudias wegen einiger größerer und kleinerer Vorkommnisse in ihrem Leben ging. Es ging um den Ausbau ihrer Möglichkeiten, die Angst in dem erweiterten physischen Container ihres Körpers zu verkörpern und zu regulieren, was ihr helfen würde, schwere psychophysiologische Symptome aufzulösen. Die Arbeit war nicht einfach, was an Claudias Neigung zur Regression in kindliche Zustände lag, in denen sie hilflos in Tränen ausbrach. Wir mussten ständig dafür sorgen, dass sich ihre Orientierung auf die Gegenwart richtete, damit sie bei der Arbeit möglichst viel aus ihrem Erwachsenen-Ich heraus agierte.

Als sie die Fähigkeit entwickelte, ihre Angst auszuhalten (die sich als Angst davor herauskristallisierte, zu sterben, oder – noch schlimmer – als die entsetzliche Angst, von der Welt umgebracht oder ausgelöscht zu werden), erzählte mir Claudia, wie ihr Leben, solange sie zurückdenken konnte, von einem generellen Gefühl des Grauens, der Ängstlichkeit, der Angst und des Terrors bestimmt gewesen war, dass plötzlich irgendetwas kommen könnte, das ihrem Leben ein Ende setzen könnte. Von Zeit zu Zeit, je nachdem, was in ihrem Leben gerade vor sich ging, diagnostizierte Claudia die Angst als etwas, das mit diesem oder jenem auf der Welt zu tun hatte, und versuchte, sie auf die eine oder andere Weise in den Griff zu bekommen – nur um zu erleben, wie sie erneut ihr hässliches Haupt emporreckte. Seit Kindertagen hatte sie jede Menge Psychotherapie erhalten, was ihr half, mit der Angst zurechtzukommen, aber nicht dazu führte, dass die Angst auch nur im Entferntesten auf eine befriedigende Weise aufgelöst wurde.

Die Angst davor, getötet zu werden, und das Grauen angesichts der wahrgenommenen Drohung, von der Welt ausgelöscht zu werden, sind gängige Themen, auf die wir bei der Aufarbeitung lebensbedrohlicher prä- oder perinataler Traumen immer wieder stoßen. Claudia befragte einmal ihre Mutter, um in Erfahrung zu bringen, ob sie irgendein nennenswertes prä- oder perinatales Trauma erlebt hatte, und es stellte sich heraus, dass es nicht so war. Dennoch, so erklärte ich ihr, können Babys sogar schon im Mutterleib von den unaufgelösten Traumen der Mutter traumatisiert werden. Bei Claudias Eltern, die das kollektive Trauma des Zweiten Weltkriegs durchgemacht hatten, während sie im Widerstand gegen die Nazis aktiv waren, hatte man gute Gründe dafür, zu erwarten, dass hier noch eine unaufgelöste Aktivierung fortbestand. Zumal im Nachkriegsdeutschland weder die Zeit noch die Ressourcen verfügbar waren, um sich um die Heilung dieser Traumen kümmern zu können, während gleichzeitig der Wiederaufbau eines Landes zu leisten war, das unglaubliche Zerstörung erlebt hatte.

Für Claudia war es leicht nachvollziehbar, dass das kollektive Trauma, das fast alle in ihrem Umfeld mit sich herumtrugen, auch auf sie als Heranwachsende in diverser Hinsicht eingewirkt haben mochte. Etwa über die interpersonelle Resonanz – die Fähigkeit, nonverbal über die Energien des elektromagnetischen Spektrums, etwa über vom Herzen ausstrahlende elektromagnetische Energien – Informationen mit anderen Gehirnen und Körpern auszutauschen. Schon im Mutterleib sind Gehirn und Körper mit dieser Fähigkeit ausgestattet.[24] Ein anderer Weg der Einflussnahme könnte über unsere Fähigkeit laufen, auf der Ebene subatomarer Teilchen miteinander im Handumdrehen zu kommunizieren.[25]

Wenn überwältigende emotionale Reaktionen und die Abwehrmechanismen ihnen gegenüber infolge ererbter kollektiver Traumen wie Krieg nicht aufgearbeitet wurden, erschwert dies die Arbeit mit emotionalen Reaktionen auf Schwierigkeiten im aktuellen Leben und die Auflösung der resultierenden Symptome. Intergenerationalen kollektiven Traumen wie dem Zweiten Weltkrieg und dem Holocaust kann jemand von Kindesbeinen an über die Familie wie auch das gemeinschaftliche Umfeld ausgesetzt sein. Diese ererbten kollektiven Traumen können die Verarbeitung von emotionalen Reaktionen auf heutige Traumen erschweren, da der Zugang zu schwierigen emotionalen Reaktionen auf aktuelle Situationen schnell die massiveren und überwältigenderen emotionalen Reaktionen auf die intergenerationalen kollektiven Traumen aktiviert und an die Oberfläche bringt. Es ist, als ob die massiveren Reaktionen auf frühere Ereignisse unmittelbar unter der Hautoberfläche säßen, und selbst der kleinste Kratzer kann sie aktivieren, was eine Heilung der Gegenwart sowie der Vergangenheit heikel und schwierig macht. Das ist etwas, das ich nicht nur in Israel und Europa in Verbindung mit dem Zweiten Weltkrieg und dem Holocaust beobachtet habe. Ich habe es auch in Sri Lanka unter den Überlebenden des dreißigjährigen Bürgerkriegs gesehen und in den Vereinigten Staaten in der afroamerikanischen Bevölkerung.

Als ich Claudia bei einem späteren Aufenthalt in Israel wiedersah, war ich regelrecht überrascht zu hören, dass sich ihre Symptome erledigt hatten. Sie hatte weder Herzrhythmusstörungen noch Bluthochdruck, und ihr Arzt war, wie sie berichtete, völlig fasziniert, dass sich ihr Zustand in derart kurzer Zeit – nach nur zwei Sitzungen – so sehr verändert hatte. Eine ähnliche Überraschung erlebte ich, als ich mit Silvia arbeitete, einer älteren Deutschen, die, anders als Claudia, kurz nach dem Krieg geboren war. Auch ihre Eltern hatten während des Zweiten Weltkriegs große Not gelitten, bis hin zu dem Trauma, dass sie aus ihrer Heimat vertrieben wurden. Nach nur einer einzigen Sitzung berichtete Silvia, dass ihre allergischen Symptome nicht mehr aufgetreten seien, obwohl ihre Allergietests weiterhin positiv ausfielen.

In der Sitzung mit Silvia konzentrierten wir uns stark auf die ganze Angst, die sie im Hinblick auf eine aktuelle Situation in ihrem Leben hatte. Interessanterweise wusste sie, als wir Jahre später darüber sprachen, gar nicht mehr, dass wir in der Sitzung an Angst gearbeitet hatten! Was sie noch in Erinnerung hatte, waren die erheblichen und beeindruckenden Veränderungen in Bezug auf ihre Energie während der Sitzung. Sie waren nachvollziehbar. Wenn der Körper durch eine angeleitete Verkörperung von Emotionen eher in die Lage versetzt wird, überwältigenden Erfahrungen offen und reguliert zu begegnen, kommen oft tiefere Heilungsenergien zum Vorschein und führen zur Auflösung der Symptome. Auf solche Energien zu achten und sie zu unterstützen, sind wichtige Elemente der emotionalen Verkörperungsarbeit. Silvia, selbst Psychologin, hatte keinerlei Zweifel im Hinblick darauf, wie sehr sich die traumatischen Erfahrungen ihrer Eltern und Großeltern während des Krieges und in der unmittelbaren Nachkriegszeit auch noch auf sie auswirkten, obwohl diese Zeit längst vorbei war.

Um die Gültigkeit eines Therapieverfahrens zu belegen, gilt: Es darf nicht nur dann Wirkung zeigen, wenn sein Entwickler selbst es anwendet, sondern auch diejenigen, die es gelernt haben, müssen es erfolgreich anwenden können. Deshalb freue ich mich immer, von Behandlungserfolgen anderer zu hören. Es folgt jeweils eine kurze Schilderung von zwei derartigen Behandlungen aus Israel.

Sderot ist eine israelische Stadt unweit des Gazastreifens. Regelmäßig stürzen Raketen aus dem Gazastreifen auf die Region. Ein Mann, der in Sderot lebte und gern gärtnerte, konnte sich nicht mehr draußen in seinem Garten aufhalten, ohne eine Panikattacke zu bekommen. Die Panikattacken begannen, nachdem eine Rakete ganz in der Nähe seines Hauses eingeschlagen war. Ich empfahl der Therapeutin, die eine Weiterbildung bei mir besuchte, anhand der emotionalen Verkörperungstechnik (die ich mitunter auch die Expansionstechnik nenne) an der Angst und Furcht ihres Klienten zu arbeiten, damit er größere Möglichkeiten entwickeln würde, sich diesen Emotionen zu stellen. Ein paar Monate später berichtete die Therapeutin über die Fortschritte des Mannes: »Ich habe mit ihm nur ein paarmal zusammengearbeitet. Er fürchtet zwar immer noch die Gefahren, die in dieser Gegend von Raketen ausgehen, aber er hat keine Panikattacken mehr, wenn er nach draußen geht, um die Arbeit in seinem Garten zu genießen.«

In letzter Zeit ist in den Landstrichen, die unmittelbar an den Gazastreifen angrenzen, eine neue Bedrohung aufgetaucht, und zwar in Form von Bränden, die von kleinen mit Wasserstoff oder Helium gefüllten Brandballons ausgelöst werden, die auf israelisches Terrain geschickt werden. Von einer anderen Therapeutin hörte ich, dass eine Familie aus dieser Region, die schon länger bei ihr in Behandlung sei, unter ziemlichen Ängsten litte. Die Entspannungs- und Entladungsprotokolle, die sie den Mitgliedern der Familie beigebracht hatte, um ihre Angst zu bewältigen, funktionierten nicht mehr. Sie wollte wissen, ob sie mit der Familie an der Verkörperung ihrer Angst arbeiten könne. Ich erwiderte per E-Mail, dass es den Versuch wert sei. Als ich einen Monat später in Tel Aviv war, erkundigte ich mich bei der Therapeutin über die Familie. Ihre Antwort: »Ich habe erst einmal nur mit der Mutter gearbeitet, weil ich nicht sicher war, ob die Kinder damit umgehen können. Es kann ja sehr intensiv sein, sich einer Emotion wie Angst auszusetzen. Als ich neulich mit der Mutter sprach und mich erkundigte, wie es ihr ging, sagte sie, es ginge ihr durchaus gut. Was ich mit ihr gemacht hatte, hatte offenbar gewirkt. Ihre Kinder waren jedoch weiterhin nicht okay, also wollte sie, dass ich mit den Kindern die gleiche Behandlung beginnen sollte, die bei ihr so wirksam gewesen sei.«

Die Therapieerfolge bei Claudia und Silvia aus Deutschland, neben den gleichermaßen schnellen und wirksamen Ergebnissen, von denen in Israel Praktizierende berichteten, lehrten mich, dass die angeleitete Verkörperung von Emotionen bei der Behandlung ernster psychophysiologischer Symptome wirksam sein könnte. Und zwar dann, wenn die Fähigkeit, Emotionen zu verarbeiten, durch den herumgeschleppten Ballast intergenerationaler oder heutiger kollektiver Traumen ziemlich begrenzt ist, was die Symptomschwelle in Verbindung mit Leidenserfahrungen durch neue Traumen niedrig und die Wahrscheinlichkeit von Regression, Hilflosigkeit und Dekompensation hoch macht. Wenn auf einem niedrigen Leidensniveau gravierende Symptome auftreten, kann es sein, dass eine Erhöhung der Leidensfähigkeit – und sei es auch in noch so geringem Umfang – womöglich bei einigen Symptomen hilft, sie schnell aufzulösen, und zwar selbst dann, wenn intergenerationale kollektive Traumen involviert sind. Das heißt nicht, dass dann alle Aspekte des Traumas, frühere und heutige, aufgearbeitet worden sind. Aber es bedeutet durchaus, dass die Betroffenen nicht mit gravierenden psychophysiologischen Symptomen leben oder über einen langen Zeitraum sämtliche Aspekte ihrer Traumen bearbeiten müssen, bevor ihre Symptome sich bessern. Gott sei Dank!

4

Vorteile der Verkörperung von Emotionen in unterschiedlichen klinischen Umfeldern

Kapitel 4 enthält einen Überblick über die positive Wirkung einer angeleiteten Verkörperung von Emotionen bei verschiedenen Therapieansätzen und im Rahmen diverser klinischer Zusammenhänge, etwa in der kognitiven Therapie und Verhaltenstherapie. Zudem präsentiert das Kapitel einen Überblick über die Erkenntnisse älterer Denkansätze wie auch Ergebnisse neuerer Forschungsparadigmen aus der Neurowissenschaft, kognitiven Psychologie, Körperpsychotherapie und allgemeinen Psychologie, die zur Erklärung der beobachteten positiven Auswirkungen in diversen therapeutischen Settings herangezogen werden können.

Verbesserung diverser Therapieerfolge durch angeleitete Verkörperung von Emotionen im Rahmen verschiedener Therapieansätze

Therapeut*innen, die in der emotionalen Verkörperungsarbeit der Integralen Somatischen Psychologie (ISP) ausgebildet sind, setzen diese ergänzend ein, um die Resultate der Therapieverfahren zu verbessern, auf die sie spezialisiert sind. Ihre beruflichen Hintergründe sind vielfältig: Sie kommen aus der Psychoanalyse, Psychiatrie, jungschen Analyse, Psychotherapie, Sozialarbeit, kognitiven Verhaltenstherapie, Beratungsarbeit, Körperpsychotherapie, psychologisch orientierten Körperarbeit, Energiearbeit, dem Bildungswesen, sie lehren Meditation und geben Seminare im Bereich der Spiritualität. Sie befassen sich mit verschiedenen Aspekten psychologischer Erfahrungen, um den Menschen, mit denen sie arbeiten, zu helfen.

Bei ihrer Arbeit haben einige eher die kognitive Ebene im Blick, während sich andere auf Faktoren wie Emotionen, Verhalten, das Gehirn, den Körper, Energie und so weiter konzentrieren. Für einige liegt der Schwerpunkt auf Traumen, andere bieten eher Begleitung bei ganz gewöhnlichen, aber schwierigen Lebenserfahrungen und im Hinblick auf Symptome aller Art an. Sie haben Ausbildungen in evidenzbasierten Therapieverfahren absolviert, leisten wirklich gute Arbeit und können vielen helfen. Sie sind beruflich engagiert und nehmen immer wieder an Weiterbildungen zu neuen Verfahren teil, um ihr Praxisangebot weiter zu verbessern. Sie haben erkannt, dass es unmöglich ist, die komplexe menschliche Psyche in all den Gestalten, in denen sie sich beim einzelnen Menschen manifestiert, anhand einer einzigen psychologischen Theorie vollkommen zu verstehen oder mit nur einem Verfahren wirksam zu behandeln. Aus diesen höchst unterschiedlich ausgerichteten Kreisen hören wir immer wieder, dass die ergänzende Integration der emotionalen Verkörperungsarbeit von ISP in ihre Praxis ihnen geholfen habe, diverse Ergebnisse zu verbessern und die Behandlungszeit zu reduzieren.

Wie erklärt sich die Wirksamkeit einer angeleiteten Verkörperung von Emotionen mit Blick auf Verbesserungen des Therapieerfolgs unabhängig vom angewandten Verfahren sowie auf ganz unterschiedlichen Gebieten – bezogen auf Kognitionen, Emotionen, den Körper, die Energie, Beziehungen und Spiritualität? Betrachten wir, auf welche Weise ältere und neuere Erkenntnisse der Neurowissenschaft, kognitiven Psychologie, Körperpsychotherapie und allgemeinen Psychologie diese Ergebnisse absehbar machen könnten, flankiert von Beispielen aus der emotionalen Verkörperungsarbeit.

Emotionale Resultate

Wenn sich der Zugang zu Emotionen verbessert und sie eher erfahren werden können, lässt sich der Stellenwert von Situationen in unserem Leben umfassender würdigen. Sind Emotionen erst einmal mehr im Körper verankert und dadurch besser zu ertragen, können wir uns schon eher vorstellen, eine schwierige Emotion – etwa das Gefühl, etwas bricht uns das Herz – durchmachen und überleben zu können, falls es noch einmal dazu kommt. Dann müssen wir uns nicht darauf verlegen, unser Herz zu verschließen, Beziehungen zu vermeiden oder uns nur halbherzig auf andere einzulassen. Wir können einen Punkt erreichen, an dem wir das Gefühl haben, dass unsere Arbeit mit dieser Emotion etwas gelöst hat, was so weit geht, dass wir etwa sagen können: »Mich verfolgt dieser Verlust jetzt nicht mehr.« Wenn die Emotion lediglich als nicht ganz einfacher Zustand im Körper erlebt wird, ist es möglich, sie wirklich achtsam wahrzunehmen, ohne dass wenig hilfreiche sekundäre Reaktionen auf die emotionale Erfahrung entstehen – beispielsweise ein kontraproduktives kognitives Fazit wie etwa »Ich verdiene keine Liebe«. Oder das Reagieren mit selbstzerstörerischen Verhaltensweisen: »Ich muss trinken, um von diesem Schmerz loszukommen.«

Achtsamkeit hat sich bei der Affektregulation als zentraler Faktor erwiesen.[26] Wenn sich die Kapazität im Hinblick auf eine Emotion erhöht, die bei einer Projektion eine Rolle spielt – etwa wenn man das Misstrauen, das man heute gegenüber dem Partner oder der Partnerin erlebt, mit dem Misstrauen verwechselt, das dem Vater gegenüber erlebt wurde –, lässt sich die Projektion eher zurücknehmen. Wie dieses Prinzip funktioniert, brachte eine Klientin sehr klar auf den Punkt: »Jetzt, wo ich spüren kann, wie tief dieses Gefühl von Misstrauen in meinem Körper steckt – und dass es lediglich eine Erfahrung in meinem Körper ist – sehe ich, dass mein Mann gar nicht die Ursache dieses Misstrauens ist.«

Wenn Emotionen mithilfe des Körpers als Container besser auszuhalten sind, können wir uns ihnen länger aussetzen und tiefer in sie eintauchen. Das wiederum erlaubt uns, sie differenzierter wahrzunehmen, was unserem emotionalen Erleben jene »Granularität« verleiht, die Untersuchungen auf dem Gebiet der kognitiven Psychologie als ein Hauptmerkmal psychischer Gesundheit nachweisen konnten.[27] Emotionale Granularität meint die Fähigkeit, zwischen verschiedenen emotionalen Erfahrungen des eigenen Körpers zu differenzieren. Dies geschieht primär über Sprache (vor allem anhand von Metaphern, also sprachlichen Bildern) und mehr noch anhand von Körpermetaphern. Die emotionalen Auswirkungen einer Verlusterfahrung nur so beschreiben zu können, sich »gut« oder »schlecht« zu fühlen, würde auf ein niedriges Niveau von emotionaler Granularität verweisen. Sie hingegen mit Worten beschreiben zu können wie: »Es war ein herber Schlag« oder »Es ist so, als hätte jemand den Stöpsel gezogen – schlagartig wurde die ganze Energie aus meinem Körper abgelassen«, wäre ein Hinweis auf ein höheres Maß an emotionaler Granularität.

Resultate auf der kognitiven und der Verhaltensebene

Neuere Erkenntnisse, die auf das evidenzbasierte Paradigma verkörperter Kognitionen, Emotionen und Verhaltensweisen in der Neurowissenschaft zurückgehen, sagen uns, dass Kognition, Emotion und Verhalten im Gehirn wie auch im Körper letztlich untrennbar verbunden sind.[28] Außerdem sind Kognition, Emotion und Verhalten eine Funktion des Gehirns wie auch des Körpers und der Umgebung.[29] Vor diesem Hintergrund wird der Zugang zum Körper und sein Kontakt mit der Umgebung beeinträchtigt sein, wenn das Gehirn und der Körper aufgrund physiologischer Abwehrmechanismen auf Sparflamme heruntergefahren sind, um unerträgliche Emotionen zu bändigen. Das gilt nicht nur für Emotionen, sondern auch für zwei weitere Funktionen: Kognition und Verhalten. Wenn unsere primären Erfahrungen in Sachen Kognition, Emotion und Verhalten beeinträchtigt sind, so gilt das ebenso für psychologische Erfahrungen jeder Art, etwa auf der Beziehungsebene oder in Sachen Spiritualität.

Untersuchungen haben gezeigt, dass das Vorhandensein von Emotionen die Fähigkeit fördert, bezogen auf eine Situation relevante alternative Verhaltensoptionen zu finden. Auch verbessert es die Fähigkeit, aus einer Reihe von Alternativen in der gegebenen Situation die beste auszuwählen. Umgekehrt hat die gleiche Untersuchung gezeigt, dass das Fehlen von Emotionen diese Funktionen beeinträchtigt.[30] Zudem haben Untersuchungen ergeben, dass eine Ausdehnung der Emotionen vom Gehirn zum restlichen Körper Verbesserungen kognitiver Art nach sich zieht, und zwar sowohl bezogen auf die Emotion als auch auf ihren Kontext.[31] Für die Psychotherapie bedeutet das, dass uns die Verkörperung von Emotionen helfen kann, mehr über die Emotionen herauszufinden, die wir in uns tragen, und über das, was sie bedeuten, und zwar nicht im Hinblick auf die Gegenwart, sondern auch bezogen auf unsere Vergangenheit. Derartige Verbindungen versuchen so gut wie alle Therapien herzustellen, um Klient*innen damit zu helfen, sich ihre emotionalen Schwierigkeiten zu erklären und diesbezüglich Heilung zu finden.

Dass Kognitionen und Verhalten daran beteiligt sind, emotionale Erfahrungen zu generieren und zu ändern, ist schon lange bekannt. Heute weiß man abgesehen davon jedoch auch, dass die primäre treibende Kraft hinter Kognition und Verhalten in jedem Moment unseres Lebens unsere Emotionen sind (wenn man Emotionen im weitesten Sinne definiert und ganz elementare sensomotorische Emotionen wie die, sich gut oder schlecht zu fühlen, mit dazuzählt, und »Kognition« ebenfalls sehr weit fasst, indem man Aufmerksamkeit, Fokus und Wahrnehmung mit einbezieht).[32] Es kommt häufig vor, dass dysregulierte Emotionen zu Dysfunktionen in Sachen Kognition und Verhalten führen. Beispiel: Ich verspüre ein derart unerträgliches Gefühl der Wertlosigkeit, wenn meine Liebste mich verlässt (Emotion); ich bin felsenfest überzeugt, dass sie die Ursache davon ist, dass ich mich so wertlos fühle (Kognition); ich sehe keine andere Möglichkeit als die, sie immer wieder anzuflehen, mir zu verzeihen (Verhalten).

Wenn wir Emotionen generieren und uns ihnen im erweiterten Körpercontainer länger aussetzen können, lassen sie sich besser regulieren. Das lässt unserem Gehirn mehr Zeit dafür, die kognitiven und verhaltensmäßigen Implikationen der Situation, in der wir uns befinden, zu verarbeiten, sodass wir in beiderlei Hinsicht optimal auf sie reagieren können. Schuldzuweisungen und Ausagieren etwa werden vermieden. Jemandem, der die Angewohnheit hat, sich abends zwanghaft mit Essen vollzustopfen, weil er sich danach besser fühlt, erlaubt die körperliche Verankerung des vagen Unbehagens, das diesen Zwang auslöst, sich dem Unbehaglichen eher aussetzen zu können. Daraufhin gelingt es dem Betroffenen vielleicht, das vage Unbehagen als Gefühl der Einsamkeit zu identifizieren, worauf er vielleicht etwas dagegen unternimmt, sich einsam zu fühlen, etwa indem er zum Telefonhörer greift, statt den Kühlschrank zu plündern. Ein weiterer Punkt hierbei ist der, dass wir dem Körper dann, wenn wir mehr Zugang zu unseren Emotionen haben und sie stärker verkörpert sind, emotional die entsprechende Motivation zu bieten haben, um das Verhalten in die Tat umzusetzen, das gefragt ist, um die Situation zu bewältigen.

Beispiele für bessere kognitive, emotionale und verhaltensbezogene Resultate der angeleiteten Verkörperung von Emotionen

Die Entdeckung, dass ein heutiges Problem in der Vergangenheit wurzelt, ist ein kognitiver Akt, der oft therapeutisch wirkt. So gut wie alle psychotherapeutischen Verfahren betonen die Wichtigkeit solcher Erkenntnisse für die Heilung. Oft sagen Klient*innen, wenn sie einen solchen Punkt erreicht haben, so etwas wie: »Ich habe ja schon länger gewusst, dass A mit B zusammenhängt. Aber ich wusste es nicht mit der gleichen Sicherheit wie jetzt.« Dieser Moment kommt bei der emotionalen Verkörperungsarbeit oft schneller, wofür hier zwei Beispiele vorgestellt werden sollen.

Ich lernte Kim, eine im psychosozialen Bereich tätige Frau Mitte fünfzig, unverheiratet und nie verheiratet gewesen, bei einem meiner Weiterbildungsseminare in China kennen. Sie bat mich um Hilfe dabei, eine Depression zu überwinden, unter der sie seit etwa sechs Monaten litt, und zwar seit ein Mann sie sitzen gelassen hatte. Der Mann war ihr Schwarm aus High-School-Zeiten, ihre große Liebe. Er hatte das Muster, sie zu verlassen und dann von Zeit zu Zeit zu ihr zurückzukehren, nur um sie dann aufs Neue zu verlassen – sei es, um die Beziehung zu einer früheren Flamme wiederaufleben zu lassen oder wegen einer Beziehung mit einer neuen Partnerin. Kim konnte sich von diesem Mann nicht lösen. Ebenso wenig aber konnte sie sich auf eine andere Beziehung einlassen, sie band sich nie an irgendwen sonst. In unserer Sitzung arbeiteten wir darauf hin, die sensomotorische Emotion, wie schlimm sich sein neuester Betrug in ihrem Körper anfühlte, wirklich in ihrem Körper ankommen zu lassen. Im Anschluss ging es um Kims primäre Emotion: wie traurig sie sich deshalb fühlte. Kim tat sich schwer, mit ihrer Traurigkeit in Kontakt zu kommen, sie trat schließlich aber zutage, als ich ihr auftrug, sich vorzustellen, wie ihr Freund von ihr weg in Richtung Horizont ging.

Als wir versuchten, etwas länger bei der Traurigkeit zu verweilen, berichtete Kim mit einem Mal, dass Angst in ihr aufstieg. Ich deutete diese als mögliche Angst vor einem Verlust für immer und legte Kim nahe, doch einmal mit dieser Angst in Kontakt zu bleiben und sie in ihrem Körper auszudehnen. Daraufhin überkam sie entsetzliche Angst. Ihr Körper vollführte diverse Verrenkungen, ihre Arme und Beine verdrehten sich. Je mehr sie in diesen Zustand hineingeriet, desto heftiger wurde ihre Angst. Sie wollte die Augen öffnen und wieder aus dem Zustand heraus, in dem sich ihr Körper befand. Doch ich fragte sie, ob ihr Körper während einer Sitzung jemals in einen ähnlichen Zustand geraten war. Sie sagte: »Nie.«

Kim, ihres Zeichens selbst Körperpsychotherapeutin, hatte eine jahrelange Ausbildung und Behandlung in einem traumazentrierten Körperpsychotherapie-Verfahren hinter sich. Da man an bestimmte emotionale Zustände nur aus gewissen körperlichen Zuständen heraus herankommt, birgt eine körperliche Regulation in Richtung Normalzustand die Gefahr, dass die ganze emotionale Erfahrung abhandenkommt. Also schlug ich Kim vor, noch etwas länger bei der entsetzlichen Angst zu verweilen (die angesichts dessen, wie ihr Körper sich verrenkte, wie ein affektiver Zustand aus der frühen Kindheit wirkte) und die Emotion auf möglichst große Körperareale auszudehnen. Vor allem trug ich ihr auf, das Gefühl mithilfe ihrer Stimme auszudrücken. Diese Technik kann helfen, die Emotion auf nonverbalen Wegen im Körper auszudehnen. Außerdem kann es ein wenig entlastend wirken, die Emotion auszudrücken. Ich sagte Kim, dass es keine Rolle spiele, ob sich die entsetzliche Angst auf die Verrenkungen bezog, die sich in ihrem Körper abspielten, oder ob sie ein zentraler Bestandteil von dem war, was sie emotional in der Vergangenheit erlebt hatte.

An irgendeinem Punkt während ihrer Erfahrung von entsetzlicher Angst ließ Kim die Bemerkung fallen, sie sei zu früh auf die Welt gekommen und hätte etwa einen Monat im Brutkasten verbracht. Außerdem sagte sie, dass es immer wieder Zeiten gegeben hätte, in denen sie von ihren Eltern getrennt gewesen sei, und dass über weite Teile ihrer Kindheit hinweg die Großeltern für sie gesorgt hätten. Ich spürte, dass sie in dieser ungewöhnlichen körperlichen Verfassung durch das körperliche Verankern und Aushalten ihrer entsetzlichen Angst und anderer Gefühle tiefer in Kontakt mit ihrer Vergangenheit gelangte – etwas, das man oft bei körperbehinderten Kindern beobachtet. Ich interpretierte ihre entsetzliche Angst als eine massive Angst davor, zu sterben – eine häufige Erfahrung etwa bei Frühgeburten, Aufenthalt im Brutkasten und Trennung von der Mutter unmittelbar nach der Geburt. Diese entsetzliche Angst dürfte sich in ihrer Kindheit mit jeder Trennung von ihren Eltern und Großeltern verstärkt haben, und im Erwachsenenalter dann durch die wiederholten Trennungen von ihrem Liebsten.

Als ich mir dachte, dass sie sich ihrer entsetzlichen Angst jetzt lange genug ausgesetzt hatte, hörte ich auf, das Gefühl länger zu unterstützen, und bat sie, es mir nachzutun. Ich trug ihr auf, sich auf die Gegenwart zu orientieren, und gab ihrem Körper den Raum, sich langsam zu erholen und zu seinem Normalzustand zurückzukehren. Gegen Ende der Sitzung wurde Kim mit einem Mal ganz still und nachdenklich. Sie offenbarte uns, dass sie bis dahin keine Ahnung gehabt hätte, dass ihr langjähriges Problem, sich von ihrer High-School-Liebe nicht lösen zu können, mit den existenziellen Bedrohungen rund um ihre Geburt zu tun haben mochte. In den folgenden Tagen vertiefte Kim in ihren Übungssitzungen in der Kleingruppe sowie in Einzelsitzungen bei Mitgliedern des Assistenzteams die Arbeit an ihrer Angst, ihrer Traurigkeit und ihrer Wut.

Am letzten Tag der sechstägigen Weiterbildung erzählte Kim dem Kurs, sie hätte sich noch nie an einen Traum erinnern können, an diesem Tag aber sei ihr zu ihrer Überraschung ein kurzer Traum von der letzten Nacht eingefallen. In diesem Traum sei ihr ihr Freund erschienen und hätte nur eine Mitteilung für sie gehabt: »Glückwunsch!« Kim berichtete, dass sie sich beim Aufwachen richtig gut gefühlt hätte, emotional ein Stück weit davon überzeugt, dass sie endlich über ihn hinweg war. Nun hatte sie das Gefühl, dass das Leben für sie weitergehen konnte – jetzt wäre sie auch in der Lage, sich auf eine Beziehung zu jemand anderem einlassen zu können. So hätte sie es noch nie zuvor empfunden.

Als ich ein Jahr später wieder in Hong Kong war, unterhielt ich mich mit Kim, und sie erzählte mir, dass sie tatsächlich zu neuen Ufern aufgebrochen sei. Sie hätte nicht mehr das Gefühl, dass die Beziehung zu ihrem Ex-Freund ihr permanent wie ein Mühlstein um den Hals hing. Sie dächte kaum noch daran und es sei nicht mehr qualvoll für sie.

Ein weiteres Beispiel für tiefere Einsichten als Resultat der Verkörperung von Emotionen gibt uns ein Mann namens Peter, der es nicht aushielt, mit seiner Freundin und ihren beiden Kindern im selben Haus zu wohnen. Peter stellte sich in der Schweiz in einem meiner Kurse dafür zur Verfügung, vor der Gruppe mit mir zu arbeiten. Neben dem Haus, das er mit seiner Freundin und den Kindern teilte, hatte Peter noch eine Wohnung auf der anderen Straßenseite, die er von Zeit zu Zeit als Rückzugsort nutzte. Das jedoch wurde zunehmend zu einem echten Problem für ihn, und zwar nicht nur finanziell, sondern auch im Hinblick auf die Beziehung zwischen ihm und seiner Partnerin. In der Sitzung trug ich Peter auf, die Augen zu schließen und sich vorzustellen, er würde mit seiner Freundin im selben Haus leben, ohne seine Rückzugsmöglichkeit auf der anderen Straßenseite. Er sollte spüren, wie unangenehm, schlecht oder unwohl er sich dabei fühlte. Ich ließ Peter dann die Gegenwart seiner Freundin in seiner unmittelbaren Nähe spüren, während wir das unangenehme Gefühl dabei, die ihm fehlende Sicherheit und seine Angst erkundeten und ich ihn dabei begleitete, sie zu verkörpern.

Nach einer Weile begann Peter seinen Körper im Verhältnis zu dem größeren Körper seiner Freundin als extrem klein und verletzlich zu erleben. Als ich ihn ermutigte und ihm half, die Verletzlichkeit zu verkörpern und sich ihr etwas länger auszusetzen, gelangte Peter zu einer neuen und wesentlichen Erkenntnis, die mit seinem Zwillingsbruder zusammenhing. Als die Zwillinge auf die Welt kamen, war Peter im Vergleich zu seinem Bruder sehr klein, da sein Bruder im Mutterleib prächtig gediehen war und Peter nicht. Peter hatte darüber immer Bescheid gewusst, aber ihm war nicht klar gewesen, inwiefern diese Tatsache in seinem heutigen Leben und seiner aktuellen Beziehung eine derart wichtige Rolle spielte, bis er die Schwierigkeit auf der affektiven Ebene in der Sitzung verkörperte und sich ihr aussetzte. Ich weiß nicht, ob

Peter nach dieser Sitzung in der Lage war, etwas an seinen Wohnverhältnissen zu ändern. Seine Fähigkeit aber, die mit Verletzlichkeit verbundene Erfahrung auszuhalten und das, was sie zutage beförderte, wenn er sich in der Nähe seiner Partnerin aufhielt und aus diesem tieferen Zustand heraus die wichtige Verbindung zwischen seiner Vergangenheit und der Gegenwart herzustellen, das ist die Art von Entwicklung, die – wie ich oft erleben konnte – zu einer wirklichen Verhaltensänderung führte.

Eine wichtige und transformative Einsicht zu gewinnen, ist ein kognitiver Akt. Wie kann die Verkörperung von Emotionen einen solchen Akt erleichtern? Wie zuvor gesehen, hat das neue Paradigma der verkörperten Kognition in der Neurowissenschaft Belege über Belege dafür angehäuft, dass die Kognition nicht nur eine Funktion des Gehirns ist, sondern auch des Körpers und der Umgebung. Befindet sich der Mensch in einem Zustand, in dem sein Körper »abgeschaltet« ist, seine Verbindung zum Gehirn und zur Umwelt ist unterbrochen, beeinträchtigt das die Kognition. Außerdem hat die Emotionsforschung, wie zuvor gesehen, gezeigt, dass die Verkörperung von Emotionen die Kognition verbessert. Fehlt es hieran, mangelt es auch an Kognition.

Kognition lässt sich eng oder weit definieren. Im weitesten Sinne zählen zu ihrem Bereich Gewahrsein, Aufmerksamkeit, Fokus, Wahrnehmung, Abstraktion, Assoziation, Evaluation, Erinnerung, Vorstellungskraft und sogar Sprache. Untersuchungen aus der Forschung zur verkörperten Kognition haben gezeigt, dass sich Emotionen auf jeden dieser kognitiven Prozesse auswirken, angefangen bei dem Aspekt unseres Umfelds, auf den sich die Aufmerksamkeit richtet, bevor die Wahrnehmung einsetzt.[33]

Vor diesem wissenschaftlichen Hintergrund ist es also nachvollziehbar, dass Kim und Peter im Rahmen ihrer angeleiteten Verkörperung von Emotionen zu wichtigen und potenziell transformativen »verkörperten« Erkenntnissen gelangten, während sie auf regulierte Weise Zugang zu ihren Emotionen fanden und ihr Körper gleichzeitig zugänglicher für Kognitionen wurde. Er musste nicht »dichtmachen«, um unerträglichen Emotionen aus dem Weg zu gehen. In beiden Fällen belegt die entstandene vermehrte Fähigkeit, schwierige emotionale Erfahrungen zu verarbeiten und aufzulösen, die Wirksamkeit der emotionalen Verkörperungsarbeit nicht nur bei der Auflösung emotionaler Probleme, sondern auch im Hinblick darauf, zu entscheidenden, therapeutisch wertvollen kognitiven Erkenntnissen zu gelangen. Dass Kim die Situation, über so viele Jahre nicht von einer On-Off-Beziehung loszukommen, hinter sich lassen konnte, belegt zudem die Wirksamkeit dieser Arbeit im Hinblick darauf, eingefahrene Verhaltensweisen zu ändern.

Physische Resultate

Die Adverse Childhood Experiences (ACE)-Studie dokumentiert eine Korrelation zwischen belastenden Kindheitserfahrungen eines Menschen und seiner physischen Gesundheit während seiner gesamten Lebensspanne.[34] Es besteht eine ausgeprägte Korrelation zwischen psychophysiologischen Symptomen einerseits und der Kombination von belastenden Kindheitserfahrungen und einer sehr geringen Belastbarkeit in Sachen emotionale Erfahrungen andererseits.[35] Eine Gruppe von Fachleuten aus Medizin und Psychologie rief eine Organisation namens Psychophysiologic Disorder Association ins Leben, einen Berufsverband, der sich mit psychophysiologischen Störungen befasst und der eine umfangreiche Bibliografie von Forschungsartikeln zur Beziehung zwischen belastenden Kindheitserfahrungen und körperlichen Symptomen wie Chronic Fatigue, Fibromyalgie und Reizdarmsyndrom unterhält.[36] Die meisten Untersuchungen zeigen, dass sage und schreibe jedes dritte Symptom, mit dem sich Menschen in die Hände von Medizinern begeben, psychophysiologischen Ursprungs sein könnte.[37] Schauen wir uns an, wie es zu diesem derart massiven Umfang kommen mag und wie die Arbeit an der Verkörperung von Emotionen helfen könnte, hier Abhilfe zu schaffen.

Wenn Gehirn und Körper zur Abwehr schmerzhafter oder inakzeptabler emotionaler Erfahrungen physiologisch »dichtmachen«, ist das physiologische System oft fragmentiert. Aspekte wie Reizweiterleitung im Nervensystem, Durchblutung, Lymphtransport, interstitieller (interzellulärer) Flüssigkeitstransport und elektromagnetische und quantenenergetische Ströme zwischen verschiedenen Teilen des physiologischen Systems sind beeinträchtigt. Die hieraus resultierende Minderung des allgemeinen Funktionsniveaus sowie der erhöhte Stress- und Dysregulationspegel im ganzen Organismus bilden eine mögliche Basis körperlicher Symptome, die von eher harmlosen Erscheinungen wie Kopfschmerzen bis hin zu wirklich gravierenden – etwa einer kardiovaskulären Erkrankung – reichen können. Auf mehr Verkörperung von Emotionen hinzuarbeiten, kann eine physiologische Fragmentierung und Dysregulation im Körper reduzieren und wirksam zur Linderung psychophysiologischer Symptome beitragen, indem die Belastbarkeit des Körpers für intensive emotionale Erfahrungen ausgebaut wird, wie wir an den Fallbeispielen in Kapitel 1 und 2 sehen konnten.

Resultate auf der Beziehungsebene

Wenn das, was emotional in uns vorgeht, unerträglich wird und wir unseren physischen Körper »dichtmachen«, beeinträchtigt das unsere Fähigkeit, schwierige emotionale Erfahrungen zu verarbeiten – etwas, was dringend geboten ist, um in Beziehungen offen und in Kontakt mit dem Gegenüber zu bleiben. In diesem Zustand ist es wahrscheinlicher, dass wir andere für die Probleme verantwortlich machen, die wir mit ihnen haben, was unser Misstrauen ihnen gegenüber erhöht. Auch verringert es unsere Fähigkeit, in Beziehungen zu kommunizieren, andere zu regulieren, uns regulieren zu lassen und Lebensenergien auszutauschen, was die Qualität unserer Beziehungen zunehmend aushöhlt. Alte Bindungsmuster aus der Kindheit können reaktiviert und verstärkt werden. Wenn wir uns in Bezug auf wichtige Beziehungen in unserem unmittelbaren Umfeld abschotten, beeinträchtigen wir damit auch unsere Anbindung an den kollektiven Körper sowie die kollektive Psyche und deren Ressourcen. Da die Arbeit an der Verkörperung von Emotionen mehr Raum für die intensiven emotionalen Erfahrungen schafft, die oft typisch für Beziehungen sind, kann sie uns helfen, offen für Menschen zu bleiben, die uns nahestehen, uns mit ihnen verbunden zu fühlen, Wunden aus alten Beziehungen zu heilen und unsere frühesten und eingefahrensten Bindungsmuster zu heilen, die oft in Gestalt impliziter emotionaler Erinnerungen im Gehirn und Körper gespeichert sind.

Die Bindungstheorie erkannte die Affektregulation als entscheidend bei der Wiedergutmachung von Bindungsverletzungen.[38] Verkörperte Einstimmung – die Fähigkeit, die emotionale Befindlichkeit des Gegenübers buchstäblich am eigenen Leib zu spüren – ist der Schlüssel zur Affektregulation.[39] Wenn wir imstande sind, unterschiedlichste Gefühlszustände bei uns selbst auszuhalten, können wir offen dafür bleiben, andere über die interpersonelle Resonanz zu spüren, sie auszuhalten und zu regulieren. Interpersonelle Resonanz meint die Fähigkeit unseres Körpers und Gehirns, durch Informationsaustausch über die Energien des elektromagnetischen Spektrums die emotionale oder körperliche Verfassung anderer zu spüren und zu regulieren, wenn wir in ihrer Nähe sind, oder dies dank quantenmechanischer Prinzipien wie Quantenverschränkung zu können, die selbst dann wirksam sind, wenn wir uns weit voneinander entfernt befinden.[40] Die Fähigkeit zu entwickeln, durch emotionale Verkörperung schwierige Emotionen im Körper auszuhalten, kann daher bei der Bindungsarbeit von großer Hilfe sein.

Viele begeben sich in Therapie, da sie aufgrund schlechter Erfahrungen in früheren Partnerschaften Beziehungsprobleme haben, in einer aktuellen Beziehung gerade harte Zeiten durchmachen oder Schwierigkeiten damit haben, sich auf neue Beziehungen einzulassen. Dieses Muster sahen wir im Fall von Kim und Peter. Kommen wir nun zu einem weiteren Beispiel für eine Behandlung, bei der die emotionale Verkörperungsarbeit enorm half, die Beziehungsfähigkeit auszubauen.

Als Sonias Mann ihr berichtete, dass er sich in ihre gemeinsame Sekretärin verliebt hätte, sagte sie einfach, das akzeptiere sie, und ging zur Tagesordnung über. Als sie an einem Workshop von mir in Deutschland teilnahm, war sie mittlerweile in einer anderen Beziehung. Das Symptom, bei dem sie Hilfe von mir wollte, war ihr Unvermögen, Nähe zu ihrem neuen Partner zu empfinden. So sehr sie sich auch bemühte, sie konnte nicht die gleichen liebevollen Gefühle für ihn aufbringen wie für ihren Exmann. Sonia hatte das Aus ihrer Ehe schon therapeutisch bearbeitet und war deshalb ziemlich überrascht, wie viel Energie, Schock und Verletztheit hinter ihrem verschlossenen Herzen steckten. Diese kamen zutage als wir über Wahrnehmung, Intention, Bewegung, Selbstberührung und Ausdruck zusammen arbeiteten.

In der Sitzung befassten wir uns mit den Folgen eines gebrochenen Herzens – eine Erfahrung, mit der wir alle etwas anfangen können. Wenn Menschen erleben, wie ihnen etwas das Herz bricht, ist der Schmerz so groß, dass sie unter Umständen in der Notaufnahme landen, weil sie meinen, sie hätten einen Herzinfarkt. Dazu kommen Trauer, Hoffnungslosigkeit, Verzweiflung,

Scham, Schuldgefühle und ein Gefühl der Wertlosigkeit. Daneben finden wir die Verletztheit, das schmerzhafte Ziehen und die Wundheit eines verletzten Herzens. Und dann noch den Stress, die Orientierungslosigkeit und Dysregulation, die meist mit dem Verlust einer wichtigen Stütze in unserem Leben verbunden sind. Kein Wunder, dass Menschen ihr Herz und ihren Körper abschotten, um solche schrecklichen Erfahrungen zu bewältigen, mit allen kognitiven, emotionalen und verhaltensmäßigen Problemen, die denen meist folgen.

Mithilfe des erweiterten Körperareals als Container und mit Unterstützung der Gruppe halfen wir Sonia, die überwältigenden Emotionen, die auf den erfahrenen Verrat zurückgingen, weiter in ihrem Körper zu verteilen und zu verarbeiten. Als ich etliche Monate später wieder von Sonia hörte, sagte sie, sie sei so froh über die Sitzung. Sie fasste deren Auswirkung auf ihre Beziehung in dem Satz zusammen: »Allein schon diese Sitzung war den Preis des Workshops wert!«

Resultate auf der spirituellen Ebene

Mitunter höre ich von Teilnehmenden an Weiterbildungen und von Klient*innen, ihnen seien nach der emotionalen Verkörperungsarbeit Verbesserungen im Hinblick auf ihre spirituelle Praxis aufgefallen oder sie hätten den Eindruck, dass ihre spirituelle Praxis mehr Tiefe bekommen hätte. Es ist schwer zu sagen, was genau sie mit »Verbesserungen im Hinblick auf die spirituelle Praxis« meinen. Schließlich gibt es so viele Formen der spirituellen Praxis und zwischen den einzelnen Wegen bestehen große Unterschiede. Lassen Sie uns dennoch einmal erkunden, wie die Arbeit an der Verkörperung von Emotionen das Ergebnis spiritueller Praktiken jeglicher Art verbessern könnte.

Spirituelles Wachstum lässt sich grob definieren als eine Verbesserung der Beziehung zwischen dem einzelnen Menschen und einer höheren Macht – in einigen Religionen »Gott« genannt. Spirituelles Wachstum kann man auch aus einer nicht-religiösen Warte betrachten: als Verbesserung der Verbindung zwischen dem Individuum und dem großen Ganzen. Die Quantenphysik sagt uns, dass der einzelne Mensch auf der subatomaren Ebene letztlich untrennbar mit allem verbunden ist. Die Fähigkeit, auf der individuellen Ebene Emotionen auszuhalten, indem der Körper zugänglicher für Interaktionen mit seiner Umgebung wird, kann die Anbindung des einzelnen Menschen an die kollektive Ebene unserer Existenz verbessern.

Das Ziel der jungschen Psychologie ist die Individuation oder die Entwicklung einer stabilen und gesunden Beziehung zwischen dem individuellen Ich und dem kollektiven Selbst (definiert als die Gesamtheit an kollektiver Materie und Psyche). Sie hebt hervor, dass die Grundvoraussetzung für die Individuation oder für persönliches Wachstum die Fähigkeit des Individuums sei, Gegensätze auszuhalten. Im Advaita Vedanta wird die gleiche Fähigkeit als eine Grundvoraussetzung oder ein Qualifikationskriterium für Erleuchtung zitiert – ein Zustand, in dem das Individuum ein stabiles erweitertes Gewahrsein darüber erlangt, dass das Individuum und die kollektive Ebene ein und dasselbe sind. Die alchemistisch geprägte Tradition des Westens setzt die Fähigkeit voraus, Gegensatzpaare zu tolerieren. Sie ist eine elementare Voraussetzung dafür, niedere Metalle (gewöhnliche psychologische Erfahrungen) in Gold (außergewöhnliche psychologische Transformation) zu verwandeln.

Wenn wir bei emotionalen Erfahrungen unsere Fähigkeit ausbauen, Gegensätze wie etwa Hoffnung und Verzweiflung oder Liebe und Hass auszuhalten, muss unser Körper – und damit die individuelle Psyche – angesichts scheinbar unerträglicher oder inakzeptabler emotionaler Erfahrungen nicht dichtmachen. Wir können offen und mit dem kollektiven Körper und der kollektiven Psyche in Verbindung bleiben. Vor diesem Hintergrund ist es nachvollziehbar, dass sich die angeleitete Verkörperung von Emotionen als hilfreich dabei erwiesen hat, das Ergebnis unterschiedlicher spiritueller Praktiken zu verbessern, die darauf abzielen, die Anbindung zwischen der individuellen und der kollektiven Ebene (auf welche Weise auch immer man sich diese vorstellen mag) zu verbessern. Wenn das Gewahrsein auf der individuellen Ebene von dem erlebten Leiden nicht abgelenkt wird oder wenn es sich nicht auf das Leiden konzentriert, kann es sich zu Höherem aufschwingen, um die individuelle wie auch die kollektive Ebene als sich selbst zu erkennen – eine andere Möglichkeit, Erleuchtung zu beschreiben.

Zusammenfassung der in Teil I vorgestellten Fälle

Die Beispiele für die emotionale Verkörperungsarbeit in den vier Kapitel dieses Buchteils deckten eine große Bandbreite an Erfahrungen ab. Sie reichten von Traumen als Folge außergewöhnlicher Erlebnisse wie Stromschlag und Frühgeburt bis hin zu gewöhnlichen, aber dennoch schwierigen Erfahrungen im Leben – etwa einer Trennung und dem Verlust einer Beziehung im Erwachsenenalter. Das Ausmaß an Stress und Dysregulation sowie das subjektive Ausmaß der Emotion und deren Intensität variierten von Fall zu Fall, von gering bis hoch ausgeprägt, und die Traumen reichten von rein körperlichen bis zu rein psychischen. Unter ihnen waren Schocktraumen (posttraumatische Belastung), Entwicklungstraumen und Entwicklungs-Schock-Traumen, bei denen das Schocktrauma entwicklungsrelevante Implikationen hat oder ein Entwicklungstrauma zu einem Schock geführt hat.

Fast bei allen in diesen Kapiteln vorgestellten Fällen hatte im Vorfeld eine psychotherapeutische oder psychopharmakologische Behandlung stattgefunden. In nahezu allen Fällen war auch eine körperpsychotherapeutische Therapie vorangegangen. Diese Fälle, die hier erzielten Resultate sowie Berichte über ähnliche Ergebnisse von unterschiedlich ausgerichteten therapeutisch Tätigen aus etlichen verschiedenen Ländern, die allesamt die Verkörperung von Emotionen in ihre Arbeit einbeziehen, zeigen die vielseitigen Nutzungsmöglichkeiten der emotionalen Verkörperungsarbeit als komplementäres Instrument zur Verbesserung diverser Therapieerfolge, unabhängig vom praktizierten Verfahren, einschließlich ohnehin schon körperorientierter Ansätze.

Wann funktioniert die Verkörperung von Emotionen nicht?

Keine Methode wirkt bei jedem Menschen, und selbst bei ein und derselben Person muss sie nicht immer funktionieren. Nicht umsonst gibt es so viele Psychotherapieverfahren – jeder Mensch braucht etwas anderes, und was er jeweils braucht, wandelt sich. Eine Metaanalyse von Forschungsstudien zur Wirksamkeit verschiedener Therapien zeigt, dass quer durch alle Therapieverfahren 50 Prozent der Klient*innen von einer merklichen Verbesserung innerhalb von acht Sitzungen berichteten und 80 Prozent im Laufe von sechs Monaten.[41] Auch die Tatsache, dass sich die unterschiedlichsten Verfahren ja schon seit Langem auf dem Markt halten können, belegt indirekt die Wirksamkeit all dieser Therapieverfahren. Unzweifelhaft bleiben die Betroffenen bei Ansätzen, die sie weiterbringen, und stellen die Arbeit mit Verfahren ein, die ihnen nicht weiterhelfen. Was erklären könnte, warum Untersuchungen unter Klient*innen, die unterschiedliche Therapiemöglichkeiten nutzen, immer wieder ergeben, dass diese mehr oder weniger gleich wirksam waren, wenn es darum ging, den an einer Therapie Interessierten zu geben, was sie brauchten.

Zudem gibt es mehr und mehr Belege dafür, dass es die Wirksamkeit aller Therapieverfahren verbessern kann, auf irgendeine Weise den Körper einzubeziehen. Das dürfte der Grund dafür sein, warum in der psychosozialen Betreuung Tätige körperorientierte Kurse und Vorträge ganz oben auf ihre Liste der Angebote setzen, von denen sie in der Fachzeitschrift *Psychotherapy Networker* (in den Vereinigten Staaten die auflagenstärkste Fachzeitschrift auf diesem Gebiet) und bei deren Tagungen gern mehr sehen würden. Vermutlich ist das auch der Grund für die stetige Zunahme an Kursangeboten zu körperorientierten Methoden im Rahmen der fachlichen Weiterbildung.

Das Ziel von ISP besteht darin, die Wirksamkeit aller Therapieverfahren zu erhöhen, ob körperorientiert oder nicht, indem der Körper auf eine ganz bestimmte Weise in die Arbeit einbezogen wird. Die primäre klinische Strategie bei ISP ist die Verkörperung von Emotionen. Es geht um die körperliche Verankerung einer größeren Bandbreite an Emotionen, vor allem bezogen auf die oft übersehenen, aber ausnahmslos immer vorhandenen sensomotorischen Emotionen. Diese Verkörperung soll so reguliert wie möglich erfolgen, und zwar anhand simpler Tools, die sich problemlos in die verfügbaren Therapieverfahren einbauen lassen. Es handelt sich um ein komplementäres Verfahren, das darauf abzielt, dass es sich in sämtliche Therapieansätze integrieren lässt. Am besten behandelt man diesen Ansatz nicht wie ein eigenständiges Verfahren. Es würde sein Potenzial im Hinblick auf seine Einsatzmöglichkeiten und seinen Nutzen womöglich erheblich einschränken, wenn man ISP nur als ein Therapieverfahren von vielen miteinander konkurrierenden Ansätzen betrachten würde. Da die emotionale Verkörperungsarbeit mit einem umfassenderen Verständnis von Emotionen verbunden ist und eine wesentliche Betonung darauf liegt, Klient*innen über verschiedene Arten von Emotionen aufzuklären, eröffnet sie therapeutisch Tätigen im Rahmen aller Therapieverfahren bessere Chancen, ihre Klienten dazu zu bringen, Emotionen im Körper zu spüren und sich mit ihnen auseinanderzusetzen, um so zu einer wirksamen Auflösung ihrer Symptome beizutragen.

Alle Methoden haben aber auch ihre Grenzen. Von daher ist es ungeachtet aller Beweise für die Wirksamkeit der Verkörperung von Emotionen mit Blick auf bessere Resultate von Therapien jeder Art bei den unterschiedlichsten Menschen in den verschiedensten klinischen Situationen durchaus angebracht, hier auf die Frage einzugehen, wann sie unwirksam oder kontraindiziert ist. Es ist unwahrscheinlich, dass Verkörperung von Emotionen bei Menschen funktioniert, die emotional so wenig entwickelt sind, dass sie schlichtweg nicht in der Lage sind, einen Zugang zu ihren Emotionen zu finden und länger bei diesen zu verweilen. Ebenso dürfte sie nicht funktionieren, wenn jemand seinen Körper nicht spüren kann, zumindest nicht im Hinblick auf Emotionen. Auch dürfte sie keine Wirkung bei Menschen zeigen, die zur Dekompensation neigen, wenn ihre Körperwahrnehmung auf Emotionen gelenkt wird. Die Verkörperung von Emotionen funktioniert in der Regel auch nicht bei Personen ohne ausreichendes Beobachter-Ich, das Zeuge ihrer Erfahrungen sein könnte. Oder bei Menschen an den extremen Enden des klinischen Spektrums, etwa solchen mit Schizophrenie. Sicher werden sich noch weitere Grenzen des Verfahrens abzeichnen, wenn es zu verschiedenen Zwecken in unterschiedliche Therapieansätze aufgenommen und in diesem Rahmen getestet wird.

Inwieweit jemand imstande ist, seinen Körper und seine Gefühle wahrzunehmen, hängt allerdings auch stark davon ab, inwieweit der Therapeut oder die Therapeutin die unterschiedlichen Arten von Emotionen versteht und sich über die Rolle im Klaren ist, die der Körper bei emotionalen Erfahrungen spielt. Außerdem steht und fällt es mit der Fähigkeit der therapeutischen Begleitung, die Person über verschiedene Arten von Emotionen in ihrem Körper aufzuklären und sie entsprechend anzuleiten und zu unterstützen. Ich höre Therapeut*innen oft sagen, dass ihnen in ihrer Praxis Menschen gegenübersäßen, die ihren Körper nicht spüren könnten oder nicht mit ihren Gefühlen in Kontakt kämen. Aus meiner eigenen Erfahrung heraus denke ich, dass das oft auftritt, weil der Therapeut entweder von einer zu engen Definition von »Emotion« oder »Gefühl« ausgeht oder weil eine angemessene Psychoedukation im Hinblick auf Emotionen unterbleibt. Es kann auch sein, dass die angebotene emotionale Unterstützung nicht reicht oder die Person nicht genug dazu motiviert wird, sich mit Emotionen zu befassen.

Schließlich kommen Menschen ja nicht in Therapie, weil sie sich gut fühlen. Sie suchen uns auf, weil sie sich schlecht genug fühlen, um etwas ändern zu wollen. Sie müssen sich im Körper schlecht genug fühlen, um sich therapieren zu lassen, und geben ihr sauer verdientes Geld dafür aus, Linderung zu finden. Nun: sich schlecht zu fühlen, ist eine Emotion! Sei es eine sehr grundlegende, sensomotorische Emotion oder ein Aspekt irgendeiner gerade erlebten unangenehmen primären Emotion wie etwa Traurigkeit oder Angst. Sich schlecht fühlen ist etwas, das Hilfesuchende ohne Weiteres in ihrem Körper spüren könnten, wenn ihre therapeutische Begleitung sie mit der Nase darauf stoßen würde. Meiner Erfahrung nach sind Klient*innen in der Lage, zu differenzierteren emotionalen Zuständen zu gelangen, wenn sie sich zunächst einmal den grundlegenden, den sensomotorischen Affekten zuwenden (etwa sich körperlich schlecht oder gar schrecklich zu fühlen). Das sind Gefühle, die fast immer zugänglich sind. Diese Technik ist deshalb wirksam, weil es genau dieses »Sich-schlecht-Fühlen« an einer Emotion ist, die sie unerträglich macht. Abstrakt zu fragen, was jemand in seinem Körper spürt oder was er fühlt und wo in seinem Körper, dürfte wohl kaum Motivation genug sein.

Außerdem heißt es darüber aufzuklären, warum es eigentlich wichtig ist, etwas Unangenehmes in seinem Körper zu spüren, und warum es hilft, die unangenehme emotionale Erfahrung weiter im Körper auszudehnen. Die meisten begeben sich ja in Behandlung, um etwas loszuwerden, unter dem sie leiden. Sie werden keine Motivation verspüren, noch mehr zu leiden als ohnehin schon, wenn der Therapeut ihnen nicht in einfachen Worten erklärt, inwiefern das, was ihnen da aufgetragen wird, mit der Heilung ihrer Symptome zusammenhängt. Die Erklärung könnte zum Beispiel lauten: »Genauso wie es einfacher und schneller geht, eine schwere Last mit zwei Armen zu tragen als nur auf einer Seite, ist es auch leichter und schneller, ein Gefühl zu verarbeiten, das ein Symptom nach sich zieht, wenn man mehr Regionen seines Körpers dabei einsetzt statt nur eine bestimmte.«

Hier ein ausführlicheres Beispiel: »Wenn schmerzhafte Gefühle unerträglich werden, fahren wir den Körper auf Sparflamme herunter, um sie zu bewältigen. Dadurch gerät er noch mehr unter Stress und kommt ziemlich aus dem Lot, was seine Verbindung zum Gehirn, zu anderen Menschen und zur ganzen Welt beeinträchtigt. Die Folge davon sind psychophysiologische (psychosomatische) Symptome.

Wenn wir im Körper sozusagen mehr Raum schaffen, indem wir an Abwehrmechanismen gegen Emotionen arbeiten, um schmerzhafte Emotionen dann in einem größeren Körperareal zu verteilen, kann das dem Körper zu mehr Regulation verhelfen. Außerdem kann es ihn dabei unterstützen, offen und in einem guten Kontakt mit dem Gehirn wie auch mit anderen Menschen und der Umgebung zu bleiben. Auf diesem Weg können sich Symptome auflösen. Und vielleicht stellen wir sogar fest, dass der Schmerz, der mit dem Gefühl verbunden ist, mit einem Mal erträglich ist.«

TEIL II

Theorie

In diesem Teil des Buches, Kapitel 5–9, stelle ich die wissenschaftlichen Belege dafür vor, die für die Verkörperung von Emotionen sprechen.

5

Die physiologische Seite von Emotionen

Präsentiert werden hier Belege aus der Forschung zur Physiologie der Emotionen, um alle Wege zu beleuchten, wie Gefühle physiologisch in Gehirn und Körper entstehen, und klarzustellen, dass eine Emotion und deren bewusstes Erleben physiologisch die Gesamtheit von Gehirn und Körper einbeziehen kann.

Wie wir an den bisher geschilderten Beispielen sehen konnten, gehört zur Verkörperung von Emotionen die Expansion und Regulation des Körpers und Gehirns. Das bewusste Erleben der Emotion soll auf möglichst weite physiologische Areale von Gehirn und Körper ausgedehnt und reguliert werden, damit eine größere Kapazität für die Emotion entstehen kann und es möglich wird, die emotionale Erfahrung für längere Zeit auszuhalten und bei ihr zu verweilen. Dieser Methode liegen zwei entscheidende Annahmen zugrunde:

- An Emotionen könnte physiologisch die Gesamtheit des Gehirns und des Körpers beteiligt sein.

- Es ist möglich, die bewusste Erfahrung von Emotionen quer durch das Gehirn wie auch den Körper auszudehnen. Allerdings muss es im Einzelfall gar nicht unbedingt erforderlich sein, das gesamte physiologische System einzubeziehen, um das klinische Resultat zu verbessern.

Diese Annahmen mögen kühn und sogar ein wenig verrückt klingen. Schließlich entspricht es absolut nicht unserem alltäglichen Erleben, dass wir Emotionen physiologisch im gesamten Gehirn und Körper erfahren. Die Frage, ob es denn adäquate wissenschaftliche Belege für derartige Behauptungen gäbe, wird von Therapeut*innen in jedem Land, in dem ich Weiterbildungen anbiete, immer wieder und schon von früh an eingebracht. Doch es gibt noch weitere Fragen, die regelmäßig gestellt werden: Was haben Gefühle mit dem Körper zu tun? Sind Emotionen denn nicht ein Phänomen, das sich strikt auf das Gehirn beschränkt?

Selbst wenn ich demonstriert hatte, dass eine schwierige Emotion wie Trauer oder Angst bewusst über das physiologische System des Körpers und Gehirns erfahren werden kann, kommt unweigerlich die Frage: »Ist das denn real oder kommt es durch Suggestion zustande? Oder durch Leistungsdruck der Person, die vor der Gruppe eine Demositzung erhält?« Das sind überaus vernünftige Fragen. Sie begegneten mir in den frühen Stadien der Entwicklung der emotionalen Verkörperungsarbeit auch in meinem eigenen Denken.

Warum Emotionen im Allgemeinen nicht im gesamten physiologischen System von Gehirn und Körper erfahren werden

Es kommt nicht tagtäglich vor, dass wir Emotionen bewusst auf allen physiologischen Ebenen des Gehirns und des Körpers wahrnehmen. Zum Teil liegt das an unserer eingeschränkten Aufmerksamkeit für das, was sich in unserem Körper abspielt, im täglichen Leben wie auch in der Therapie. Zu einem weiteren Teil kommt es auch daher, dass wir uns, wie wir später noch sehen werden, gegen eine stärkere Einbeziehung des physiologischen Systems in Gehirn und Körper beim Generieren und Erleben von Emotionen wehren. Dabei greifen psychologische wie auch physiologische Abwehrmechanismen, die zu den pathologischen Konsequenzen beitragen, die wir letzten Endes davontragen mögen. Trotz zunehmender Anhaltspunkte für die bedeutende Rolle des Körpers bei emotionalen und anderen psychologischen Erfahrungen steht in der Forschung, von der die meisten Therapeut*innen in ihrer Ausbildung erfahren, mehr das Gehirn als der Körper im Mittelpunkt. Auch in den Medien, mit denen die breite Öffentlichkeit in Berührung kommt, befassen sich Beiträge zu wissenschaftlichen Untersuchungen in Sachen Emotionen meist erheblich mehr mit dem Gehirn.

Der wichtigste Grund, warum wir Emotionen physiologisch nicht bewusst im ganzen Gehirn und Körper erleben, ist aber der, dass es nicht notwendig ist, um ein gesundes Leben zu führen. Emotionen müssen nicht unbedingt vollständig verkörperte oder bewusste Erfahrungen sein, um eine wichtige Rolle in unserem Leben zu spielen. Ein bloßes angstgesteuertes Zusammenzucken auf der rechten Körperseite bei einem heranrasenden Fahrzeug von rechts könnte reichen, um mich als Fußgänger zu alarmieren und beiseite springen lassen. Dabei erfahre ich die Angst vielleicht nicht einmal bewusst, bevor ich mich in Bewegung setze, um mich in Sicherheit zu bringen. Deshalb ist es wichtig, sich in Erinnerung zu rufen, dass aus dem, was hier dargelegt wird, kein Rezept in Sachen Lebensstil abgeleitet werden soll. Dieses Buch legt niemandem nahe, darauf zu achten, in jedem wachen Moment bewusst jedes Auftreten von Emotionen physiologisch in möglichst umfangreichen Arealen des Gehirns und des Körpers zu erfahren. Was es vielmehr vorschlägt, ist, dass wir das in uns angelegte Potenzial einer derartigen vollständigen Verkörperung von Emotionen im Rahmen von Therapie und Selbsthilfe zur Grundlage davon machen, in uns mehr Raum für Emotionen zu schaffen, um unbewältigte Emotionen und die Probleme aufzulösen, die sie uns bereiten.

Emotionen sind komplex

Emotionen sind ein reichlich komplexes Phänomen. Es gibt die unterschiedlichsten Theorien dazu, wie das Gehirn und der Körper daran beteiligt sind, Emotionen hervorzurufen und sie zu erfahren. Die Sichtweisen variieren, wenn es darum geht, wie groß die Bedeutung des Gehirns für Emotionen ist und wie groß die des Körpers. Auch die Ansichten dazu, in welchem Umfang Emotionen eine von der Evolution vorgesehene Grundausstattung sind, mit der wir schon auf die Welt kommen, differieren. Ebenso uneinig ist man sich in der Frage, inwieweit vor dem emotionalen Erleben eine kognitive Beurteilung abläuft und im welchem Ausmaß Emotionen mithilfe von Sprache von unserem Gehirn basierend auf körperlichen Erfahrungen konstruiert werden. Widersprüchlich ist auch die Datenlage im Hinblick auf die Frage, ob verschiedene Emotionen mit klar voneinander abgrenzbaren neuronalen (Gehirn) und körperlichen Mustern verbunden sind. Auch was die mutmaßliche Funktion oder den Zweck von Emotionen anbelangt (zum Beispiel anderen unseren innerlichen Zustand mitzuteilen; Schnelleinschätzung unseres inneren Gleichgewichts im jeweiligen Moment; Energiemanagement und Überlebenssicherung etc.), scheiden sich die Geister.

Je mehr ich mich mit der wissenschaftlichen Erforschung von Emotionen auseinandersetze, desto mehr bin ich davon überzeugt, dass es nicht nur eine bestimmte Art und Weise gibt, wie die Emotionen in der Physiologie von Gehirn und Körper zustande kommen und erfahren werden, sondern viele. Die Debatten auf dem Gebiet der Emotionsforschung, vor allem die Diskussion zu »Gehirn oder Körper«, erinnern mich an eine alte indische Geschichte. Eine Gruppe von Blinden erkunden durch Betasten, wie wohl ein Elefant beschaffen ist. Der, der ihn am Rüssel berührt hat, argumentiert, der Elefant sei wie eine dicke Schlange. Derjenige, der ihn am Schwanz zu fassen bekam, vergleicht ihn mit einem Seil. Der, der das Bein des Elefanten erkundet hat, verkündet, er sei wie ein Baumstamm, und so weiter. Jeder der Männer beharrt darauf, dass er in Erfahrung gebracht hätte, wie der Elefant wirklich beschaffen sei und dass die anderen sich irren müssten. Denen unter Ihnen, die einen Geschmack vom derzeitigen Status der wissenschaftlichen Ergründung von Emotionen bekommen möchten, empfehle ich wärmstens zwei Bücher: *The Nature of Emotion. Fundamental Questions* und *The Feeling Brain. The Biology and Psychology of Emotions.*[1]

Lassen Sie uns, bevor wir die zentralen Erkenntnisse zur Physiologie der Emotionen Revue besprechen, soweit sie für die emotionale Verkörperungsarbeit relevant sind, die in diesem Buch immer wieder verwendete Terminologie klarstellen. Um der Einfachheit willen verwenden wir einheitlich den Begriff »Emotion« für diverse in der Fachliteratur herumgeisternde Bezeichnungen wie »Affekt«, »Gefühl«, »Stimmung« und »Temperament«, mit deren

Hilfe zwischen verschiedenen emotionalen Zuständen oder Typen von Emotion unterschieden wird. So zum Beispiel kann man sich Stimmung und Temperament als unterschiedlich lange fortbestehende emotionale Zustände vorstellen. Damasio definiert ein Gefühl als eine bewusst erlebte Emotion. Zuerst ist ihm zufolge die Emotion und erst später das Gefühl, womit zwischen Emotion und affektivem Erleben unterschieden wird.[2] Hier werden wir die Begriffe »bewusste Emotion« und »unbewusste Emotion« verwenden, wenn wir zwischen bewussten und unbewussten emotionalen Erfahrungen unterscheiden. Wenn sich jemand abschätzig über jemanden äußert, den er beneidet, mag er sich seiner Neidgefühle dabei bewusst sein oder auch nicht. Die Begriffe »Erleben der Emotion« und »emotionale Erfahrung« beziehen sich hier, sofern nicht anderweitig spezifiziert, auf ein bewusstes Erleben von Emotionen.

Die James-Lange-Theorie: Der Körper ist notwendig, um Emotionen zu erzeugen

Die früheste Theorie der Emotionen in der Geschichte der Physiologie der Emotionen, die James-Lange-Theorie, sprach dem Körper die Hauptrolle bei der Entstehung der Emotionen zu. Der amerikanische Psychologe William James veröffentlichte seinen Aufsatz »What Is an Emotion?« 1884.[3] Ein Jahr später veröffentlichte der dänische Psychologe und Mediziner Carl Gustav Lange unabhängig von James seine Erkenntnisse in einem Fachaufsatz mit dem Titel »Über Gemütsbewegungen. Ihr Wesen und ihr Einfluß auf körperliche, besonders auf krankhafte Lebenserscheinungen. Eine medizinisch-psychologische Studie«.[4] Die kombinierten Erkenntnisse dieser beiden Pioniere wurden unter dem Namen James-Lange-Theorie der Emotionen bekannt. Diese Theorie postuliert, dass Emotionen zunächst im Körper hervorgerufen werden, und zwar durch (1) Veränderungen in der willkürlichen Muskulatur, die auf das somatische Nervensystem zurückgehen; (2) Veränderungen in den Organen, Drüsen und Blutgefäßen unter dem Einfluss des autonomen Nervensystems; und (3) Veränderungen bezogen auf die Substanzen, die von den Drüsen des endokrinen Systems abgesondert werden, etwa den Nebennierendrüsen, die Produkte wie Kortisol direkt in die Blutbahn ausschütten.

Kommt es im Umfeld einer Person zu einer wesentlichen Veränderung, muss in ihrem Körper etwas geschehen, um mit der veränderten Lage umzugehen. Trifft ein Wanderer unvermittelt auf einen bedrohlichen Bären, so muss über das autonome Nervensystem und das endokrine System in ihm eine Menge Energie erzeugt werden. Nur so erhält die willkürliche Muskulatur genug Antrieb, um vor dem Bären davonzulaufen oder den Kampf gegen ihn aufzunehmen. Der James-Lange-Theorie zufolge ist das Muster der durch diese Veränderungen hervorgerufenen körperlichen Empfindungen das, was das Gehirn dann als Emotion wahrnimmt. Man ging davon aus, dass das Gehirn in der Lage sei, verschiedene körperliche Empfindungen als verschiedene Emotionen zu erkennen, sie zu erfahren und voneinander zu unterscheiden. Bei unserem Beispiel mit dem Bären erzeugt der davonlaufende Wanderer in seinem Körper Empfindungen der Angst, und derjenige, der sich gegen den Bären wehrt, generiert körperliche Empfindungen von Wut. Man könnte vermutlich in schneller Abfolge zwischen diesen beiden Emotionen hin und her wechseln und alle beide erzeugen.

Bitte beachten Sie, dass die James-Lange-Theorie nicht ausschloss, dass auch das Gehirn bei emotionalen Erfahrungen eine Rolle spielt. Emotionen zu erfahren, läuft letztlich über das Gehirn. Das bedeutet, dass der Körper beim Generieren einer emotionalen Erfahrung absolut notwendig ist; das heißt, sie kann nicht allein auf physiologische Vorgänge im Gehirn zurückgehen. Die Theorie besagte, dass der sensorische und der motorische Kortex des Gehirns, die jeweils zu seiner äußersten Schicht, der Hirnrinde gehören, die Bereiche seien, wo die im Körper generierte Emotion bewusst würde. Die Theorie bot keine Erkenntnisse dazu, ob das Gehirn bei irgendeinem der bewusst oder unbewusst ablaufenden Prozesse involviert ist – abgesehen von der Wahrnehmung der Umgebung und dem Hervorrufen automatisch ablaufender Körperreaktionen, die die Evolution als Programm in uns angelegt hat und die zur Grundlage emotionaler Erfahrungen geworden sind. Die Theorie ging implizit davon aus, dass unser Gehirn in der Lage sei, in den ankommenden Informationen über die Umgebung sofort ein Muster zu erkennen, das dann die instinktive Reaktion in Gang setzte. Bitte vergessen Sie nicht, dass diese Theorie in den 1880er-Jahren aufgestellt wurde, als unser Wissensstand in Sachen Gehirn recht begrenzt war.

Die James-Lange-Theorie bedeutete einen Paradigmenwechsel in unserem Verständnis von Emotionen.[5] Nicht nur kam bei ihr das Verhalten vor der Emotion – sie machte das Verhalten zudem zur Ursache der Emotion, zumindest zunächst einmal. Sie hinterfragte und hinterfragt noch heute unser gängiges Verständnis der Reihenfolge, in der sich die beteiligten Abläufe abspielen. Und das sieht wie folgt aus: Wir nehmen die Welt wahr, werten die Informationen über sie aus, es entsteht auf dieser Grundlage eine emotionale Reaktion, gefolgt von einem entsprechenden Verhalten, das unser Wohlbefinden in der gegebenen Situation sicherstellen soll. Bis heute ist dies das Modell, von dem die meisten von uns Gebrauch machen, in der Therapie wie auch im Leben. So unlogisch dieses Modell, dem zufolge das Verhalten der Emotion vorausgeht, auch wirken mag – die gesammelten Belege dafür, dass es in den meisten (wenn nicht sogar allen) Fällen genauso abläuft, sind unübersehbar. Ergebnisse aus Hunderten von Studien, die aufzeigen, wie das Verhalten Emotionen vorausgeht und über sie entscheidet, wurden in dem Buch *Feelings. The Perception of Self* von James D. Laird zusammengetragen.[6] So zum Beispiel zeigt das Werk von Ekman und seinen Kollegen, dass willkürliche Muskelaktivität eine emotionsspezifische Aktivität im Nervensystem auslöst.[7]

Die Cannon-Bard-Theorie: Der Körper wird für das Hervorrufen von Emotionen nicht benötigt

Die James-Lange-Theorie wurde 1927 von James' ehemaligem Diplomanden (und späteren Harvard-Kollegen) Walter Cannon infrage gestellt, einem Neurologen, auf den oft das Konzept von »Kampf- oder Fluchtreaktion« und »Erstarren« zurückgeführt wird – der Grundbaustein der heutigen Traumatherapie. Außerdem machte sich Cannon einen Namen für die Idee der Homöostase – die Neigung des Körpers, angesichts enorm schwankender äußerer Umstände innerlich konstant optimale Bedingungen aufrechtzuerhalten.[8] Cannon und sein ehemaliger Student Philip Bard sagten nicht nur, dass Emotionen im Gehirn generiert würden und dass das Verhalten auf die Emotion folge – sie erklärten, dass der Körper unmöglich beim Prozess der Entstehung oder Regulation von Emotionen beteiligt sein könne.[9] Was aber hat es dann mit der nur allzu weit verbreiteten Erfahrung auf sich, zu spüren, wie sich vor Angst alles in der Magengrube zusammenkrampft? Oder mit dem Glücksgefühl, das Liebe in der Brust hervorrufen kann? Es sind einfach Empfindungen im Gehirn, die den Körper darauf vorbereiten, mit der Veränderung in der Umgebung umzugehen, was dann im Gehirn die Emotion auslöst. Emotionen auszudrücken, wurde als Mittel betrachtet, den Organismus in die Homöostase oder zu innerem Gleichgewicht und Wohlbefinden zurückzuführen.

Die James-Lange-Theorie verortete das bewusste Erleben von Emotionen in der Hirnrinde, der äußersten Schicht des Gehirns. Auch die Cannon-Bard-Theorie identifizierte die Hirnrinde, den Kortex, als den Ort, an dem die Emotion zur bewussten Erfahrung wird. Sie machte keine konkreten Angaben zu einer bestimmten Hirnregion, in der Emotionen generiert werden, verwies jedoch auf die subkortikale oder innere Schicht des Gehirns – vor allem den Thalamus und Hypothalamus – als Ort, von dem der Ausdruck von Emotionen ausgeht.

Die James-Lange- wie auch die Cannon-Bard-Theorie sind außerordentlich wichtig, da fast alle späteren Richtungen der Emotionsforschung von einer dieser Theorien oder auch von beiden inspiriert waren. Die Cannon-Bard-Theorie verlagerte den Fokus der Emotionsforschung für sehr lange Zeit vom Körper auf das Gehirn, bis die Erforschung des Gehirns selbst gegen Ende des 20. Jahrhunderts wieder auf die Wichtigkeit des Körpers zurückzuverweisen begann. Diese Wende hat zu einem neu aufgeflammten Interesse an der James-Lange-Theorie geführt und bewirkt, dass diese zwischenzeitlich anhand neuer Belege aus der Hirnforschung aktualisiert wurde. Was die Cannon-Bard-Theorie angeht, so ist auch deren Einfluss auf die Erforschung der Rolle des Gehirns für die Emotionen erheblich. Die nachfolgenden Entdeckungen in Bezug auf die Rolle subkortikaler Hirnstrukturen bei der Entstehung und dem Ausdruck von Emotionen sowie die Rolle kortikaler Hirnstrukturen bei der Regulation von Kognitionen und Emotionen und deren Bewusstmachung – sie alle wurzeln in der Cannon-Bard-Theorie.

Keine der Theorien, auch nicht die James-Lange-Theorie, leugnet, dass das Gehirn eine Rolle bei emotionalen Erfahrungen spielt. Der Punkt war immer der, in welchem Umfang der Körper hierbei von Bedeutung ist. Seit der zweiten Hälfte des 20. Jahrhunderts ist evident geworden, dass das körperliche Erleben beim

Hervorbringen und Erfahren von Emotionen im Gehirn beteiligt ist. Ferner hat sich gezeigt, dass das Gehirn emotionale Erfahrungen auch ohne aktuellen Input vonseiten des Körpers hervorbringen kann, indem frühere emotionale Erfahrungen erinnert werden, die auf vergangene körperliche Erfahrungen zurückgehen (was erlaubt, im Eilverfahren denkbare emotionale Reaktionen auf die aktuelle Situation zu prognostizieren).[10] Diese Evidenz wirft die Frage auf, ob es möglich ist, Erfahrungen von Emotionen im Gehirn zu generieren und zu erleben, die nicht auf irgendeine Weise mit gegenwärtigen oder früheren Erfahrungen des Körpers zusammenhängen. Die Antwort hierauf folgt an späterer Stelle in diesem Kapitel. Wenden wir uns zunächst der Frage zu, wie die zeitgenössische Hirnforschung dem Körper wieder eine Schlüsselrolle beim Erzeugen und Erfahren von Gefühlen zugewiesen hat.

Wie die moderne Neurowissenschaft den Körper wieder ins Zentrum des emotionalen Erlebens rückte

Neurowissenschaftliche Untersuchungen der neueren Zeit haben den Körper auf gleich mehrere Weisen wieder in den Mittelpunkt emotionaler Erfahrungen gerückt. Erstens konterten sie die theoretischen und empirischen Einschränkungen der Forschung zur Cannon-Bard-Theorie, die zu dem Schluss geführt hatte, dass der Körper an unserem Gefühlsleben nicht beteiligt sei. Zweitens erarbeiteten sie in allen akribischen Details, wie das Gehirn aus der neuroanatomischen Warte vom Körper kommende Informationen zusammenträgt und basierend hierauf Emotionen konstruiert. Betrachten wir uns diese Strömungen in der Forschung einmal eine nach der anderen.

Man kann den Körper mit einem Orchester vergleichen, das sich aus einer großen Anzahl von Instrumenten (oder Körpersystemen) zusammensetzt. Dieses Körperorchester beherrscht ein riesiges Repertoire an Melodien (oder Emotionen), das über eine komplexe Palette (Muster) von physiologischen Veränderungen erzeugt wird. Zu Cannons Zeit glaubte man, dass sich das autonome Nervensystem – und vor allem das sympathische Nervensystem – in allen von ihm kontrollierten Regionen gleich verhielte. Heute wissen wir, dass das autonome Nervensystem seine Reaktionen je nach Körperregion modifizieren kann.[11] So zum Beispiel ist der Körper mehrerer Beteiligter im Rahmen einer gemeinsam erlebten Situation (etwa einer Bedrohungslage) bei allen gefordert, wenn es darum geht, mit der Situation umzugehen. Und doch reagiert jeder Körper anders. Bei allen kommt es zu einer ähnlichen und doch voneinander abweichenden Palette physiologischer Veränderungen, selbst noch während sie allesamt vereint vor der Bedrohung weglaufen. Nicht jede Person benutzt bei diesem Akt der Flucht vor einer Gefahr im selben Umfang dieselben Muskeln. Auf ähnliche Weise gilt: Wenn jemand gleich mehrfach einer vergleichbaren Situation ausgesetzt ist, kann es gut sein, dass sein Körper nicht jedes Mal auf die gleiche Weise beteiligt ist, was ähnliche und doch variierende Kombinationen von physiologischen Veränderungen in Reaktion auf die Situation mit sich bringt.

Diese ähnlichen und doch wechselnden physiologischen Reaktionen auf die gleiche oder eine ähnliche Situation kann man mit den sich ähnelnden und doch variablen Mustern gleichsetzen, die sich uns zeigen können, wenn wir mehrmals hintereinander an einem Kaleidoskop drehen. Zumindest bei den ersten Malen können wir noch weiter das ursprüngliche Muster sehen, obwohl die einzelnen Elemente mit jeder Drehung neu angeordnet werden. Analog dazu ist unser Gehirn in der Lage, ein einmaliges Muster physiologischer Veränderungen zu erkennen, das eine

Emotion wie Angst auszeichnet, nachdem es bei verschiedenen Anlässen leicht voneinander abweichende Varianten hiervon beobachten konnte. Und ebenso wie unser Gehirn nach vielen Drehungen des Kaleidoskops merkt, dass das ursprüngliche Muster durch ein neues ersetzt worden ist, obwohl wir vielleicht weiterhin bestimmte Arrangements feststellen, die die beiden Muster gemein haben, ist das Gehirn auch imstande, in der Palette physiologischer Veränderungen, bei denen einige (wenn auch nicht alle) Elemente gleich ausfallen, verschiedene Muster zu erkennen, die mit den einzelnen Emotionen in Verbindung stehen.

Das Gehirn ist, wie man mittlerweile erkannt hat, von zartestem Alter an in der Lage, solche Muster aus komplexen und sich überlappenden Informationen herauszufiltern.[12] Bei den Untersuchungen, die zur Emotionstheorie von Cannon-Bard führten, wurden in der Regel nur wenige Veränderungsfaktoren gemessen, etwa die Herz- und Atemfrequenz, um zu dem Schluss zu kommen, dass der Körper nicht der Ursprung der Emotionen sein könne, wenn für zwei klar voneinander abgrenzbare Emotionen wie Angst und Wut jeweils die gleichen Werte ermittelt wurden (niedrig oder hoch). Um sich ein realistisches Bild davon zu machen, ob verschiedene Emotionen (etwa Glück und Traurigkeit) mit verschiedenen physiologischen Mustern verbunden sind, wurden bei späteren Untersuchungen in der Regel Messungen zu einer größeren Zahl von physiologischen Veränderungen vorgenommen.

Eine Studie, in der jeweils die Herzfrequenz und die Hautleitfähigkeit gemessen wurden, ergab für diverse Basisemotionen wie etwa Glück, Traurigkeit, Angst und Wut voneinander abweichende Muster an physiologischen Veränderungen.[13] In neueren Untersuchungen wurden differenziertere Messungen von Veränderungen im autonomen Nervensystem selbst vorgenommen – man ermittelte also nicht einfach nur die Atemfrequenz, sondern auch die Art, zu atmen, die Atemtypen.[14] In anderen Untersuchungen wurden detailliertere Messungen zu Reaktionen des Herzkreislaufsystems und der Atemwege vorgenommen, etwa zur Herzfrequenz und ihrer Variabilität, zu Veränderungen bezüglich der Atemperiode, zum Intervall zwischen Atemwellen, und all das analysierte man auf der Basis multivariater statistischer Verfahren.[15] Der neueren Forschung ist es erfolgreicher gelungen, zu belegen, dass der Körper beim Hervorbringen eindeutiger emotionaler Erfahrungen beteiligt sein könnte, indem er für verschiedene Emotionen eindeutig unterscheidbare Muster von körperlichen Empfindungen erzeugt.

Zudem stießen aktuellere Untersuchungen, die sich auf Selbsteinschätzungen stützten und in deren Rahmen in Verbindung mit allen Basis- und einigen komplexen Emotionen (etwa Angst und Depression) von globalen Veränderungen in bestimmten Körperregionen berichtet wurde, für Basisemotionen wie Glück oder Traurigkeit in Sachen körperliche Veränderungen auf deutlich unterscheidbare Muster.[16] Diese kulturübergreifenden Untersuchungen wurden an einer großen Zahl von Versuchspersonen vorgenommen und wandten multivariate statistische Verfahren an, die auch spezifische individuelle Unterschiede berücksichtigten. Sie gelangten zu dem Schluss, dass für jede Emotion klar erkennbare »gemeinsame körperliche Veränderungsmuster« zu beobachten seien.

Wenden wir uns nun den anderen Erkenntnissen aus der Neurowissenschaft zu, die dazu beitrugen, die wichtige Rolle des Körpers bei Emotionen wieder salonfähig zu machen.

Wie das Gehirn vom Körper kommende Informationen zusammenträgt

Wir beginnen einmal mit dem, was wir darüber wissen, wie Informationen vonseiten des Körpers das Gehirn erreichen und von ihm verarbeitet werden. Aus früheren Untersuchungen ist uns bekannt, dass das Gehirn unentwegt Informationen empfängt, die ihm durch verschiedene Systeme innerhalb des Körpers übermittelt werden: die Nerven, das Blut und die extrazelluläre Flüssigkeit, also die Flüssigkeit, die zwischen den Zellen zirkuliert und Nährstoffe und Botschaften transportiert. In extrazellulären Flüssigkeiten des Gehirns und des Körpers finden sich chemische Botenstoffe wie etwa Peptide, die zwischen Gehirn und Körper hin und her wandern können. Das Gehirn sammelt jede Menge Informationen zu den Aktivitäten, die innerhalb der einzelnen Körpersysteme auf verschiedenen Ebenen stattfinden. So zum Beispiel trägt es Informationen dazu zusammen, was gerade chemisch auf der Ebene der einzelnen Muskelzellen geschieht wie auch im Hinblick auf Anspannung oder Entspannung des ganzen Muskels. Das Gehirn empfängt und verarbeitet Informationen wie etwa »Signale in Verbindung mit Schmerzzuständen; Körpertemperatur; Erröten; Jucken; Kitzeln; Schaudern; viszeralen und genitalen Empfindungen; den Zustand der glatten Muskulatur und sonstigen inneren Organe; den lokalen pH-Wert; Blutzuckerspiegel; Osmolalität; Entzündungsfaktoren und so weiter«.[17]

Das entstehende Bild der neuronalen Netze beziehungsweise des Gehirns mit derart spezifischen Informationen über den Körper wird als detaillierte »Körperlandkarte« bezeichnet. Wir wissen, dass das Gehirn in der Lage ist, derart minutiöse Informationen zu verarbeiten, um durch Zusammenführung und Abstraktion Körperlandkarten höherer Ordnung zu erstellen. So zum Beispiel kann das Gehirn spezifische Empfindungen in verschiedenen Regionen eines Arms wahrnehmen oder auch, wie sich der Arm insgesamt anfühlt – »gut« oder »schlecht«. Dies geschieht durch Sammeln und Ableiten der Bedeutung von Einzelempfindungen zur Erstellung einer pauschalen neuronalen Körperlandkarte des Armes im Sinne von »fühlt sich gut an« oder »fühlt sich schlecht an«. Dieses generalisierte Gefühl, sich gut oder schlecht zu fühlen, ist –

hier bezogen auf den Arm – ein Beispiel für eine Landkarte höherer Ordnung. Die Empfindungen, die in verschiedenen Komponenten des Arms auftreten (etwa bezogen auf Haut, Muskeln und Gelenke) und zu dieser Landkarte höherer Ordnung und der damit verbundenen Erfahrung beitragen, sich gut oder schlecht zu fühlen, ergeben sogenannte Körperlandkarten niederer Ordnung, die sich auf Empfindungen vonseiten der Haut, der Muskeln und der Gelenke beziehen.

Wir wissen zudem, dass das Gehirn in der Lage ist, Informationen zu verschiedenen Regionen des Körpers auf unterschiedlichen Niveaus von Aggregation und Abstraktion zu speichern und abzurufen, um Prognosen anstellen zu können.[18] Wenn wir zum Beispiel die emotionalen Konsequenzen verschiedener verhaltensmäßiger Reaktionen auf eine aktuelle Situation prognostizieren und vergleichen wollen, um die beste Option für uns zu wählen, können wir solche Simulationen im Gehirn ablaufen lassen, indem wir ähnliche Erfahrungen aus der Vergangenheit abrufen.

Wie das Gehirn aus körperlichen Erfahrungen Emotionen macht

Das Gehirn generiert und erfährt Emotionen eher auf Grundlage der von ihm erzeugten zusammengeführten oder abstrahierten Bilder des neuronalen Netzwerks statt basierend auf Detailinformationen, die vonseiten des Körpers bei ihm eingehen.[19] Was meinen wir mit einem zusammengeführten oder abstrahierten Bild des neuronalen Netzwerks? Wenn wir uns Georges Seurats pointillistisches Gemälde einer Frau mit Schirm und Kind an der Hand am Ufer eines Flusses an einem Sommerabend ansehen, das sich aus Abertausenden farbiger Punkte zusammensetzt, nehmen wir die Darstellung der Frau, des Schirms, des Kindes und des Flusses als Gesamtheit oder auf einer abstrakten Ebene wahr. Bewegen wir uns jedoch nahe genug an das Gemälde heran, sehen wir mit einem Mal nur noch die Abertausende von Punkten, aus denen es sich zusammensetzt. Auf dieselbe Weise merken wir, dass wir uns etwa im Hinblick auf eine Beziehung gut, schlecht oder neutral fühlen, indem wir eine große Zahl von Mikroempfindungen bezogen auf den Körper zusammentragen und von ihnen abstrahieren. Diese gleichen den Abertausenden von Punkten, aus denen Seurats Gemälde besteht. Das Bild der Frau, des Schirms und des Flusses lässt sich mit den neuronalen Landkarten des Körpers im Gehirn gleichsetzen, die höherer Ordnung sind. Die Farbpunkte, aus denen sich diese Bilder zusammensetzen, entsprechen den Körperlandkarten niederer Ordnung.

Jene Körperlandkarten höherer Ordnung, die Emotionen wie »gut«, »schlecht« oder »neutral« entstehen lassen, könnten sich auf körperliche Veränderungen herunterbrechen lassen, die für eine bestimmte Emotion je nach Individuum beträchtlich variieren können, und sie können bei ein und derselben Person je nach Anlass variieren.[20] Man kann bei verschiedenen Anlässen auf unterschiedliche Weisen glücklich oder traurig sein, je nachdem, welche Körpersysteme beteiligt sind und wie. So zum Beispiel kann eine Phase, in der wir traurig oder glücklich sind, das Herz und die Lunge in unterschiedlichem Umfang beanspruchen. Das kann mit der Atemfrequenz zusammenhängen und der Verengung oder Lockerung des Lungengewebes. Auch die Herzfrequenz und die Anspannung oder Entspannung der Herzmuskulatur kann eine Rolle spielen oder in unterschiedlichem Umfang auch beides. Eine solche Variabilität kann auch zwischen einzelnen Individuen auftreten, die in einer gemeinsam erlebten Situation ähnliche Emotionen (Angst, Entsetzen und Traurigkeit zum Beispiel) durchleben – etwa bei dem Anblick, wie die Raumfähre

Challenger wenige Minuten nach dem Start explodierte und auf die Erde stürzte.

Um einen weiteren Vergleich zu bemühen: Dasselbe Orchester kann die gleiche Melodie mit unterschiedlicher Instrumentalbesetzung spielen, und dennoch werden alle, denen die Melodie vertraut ist, sie wiedererkennen. Und selbst jemand, der eine Melodie noch nicht kennt, kann sich die Grundmelodie erschließen, nachdem er eine Reihe verschiedener Interpretationen mit unterschiedlicher Instrumentierung gehört hat. Ganz genauso ist das Gehirn vom Säuglingsalter an in der Lage, Muster in Daten zu erkennen und die beobachteten Muster in Kategorien einzuteilen.

Wie Emotionen aus gegenwärtigen wie auch früheren Körpererfahrungen konstruiert werden

Bislang haben wir gesehen, wie das Gehirn Emotionen aus aktuellen Körpererfahrungen heraus generieren kann. Damasio zufolge verfügt das Gehirn aber auch über die Fähigkeit, schnelle Prognosen zu emotionalen Reaktionen auf vertraute Situationen zu generieren, indem es frühere körperliche Erfahrungen abruft, ohne den Körper in der Gegenwart einzubeziehen.[21] Diese Fähigkeit, die er die »Als-ob-Körperschleife« nennt, spart Energie und nutzt vorhandene Vorerfahrungen optimal, um auf vertraute Situationen zu reagieren. In Barretts konstruktivistischer Theorie der Emotionen sind derartige Prognosen bei jeder emotionalen Erfahrung involviert.[22] Jede emotionale Erfahrung wird vom Gehirn als eine Kombination konstruiert, die sich aus Folgendem zusammensetzt:

- Prognosen, die auf früheren Erfahrungen basieren (bezogen auf die Situation; bezogen darauf, wie die Person im optimalen Fall innerlich und äußerlich reagieren sollte, um die aufgewendete

Energie und ihr Verhalten darauf einzustellen, mit der Situation zurechtzukommen; und bezogen auf die körperlichen Veränderungen, die erforderlich wären, damit die innerlichen und äußerlichen Reaktionen zustande kommen), und

- aktuelle Informationen zur Situation, die permanent bei uns ankommen, darüber, wie die Person innerlich und äußerlich reagiert und wie sich dies im jeweiligen Moment auf den Körper auswirkt.

Falls Zweifel daran bestehen, dass Prognosen eine Komponente emotionaler Erfahrungen sind, beachten Sie bitte, dass es heute adäquate Belege dafür gibt, dass selbst bei Wahrnehmungen, die über die fünf Sinne laufen, Prognosen ins Spiel kommen, die auf früheren Erfahrungen basieren.[23]

Wie Sprache an der Konstruktion emotionaler Erfahrungen beteiligt ist

In ihrem Buch *How Emotions Are Made. The Secret Life of the Brain* beschreibt Lisa Feldman Barrett, wie Sprache an der Konstruktion simpler wie auch komplexer emotionaler Erfahrungen beteiligt ist.[24] Von frühester Kindheit an ist das Gehirn in der Lage, im inneren und äußeren Erleben Muster zu erkennen und Worte mit ihnen in Verbindung zu bringen. Alles, was fliegt, wird vielleicht zunächst einmal als »Vogel« bezeichnet – eine einfache Grundidee. Irgendwann werden Flugobjekte dann differenzierter betrachtet und es werden komplexere Konzepte daraus (etwa »Pfau«, »Rotkehlchen«, »Passagierflugzeug«, »Kampfflugzeug«). Diese Begriffe basieren allesamt auf der Beobachtung von Merkmalen, in denen sich die fliegenden Objekte voneinander unterscheiden, obwohl ausnahmslos alle fliegen. Mit einer Situation oder der mit ihr verknüpften emotionalen Erfahrung verhält es sich nicht anders: Sie lässt sich mit einfachen Schlagworten wie »gut«, »schlecht«, »schmerzhaft«, »angenehm«, »traurig« oder »glücklich« umreißen oder anhand von komplexeren Beschreibungen von Gefühlszuständen schildern, wie »Angst, die väterlichen Erwartungen nicht erfüllen zu können« und »Angst, aus großer Höhe in die Tiefe zu stürzen«.

Wie emotionale Erfahrungen je nach Person, Familie und Kultur variieren können

Jeder Umstand, unter dem die besagte »Angst, aus großer Höhe in die Tiefe zu stürzen« erlebt wird, ist wieder anders gelagert. Von der »Angst, aus einem Gebäude in die Tiefe zu stürzen« über die »Angst, vom Baum zu fallen« bis hin zu der »Kindheitsangst, beim Balancieren auf Zaunpfosten von ihnen herunterzufallen«. Selbst »aus einem Gebäude in die Tiefe stürzen« oder »vom Baum fallen« oder »vom Zaun fallen« stellt sich immer wieder anders dar, da sich unsere Prognose – ebenso wie unser aktuelles Verhalten – nie exakt mit diesen einzelnen Situationen decken wird. Hat man zwei Personen, die der gleichen Situation ausgesetzt sind, etwa der »Gefahr, aus großer Höhe in die Tiefe zu stürzen«, kann man nicht davon ausgehen, dass sie zu der gleichen prognostizierten oder tatsächlichen Wahrnehmung und Beurteilung der Situation gelangen. Ebenso wenig kann man damit rechnen, dass die gleichen innerlichen und äußerlichen Verhaltensreaktionen in Gang gesetzt werden, um diese Situation zu bewältigen. Oder dass es infolgedessen zu den gleichen körperlichen Veränderungen kommt. So zum Beispiel kann von zwei Menschen, die ein und dieselbe Situation erleben – von einem Zaun zu fallen – der eine schlimmere Folgen des Sturzes prognostizieren als der andere, je nach den jeweiligen Vorerfahrungen mit Stürzen dieser Art. Die eine Person bemüht sich vielleicht weiter, den Sturz zu verhindern, während die andere davon ausgeht, dass er sich ohnehin nicht verhindern lässt und ihren Körper auf den unvermeidlichen Aufprall vorbereitet.

Doch trotz alledem können Menschen mit anderen über ihre unterschiedlichen emotionalen Erfahrungen kommunizieren, und sei es in so einfachen Begriffen wie »schlecht«, »beängstigend« und so weiter. Um das, was emotional in ihnen vorgeht, präziser mit anderen teilen zu können, müssen sie allerdings schon komplexere Beschreibungen wählen. Etwa »eine Kindheitsangst davor, beim Balancieren über Zaunpfosten herunterzufallen«. Noch mehr Variationsreichtum können wir je nach Individuum, Familie, Subkultur und Kultur im Hinblick auf die Wahrnehmung, Beurteilung, verhaltensmäßige Reaktion und die entsprechenden körperlichen Veränderungen erwarten, die mit der »Angst, die väterlichen Erwartungen nicht erfüllen zu können« einhergehen.

»Angst, die väterlichen Erwartungen nicht erfüllen zu können«, ist ein komplexes Beispiel für eine Emotion, die potenziell stark variieren kann – vor allem bei Betrachtung verschiedener Kulturen, da die Beziehung zum Vater dort jeweils anders geprägt sein kann. Bei komplexeren emotionalen Erfahrungen wie dieser spielt die Sprache eine größere Rolle, wenn es darum geht, anderen gegenüber die eigenen emotionalen Erfahrungen klar zu benennen und zu kommunizieren. Bei Menschen aus demselben Kulturkreis und womöglich Familiensystem ist es wahrscheinlicher, dass sie über derartiges miteinander kommunizieren und dem Gegenüber derartige komplexe emotionale Erfahrungen vermitteln können.

Wie wir anderen unsere emotionale Verfassung übermitteln

Wir kommunizieren emotionale Befindlichkeiten verbal, durch Sprache, und zwar über simple wie auch komplexe Ideen von Emotion. Wir tun es auch nonverbal, über Merkmale wie Mimik, körperlichen Ausdruck und unseren Tonfall. Wenn andere solche Informationen von uns erhalten, können sie versuchen, zu verstehen, was gerade in uns vorgeht, indem sie anhand eigener früherer Erfahrungen simulieren, was sie in ähnlichen Situationen in ihrem Gehirn und Körper erleben mögen, oder indem sie unseren Körperausdruck und unsere Mimik spiegeln. Die Erforschung der »Spiegelneuronen« rückt die Identifikation von Neuronen in unserem Gehirn in den Fokus, die die Bewegungen nachvollziehen, die wir bei anderen sehen, um ihrem inneren Erleben auf den Grund zu gehen.[25] Zum Beispiel erinnere ich mich daran, wie gut mein Körper sich fühlte, als ich aus einer Nachmittagsvorstellung des Cirque du Soleil kam. Es fühlte sich so gut an, weil mein Gehirn es mir ermöglichte, an dem lustvollen Vergnügen teilzuhaben, das die Körper der Darsteller erlebten, während sie diese genialen Abläufe meisterten – und das, ohne mich selbst dabei zu bewegen.

Alle Menschen teilen ein gemeinsames genetisches Erbe. Unsere Gehirne und Körper sind einander in ihrer physischen Ausstattung ziemlich nahe. Wir zeigen in unseren psychologischen Reaktionen auf ähnliche Situationen zwar vielleicht enorme Unterschiede, und doch gibt es viele gängige Erfahrungen, die wir teilen: Schmerz und Vergnügen, Abneigung und Zuneigung, uns gut oder schlecht, reguliert oder dysreguliert zu fühlen. Diese Erfahrungen mögen aufgrund konstitutioneller Unterschiede zwischen uns zwar variieren, und doch haben wir genug Gemeinsamkeiten, um einander verstehen zu können, wenn wir mit diesen simplen Worten Aspekte unseres emotionalen Erlebens mit anderen teilen.

Vielleicht ist das der Weg, auf dem die universellen oder Basisemotionen Traurigkeit, Glück, Angst, Wut, Ekel und Überraschung überhaupt entstanden sind und zu gemeinsamen Mustern emotionalen Erlebens wurden. Vielleicht kann man bei der häufigeren universellen Erfahrung, sich schlichtweg »gut« oder »schlecht« zu fühlen, von universellen oder elementaren sensomotorischen Emotionen sprechen. Die lassen sich mimisch vielleicht schlechter ausdrücken als die Gefühle, die es auf Darwins Liste universeller Basisemotionen geschafft haben (Glück, Traurigkeit, Angst, Wut, Überraschung und Ekel). Eine sensomotorische Emotion ist ein psychologisch bedeutsamer physiologischer Zustand des Gehirns oder des Körpers, der sich nicht auf Basis- oder komplexe Emotionen herunterbrechen lässt. Da elementare sensomotorische Emotionen wie Schmerz und Vergnügen immer vorhanden sind, sei es allein oder als unabdingbarer Bestandteil aller einfachen und komplexen Emotionen, können sie, wie wir später noch sehen werden, bei der emotionalen Verkörperungsarbeit nützlich sein – vor allem bei Menschen, die Schwierigkeiten haben, ihre Emotionen zu erleben oder zwischen ihnen zu differenzieren.

Befassen wir uns noch einmal mit dem zuvor zitierten Beispiel »Angst, die väterlichen Erwartungen nicht erfüllen zu können«, um zu untersuchen, wie diese Emotion je nach Person und Kultur kommuniziert werden könnte. Hier haben wir ein komplexes Beispiel für eine Emotion mit Variationsmöglichkeiten en masse, und das sogar bezogen auf ein und dieselbe Person je nach Situation, in der das Gefühl wachgerufen wird. In noch größerem Umfang gilt dies für kulturspezifische Unterschiede, die Auswirkungen darauf haben können, wie unterschiedlich sich die Beziehung zu unserem Vater gestalten kann. Vielleicht haben wir bessere Chancen, anderen diese Emotion zu vermitteln, wenn wir einfache Begriffe wie »schlecht«, »schmerzhaft« oder »traurig« verwenden, um wenigstens einen grundlegenden Aspekt der Erfahrung vermitteln zu können. Derartige simple Vorstellungen von Emotionen könnten durchaus die Kandidaten für universelle Basisemotionen sein, die sich kulturübergreifend kommunizieren lassen, da es in allen Kulturen Worte zu geben scheint, um ansonsten komplexe und vielfältige emotionale Erfahrungen anhand von simplen und ein Stück weit reduzierten Vorstellungen von Emotionen zu beschreiben.

Dennoch mögen derartige Ideen eine komplexe Erfahrung wie »Angst, die väterlichen Erwartungen nicht erfüllen zu können« bei diversen Individuen und Kulturen nicht wirklich auf den Punkt bringen. Menschen aus derselben Kultur und demselben Familiensystem, die gemeinsame Lebenserfahrungen aufweisen, dürften eher über komplexe emotionale Erfahrungen wie »Angst, die väterlichen Erwartungen nicht erfüllen zu können« kommunizieren und sich dabei verstehen können. Bei komplexeren emotionalen Erfahrungen spielt Sprache von daher eine größere Rolle, wenn es darum geht, die eigenen emotionalen Erfahrungen zu identifizieren und sich anderen darüber mitzuteilen.

Wie wir vielleicht direkt über »Resonanz« etwas über die Gefühle des Gegenübers erfahren

Die klassische Annahme lautet, dass es uns gelingt, wechselseitig unsere emotionale Befindlichkeit zu verstehen und uns in das Gegenüber einzufühlen, indem wir über die fünf Sinne Informationen miteinander austauschen. Diese auf der westlichen Phänomenologie basierende Annahme postuliert, dass der einzige Weg, wie wir Informationen über die internen Körpervorgänge und die

Verfassung des Gehirns anderer Menschen sammeln können, über die äußeren Sinne (Gesichts-, Hör-, Geruchs-, Geschmacks- und Tastsinn) läuft. Diese Annahme unterstreicht die Idee, dass es für den einzelnen Menschen gar nicht so einfach sei, seine einzigartigen Erfahrungen mit anderen zu teilen.

Nun jedoch zeigen umfangreiche Untersuchungen aus diversen Fachrichtungen, dass Körper und Gehirn über die messbaren Frequenzen des elektromagnetischen Spektrums Informationen senden und empfangen können – das Phänomen, das wir schon angesprochen und als interpersonelle Resonanz oder einfach Resonanz beschrieben haben.[26] Zwar mag unser einzigartiger Körper die über Resonanz empfangenen Informationen dennoch durch seinen eigenen Filter laufen lassen, und doch können wir auf diese Weise unmittelbar Informationen über Emotionen miteinander austauschen. Wir können Resonanz nutzen, um etwas darüber in Erfahrung zu bringen, wie andere verschiedene Emotionen erleben, verstehen, einordnen und benennen. Was wiederum die Wahrscheinlichkeit erhöht, dass wir beim Erfahren verschiedener Emotionen mehr gemeinsame Muster im Gehirn und Körper aufweisen, als die konstruktive Emotionstheorie uns glauben machen mag.

Die exakte Wissenschaft, die die Rolle des Körpers beim emotionalen Erleben wiederaufleben ließ

Die Teile des Gehirns, bei denen man ermittelt hat, dass sie bei der Verarbeitung von Informationen beteiligt sind, die vom Körper ausgehen, sind heute kollektiv als »interozeptives Netzwerk« bekannt. Wissenschaftler wie Antonio Damasio und Bud Craig haben diverse Areale des Gehirns, vor allem die Inselrinde, als Bestandteile des interozeptiven Netzwerks ermittelt. So zum Beispiel identifiziert Damasio die sensomotorischen Kortexe (I und II), die Inselrinde, den cingulären Kortex, den Thalamus, den Hypothalamus und die Hirnstammkerne im Tegmentum als am interozeptiven Netzwerk beteiligt.[27] Viele Hirnregionen, die man als an der Verarbeitung von Emotionen beteiligt ermittelt hat (in Studien von führenden Forschern wie Walter Cannon, Philip Bard, James Papez, Paul McLean und Joseph E. LeDoux), sind offenbar auch an der Verarbeitung von Körperinformationen beteiligt. Wichtige Hirnregionen, die das interozeptive Netzwerk ausmachen, etwa der anteriore insulare Kortex, befanden sich Untersuchungen zufolge in den gleichen Hirnregionen, die aktiv werden, wenn Menschen berichten, dass sie gerade Emotionen durchleben.[28]

Forschungserkenntnisse, die zeigen, dass Hirnregionen, die auf die Verarbeitung von Körperinformationen spezialisiert und auch an der Verarbeitung von Emotionen beteiligt sind, bedeuten nicht unbedingt, dass das eine mit dem anderen zu tun hat. Das emotionale Erleben muss nicht zwingend vom körperlichen Erleben abhängen oder sich daraus ableiten – womöglich teilen diese Hirnareale eben mehr als eine Funktion miteinander. Dennoch gibt es zunehmend Belege dafür, wie körperliche Zustände die Emotionen prägen.[29] Zudem gibt es immer mehr Hinweise darauf, dass unsere Möglichkeiten zum bewussten emotionalen Erleben hochgradig mit unserer Fähigkeit zum bewussten körperlichen Erleben korrelieren.[30] Dieser Umstand lässt auch darauf schließen, dass Emotionen von körperlichen Zuständen abhängen.

Geruchs-, Geschmacks-, Hör-, Gesichts- und Tastsinn werden die äußeren oder exterozeptiven Sinne genannt. Das Sinnesorgan, über das wir ermitteln, was in unserem Körperinneren vor sich geht, wird als inneres Sinnesorgan oder interozeptives Sinnesorgan bezeichnet. Die bewusste und unbewusste Interozeption des Körpers über das Gehirn hilft uns bei einer Reihe von Funktionen wie Homöostase, Energiemanagement und Überleben.[31] Es zeigt sich, dass diejenigen unter uns, die besser in Interozeption oder im Körperspüren sind – zum Beispiel Menschen, die zuverlässig schätzen können, wie viele Male ihr Herz innerhalb eines bestimmten Zeitraums schlägt –, auch Emotionen bewusster und auf einem höheren Intensitätsniveau erleben als solche mit einer schwächer ausgeprägten Interozeption. Bei näherer Betrachtung funktionieren sie auch auf der kognitiven Ebene besser und müssen bei anstrengender körperlicher Betätigung weniger Energie aufwenden.

Die in diesem Kapitel erörterten Erkenntnisse sind ein überzeugendes Argument für die potenzielle Beteiligung des ganzen Körpers am Generieren und Erfahren von Emotionen. Hier noch einmal ein Überblick über die besagten Forschungsergebnisse:

- Das Gehirn verarbeitet Informationen von allen Systemen im Körper, die über verschiedene Kanäle gesammelt wurden.
- Die Hirnareale, die als an der Verarbeitung von Körperinformationen beteiligt ermittelt wurden, sind eine Untergruppe der Hirnareale, von denen man weiß, dass sie an der Verarbeitung von Emotionen beteiligt sind.
- Die Emotionen werden von körperlichen Zuständen geprägt.
- Die Fähigkeit zum bewussten emotionalen Erleben ist von der Fähigkeit zum bewussten körperlichen Erleben abhängig.
- Unterschiedliche Emotionen weisen auf der Mikroebene (ermittelt durch Messung der kardiovaskulären und respiratorischen Funktionen) und ebenso auf der Makroebene (ermittelt durch Messung verschiedener allgemeiner Aktivierungsmuster in verschiedenen Körperregionen für verschiedene Basis- und komplexe Emotionen) unterschiedliche Körpermuster auf.

Unter Emotionsforschern jeder Couleur herrscht nahezu Einigkeit darüber, dass eine der wichtigen Funktionen von Emotionen dieselbe ist wie das primäre Ziel der Interozeption: uns bei Homöostase, Energiemanagement und Überleben zu helfen. Alle anderen Funktionen, die mit Emotionen in Verbindung gebracht werden, lassen sich letzten Endes auf die drei fundamentalen Funktionen Homöostase, Energiemanagement und Überleben reduzieren: Emotionen auszudrücken, um anderen zu vermitteln, wie wir uns fühlen (was mit Kommunikation und Bindung zusammenhängt); innere Anspannung zu lösen und uns selbst über Handlungen wie Weinen (mit Heilung verbunden) zu regulieren sowie alle Aspekte von Kognition und Verhalten zu lenken (für die Energie und den Antrieb zum Handeln sorgen). Wenn ich wahrnehme, dass ich mich nach einer Trennung von meiner Frau schlecht fühle, kann es auch um meine Homöostase, meinen Energiehaushalt oder mein Überleben nicht sonderlich gut bestellt sein. Wenn ich es genieße, mit meiner Frau zusammen zu sein, bringt dieses Gefühl mein Gehirn und meinen Körper physiologisch in die Richtung von mehr Wohlgefühl.

Emotion und Interozeption haben insofern die gleichen Ziele: Homöostase, Energiemanagement und Überleben. Vor diesem Hintergrund ist es nachvollziehbar, dass die Informationen, auf die sie zurückgreifen, um ihre gemeinsamen Ziele zu erreichen – Informationen zum Zustand des Körpers –, dieselben sind, obwohl sie unterschiedliche Anhäufungen und Abstraktionen derselben Daten darstellen. Zum Beispiel haben das Gefühl, das Gleichgewicht zu verlieren, das uns hilft, einem Sturz vorzubeugen, und die unangenehme emotionale Erfahrung, zu versinken und endlos zu fallen, wenn wir erfahren, dass jemand uns Nahestehendes ganz unerwartet bei einem Autounfall ums Leben gekommen ist, jede Menge Gemeinsamkeiten, was die physiologischen Veränderungen anbelangt, die sie entstehen lassen.

Ich möchte zusammenfassen, was wir bislang aus den sich überschneidenden Forschungsarbeiten zu Interozeption und Emotion wissen: Der interozeptive Sinn und das interozeptive Netzwerk sammeln Informationen über den Körper und den Prozess, der im Gehirn abläuft, um zwei Arten von Informationen zu generieren. Die eine bezieht sich auf körperliche Zustände (etwa »Absinken des Blutzuckerspiegels«, »Hunger« oder sich »gut« oder »schlecht« fühlen), die landläufig nicht als Emotionen verstanden werden. Ein anderer Typus von Informationen dreht sich darum, sich »gut« oder »schlecht« oder »traurig« oder »wütend« zu fühlen – Zustände, die weithin als Emotionen verstanden werden, wenn sich »gut« oder »schlecht« zu fühlen psychologisch mit der Situation in Verbindung gebracht werden kann, in der wir uns gerade befinden. Beide Arten von Informationen sind darauf ausgerichtet, dem Organismus auf verschiedene Weise bei Homöostase, Energiemanagement und Überleben zu helfen. Emotionale Zustände – vor allem solche, die uns sagen, wie es uns in sozialer Hinsicht geht – können unser hieraus resultierendes Verhalten steuern, und zwar in Richtung einer Optimierung unserer homöostatischen Voraussetzungen; einer verbesserten Nutzung unserer Energie und der Sicherung unseres Überlebens. Informationen in Form von körperlichen und emotionalen Zuständen sind für den Organismus hilfreich, selbst wenn es sich hierbei nicht um bewusste Erfahrungen handelt. Bewusste Erfahrungen körperlicher und emotionaler Zustände jedoch bieten zusätzliche Vorteile für die Homöostase, das Energiemanagement und das Überleben.

Kann das Gehirn eigenständig Emotionen hervorbringen?

Da Neurotransmitter wie Dopamin und Serotonin emotionale Zustände in der Hirnphysiologie herbeiführen und verändern können, erweckt es den Anschein, dass das Gehirn imstande ist, eigenständig Emotionen zu generieren. Auch vom Körper weiß man, dass er über diese Fähigkeit verfügt. Ob vom Gehirn aktiviert oder von allein: Der Körper ist in der Lage, endogene Substanzen wie Sexual- und sonstige Hormone auszuschütten, die – neben vielen weiteren Funktionen – emotionale Erfahrungen herbeiführen beziehungsweise verändern.

Die Fähigkeit des Gehirns, durch Ausschüttung derartiger endogener Substanzen schnellstens emotionale Zustände einzuleiten oder zu ändern, kann ein evolutionärer Vorteil sein. Organismen sind oft überfordert, wenn sie vor Situationen stehen, die über ihre Möglichkeiten hinausgehen. Die physiologischen Systeme von jemandem, der sich mit einem überwältigenden und ausweglosen Trauma wie etwa Folter konfrontiert sieht, können so dysreguliert werden, dass dies zum Tod führen könnte, würde sich nicht die endogene Biochemie einschalten und das Gehirn und den Körper so weit regulieren, dass gewisse mentale und physische Fähigkeiten erhalten bleiben, die erlauben, weiter mit der Bedrohung zurechtzukommen. Solche Mechanismen sind oft hilfreich dabei, gewöhnliche Alltagssituationen zu bewältigen, wenn starke emotionale Reaktionen kontraproduktiv sein könnten – etwa in einer Situation, in der man von einem Vorgesetzten ungerecht beurteilt wird. Wenn emotionales Unbehagen im Gehirn registriert wird, gelingt es dem Gehirn vielleicht, dieses Unbehagen mit der Ausschüttung endogener Opioide zu dämpfen. Es wäre nachvollziehbar, wenn die Evolution solche Mechanismen genetisch fest in die Entwicklungssequenz unseres physiologischen Systems eingebaut hätte.

Mancherseits herrscht die Vorstellung, dass sich das Gehirn an eine über den Körper generierte Emotion nicht erinnern könne, ohne wieder in gewissem Umfang den Körper einzubeziehen. Aber so, wie wir ein gespeichertes visuelles Bild abrufen können, ohne unsere Augen zu bemühen, müssten wir eine körperliche Erfahrung abrufen können, ohne den gesamten Körper zu aktivieren. Angesichts seiner langen Evolutionsgeschichte verfügt das Gehirn zumindest über eine gewisse angeborene Fähigkeit, blitzschnell Prognosen anzustellen, die nicht nur auf den Erfahrungen unseres Körpers in diesem Leben basieren, sondern auch auf dem, was alle Körper dieser Spezies (die auch diesen Körper hervorgebracht hat) jemals erfahren haben. Aus körperlichen Erfahrungen entstehen (Gehirn-)Bilder des neuronalen Netzwerks, die im Hinblick auf körperliche Erfahrungen einen unterschiedlichen Grad an Aggregation und Abstraktion aufweisen. Diese Bilder existieren auf der physiologischen, strukturellen und biochemischen Ebene des Gehirns. Es ist daher gar nicht so weit hergeholt, sich vorzustellen, dass die Evolution das Gehirn mit der angeborenen Fähigkeit ausgestattet haben könnte, in Reaktion auf in der Welt über die fünf äußeren Sinne sowie die Interozeption wahrgenommene Muster bestimmte Erfahrungen – etwa universelle Basisemotionen – wachzurufen.

Es gibt in der Fachliteratur zu Emotionen durchaus Präzedenzfälle für eine solche Möglichkeit. Die evolutionäre Perspektive von Charles Darwin[32], die auf kulturübergreifenden Belegen für die Existenz universeller Emotionen basiert, wurde von Untersuchungen einer langen Reihe von Forschern unterstützt, darunter von Paul Ekman.[33] Wenn die Evolution die Abbildung von Emotionen im Körper als etwas programmieren kann, zu dem wir von Geburt an neigen, und wenn die Abbilder von Emotionen im Körper verschiedene emotionale Erfahrungen mit klar erkennbaren neuronalen Mustern im Gehirn generieren können[34], wäre es dann nicht der nächste logische Schritt in der Evolution, dem Gehirn die Fähigkeit einzuprogrammieren, solche emotionalen Erfahrungen unabhängig vom Körper zu generieren? Zumindest in gewissem Umfang? Die Präzision zu fördern, mit der das Gehirn Prognosen anstellen kann, bedeutet bessere Überlebenschancen. Die Geschichte der Emotionsforschung bietet mehr Belege für diese

Fähigkeit aufseiten des Gehirns. Seine angeborene Gabe, über seine Hardware Emotionen hervorzubringen, unabhängig vom körperlichen Erleben, ist ein fundamentales Merkmal, auf das in den Theorien von Walter Cannon, Philip Bard, James Papez, Paul McLean, Jaap Panksepp, and Joseph E. LeDoux eingegangen wird – allesamt wichtige Forscher, die sich mit der Rolle des Gehirns im Hinblick auf Emotionen befasst haben.[35]

Um zur bestmöglichen kognitiven Beurteilung einer Situation zu gelangen, greift das Gehirn auf gegenwärtige wie auch frühere Erfahrungen zurück. Das ist eine effiziente Strategie. Es ist belegt, dass das Gehirn in Sachen emotionale Einschätzung von Situationen nicht anders vorgeht: Es greift auf Erfahrungen zurück, die die Evolution in Form angeborener Veranlagungen an uns weitergegeben hat, sowie auf frühere Erfahrungen des Körpers und aktuellen Input des gesamten physiologischen Systems einschließlich des Gehirns. Das ist die umfassende Theorie der Physiologie der Emotionen, die auch ich vertrete – eine Sicht der Dinge, zu der ich nach intensiver Auseinandersetzung mit der Fachliteratur zur Neurophysiologie der Emotionen gelangt bin. Bei diesem Prozess bin ich zu wertvollen Erkenntnissen gelangt, die dann zur wissenschaftlichen Grundlage der angeleiteten Verkörperung von Emotionen wurden.

Fazit

Die integrative Sichtweise, die sich aus der aktuelleren Erforschung der physiologischen Seite von Emotionen ergibt (dass sowohl das Gehirn als auch der Körper eine wichtige Rolle beim Erzeugen und Erfahren von Emotionen spielen), wird von den Erkenntnissen aus der Psychoneuroimmunologie gestützt und sogar noch weiter ausgebaut, einem noch relativ jungen Forschungsgebiet, das Ende der 1970er-Jahre aufkam. Im Mittelpunkt der psychoneuroimmunologischen Untersuchungen stehen »Informationssubstanzen« – chemische Botenstoffmoleküle wie etwa Neurotransmitter oder Peptide –, die über den Weitertransport von Blut und Flüssigkeiten zwischen den Zellen relativ frei zwischen verschiedenen System des Körpers zirkulieren, darunter im Gehirn, im autonomen Nervensystem und den Organen.

Wenn diese in einer bestimmten Körper- oder Hirnregion produzierten Moleküle einen anderen Teil des Körpers oder Gehirns erreichen, binden sie sich an bestimmte Rezeptoren an der Oberfläche der Zielzellen, um deren Verhalten zu ändern. Der Informationsaustausch innerhalb dieses Netzwerks macht 98 Prozent der gesamten im Körper auftretenden Kommunikation aus. Der Informationsaustausch im Nervensystem hingegen erreicht gerade einmal 2 Prozent. Die Produktions- und Rezeptorzellen für diese Botenmoleküle sind überall im Gehirn und Körper verteilt. Im Gehirn konzentrieren sie sich in Arealen, die in herkömmlichen Untersuchungen zur Physiologie der Emotionen als eher mit den Emotionen zusammenhängend identifiziert wurden, was die führende Forscherin Candace Pert veranlasste, diese Substanzen als »Moleküle der Gefühle« zu titulieren. Pert war die Erste, die Opiatrezeptoren im Gehirn entdeckte, während sie Nacht für Nacht in einem Labor schuftete, ihr Baby im Tragetuch. Aufgrund der in Wissenschaftlerkreisen praktizierten Geschlechterpolitik wurde Pert bei der Vergabe des Nobelpreises für ihre Entdeckung geflissentlich übersehen.

Pert fasste ihre durch psychoneuroimmunologische Untersuchungen gewonnenen Erkenntnisse über Emotionen in ihrem 1997 erschienenen Buch *Moleküle der Gefühle. Körper, Geist und Emotionen* zusammen. Auf die Frage, ob Emotionen vor dem Hintergrund dessen, was sie den Dynamiken verschiedener Informationssubstanzen im Gehirn und Körper herausgefunden hatte, eher ein Phänomen seien, das vom Gehirn ausging oder ob sie vom Körper ausgingen, antwortete sie »Warum? Beides! Es ist kein Entweder/Oder; de facto ist es beides und keines davon. Es ist gleichzeitig – keine Einbahnstraße.«[36] Mit anderen Worten, bei der Entstehung von Emotionen (und übrigens auch von Kognitionen und Verhaltensweisen) sind sowohl das Gehirn als auch der Körper beteiligt. Es ergibt keinen Sinn, von Emotion, Kognition oder Verhalten so zu sprechen, als bestünde da eine Zweiteilung und sie seien entweder dem Gehirn oder dem Körper zuzuordnen.

Wir können über die verschiedenen Rollen des Körpers oder des Gehirns bei Emotionen und dem Erfahren von Emotionen reden, aber keine der körperspezifischen oder hirnspezifischen Rollen kann die Hervorbringung und Erfahrung von Emotionen vollständig erklären. Sowohl im Hinblick auf das Gehirn als auch den Körper beobachten wir auf der Ebene der Informationssubstanzen unentwegt Interaktionen miteinander und wechselseitige Beeinflussung. Physiologische Korrelate oder Substrate von Emotionen in Form von Informationssubstanzen wie Neurotransmittern und Peptiden können zuerst in der Physiologie des Gehirns oder auch des Körpers generiert werden. Sie können daraufhin dann ganze Sequenzen oder Dominoeffekte in Gang setzen – entweder eigenständig oder unter Einbeziehung anderer Informationssubstanzen, die physiologisch schnell die Gesamtheit von Gehirn und Körper einbeziehen können.

Könnten Emotionen entweder im Gehirn oder im Körper entstehen, wäre es wohl auch denkbar, dass sie von beiden Orten gleichzeitig ausgehen. Diese Möglichkeit unterstützt die in Richtung dynamischer Netzwerksysteme gehende Vorstellung von der integrierten Natur von Zellen, die überall im Gehirn und Körper wirksam sind und innerhalb derer ein Impuls diverse Knotenpunkte oder Stellen gleichzeitig aktivieren kann. Oder der Prozess beginnt an einem bestimmten Knotenpunkt oder Ort und erfasst dann auch weitere Knotenpunkte oder Orte. Der physiologische Impuls zu einer Emotion kann deshalb gleichzeitig im Gehirn und im Körper in Gang kommen. Oder er kann anfangs im Gehirn oder Körper auftreten und sich auf physiologischem Wege dann rasant in das restliche Gehirn und den weiteren Körper hinein ausbreiten.

Wir können sehen, dass sich die zuvor angeführten Erkenntnisse zur Physiologie der Emotionen – zusammen mit den gerade besprochenen Hypothesen aus der Molekularforschung – in mehrfacher Hinsicht wechselseitig stützen. Wenn das Gehirn über seine angeborenen Mechanismen oder durch das Abrufen früherer Erfahrungen am Generieren von Emotionen beteiligt ist, bevor es den gesamten Körper einbezieht, um eine Realitätsprüfung vorzunehmen, können wir uns den emotionalen Impuls als etwas vorstellen, das vom Gehirn hervorgebracht wird. Wenn das Gehirn eine Emotion auf Grundlage einer Inszenierung innerer Verhaltensweisen generiert, die darauf abzielen, die Homöostase zu erhalten und den Energiehaushalt sowie das äußere Verhalten dahingehend zu steuern, dass die Situation bewältigt werden kann, können wir uns den Ursprung des emotionalen Impulses als im Körper befindlich vorstellen. Da das Generieren von Emotionen mit Vorhersagen verbunden sein dürfte, die auf angeborene Mechanismen, Erinnerungen an frühere körperliche Erfahrungen und den aktuellen Input vonseiten des Körpers zurückgehen, können wir es uns so vorstellen, dass der emotionale Impuls in Gehirn und Körper gleichzeitig entsteht.

Im nächsten Kapitel befassen wir uns mit der Evidenz dafür, wie Kognition, Emotion und Verhalten in der Physiologie des Gehirns wie auch des Körpers auf komplexe Weise verflochten sind. Und wir betrachten, auf welche Weise Emotionen in der Triade von Kognition, Emotion und Verhalten eine zentrale Rolle spielen. Im übernächsten Kapitel untersuchen wir alle bis dato bekannten

Dynamiken oder Mechanismen, über die emotionale Erfahrungen generiert und abgewehrt werden, und die Rolle, die sie bei der Ausbildung psychophysiologischer Symptome spielen. Das nächste Kapitel in Teil II beleuchtet dann die Faktoren, die über unsere Affekttoleranz entscheiden (unsere Fähigkeit, Emotionen auszuhalten), und präsentiert die wissenschaftliche Begründung dafür, wie das Schaffen von mehr Raum für die Emotion auf der physiologischen Ebene des Gehirns und des Körpers (vor allem des Körpers) ein vermehrtes Fassungsvermögen für Emotionen schaffen kann, vor allem für solche unangenehmer Art. Von diesem größeren Container Gebrauch zu machen, kann wiederum unsere kognitiven, emotionalen und verhaltensbezogenen Funktionen wie auch unsere Gesundheit und unser Wohlgefühl positiv beeinflussen. Das letzte Kapitel in Teil II setzt sich dann mit verschiedenen Arten von Emotionen auseinander und damit, wie wir Zugang zu ihnen finden, um mehr Raum für sie zu schaffen.

6

Kognition, Emotion und Verhalten

Dieses Kapitel erörtert die wissenschaftlichen Belege für die Beteiligung des Körpers an Kognition, Emotion und Verhalten und zeigt, wie komplex die drei Bereiche miteinander verwoben sind und welche Vorzüge die Verkörperung von Emotionen auf allen drei Ebenen erzielen kann.

In den ersten Kapiteln dieses Buches sahen wir Beispiele für emotionale Verkörperung gefolgt von Veränderungen im Denken und Verhalten, die den Betroffenen halfen, besser mit Situationen umgehen zu können, die ihnen emotional Probleme bereiten. In diesem Kapitel werden wir uns aus wissenschaftlicher Sicht systematischer anschauen, wie die Verkörperung von Emotionen helfen könnte, sämtliche Aspekte von Kognition und Verhalten in Situationen zu verbessern, in denen schwierige Emotionen auftreten.

Die neue Wissenschaft verkörperter Kognitionen, Emotionen und Verhaltensweisen

»Kognition« kann man im engen Sinne definieren und nur mit dem Denken in Verbindung bringen. Oder man versteht sie globaler und bezieht auch mentale Prozesse wie Aufmerksamkeit, Fokus, Konzentration, Wahrnehmung, Gedanke, Beurteilung, Erinnerung, Symbolisierung, Sprache etc. ein. Verhalten lässt sich als das definieren, was wir tun, was wir nicht tun oder nicht tun können und wie wir uns ausdrücken, nicht ausdrücken oder nicht ausdrücken können – über Sprache und Stimme oder nonverbal über die Mimik und andere Formen körperlichen Ausdrucks wie die Körperhaltung und Gestik.

In den letzten zwanzig Jahren hat eine regelrechte Revolution in unserem Verständnis der Neurowissenschaft der Kognitionen, Emotionen und Verhaltensweisen stattgefunden. Das Forschungsparadigma von Untersuchungen zu verkörperten[37] und (situativ) eingebetteten[38] Kognitionen befasst sich mit der Abhängigkeit der Kognitionen vom Körper und seinem Umfeld. Beim enaktiven Ansatz werden Emotionen als ein Produkt der Interaktion von Seiten des Gehirns und des Körpers sowie ihrer Umgebung erkundet.[39] Diese Forschungsansätze entdecken gerade, dass unsere Kognitionen, Emotionen und Verhaltensweisen nicht nur Funktionen unseres Gehirns sind, sondern auch Funktionen des Körpers sowie des Umfelds, in dem wir uns befinden. Zudem zeigen sie mehr und mehr, dass sich Kognitionen, Emotionen und Verhalten in unserem Erleben wie auch auf der physiologischen Ebene unseres Körpers und Gehirns letztlich gar nicht voreinander trennen lassen. Wir werden für diese neuen Forschungsparadigmen in der kognitiven und affektiven Neurowissenschaft und kognitiven Psychologie, aus der diese wichtigen Erkenntnisse hervorgegangen sind, hier den Oberbegriff »Wissenschaft der verkörperten Kognitionen, Emotionen und Verhaltensweisen« verwenden.

Die Rolle des Körpers und der Umwelt für die Kognition

Im letzten Kapitel konnten wir sehen, wie bei der Erzeugung emotionaler Erfahrungen durchaus die Gesamtheit unseres Gehirns und unseres Körpers beteiligt sein könnte. Es ist relativ einfach, zu ermitteln, dass unser Verhalten (Handlungen und Ausdrucksformen) durch den Körper ausgeübt und von der Umgebung gefördert oder eingeschränkt wird. Was für uns nicht offensichtlich war, das ist die wichtige Rolle, die Körper und Umfeld in Sachen Kognition spielen – zusätzlich zu ihrer Aufgabe, das Gehirn mit der Energie zu versorgen, die es braucht, um seine diversen Funktionen auszuüben, unter anderem eben die der Kognition. Teilweise liegt das daran, dass die wissenschaftliche Forschung fälschlicherweise von der Grundannahme ausgeht, dass die Kognition ausschließlich mit dem Gehirn zu tun hätte. Lassen Sie uns, bevor wir uns den wissenschaftlichen Beweisen für die Rolle des Körpers und des Umfelds in puncto Kognition zuwenden, zunächst einmal intuitiv und auf ganz simple Weise begreifen, wie das Gehirn, der Körper und das Umfeld an kognitiven, emotionalen und verhaltensbezogenen Aspekten einer ganz gewöhnlichen, aber enorm wichtigen Erfahrung beteiligt sein könnten: der entstehenden Bindung zwischen einem Kind und seiner leiblichen Mutter.

Die Erfahrungen, die mit der Mutter-Kind-Bindung verbunden sind, lassen sich nicht einzig und allein dem Gehirn zuordnen. An dieser Beziehungserfahrung sind das Gehirn wie auch der Körper beider Seiten beteiligt, während Mutter und Kind vom allerersten Beginn des Lebens auf unzählige und oft intime Weisen interagieren, unter anderem beim Stillen. Welche Qualität die Bindungserfahrung im Körper des Kindes hat, ob gut oder schlecht, hängt stark davon ab, was im Umfeld der Mutter-Kind-Dyade geschieht. Ob es einen Vater gibt, der hilfreich zur Seite steht, ob das Kind in Kriegs- oder in Friedenszeiten auf die Welt kommt, ob es in eine Zeit des Überflusses oder des Mangels hineingeboren wird. Von daher sind an den kognitiven, emotionalen und verhaltensbezogenen Aspekten der kindlichen Bindungserfahrung von den frühesten Anfängen an nicht nur das Gehirn und der Körper beteiligt, sondern es wirken auch die Körper anderer in seinem Umfeld auf das Kind ein, ebenso wie Ereignisse, die den Welt-Körper schlechthin betreffen.

Sehen wir uns nun an, was die wissenschaftliche Forschung zur verkörperten und (situativ) eingebetteten Kognition zur Rolle des Körpers und der Umgebung bei der Kognition in mühsamer Kleinarbeit herausgefunden hat.

Welche Rolle der Körper beim Lernen spielt

Das Gehirn lernt mehr und mehr über den Körper durch die Erfahrungen, die dieser Körper macht. Auch über die Welt bringt das Gehirn Dinge in Erfahrung, indem es auf die Erfahrungen des Körpers bei seinen Interaktionen mit der Welt zurückgreift. Das ist im Grunde auch die Philosophie hinter der verkörperten und (situativ) eingebetteten Kognition. Ein anhaltender Trommelwirbel experimenteller Beweise in der Kognitionspsychologie und Neurowissenschaft hat eine wissenschaftliche Grundlage für diese Paradigmen geschaffen. Klinische Untersuchungen vonseiten einiger Körperpsychotherapieschulen, allen voran Bodynamic Analysis, haben in klinischen Zusammenhängen zusätzliche Belege hierfür zusammengetragen. Untersuchen wir hier einige Beispiele für die Erkenntnisse aus diesen Arbeiten.

Das Erlernen des Alphabets und das Trägheitsgesetz

Die Wichtigkeit des Körpers beim Erlernen abstrakter Symbole wie etwa des Alphabets wurde durch Versuche belegt, die zeigten, dass Vorschulkinder, wenn sie nicht nur lernen, die Buchstaben zu lesen, sondern auch, sie zu schreiben, das Alphabet schneller lernen als Kinder, die nicht gleichzeitig Schreiben lernen.[40] Bei einer komplexen Theorie aus der Physik, dem Trägheitsgesetz, haben Körper und Umfeld eine große Bedeutung – belegt durch einen Versuch, auf den wir gleich noch eingehen. Machen wir uns jedoch zuvor zunächst einmal damit vertraut, was es mit dem Trägheitsgesetz überhaupt auf sich hat. Und zwar anhand eines Beispiels.

Stellen wir uns vor, wir haben zwei Objekte, etwa zwei Kugeln, die von ihrem Gewicht und ihrer Form her identisch sind, nur ist ihr Gewicht unterschiedlich zwischen Zentrum und Peripherie verteilt. Lassen wir diese beiden Kugeln gleichzeitig eine Schräge hinunterrollen, bis sie den Boden erreichen, so gilt laut Trägheitsgesetz: Die Kugel, bei der sich das Gewicht stärker in der Mitte konzentriert, wird mehr Tempo gewinnen und schneller unten ankommen als die Kugel, deren Gewicht mehr in Richtung Oberfläche verteilt ist. Das ist das Gesetz, das sich Eiskunstläufer*innen zunutze machen, um ihre Bewegungen zu beschleunigen, während sie auf dem Eis Pirouetten drehen: Sie ziehen die Arme und Beine eng an die Körpermitte heran und krümmen den Körper nach innen. Um ihre Bewegung zu verlangsamen, tun sie dann einfach das Gegenteil.

Bei dem besagten Experiment[41] erhielten zwei Gruppen von Bachelor-Studierenden, die sich für ein Physikseminar angemeldet hatten, den Auftrag, vorherzusagen, welches von zwei Objekten – eine Scheibe und ein Ring mit identischem Gewicht und Durchmesser – zuerst am Boden ankommen würde, wenn man sie zum gleichen Zeitpunkt eine Schräge hinunterrollen ließe. Bei der Scheibe konzentrierte sich das Gewicht mehr in Richtung Mitte, beim Ring mehr zum Rand hin. Der Versuch wurde durchgeführt, bevor die Studierenden in ihrem Seminar das Trägheitsgesetz behandelt hatten. Das Szenarium war für beide Gruppen gleich und man stellte ihnen die gleiche Frage. Die eine Gruppe musste dabei allerdings einer zusätzlichen Aktivität nachgehen, bei der ein Plastiklineal und ein Briefklemmer zum Einsatz kamen. Sie wurde gebeten, ein Ende des Plastiklineals zwischen Daumen und Zeigefinger zu nehmen und durch schnelle Bewegungen des Handgelenks damit auf und ab zu wedeln, zuerst mit dem Briefklemmer am anderen Ende des Plastiklineals und dann mit dem Briefklemmer in der Nähe ihrer Finger am Plastiklineal.

Bitte beachten Sie: Wenn der Briefklemmer am äußersten Ende des Plastiklineals sitzt, verhält es sich hier ähnlich wie beim Ring, dessen Gewicht von seiner Mitte weg verteilt ist. Das Lineal mit dem Briefklemmer nahe an den Fingern, die es gepackt halten, entspricht der Scheibe, deren Gewicht sich in Richtung Mitte konzentriert. Bei einem Selbstversuch würden Sie feststellen, dass es anstrengender ist, schnell mit dem Handgelenk zu wedeln, wenn der Briefklemmer am Ende des Plastiklineals sitzt, als wenn er nahe an Ihren Fingern ist. Das Trägheitsgesetz besagt, dass ein Objekt, bei dem das Gewicht in Richtung Peripherie verlagert ist, mehr physischen Widerstand überwinden muss, um sich in Bewegung zu setzen, und das bremst die Bewegung.

Die Studierenden wurden dann aufgefordert, nach besten Möglichkeiten zu raten, welches der Objekte – die Scheibe oder der Ring – wohl zuerst unten ankäme. Man ging vonseiten des Forschungsteams davon aus, dass die zweite Gruppe, die die Gelegenheit erhielt, mit dem Plastiklineal und dem Briefklemmer zu spielen, das Trägheitsgesetz implizit über ihren Körper lernen würde. Schließlich erlebten sie es ja durch Interaktion mit diesem Objekt am eigenen Leib. Und genau das sollte sich bestätigen: Bei den Versuchspersonen in der zweiten Gruppe lag die Wahrscheinlichkeit, dass sie die Frage korrekt beantworteten, doppelt so hoch wie bei der ersten Gruppe, obwohl beide zuvor nichts über das Trägheitsgesetz gelernt hatten.

Lernen über psychomotorische Bewegung

Psychomotorische Bewegung lässt sich als körperliche Bewegung definieren, die beim Erlernen verschiedener psychologischer Funktionen oder Fähigkeiten hilft. Das somatisch orientierte entwicklungspsychologische Modell der Bodynamic Analysis geht von der Theorie aus, dass Kinder durch die wachsende Zahl von psychomotorischen Bewegungen, die sie mit zunehmender physiologischer Reife vollführen können, neue psychologische Funktionen erlernen oder neue psychologische Fähigkeiten erwerben. Die empirischen Untersuchungen, die am Bodynamic Institute in Kopenhagen durchgeführt wurden, resultierten in einer umfassenden Theorie zu den psychologischen Funktionen des Muskelsystems, die wesentliche Muskelgruppen über ihre psychomotorischen Bewegungen zu ihren psychologischen Funktionen in Beziehung setzt.[42]

So zum Beispiel ist die Bizeps-Muskelgruppe an der Vorderseite des Oberarms bei der Aktion beteiligt, etwas, das wir mögen, näher an uns heranzuziehen. Die Trizeps-Muskelgruppe auf der Rückseite des Oberarms ist beteiligt, wenn wir etwas Missliebiges von uns wegschieben. Wenn das Umfeld keine ausreichenden Antennen für unsere Bedürfnisse hat – wir werden zum Beispiel immer wieder gezwungen, etwas zu uns zu nehmen, was wir nicht haben wollen (etwa beim Füttern des Säuglings mit festgelegten Nahrungsmengen streng nach Plan, ganz gleich, was und wann er etwas braucht und wie viel) –, kann das zu einer extremen Verhärtung oder Erschlaffung in diesen Muskelgruppen führen. Die Neigung zu einer abnormalen Starre oder Schlaffheit in einer Muskelgruppe stört deren einwandfreies physisches Funktionieren und dementsprechend auch ihre psychomotorischen Funktionen.

Ein Kind, das in den beiden ersten Lebensjahren eine solche Form von Beelterung erfährt, ohne dass spätere korrigierende Erfahrungen stattfinden, könnte zu einem Erwachsenen heranwachsen, der ein tiefes Misstrauen gegenüber anderen hegt oder daran verzweifelt, wie aussichtslos es ist, darauf zu warten, dass die Welt seine Bedürfnisse auf eine angemessene und befriedigende Weise erfüllt. Durch dieses Misstrauen und diese Resignation werden die Betroffenen dazu neigen, gar nicht erst auf andere zuzugehen, um ihre Bedürfnisse erfüllt zu bekommen und auch so einiges ablehnen, was ihnen vielleicht sogar zur Verfügung stünde. Oft tauchen bei der Arbeit mit diesen Muskelgruppen kognitive, emotionale und verhaltensmäßige Kindheitserfahrungen in Verbindung damit auf, die Arme nach anderen oder etwas auszustrecken oder sie beziehungsweise etwas von sich wegzuschieben. Derartige Erfahrungen in der Arbeit aufzugreifen, ist erforderlich, um psychologische Funktionen dieser Art bei Menschen wiederherzustellen, die Schwierigkeiten damit haben.

Lassen Sie uns nun sehen, wie diese im Rahmen eines körperpsychotherapeutischen Ansatzes gewonnenen Erkenntnisse helfen können, die Ergebnisse eines kognitionspsychologischen Experiments zum Forschungsparadigma der verkörperten Kognition zu erklären.

Eine Einkaufstour in die Niederlande

Beim Betreten eines Lebensmittelladens können wir meist wählen, ob wir einen Korb oder einen Einkaufswagen nehmen. Einige von uns verschmähen beide Optionen und entscheiden uns dafür, nur die Arme und Hände zu Hilfe zu nehmen, die Gott uns geschenkt hat (mitunter aus unangebrachtem Stolz, weil wir ja in unserer Vorstellung nicht dem Konsumrausch frönen, dem andere verfallen sind). Bei unseren Fahrten zum Supermarkt nehmen wir in der Regel eine Einkaufsliste mit – sei es eine auf Papier oder zumindest eine mentale. Einige Wissenschaftler aus den Niederlanden begannen sich dafür zu interessieren, ob die Entscheidung für einen Einkaufskorb oder für den (größeren) Einkaufswagen Einfluss darauf hatte, ob die Kunden Artikel kauften, deren Kauf sie ursprünglich gar nicht vorhatten, als sie den Laden betraten.[43] Oft spricht man hier ja von Impulskäufen – etwa dem Griff nach Schokoriegel im »Quengelregal« vor der Kasse. Oft handelt es sich um den spontanen Erwerb von Artikeln, die nach dem Dafürhalten der Kaufwilligen nicht gut für sie sind und denen sie ambivalent gegenüberstehen. Die Wissenschaftler interessierten sich dafür, herauszufinden, welche Gruppe im Endeffekt mehr ungeplante Impulskäufe tätigte: die Korb- oder die Einkaufswagen-Fraktion.

Wenn ich Leute in meinen Seminaren frage, welche Gruppe wohl mit mehr ungeplanten Einkäufen aus dem Laden ging, kommt oft eine sehr logische Antwort: natürlich die Gruppe mit den Einkaufswägen – einfach, weil sie so viel Platz hatten, die Artikel unterzubringen. Doch die Wissenschaftler stießen auf das genaue Gegenteil: Diejenigen, die zu den Körben gegriffen hatten, tätigten viel eher ungeplante Einkäufe! Wie erklärt sich das? Denken Sie daran: Zu entscheiden, ob wir etwas kaufen, ist ein kognitiver Akt, und wir sprechen hier ja über verkörperte Kognition. Das Wissenschaftlerteam erhielt dieses unlogisch wirkende

Ergebnis, da bei der Benutzung des Korbes andere Muskelgruppen aktiv werden als bei der Benutzung eines Einkaufswagens, was die Kognition der Einkaufenden auf verschiedene Weisen beeinflusst. Wenn wir einen Einkaufskorb benutzen, werden stärker die Bizepsmuskeln betätigt – und diese erfüllen psychologisch die Funktion, Objekt, die wir mögen, an uns heranzuführen. Je schwerer der Korb wird, desto mehr wird der Bizeps aktiv, um dem Effekt entgegenzuwirken, dass der Arm und der restliche Körper in Richtung Boden gezogen werden. Benutzen wir den Einkaufswagen, betätigen wir die Trizepsmuskeln, um diesen vor uns herzuschieben. Je voller der Einkaufswagen wird, desto aktiver muss diese Muskelgruppe werden – und diese erfüllt psychologisch die Funktion, uns Unliebiges vom Leib zu halten.

Überlegen Sie nun einmal, wie viele Male im Leben wir diese beiden gegensätzlich wirkenden Muskelgruppen schon benutzt haben, um Dinge, die uns zusagen, an uns heranzuziehen, und solche, die uns nicht zusagen, von uns wegzuschieben. Wenn wir also vor diesem mit Bedacht verführerisch vor der Kasse platzierten Schokoriegel stehen, besteht eine größere Wahrscheinlichkeit, dass wir dem Kaufimpuls nachgeben, wenn wir mit einem Korb in der Hand einkaufen als mit einem Wagen. Als ich von dieser Studie las, musste ich an all die Male denken, wo ich in einem Supermarkt die Gänge auf und ab ging, die Arme voller Artikel, die ich eigentlich gar nicht kaufen wollte, und mir gewünscht hätte, ich hätte beim Hereinkommen einen Korb oder Wagen genommen! Leute wie ich wurden von dem Forscherteam nicht in die Studie aufgenommen. Hätten sie es aber getan, so wäre das Resultat vielleicht noch nachdrücklicher ausgefallen. Je mehr ich in den Händen und Armen trage, desto mehr muss ich den Bizeps aktivieren, um die Artikel fest an meine Brust zu drücken – als würde ich einen geliebten Menschen herzen!

Das Fachgebiet der verkörperten Kognition offenbart unentwegt die unterschiedlichsten Weisen, auf die der Körper bei verschiedenen Aspekten der Kognition beteiligt ist. Die Forschung hat immer wieder ergeben, dass körperliche Bewegung sämtliche Hirnfunktionen verbessert, darunter auch Aspekte der Kognition wie etwa Aufmerksamkeit und Gedächtnis.[44] Grundlegende kognitive Funktionen wie Aufmerksamkeit, Konzentration und Wahrnehmung hängen von physiologischen Gegebenheiten bezogen auf die fünf Körpersinne ab. Untersuchungen haben ergeben, dass unsere Körperhaltung kognitive Auswirkungen hat.[45] Zudem ließ sich nachweisen, dass eine Körperhaltung, die sich nicht mit der gerade erlebten Emotion deckt, dazu führt, dass das Gehirn die Emotionen und ihren jeweiligen Kontext weniger gut kognitiv verarbeiten kann. Etwa wenn Versuchspersonen aufgetragen wurde, sich nach hinten zu lehnen, während sie sich mit Zuneigung oder dem Gefühl befassten, sich von jemandem oder etwas angezogen zu fühlen, und sich nach vorn zu beugen, wenn es gerade um Abneigung ging.[46]

Die Frage lautet nicht mehr, ob der Körper bei der Kognition eine Rolle spielt. Was heute näher ergründet wird, ist der Umfang, in dem er bei verschiedenen Arten von Kognition notwendig und an ihnen beteiligt ist, etwa in Bezug auf abstrakte konzeptionelle Beweisführungen und etwas, was hiermit eng verwandt ist: Sprache. In welchem Umfang lässt sich Sprache generell auf Körpermetaphern reduzieren, die wiederum auf körperliche Erfahrungen heruntergebrochen werden können? Ist das Gehirn selbst bei abstrakten, konzeptionellen Argumentationsgängen höchster Ordnung auf den Körper angewiesen? Beide Fragen werden von einigen entschieden bejaht, während andere ein derart klares Fazit in Zweifel ziehen. Ein kurzer Überblick über das Gebiet der verkörperten und situativ eingebetteten Kognition findet sich in dem Artikel von Winkielman et al.[47]

Ebenso wie über die im vorherigen Kapitel erörterte Erforschung von Emotionen wird auch über die Rolle, die Körper und

Gehirn bei der Kognition spielen, weiter debattiert, wobei alles darauf verweist, dass beide beteiligt sind. Dieser Umstand lässt darauf schließen, dass eine integrative Sichtweise, die besagt, dass beide auf unterschiedliche Weisen beteiligt sind, die erforderliche Aussöhnung dieser Standpunkte ermöglichen könnte. Dieser integrativen Sicht zufolge könnte der Körper in den Frühstadien der kindlichen Entwicklung für das kognitive Erfassen absolut notwendig sein. Das gilt auch in unserem weiteren Leben immer wieder für gewisse Funktionen, etwa Verbundenheit in einer Beziehung wahrzunehmen und zu fühlen. Und darüber hinaus vermutlich häufiger, als uns vor dem Hintergrund unseres einseitigen, sehr hirnfixierten Verständnisses von Kognition klar sein dürfte. Doch wenn wir aus den Kinderschuhen herauswachsen und sich unsere Fähigkeit zu abstrakten Formen von Kognition wie Konzeptualisierung, Symbolisierung, Argumentation, logisches Denken, Herleitungen und Sprache entwickelt, gibt es an der Welt vielleicht doch so einiges, was wir allein über das Gehirn erfassen können. Wie Piaget in seiner Theorie der kognitiven Entwicklung darlegt, entwickelt das Kind zunehmend die Fähigkeit zu abstraktem Denken.

Es ist möglich, dass sich unser gesamtes Weltwissen – unabhängig von dem Grad an abstrakter Kognition, der beim Zustandekommen dieses Wissens beteiligt ist – auf etwas reduzieren lässt, was wir irgendwann über den Körper gelernt haben. Da das, was wir über die Welt wissen, unwesentlich ist im Vergleich zu dem, was wir über sie nicht wissen, könnte es durchaus sein, dass der Körper für das Hinzulernen von Neuem in unserem ganzen Leben grundlegend wichtig ist. Es kann aber auch sein, dass wir Neues über die Welt auf der Basis von dem in Erfahrung bringen, was wir über sie schon über abstrakte Arten von Kognition gelernt haben. Selbst in solchen Fällen könnte der Körper erforderlich sein, um die Produkte einer solchen abstrakten Kognition mit der Realität abzugleichen.

Betrachten wir nun, nachdem wir die Wichtigkeit des Körpers für die Kognition herausgestellt haben, wodurch der Zugriff auf den Körper in Verbindung mit kognitiven Erkenntnissen – oder auch mit Emotionen und Verhaltensweisen – beeinträchtigt sein kann.

Eingeschränkter Körper bedeutet eingeschränkte Kognition

Der Körper ist auf vielerlei Weisen fortlaufend an kognitiven Prozessen beteiligt. Zudem ist er gefragt, wenn es darum geht, Wissen, das auf abstrakte Arten kognitiver Erkenntnis im Gehirn zurückgeht, einem Realitätstest zu unterziehen. Die Zugänglichkeit des Körpers für Kognitionen könnte durch eine Hemmung von Emotionen, Verhaltensweisen oder Kognitionen beeinträchtigt sein. Wenn ein Verhalten emotional gravierende nachteilige Folgen haben kann (etwa seelischen Schmerz) oder unerträgliche kognitive Konsequenzen (etwa eine massive Dissonanz), blockieren wir womöglich den Körper, um dieses Verhalten zu verunmöglichen, und beeinträchtigen hierdurch seine Verfügbarkeit in Verbindung mit Kognitionen. Der auf diese Weise blockierte Körper ist dann auch im Hinblick auf das Hervorbringen und die Bewältigung emotionaler Erfahrungen beeinträchtigt, da Emotionen potenziell ein Phänomen sind, das den gesamten Körper und das ganze Gehirn einbezieht.

Wenn wir den Körper blockieren, um unerträgliche emotionale Erfahrungen zu bewältigen (um körperliche Abwehrmechanismen im Hinblick auf Emotionen wird es im nächsten Kapitel noch gehen), führt das am Ende womöglich dazu, dass der Körper für alles, was mit Kognitionen und Verhalten zusammenhängt, weniger zugänglich ist. So zum Beispiel halten wir vielleicht unsere Wut zurück und verkneifen es uns, einen geliebten Menschen von uns weg zu schieben, wenn er schlecht mit uns umgeht, weil wir die emotionalen Folgen davon scheuen, den Kontakt mit ihm womöglich zu verlieren. Oder wir gestehen es uns nicht zu, weil das unserem Selbstbild so zuwiderläuft, dass es eine kognitive Dissonanz erzeugt, mit der wir uns sehr unwohl fühlen würden. Man beachte, dass selbst dann, wenn die Folge eines Verhaltens oder einer Emotion auf der kognitiven Ebene angesiedelt ist – etwa im Falle einer kognitiven Dissonanz –, letztlich die von dieser Dissonanz ausgelöste unbehagliche Emotion das ist, was zur Blockade des Körpers führt. Sich schlecht zu fühlen, ist oft eine natürliche emotionale Reaktion auf eine kognitive Dissonanz. Und den Körper zu blockieren, ist ein Versuch, nicht zu fühlen, wie unangenehm sich das Ganze anfühlt sowie die Kognition der Dissonanz selbst zu schwächen. Denn man hat festgestellt, dass Kognitionen von der Verkörperung der mit ihnen zusammenhängenden Emotion abhängen. Die Belege für diese Behauptungen werden wir an späterer Stelle in diesem Kapitel anschauen.

Wie könnte eine Blockade der Kognition dazu führen, dass der Körper im Hinblick auf Kognition, Emotion und Verhalten beeinträchtigt ist? Stellen wir uns noch einmal das Beispiel eines Opfers häuslicher Gewalt vor, das den Gedanken beiseiteschiebt, dem Gewalttäter völlig gleichgültig zu sein, indem es seine Angst, seine Wut und den Impuls unterdrückt, sich der Situation zu entziehen. In dieser Lage beeinträchtigt die Blockade der Kognition die Möglichkeiten des Körpers, über Emotionen und Verhaltensweisen dazuzulernen, und das vielleicht auch noch in anderen Situationen, sofern die Blockaden im Körper und die Situation fortbestehen. Das ist ein Grund dafür, warum die mentale Funktionsfähigkeit bei Traumatisierten ganz situationsunabhängig eingeschränkt sein kann. Blockaden auf der Ebene der Kognition können die Form von Einschränkungen annehmen, von denen das Gehirn schon rein physiologisch betroffen ist, etwa in Form einer Deaktivierung der Verbindung zwischen den bei der Kognition beteiligten Gehirnregionen. Oder einer Blockade der neuronalen Muster, die mit der jeweiligen Kognition verbunden sind.

Um zum Beispiel die Kognition aufrechtzuerhalten, dass der Gewalttäter gar nicht gewalttätig sei, könnte das Gehirn des Gewaltopfers die Verbindung zwischen dem logisch denkenden Areal des Gehirns und jenem Bereich unterdrücken, in dem Erinnerungen an die wiederholten Gewalterfahrungen gespeichert sind. Denn die würden dem falschen Schluss widersprechen. Das Gehirn der Person, die der Gewalt ausgesetzt war, könnte auch das Muster des neuronalen Feuerns blockieren, das mit dem korrekten Fazit verbunden ist, dass dem Gewalttäter nicht wirklich an ihr gelegen ist. Derartige physiologische Einschränkungen im Gehirn können nicht nur die kognitiven Möglichkeiten einengen, sondern auch die auf der emotionalen und der Verhaltensebene (da auch sie vom Gehirn abhängen). Durch Ausweitung auf den Körper können diese Einschränkungen die Verfügbarkeit des Körpers für optimale Kognitionen, Emotionen und Verhaltensweisen in der häuslichen Situation und vielleicht auch in ähnlichen Lagen beeinträchtigen – vielleicht sogar in allen Situationen, wenn der spezifische widrige Umstand im Leben der Person permanent vorliegt.

Betrachtet man das Gehirn nach der Systemtheorie als dynamisches System, so legt diese Sichtweise nahe, dass Kognition, Emotion und Verhalten in größerem Umfang physiologische Aspekte des Gehirns teilen als aus der Warte der funktionellen Spezialisierung betrachtet, der zufolge jede Funktion einer anderen Hirnregion zugeordnet ist. Aus diesem Blickwinkel können wir es uns so vorstellen: Eine nicht gestattete Kognition erlegt dem Muster, nach dem die Neuronen feuern, generell eine Einschränkung auf, und dieses Muster verkörpert schließlich die Kognition im Gehirn. Je größer die Anzahl der nicht erlaubten Kognitionen, desto mehr macht das Gehirn dicht und steht weniger zur Verfügung. Das gilt dann nicht nur für Kognitionen, sondern auch für Emotionen und Verhalten, da sie auf der gleichen physiologischen Grundlage basieren. Ebenso engen Einschränkungen im Hinblick auf emotionale oder Verhaltensmöglichkeiten im Gehirn auch seine kognitiven Möglichkeiten ein. Und Einschränkungen bezogen auf kognitive, emotionale und verhaltensbezogene Möglichkeiten des Gehirns begrenzen auch die entsprechenden Möglichkeiten im Körper. Untersuchungen zeigen, dass Kognition, Emotion und Verhalten physiologisch im Gehirn und im restlichen Körper stark zusammenhängen, weshalb Einschränkungen bei einem von dreien – im Gehirn oder im Körper – Auswirkungen auf die beiden anderen haben. Die verkörperten wechselseitigen Beziehungen zwischen Kognition, Emotion und Verhalten werden im Rest dieses Kapitels weiter erklärt.

Wie mangelnde emotionale Kapazität Kognition und Verhalten des Körpers beeinträchtigen kann

Immer wenn wir Kognitionen, Emotionen oder Verhalten in Gehirn oder Körper blockieren, läuft es darauf hinaus, den Körper auf irgendeine Weise zu blockieren und ihn in seinen Möglichkeiten einzuschränken, zu allen drei Funktionen in vollerem Umfang beizutragen. Der Hauptgrund, warum wir den Körper »dichtmachen« oder warum dort eine Dysregulation entsteht, besteht darin, die involvierten Emotionen – vor allem die unangenehmen oder inakzeptablen – nur schwer zu ertragen. Der wesentliche Grund dafür, bestimmte Kognitionen oder Verhaltensweisen zu blockieren, ist der, dass wir die emotionalen Folgen, die es hätte, sie zuzulassen, schwer ertragen. Weil ich zum Beispiel die Scham darüber, zurückgewiesen zu werden, nicht aushalte, kann ich eine Person, die mich demütigt, nicht verlassen. Oder ich lasse den Gedanken nicht zu, dass dieser Mensch mir nicht guttut. Umgekehrt gilt: Wenn ich in einer Situation in der Lage bin, mich den Emotionen auszusetzen (vor allem den unangenehmen), erhöht das die Wahrscheinlichkeit, dass mein Körper besser reguliert, zugänglicher ist und mehr in Kontakt mit der Umgebung besteht. Was dann meinerseits Kognition und Verhalten in der Situation verbessern kann, da ich mein Gehirn oder meinen Körper nicht einschränken muss, indem ich »dichtmache«, um mit unerträglichen oder inakzeptablen emotionalen Erfahrungen fertig zu werden.

Von daher spielt die Fähigkeit, emotionale Erfahrungen auszuhalten, eine zentrale Rolle, wenn man sicherstellen will, dass der Körper und sein Kontakt mit der Umgebung in der gegebenen Situation im Hinblick auf die kognitive und die Verhaltensebene optimal verfügbar sind. Da die Arbeit an der Verkörperung von Emotionen im Körper mehr Raum für emotionale Erfahrungen schafft, bietet sie die Möglichkeit, in der besagten Situation Kognition und Verhalten der Person zu verbessern, indem sie dafür sorgt, dass der Körper im Sinne beider Funktionen regulierter, uneingeschränkter zugänglich und mehr in Kontakt mit seinem Umfeld ist.

Sehen wir uns nun näher an, welche Belege für die Verbesserung von Kognitionen und Verhalten durch Optimierung und Verkörperung von Emotionen der Wissenschaftszweig anführt, der sich mit verkörperter Kognition und Emotion sowie verkörpertem Verhalten befasst.

Wie sich die Verkörperung von Emotionen auf die Kognition auswirkt

Die Psychologin Paula Niedenthal begann sich irgendwann für die Frage zu interessieren, ob eine größere Verkörperung von Emotionen wohl die Kognitionen verbesserte.[48] Also konzipierten Niedenthal und ihr Team einen Versuch, bei dem die Teilnehmer*innen emotional aufgeladenen Geschichten ausgesetzt wurden. Die Versuchspersonen wurden in zwei Gruppen aufgeteilt: Bei einer Gruppe verhinderte man, dass ihre Mimikmuskulatur beim Hören der Geschichten mit den Emotionen mitgehen konnte, bei der anderen Gruppe durfte die Mimikmuskulatur normal funktionieren. (Die Rolle der Gesichts- und Mimikmuskulatur beim Erleben von Emotionen ist sattsam bekannt.) Die Möglichkeit, die entsprechenden Muskeln zu betätigen, wurde bei der einen Gruppe dadurch ausgeschaltet, dass die Versuchsleitung den Mitwirkenden auftrug, beim Anhören der Geschichten einen Stift fest zwischen die Zähne zu klemmen, was ihre Mimikmuskeln zur Regungslosigkeit zwang. Das Wissenschaftlerteam zeichnete während des Experiments, unmittelbar nach dem Experiment und ein bis zwei Wochen danach auf, nach welchen Mustern die Neuronen im Gehirn feuerten, wenn die Versuchspersonen gebeten wurden, sich an die Einzelheiten der gehörten Geschichten zu erinnern und an das, was dabei emotional in ihnen vorging.

Es sollte sich zeigen, dass bei den Versuchspersonen, deren Mimikmuskulatur durch den Stift behindert wurde, während des Experiments die Hirnregionen, die an der Verarbeitung von Emotionen beteiligt sind, und diejenigen, die eine Rolle bei der Verarbeitung von Detailinformationen zur Situation spielen, weniger aktiv war als bei denen, deren Mimikmuskeln regulär funktionieren konnten. Die gleichen Muster beobachtete man auch, wenn sich die Versuchspersonen unmittelbar nach dem Experiment und ein bis zwei Wochen danach an die Emotionen und die situativen Details erinnern sollten. Das heißt, bei denjenigen, denen man die Möglichkeit bot, dass ihre Mimikmuskulatur bei den emotionalen Erfahrungen mitgehen konnten, ließ sich beobachten, dass sie besser in der Lage waren, die Emotionen und situativen Details in ihrem Gehirn zu verarbeiten und zu erinnern, und zwar sowohl während des Experiments selbst als auch bei den erneuten späteren Befragungen. Diese Erkenntnisse lassen darauf schließen, dass die Verarbeitung von Emotionen und des Kontexts, in dem sie entstanden waren, wie auch die Erinnerung hieran durch eine stärkere Verkörperung der Emotionen gefördert wurden.

Andere Studien befassten sich damit, eine Verkörperung der Emotionen Zuneigung und Abneigung dadurch zu verhindern, indem man die Versuchsteilnehmer eine Körperhaltung einnehmen ließ, die der gerade erlebten Emotion widersprach. Man trug ihnen zum Beispiel auf, mit dem Oberkörper nach vorn zu kommen, während sie Emotionen verarbeiteten, die mit Aversion zusammenhingen (etwa Hass), und sich zurückzulehnen, während es um mit Anziehungskraft verbundene Emotionen wie Liebe ging. Man stellte fest, dass dies die kognitive Verarbeitung der Emotionen und entsprechenden Situationen störte.[49] Diese Untersuchungen weisen stark darauf hin, dass die Expansion der emotionalen Erfahrung in möglichst weite Teile des Körpers die Funktion der Kognition verbessern kann, vor allem in emotional stark befrachteten Situationen.

Um diese Art von Expansion geht es bei der angeleiteten Verkörperung von Emotionen. In Kapitel 8 werden wir noch sehen, wie die Verkörperungsarbeit die Fähigkeit stärken kann, sich einer Emotion länger auszusetzen. Wir haben die wissenschaftlichen Beweise dafür gesehen, dass die Verkörperung von Emotionen die Kognitionen in Verbindung mit der Emotion und ihrem Kontext verbessern kann. Die zeitliche Dauer zu erhöhen, für die sich jemand einer Emotion im Körper aussetzen kann, weil mehr Raum dafür entstanden ist, die Emotion auszuhalten, gibt dem Gehirn mehr Zeit, um die Emotion und ihren Kontext zu verarbeiten, was auf der kognitiven Ebene nur Verbesserungen bedeuten kann.

Betrachten wir nun, wie Emotionen und ihre Verkörperung das Verhalten in der Situation, die mit der Emotion zusammenhängt, verbessern kann.

Emotion und Verhalten

Emotion und Verhalten lassen sich so, wie wir sie erleben, nicht voneinander trennen. Emotionen bieten den Antrieb dafür, etwas zu tun oder nicht zu tun. Es ist jedoch nicht möglich, das Gefühl von »Etwas-Tun-Wollen« oder »Etwas-Tun-Müssen« von dem Tun selbst zu trennen. Daher ist es nachvollziehbar, dass jeder Versuch, eine Emotion oder ein Verhalten zu unterdrücken, in gewissem Umfang auch das jeweils andere unterdrücken wird. Da Emotionen das Ergebnis eines Urteils sind, wie sich eine Situation auf uns auswirkt, und da sich diese Einschätzung auf Kognitionen und Verhaltensweisen im Hinblick auf die Situation stützt, hängen Emotionen vom Verhalten ab. Diese wechselseitige Abhängigkeit von Emotion und Verhalten impliziert, dass eine Dysregulation auf der einen Seite potenziell auch die andere Seite in der Regulation stören wird. Die Verkörperung von Emotionen hat, da sie die Emotionen reguliert, das Potenzial, das Verhalten zu regulieren. Der gleichen Logik folgend verspricht die Regulation des Verhaltens, die Emotion zu regulieren.

Hier ein Beispiel, damit diese Ideen etwas greifbarer werden: Wenn jemand unter einer Essstörung leidet, so stehen dahinter oft unerträgliche Emotionen, die ihn oder sie bewusst oder unbewusst zu dem gestörten Verhalten treiben. Dem Impuls des Suchtverhaltens nachzugeben, verstärkt die Hilflosigkeit der Betroffenen angesichts der Verletzlichkeiten hinter ihrer Sucht, was diese Verletzlichkeiten dann tiefer ins Unbewusste treibt. Vulnerabilitäten dieser Art ins Bewusstsein zu holen, sie zu regulieren und erträglicher zu machen, kann helfen, den zwanghaften Impuls in den Griff zu bekommen, sich den Bauch vollzuschlagen oder zu hungern, um diesen Gefühlen aus dem Weg zu gehen. Das kann dem Gehirn mehr Zeit verschaffen, die Erfahrung kognitiv zu verarbeiten, um probatere Mittel zu finden, die Situation zu bewältigen.

In seinem Buch *Descartes Irrtum: Fühlen, Denken und das menschliche Gehirn* bietet Damasio Belege aus Untersuchungen an Menschen, die infolge von Unfällen oder Operationen verletzte Hirnareale aufweisen, die für Emotionen relevant sind, um so die Auswirkungen von Emotionen auf das Verhalten zu erkunden. Das Buch hinterfragt die herkömmliche Weisheit, dass Gefühle der Vernunft entgegenstünden. Was er herausfand, belegt sogar das Gegenteil: dass gerade das Fehlen von Emotionen mit größerer Wahrscheinlichkeit in irrationales Verhalten mündet. Das fundamentale evidenzbasierte Fazit des Buches lautet, dass Menschen verhaltensmäßig bessere Entscheidungen treffen, wenn sie mehr Zugang zu Emotionen haben. Hinzu kommt, dass sich so im Hinblick auf den Umgang mit einer Situation mehr funktionierende Verhaltensalternativen in Sachen Handeln und Ausdruck herauskristallisieren. Außerdem gelingt es den Betroffenen bei mehr Zugang zu ihren Emotionen eher, sich für die beste Verhaltensoption zu entscheiden. Umgekehrt nimmt mit dem Fehlen von Emotionen die Fähigkeit ab, relevante alternative Handlungsmöglichkeiten für den Umgang mit der Situation zu generieren, und auch die Fähigkeit, unter konkurrierenden Alternativen die bessere Handlungsmöglichkeit zu wählen.

Die Amygdala in den niederen Hirnarealen steht mit dem Hervorrufen emotionaler Erfahrungen in Verbindung. Sowohl Damasio als auch Joseph E. LeDoux[50] belegen, dass eine beidseitige Schädigung der Amygdala die Zugänglichkeit von Emotionen beeinträchtigt, was wiederum negative Auswirkungen auf das Verhalten der Person hat. Die Frontallappen des Gehirns sind daran beteiligt, emotionale Erfahrungen bewusst zu machen und zu regulieren. Damasio präsentiert Hinweise auf Verhaltensbeeinträchtigungen bei Menschen mit beidseitiger Schädigung der Frontallappen, um zu zeigen, inwiefern Affektregulation für Verbesserungen auf der Verhaltensebene sorgt.

Wie können wir diese Erkenntnisse dazu, dass der Zugang zu Emotionen Verbesserungen des Verhaltens nach sich zieht, mit dem vereinbaren, was uns der gesunde Menschenverstand sagt? Nämlich, dass überwältigende und unerträgliche Gefühle Menschen dazu bringen, Verbrechen aus Leidenschaft zu begehen oder durch Sucht- oder schädigendes Verhalten gegen sich selbst oder andere auszuagieren? Die Antwort lautet Regulation. Das Verhalten bessert sich, wenn Emotionen zugänglich sind, und verschlechtert sich, wenn dem nicht so ist. Wenn der Zugang zu Emotionen vorhanden ist, fällt das Verhalten besser aus, wenn die Emotion auch noch reguliert ist.

Dass sich der Zugang zu Emotionen und zur Regulation von Emotionen positiv auf das Verhalten auswirkt, zeigen Langzeitstudien, die Menschen von der Kindheit bis ins Erwachsenenalter verfolgten. Sie beobachteten, welche Beziehung zwischen der Fähigkeit eines Kindes besteht, Emotionen zu fühlen und zu regulieren sowie seinem späteren persönlichen und beruflichen Erfolg.[51] Kinder mit mehr Zugang zu Emotionen und einer größeren Fähigkeit, diese zu regulieren, erwiesen sich privat wie auch beruflich als erfolgreicher – entgegen der landläufigen Meinung, dass Emotionen im Arbeitsleben nichts zu suchen hätten. Angesichts solcher

Erkenntnisse sind einige Schulsysteme in den Vereinigten Staaten dazu übergegangen, Fachleute auf dem Gebiet der Emotionen ins Klassenzimmer zu bringen, die schon Kindern im Vorschulalter und Erstklässlern etwas über emotionale Intelligenz beibringen – was Gefühle sind, wie man sie regulieren kann, wie man sie anderen mitteilen kann und so weiter. Da der Fokus bei der emotionalen Verkörperungsarbeit darauf liegt, einen besseren Zugang zu Emotionen zu erschließen und sie besser zu regulieren, bietet das die Möglichkeit, das Verhalten zu regulieren, damit es in Situationen, in denen schwierige Emotionen aufsteigen, zweckmäßiger und optimaler ausfällt.

Die Gleichzeitigkeit und Sequenzialität von Kognition, Emotion und Verhalten

Ein Forschungsthema der Wissenschaft der verkörperten Kognitionen, Emotionen und Verhaltensweisen bezieht sich darauf, ob diese drei Elemente physiologisch im Gehirn und im Körper gleichzeitig entstehen oder nacheinander. Und falls nacheinander, in welcher Reihenfolge? Es gibt mehrere scheinbar unvereinbare Ansichten zum Thema; alle entsprechend belegt. Untersuchen wir diese Kontroverse, bevor wir versuchen, diese Positionen selbst zusammenzubringen. Obwohl man wohl kaum bestreiten kann, dass der Emotion irgendeine Form von Evaluation (bewusst oder unbewusst) vorangehen muss, zeigen Studienergebnisse, dass die Kognition – einschließlich einer anfänglichen aufmerksamen Beachtung der Umgebung, noch bevor die Wahrnehmung einsetzt – stark von Emotionen beeinflusst wird.[52] Diese Evidenz untermauert die Ansicht, dass die Emotion der Ausgangspunkt ist, gefolgt von Kognition und Verhalten. Dann gibt es da noch die ebenso evidenzgestützte Ansicht, dass das Verhalten vor der Emotion wie auch vor der Kognition kommt.[53] Die gängige Meinung hält natürlich an der klassischen Abfolge fest, dass zuerst die Kognition käme, dann als Zweites die Emotion und als Drittes das Verhalten.

Es wurden auch Nachweise dafür erbracht, dass Kognition, Emotion und Verhalten gleichzeitig auftreten anstatt nacheinander[54] und dass die drei auf der physiologischen Ebene in Gehirn und Körper untrennbar miteinander verbunden sind.[55] Um die Untrennbarkeit von Kognition und Emotion zu unterstreichen, sind einige so weit gegangen, Emotionen als eine Form von Kognition zu betrachten.[56] Wenn wir unsere Erfahrung näher untersuchen, können wir sehen, dass die drei nicht voneinander zu trennen sind, selbst bei der simplen Erfahrung, etwas zu wollen. Die Emotion der Attraktion, einer positiven Beurteilung des Objekts, um das es geht, und der Impuls, sich auf ein begehrtes Objekt zuzubewegen oder anderweitig entsprechend darauf zu reagieren, und sei es nur in kleinen Ansätzen, steckt implizit im Erleben dieser Situation und ist untrennbar mit ihr verbunden. Dann wiederum gibt es Zeitpunkte, wo wir beobachten können, wie die genannten drei in der klassischen Abfolge von Kognition-Emotion-Verhalten auftreten. Wir haben es also sogar in unserer Wahrnehmung derartiger Elemente unseres Erlebens mit scheinbaren Widersprüchen zu tun. Außerdem können wir an unseren Erfahrungen beobachten, dass Kognition, Emotion und Verhalten wie Billardkugeln jeweils aneinander abprallen – manchmal gleichzeitig, manchmal in der einen Reihenfolge und dann wieder in einer anderen.

Umfassend auf diese Punkte einzugehen, würde den Rahmen dieses Buches sprengen. Die scheinbaren Widersprüche scheinen jedoch damit zu tun zu haben, auf welcher Ebene sich die Forschung mit Kognition, Emotion und Verhalten auseinandersetzt.

Untersucht man diese Phänomene als physiologische oder energetische Prozesse, die im Gehirn und im Körper ablaufen und den Erfahrungen der Kognition, der Emotion und des Verhaltens vorangehen, führt das mit größerer Wahrscheinlichkeit zu dem Schluss, sie würden gleichzeitig entstehen. Untersucht man sie eher auf der Ebene symbolischer Repräsentanzen der entsprechenden Erfahrungen im Gehirn oder im Körper, dürfte man diesbezüglich eher unterschiedliche Abfolgen vorfinden. Wird der bevorzugte Ausgangspunkt von Forscher*innen von ihrem theoretischen Vorwissen bestimmt, das dazu neigt, Kognition, Emotion und Verhalten in eine bestimmte Reihenfolge zu bringen, dürften sie auch Belege finden, die diese theoretischen Vorannahmen auf der einen oder anderen Repräsentationsebene bestätigen.

Anders ausgedrückt: Je tiefer die untersuchte Schicht des physiologischen Systems – ob es sich um die neuronale, die molekulare oder die quantenenergetische Ebene handelt –, desto mehr scheint es zu geben, was die Untrennbarkeit und Gleichzeitigkeit des Ursprungs von Kognition, Emotion und Verhalten stützt. Je mehr man diese Phänomene im Gehirn studiert, und nicht im Körper, und je mehr man sich mit ihnen im Gehirn oder im Körper auf der repräsentativen Ebene befasst und nicht auf der physiologischen, desto wahrscheinlicher ist es, dass unterschiedliche Abfolgen unter ihnen entdeckt werden. Das macht es möglich, dass es einerseits Untrennbarkeit und Gleichzeitigkeit gibt, und andererseits verschiedene Abfolgen bezogen auf ihr Auftreten.

Zusammenfassung

Abbildung 1 bietet eine Zusammenfassung der Diskussion von Kognition, Emotion und Verhalten in diesem Kapitel.

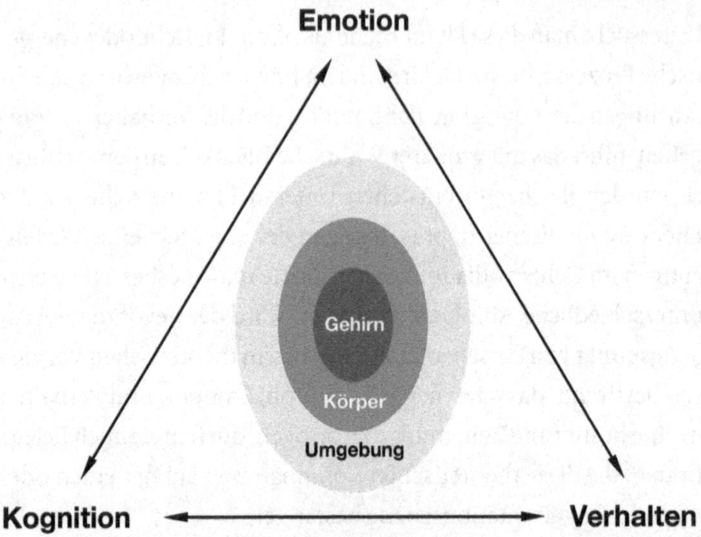

Abbildung 1: Verkörperte Kognitionen, Emotionen und Verhaltensweisen. Kognition, Emotion und Verhalten hängen gleichermaßen vom Gehirn, vom Körper und vom Umfeld ab. Sie beeinflussen sich wechselseitig, oft gleichzeitig; wobei die Emotionen der primäre Punkt zu sein scheinen, da vieles an Kognitionen und Verhalten mit ihnen steht und fällt.

Kognitionen, Emotionen und Verhalten sind etwas, das im physiologischen System des Gehirns und des Körpers gemeinsam entsteht und bei dem sich beobachten lässt, wie eines das andere in unterschiedlicher Reihenfolge wechselseitig beeinflusst, während sie zunehmend als scheinbar eigenständige Phänomene im Gehirn erkannt werden. Emotionen haben einen stärkeren Einfluss auf Kognition und Verhalten, und zwar aus zwei Gründen:

- Kognition und Verhalten werden in jedem einzelnen Moment von der emotionalen Verfassung des Organismus beeinflusst.

- Es ist die Unerträglichkeit emotionaler Konsequenzen von Kognitionen und Verhaltensweisen, die dazu führt, dass Gehirn und Körper »dichtmachen«, was wiederum alle drei beeinträchtigt.

Deshalb bietet die angeleitete Verkörperung von Emotionen das Potenzial für eine bessere Regulation und Funktion von Kognition, Emotion und Verhalten und erhöht so die Chancen, dass die Person eine emotionale Situation erfolgreich meistert.

7

An der Entstehung und Abwehr emotionaler Erfahrungen beteiligte physiologische Dynamiken

Dieses Kapitel stellt alle physiologischen Abwehrmechanismen vor, die im Gehirn und im Körper entstehen und dabei helfen können, mit schwierigen emotionalen Erfahrungen fertig zu werden und sie abzuwehren.

In diesem Kapitel erkunden wir eine Reihe physiologischer Dynamiken, etwa Verengung und Erregung, die bei der Entstehung und Abwehr von emotionalen Erfahrungen zum Tragen kommen. Wie wir noch sehen werden, können alle in diesem Kapitel identifizierten physiologischen Dynamiken daran beteiligt sein, eine emotionale Erfahrung hervorzubringen oder abzuwehren. Jede dieser Dynamiken kann auch daran beteiligt sein, eine bestimmte emotionale Erfahrung zu generieren und sich dabei gleichzeitig vor einer anderen zu schützen.

Diese komplexen physiologischen Dynamiken zu verstehen (und ob diese in einer bestimmten Situation dazu beitragen, eine emotionale Erfahrung entstehen zu lassen oder sie abzuwehren), kann besonders hilfreich für Therapeut*innen sein, die Instrumentarien wie Berührung und das Gewahrsein von Körperempfindungen einsetzen, über die sie direkt auf die Physiologie des Gehirns und des Körpers einwirken, um den physiologischen Zustand zu verändern. So kommen andere emotionale und sonstige psychologische Erfahrungen zustande. Ein solches Verständnis kann dazu beitragen, die Arbeit aller therapeutisch Tätigen zu verbessern. Es hilft, konkrete physiologische Dynamiken zu identifizieren und ins Visier zu nehmen, auf die eingewirkt werden kann, um psychologische Erfahrungen wie Kognition, Emotion und Verhalten zu ändern. So lässt sich dafür sorgen, dass physiologische Dynamiken wie etwa Blockaden nicht immer zu Unrecht als Abwehr emotionaler Erfahrungen verstanden werden, die beseitigt werden sollen. Denn das ist immer mit der Gefahr verbunden, dass wichtige emotionale und andere psychologische Erfahrungen verloren gehen.

Bitte beachten Sie, dass es nicht notwendig ist, all diese komplexen physiologischen Dynamiken zu verstehen, um die Verkörperung von Emotionen gut zu begleiten. Von daher ist dies vielleicht das entbehrlichste Kapitel dieses Buches für alle, die sich mit dieser fachspezifischen Auseinandersetzung nicht leichttun.

Das Konzept einer physiologischen Abwehr von Emotionen und anderen psychologischen Erfahrungen

Die Vorstellung, dass physiologische Dynamiken oder Zustände wie Blockaden im Gehirn und im Körper zur Abwehr von Emotionen und anderen psychologischen Erfahrungen entstehen können, existiert in körperpsychotherapeutischen Ansätzen bis zurück zur Therapie von Wilhelm Reich.[57] Der Einsatz von Mitteln wie Atmung, Bewegung und Körperübungen zur Beseitigung physiologischer Schutz- und Abwehrmechanismen und dazu, Zugang zu den psychologischen Erfahrungen zu finden, die es abzuwehren gilt, ist seitdem durchgängig ein zentraler Bestandteil körperpsychotherapeutischer Behandlungen.[58] Dass sich die Muskulatur zusammenzieht, ist ein physiologischer Zustand, der oft als physiologische Abwehr betrachtet wird. So zum Beispiel können wir die Armmuskeln anspannen, um aus Angst vor dem Verlust einer Beziehung ein Verhalten zu blockieren, mit dem wir uns ansonsten abgrenzen und den geliebten Menschen von uns wegschieben würden. Im Laufe der Zeit und nachdem dies häufig genug wiederholt wurde, kann es dazu kommen, dass die Betroffenen nicht nur den Impuls verlieren, sich mit den Armen abzugrenzen, sondern auch kognitiv die Möglichkeit blockieren, dass Grenzen zu setzen jemals zu einer Option im Bewusstsein wird. Sonst könnte dies zu einem inneren Konflikt zwischen Kognition und Verhalten führen. Man kann sich auch vorstellen, dass zusammen mit den kognitiven und verhaltensmäßigen Erfahrungen, die mit der Ausbildung von Grenzen verbunden sind, auch Emotionen wie Verletztheit, Sich-Verraten-Fühlen und Wut gehemmt werden, die mit erfahrenen Grenzverletzungen verbunden sind.

Doch eine Anspannung der Armmuskeln ist nicht der einzige Weg, kognitive, emotionale und verhaltensmäßige Erfahrungen in Verbindung mit der Wahrung der eigenen Grenzen zu blockieren. Weitere Möglichkeiten wären Erschlaffungszustände in den Armmuskeln, die am Setzen von Grenzen oder einer Absenkung des Erregungs- oder Energiepegels in den Armen beteiligt sind.[59]

Wenn emotionale Erfahrungen inakzeptabel oder unerträglich sind, können physiologische Schutz- und Abwehrmechanismen gegen sie entstehen. Selbst angenehme Emotionen wie Liebe und Sexualität können zu etwas werden, das nicht mehr hinnehmbar ist, da sie mit unerträglichen Folgen unangenehmer Emotionen wie Angst und Scham verknüpft sein können. Eine Blockade von Muskeln im Beckenraum wie etwa des M. iliacus, die mit psychomotorischen Aktionen in Verbindung mit sexueller Aktivität zusammenhängen, kann helfen, sich die eigene Sexualität vom Leib zu halten.[60] Auch eine Hemmung der Sexualdrüsen im Hinblick auf die Ausschüttung der Sexualhormone Testosteron und Östrogen kann diese Wirkung haben. Wenn emotionale Erfahrungen unerträglich werden, können um sie herum physiologische Abwehrmechanismen entstehen.

Emotionen können auf zweierlei Weisen unerträglich werden. Zum einen, wenn sie das Gehirn und den Körper physiologisch in extreme Bereiche bringen, die regelrecht das Überleben des Organismus gefährden. Nehmen wir zum Beispiel das Phänomenon, »vor Angst zu sterben«, bei dem es zu einem tödlichen Herzinfarkt durch überschießende Angst kommt. Ich las einmal einen Bericht über einen Jungen, der mit seiner Familie am Big Bear Lake in Kalifornien campte. Eines Morgens kam der Junge aus seinem Zelt heraus und lief geradewegs auf einen Schwarzbären zu – und sein Herz blieb einfach stehen und sollte nie wieder schlagen. Massive Angst ist mit einer sehr starken Stimulation des natürlichen Schrittmachers und der Herzmuskulatur durch das Sympathikussystem verbunden. Bei einem sehr hohen Ausmaß sympathischer Stimulation, die weit über den Normalbereich hinausgeht, besteht das Risiko elektrischer Fehlfunktionen – entweder in dem Schrittmacher, der den Herzschlag reguliert, oder in der Muskulatur, die die Kraft reguliert, mit der das Herz Blut pumpt.

In solchen Fällen schaltet sich eventuell das parasympathische Nervensystem ein und verhindert, dass Herzfrequenz und Pumpintensität des Herzens ein lebensgefährlich hohes Niveau erreichen. Leider könnte das parasympathische System mit der Behebung des Problems auch zu weit gehen und das Herz bleibt inmitten einer mit Angst und Schrecken verbundenen Erfahrung für immer stehen.[61] Wir können also physiologische Dynamiken wie Kontraktion und Erregungspegel beeinflussen, um uns vor emotionalen Zuständen zu schützen, die unser Überleben gefährden, indem wir physiologisch abnormale und gefährliche Bedingungen erzeugen.

Die zweite Art und Weise, auf die emotionale Erfahrungen über physiologische Abwehrmechanismen blockiert werden könnten, hängt damit zusammen, dass Menschen – wie klinisch belegt – emotionale Erfahrungen unter Umständen selbst dann auf diesem Weg abwehren, wenn das physiologische Überleben von Gehirn und Körper nicht im Entferntesten bedroht ist. Da unangenehme emotionale Erfahrungen nämlich definitionsgemäß physiologische Stress- und Dysregulationszustände des Gehirns und des Körpers darstellen, sind sie ihrem Wesen nach unangenehm und mindern das Wohlbefinden. Es ist in uns vorprogrammiert, unangenehme emotionale Erfahrungen zu meiden und stattdessen die angenehmen zu suchen. Hier haben wir, wie bereits angesprochen, Freuds Lustprinzip. Die Fähigkeit, unangenehme emotionale Erfahrungen auszuhalten, variiert innerhalb der Bevölkerung beträchtlich, ebenso wie der Umfang, in dem emotionale Erfahrungen physiologische Abwehrmechanismen auslösen. Klinische Beispiele für die unterschiedliche Affekttoleranz konnten wir ja bei den in Kapitel 1 und 2 vorgestellten Fällen mit schweren psychophysiologischen Symptomen wie Asthma sehen, die schon auf einem niedrigen emotionalen Leidensniveau entstanden.

Nach der bisherigen Diskussion könnte es so wirken, als dienten physiologische Dynamiken oder Zustände wie Kontraktion und Blockaden, die bei der physiologischen Abwehr von Emotionen eine Rolle spielen, nur einer Funktion: lebensbedrohliche oder unerträgliche emotionale Erfahrungen zu minimieren oder ganz auszuschalten. Bei näherer Betrachtung jedoch können wir sehen, dass derartige physiologische Dynamiken gleichzeitig auch beim Generieren anderer emotionaler Erfahrungen beteiligt sein könnten. Das liegt daran, dass wir in dem Moment, wo wir versuchen, eine emotionale Erfahrung loszuwerden, einen anderen emotionalen Zustand herzustellen suchen. So zum Beispiel mündet eine erfolgreiche Angstabwehr in Ruhe oder Neutralität (was wir beides im weitesten Sinne als Emotionen bezeichnen könnten), und gleichzeitig ändert sie etwas an unserem subjektiven Wohlbefinden. Um genau zu sein, müssen wir also sagen, dass die physiologischen Dynamiken, die aktiv werden, um Angst zu lindern, so wirken, dass sie Angst abwehren oder Ruhe generieren – oder beides. Von daher gilt es, konkret die Emotion und die Situation zu benennen (um sicherzustellen, dass es sinnvoll ist, genau diese Emotion in der entsprechenden Situation zu erfahren). Nur so können wir ermitteln, ob ein physiologisches Phänomen wie Enge oder Erregung dazu beiträgt, ein Gefühl abzuwehren oder eines hervorzubringen.

Abwehrmechanismen als Bewältigungsstrategie

In diesem Kapitel soll es darum gehen, uns einen sinnvollen Betrachtungsrahmen zu schaffen, um die physiologischen Zustände im Gehirn und im Körper zu verstehen und in die Arbeit einzubeziehen, die dazu beitragen, emotionale Erfahrungen hervorzurufen oder sich vor ihnen zu schützen. Was wir emotional in einer Situation erleben, leitet sich von den Empfindungen ab, die mit allen in Gehirn und Körper entstehenden physiologischen Zuständen verbunden sind. Außerdem hängt es davon ab, wie wir mit der Situation umgehen und wie sich die Situation physiologisch unmittelbar auf unser Gehirn und unseren Körper auswirkt. Physiologische Dynamiken oder Zustände, die Emotionen hervorrufen, entstehen bei all unseren Bewältigungsstrategien und sind Resultat der direkten physiologischen Auswirkung der Situation auf das Gehirn und den Körper. Lassen Sie uns daher einmal alle Bewältigungsstrategien Revue passieren, die auch in einer Situation wie der gerade beschriebenen von uns eingesetzt werden könnten – bei der physiologischen Abwehr von emotionalen Erfahrungen, wie es in der Körperpsychotherapie heißt.

Wie wir in Kapitel 5 sehen konnten, sind unsere Emotionen ein Urteil über die Auswirkungen einer Situation auf unser Wohlbefinden. Wir reagieren auf eine Situation prinzipiell immer so, wie es erforderlich ist, um unser Wohlgefühl zu maximieren und Bedrohungen zu minimieren. Derartige Anpassungsreaktionen, die wir auch »Bewältigungsstrategien« oder »Bewältigungsmechanismen« nennen, gehen auf eine Vielzahl physiologischer Veränderungen im Gehirn und im Körper zurück. Wir werden die physiologischen Veränderungen, die mit den diversen Bewältigungsstrategien oder -mechanismen einhergehen, hier als entsprechende physiologische Dynamiken oder Zustände bezeichnen. Zu den Bewältigungsstrategien, auf die wir in der jeweiligen Situation zurückgreifen können, gehören:

a. Prognose bestimmter Emotionen aufgrund von im Gehirn abgespeicherten vorherigen Erfahrungen in ähnlichen Situationen;
b. Prognose von Emotionen in Form instinktiver emotionaler Reaktionen, die von der Evolution dauerhaft in unserem Gehirn angelegt wurden;
c. Physiologische Veränderungen, die in Gehirn und Körper in Gang gesetzt werden, um Energie zu mobilisieren. Etwa durch Beschleunigung der Atmung und stärkere Durchblutung, die

dann den Treibstoff für Verhaltensweisen (wie sich Ausdruck zu verleihen und zu handeln) liefern. Sie kommen zum Einsatz, um ungünstige Situationen zu bewältigen oder günstige zu nutzen;

d. Physiologische Veränderungen, die in Gehirn und Körper durch Verhaltensweisen wieder angestoßen werden, sich Ausdruck zu verleihen und zu handeln, um ungünstige Situationen zu bewältigen oder günstige zu nutzen;

e. Physiologische Veränderungen, die im Gehirn und Körper in Gang gesetzt werden, um das Überleben zu sichern oder um mit dem Stress zurechtzukommen, der mit psychologisch und physiologisch unerträglichen Erfahrungen bei der Umsetzung der anderen Bewältigungsstrategien verbunden ist.

Betrachten wir uns zu jeder dieser Bewältigungsstrategien einmal ein simples Beispiel. Wenn ich in einen Autounfall verwickelt bin, stellt mein Gehirn Prognosen zu den emotionalen Konsequenzen an, die der Unfall für mein Wohlbefinden haben könnte. Das tut es, indem es sich emotionale Erfahrungen von ähnlichen Erlebnissen in der Vergangenheit wachruft – das heißt Bewältigungsstrategien (a) – und instinktive, von der Evolution angelegte Überlebensschaltkreise im Gehirn aktiviert (b). Hierzu gehört es auch, die für die Reaktion auf die Situation optimale Menge an Energie und die optimalen Verhaltensstrategien zu mobilisieren. Auf Grundlage dieser Prognosen und einer Beurteilung der aktuellen Informationen aus der Umgebung mobilisiert mein Körper Energie (c) und nutzt diese Energie für Verhaltensweisen wie die, das Lenkrad nach rechts zu drehen, um den Wagen von der Straße herunterzusteuern und so weitere Zusammenstöße zu vermeiden (d). Ich erkenne, dass ich nichts dagegen machen kann, gegen einen Baum am Straßenrand zu prallen, obwohl ich damit vielleicht einen Zusammenstoß mit anderen Verkehrsteilnehmern verhindere. Gegen den Baum zu prallen, hat schockierende Auswirkungen auf die Gesamtheit meines Gehirns und physiologischen Systems.

Während ich nach dem Aufprall noch ganz benommen bin, rast mein Herz schneller, als ihm zuträglich ist. Also greifen physiologische Abwehrmechanismen, um es so weit zu verlangsamen, dass ich keinen Herzinfarkt bekomme und womöglich sterbe (e). Die Todesangst, die die Erfahrung in mir auslöst, ist mehr, als ich ertragen kann. Also werden physiologische Abwehrmechanismen aktiviert, die mich vor der Angst schützen und das Gehirn und die Körperphysiologie betäuben sollen, damit ich ausreichend Ruhe bewahre, bis Hilfe eintrifft (e). Zu den Emotionen, die das Gehirn in dieser Situation generiert, gehören die Körperwahrnehmungen der physiologischen Veränderungen durch die Bewältigungsstrategien und die direkte physiologische Auswirkung der Situation auf das Gehirn und den Körper.

Im Hinblick auf die Abwehr von Emotionen als Bewältigungsstrategie (e) sahen wir ja an früherer Stelle, dass eine physiologische Dynamik, die an der Umsetzung dieser Strategie beteiligt ist (etwa Kontraktion oder Erregung), auch zur Entstehung einer weiteren Emotion beitragen könnte. Bei jeder der sieben Kategorien physiologischer Veränderungen oder Dynamiken, die wir weiter unten noch ausführlich erörtern, werden wir sehen, dass die gleiche Realität gilt. Das heißt, keine der dort eingeordneten physiologischen Dynamiken könnte Emotionen ausschließlich hervorbringen oder abwehren. So zum Beispiel könnte die Bewältigungsstrategie, Verhaltensweisen nach außen hin der Welt gegenüber einzusetzen (d) – etwa entsprechendes Handeln und Sich-Ausdrücken, um mit einer gefährlichen Situation umzugehen –, zu einem Gefühl der Wut beitragen, während sie gleichzeitig vor Emotionen der Angst und Hilflosigkeit schützt. Hier ein weiteres Beispiel: Ein hoher Erregungspegel, der in einer Situation zu einem Gefühl der Selbstsicherheit beiträgt, könnte durchaus eine Abwehr von Hilflosigkeit darstellen.

Würden wir in einer bestimmten Situation auf die physiologische Dynamik einer Enge im Gehirn und im Körper stoßen, so wäre es schwierig, sie ausschließlich einer der Bewältigungsstrategien (a) bis (e) zuzuschreiben oder der direkten physiologischen Auswirkung der Situation auf das Gehirn und den Körper, da mehr als ein Bewältigungsmechanismus gleichzeitig auf Kontraktion zurückgreifen könnte. Sind wir in einer Gefahrensituation beispielsweise damit beschäftigt, uns zu wehren, dürften wir die Muskeln anspannen, um die entsprechenden Bewegungen durchzuführen (d). Möglich ist auch, dass wir Muskelanspannung dazu einsetzen, den Körper für Schläge zu wappnen, die auf ihn niederprasseln. Oder wir sorgen auf diesem Weg dafür, dass sie weniger Unheil anrichten können und weniger schmerzhaft sind (e). Die damit verbundenen körperlichen Empfindungen wiederum sind auch Signale für die Konstruktion von Emotionen im Gehirn.

Wenn das alles so kompliziert ist, wenn es sich wirklich so schwer mit Sicherheit sagen lässt, ob eine physiologische Dynamik wie die Muskelkontraktion dazu dient, Emotionen zu generieren oder abzuwehren – wie können körperpsychotherapeutische Ansätze dann behaupten, dass physiologische Dynamiken wie etwa eine Verengung der Atemmuskulatur, des Zwerchfells, der Zwischenrippen- und Bauchmuskeln immer eine Abwehr von Emotionen bedeuten? Die Behauptung ist nicht aus der Luft gegriffen, da die gerade erwähnten Atemmuskeln die allgemeine psychologische Funktion erfüllen, bei der Bewältigung von Emotionen zu helfen.[62] Daher ist es möglich, eine derart generelle Aussage zu treffen, solange man außer Acht lässt, dass eine Kontraktion der Atemmuskulatur, wenn sie zu dem Zweck eingesetzt wird, bestimmte Emotionen (etwa innere Unruhe) zu blockieren, ja auch bewirken kann, dass die Person dann andere Emotionen erlebt – etwa innere Ruhe.

Hinzu kommt, dass man in der Körperpsychotherapie in der Regel die Situation, die Emotion und mitunter sogar das Verhalten konkretisiert, bevor man konstatiert, dass die Kontraktion das Erleben der Emotion blockiert. Erst unter dieser Voraussetzung hat die Aussage Gültigkeit. Ein Kind zum Beispiel, das im besten Trotzalter in Verbindung damit traumatisiert wird, dass es seine eigene Macht entdeckt, könnte sich in dieser Hinsicht zurücknehmen, um keine Probleme zu bekommen (was typisch wäre), indem es das Zwerchfell übermäßig anspannt oder erschlaffen lässt. Bei einem Kind, das im prä- und perinatalen Entwicklungsstadium etwas Existenzbedrohliches erlebt, kommt es vielleicht zu einer Kontraktion im Augenbereich, um seine Emotionen von entsetzlicher Angst und von Zorn zurückzuhalten.[63] In beiden Fällen sind diese Abwehrmechanismen auf die konkreten Emotionen und die Situationen abgestimmt, in denen sie auftreten. Was bedeutet, dass sie nützlich für Diagnose und Behandlung von Menschen mit Macht- und Existenzthemen sind.

Im nächsten Abschnitt dieses Kapitels beleuchten wir sieben Kategorien physiologischer Dynamiken, die beim Hervorbringen wie auch bei der Abwehr emotionaler Erfahrungen beteiligt sein können. Diese Kategorien bieten der Körperpsychotherapie einen umfassenden Rahmen für die Entwicklung von Theorien zur physiologischen Abwehr psychologischer Erfahrungen – einschließlich Emotionen – in konkreten Lebenssituationen. Außerdem können sie in der Psychotherapie helfen, sich vor einem immer wieder anzutreffenden Fehler zu hüten: physiologische Zustände wie Muskelanspannung immer als Abwehrmechanismus zu betrachten, den es loszuwerden gilt.

Die Mehrheit der psychotherapeutisch Tätigen, die mit der physiologischen Dimension von Gehirn und Körper zu arbeiten beginnen und den hier umrissenen Betrachtungsrahmen zu komplex finden, braucht sich deshalb keine Gedanken zu machen. Sie können sich an eine simple Regel halten: Wenn sie sich mit einer Emotion in Verbindung mit einer bestimmten Situation befassen, können sie davon ausgehen, dass überall dort, wo die Emotion nicht bewusst erfahren wird, im Gehirn und im Körper eine physiologische Abwehr dieser Emotion stattfindet. Das liegt daran, dass in Emotionen, vor allem überwältigenden Emotionen, das Potenzial steckt, physiologisch im ganzen Gehirn und Körper präsent zu sein. Man braucht nicht zu wissen, welche physiologische Dynamik – Kontraktion oder Erregung – daran beteiligt ist, das emotionale Erleben physiologisch in einem bestimmten Teil des Gehirns und Körpers zu blockieren. Man kann einfach mit den gewöhnlichen Tools wie Wahrnehmung, Intention, Atmung, Selbstberührung oder – sofern möglich – Berührung durch den Therapeuten arbeiten, um die Abwehrmechanismen dort aufzulösen, damit sich die emotionale Erfahrung auch in diese Region ausbreiten kann.

Kommen wir nun zu einer ausführlicheren Besprechung der sieben Kategorien physiologischer Dynamiken, die daran beteiligt sein können, emotionale Erfahrungen entstehen zu lassen oder abzuwehren: Kontraktion/Lösen der Kontraktion, Erregung/Ladung, Bewegung, funktionelle, biochemische und bioelektrische Dynamiken, Stress-, Regulations- und Dysregulationsdynamiken sowie elektromagnetische Dynamiken und solche auf der Ebene von quantenmechanischer Energie.

An der Entstehung oder Abwehr emotionaler Erfahrungen beteiligte physiologische Dynamiken

Als ich mich daran machte, einen Rahmen für die Klassifizierung aller denkbaren physiologischen Dynamiken oder Veränderungen zu entwickeln, die dazu beitragen können, emotionale Erfahrungen zu generieren oder abzuwehren, schwebte mir etwas vor, das möglichst großen Nutzen für die klinische Praxis haben sollte. Dabei benutzte ich die physiologischen Dynamiken, die in der Fachliteratur zur Physiologie der Emotionen, in der Körperpsychotherapie und Energiepsychologie bereits identifiziert worden waren, als Ausgangspunkt für den weiteren Aufbau meines Modells. Soweit machbar, wollte ich, dass die jeweils gewählte physiologische Dynamik im Gewahrsein der Therapeut*innen und Klient*innen so beobachtbar wie irgend möglich sein sollte, damit in der klinischen Arbeit nachvollziehbar auf sie eingewirkt werden könnte.

Um es klarzustellen: Der Begriff »physiologische Dynamiken« meint allgemeine Kategorien von physiologischen Veränderungen in Gehirn und Körper, die darauf zurückgehen, eine der fünf Bewältigungsstrategien beziehungsweise -mechanismen in einer Situation anzuwenden – die schon angesprochenen Punkte (a) bis (e) – sowie auf die unmittelbare physiologische Auswirkung der Situation auf Körper und Gehirn. Wir werden sehen, dass sich diese Kategorien nicht ausschließen, sondern sich durchaus überschneiden können und voneinander abhängen. Bewegung zum Beispiel, eine eigene Kategorie beobachtbarer physiologischer Veränderungen, kann ohne Anspannungs-/Entspannungsdynamik in der Muskulatur nicht zustande kommen – letztere bilden in unserem Betrachtungsrahmen eine weitere Kategorie beobachtbarer physiologischer Veränderungen.

1. Anspannungs-/Entspannungsdynamiken

Physiologisch betrachtet, finden überall in unserem Gehirn und Körper, vom Muskel (Makroebene) bis zur Zelle (Mikroebene), unablässig Anspannung und Entspannung, Kontraktion und Lockerung statt, die unterschiedlichste Funktionen ermöglichen: Bewegung, Atmung, Transport von Nahrung durch den Verdauungstrakt und so weiter. Aus der Warte der Körperpsychotherapie sind Anspannung und Entspannung oft, wenn nicht sogar immer, daran beteiligt, eine oder mehrere der fünf Strategien (a) bis (e) zu implementieren, die daran beteiligt sind, eine Situation zu bewältigen, oder mit der direkten physischen und physiologischen Auswirkung der Situation auf Gehirn und Körper einhergehen.

Im Rahmen meiner Lehrtätigkeit konnte ich feststellen, dass der einfachste Weg, die Rolle des Körpers beim Erzeugen und bei der Abwehr emotionaler Erfahrungen zu demonstrieren, darin besteht, die Anwesenden zu einem Experiment einzuladen. Dabei instruiere ich sie, ihren Oberkörper nach vorn sacken zu lassen, wobei bestimmte Rückenmuskeln erschlaffen und einige Oberkörpermuskeln vorn sich zusammenziehen. Ich trage ihnen dann auf, laut zu sagen: »Ich habe großes Selbstvertrauen«, damit sie wahrnehmen, dass ihr Körper in seiner erschlafften Position ihnen das genaue Gegenteil vermittelt. Als Nächstes lasse ich sie dann ihren Oberkörper in die entgegengesetzte Position bringen: stramm aufrecht und sogar leicht nach hinten gelehnt (»Brust raus«), und dann sollen sie sagen: »Ich habe wenig Selbstvertrauen.« So können sie die Erfahrung machen, wie ihr Körper dieser Aussage entgegenwirkt und den genau entgegengesetzten emotionalen Zustand auslöst. Die schlaffe Haltung unterstützt die Entstehung von Verzagtheit und wehrt Selbstvertrauen ab; die Aufrichtung hingegen bewirkt das genaue Gegenteil: Sie unterstützt das Selbstvertrauen und wirkt der Verzagtheit entgegen. Das Ganze macht eindeutig klar, dass wir zur Beantwortung der

Frage, ob eine Anspannungs-/Entspannungsdynamik im spezifischen Fall dazu beiträgt, eine Emotion hervorzurufen oder sie abzuwehren, zunächst einmal konkretisieren müssen, um welche Emotion es geht. Genau das trifft auch auf jede der sechs weiteren physiologischen Dynamiken zu, zu denen wir gleich noch kommen.

Nahezu alle Ansätze der Körperpsychotherapie haben den Fokus auf die Rolle des willkürlichen Muskelsystems dabei gerichtet, emotionale Erfahrungen entstehen zu lassen und abzuwehren. Frühere Systeme wie etwa die Reichianische Therapie und die Bioenergetische Analyse konzentrierten sich auf seine defensive Rolle.[64] Spätere Systeme wie etwa die Bodynamic Analysis betonten seine defensiven wie auch generativen Funktionen im Hinblick auf psychologische Erfahrungen überhaupt, Emotionen inbegriffen. In der aus empirischen Beobachtungen abgeleiteten Muskelpsychologie der Bodynamic Analysis werden den wesentlichen Muskeln jeweils bestimmte psychomotorische und psychische Funktionen zugeordnet.

Die Fähigkeit, einen Muskel über das reguläre Maß hinaus anspannen und entspannen zu können, ist, so die Theorie, optimal im Hinblick auf die psychomotorischen und psychologischen Funktionen des Muskels. Eine gewohnheitsmäßig ins Extrem gehende An- oder Entspannung, die zu einer übermäßigen Muskelkontraktion oder Muskelerschlaffung führt, gilt im Hinblick auf psychomotorische Funktionen und das Generieren psychologischer Erfahrungen als defensiver Natur. Eine übermäßige Muskelspannung steht damit in Verbindung, Impulse zurückzuhalten. Zu wenig Muskelspannung geht mit dem Verlust von Impulsen in Richtung der psychomotorischen Funktionen und psychologischen Erfahrungen auf der kognitiven, emotionalen und verhaltensbezogenen Ebene einher, die mit dem betroffenen Muskel zusammenhängen. So zum Beispiel kann eine zu geringe Muskelspannung oder Erschlaffung in der Trizeps-Muskelgruppe die psychomotorische Handlung hemmen, unsere Grenzen zu setzen, indem wir Menschen oder Objekte von uns wegschieben. Eine übermäßige Spannung im Trizeps kann zudem auch kognitive, emotionale und verhaltensmäßige Erfahrungen und Erinnerungen blockieren, die mit Sich-Abgrenzen und Grenzen-Setzen zu tun haben. Aus diesem Grund tauchen in dem Moment, wo wir Klient*innen auftragen, uns mit den Armen von sich wegzuschieben, oft kognitive, emotionale und verhaltensbezogene Erfahrungen auf, die mit Grenzen zu tun haben. Eine Arbeit von Ekman und Team an der University of California, Berkeley, begann ganz in der Tradition akademischer Forschung mit einer multikulturellen Studie zur Rolle der Gesichtsmuskeln in Verbindung mit Emotionen durch Charles Darwin. Sie ergab, dass verschiedene Muster der Anspannung/Entspannung von Gesichtsmuskeln dazu beitragen können, diverse emotionale Zustände zu generieren und abzuwehren.[65]

Frühere Körperpsychotherapien wie etwa die Reichianische Therapie und die Bioenergetische Analyse richteten den Fokus darauf, verhärtete oder hochgradig angespannte Muskeln aufzubrechen, die als physiologische Abwehr gegen den Zugang zu Emotionen und anderen psychologischen Erfahrungen gesehen wurden, an denen es für die Klient*innen zu arbeiten galt. Spätere Ansätze der Körperpsychotherapie wie etwa die Bodynamic Analysis konzentrieren sich darauf, bei übermäßiger oder zu geringer Muskelspannung eine größere Bandbreite an Bewegungsmöglichkeiten wiederherzustellen. Die zu geringe Spannung gilt hier als Abwehr psychomotorischer und psychologischer Funktionen in Sachen Kognitionen, Emotionen und Verhalten, die mit den jeweiligen Muskeln in Verbindung stehen.

Es ist nachvollziehbar, dass viele körperpsychotherapeutische Ansätze das Muskelsystem in den Mittelpunkt rücken. Die Tatsache, dass die Skelettmuskulatur auf willkürlich steuerbare Bewegungen ausgerichtet ist und sich dicht unter der Körperoberfläche befindet, macht sie zugänglicher für Manipulation durch Berührung oder willkürliche Bewegung. Auch sind die Empfindungen des Muskelsystems für die innere Wahrnehmung eher zugänglich als der viszerale Bereich oder das Nervensystem. Die Viszera (innere Organe, Drüsen und Blutgefäße) sind im Hinblick auf lebenswichtige biologische Funktionen wie Atmung, Durchblutung und Verdauung, von denen das Überleben des Zentralnervensystems (Gehirn und Rückenmark) abhängt, auf das willkürliche Muskelsystem angewiesen. Mit dem willkürlichen Muskelsystem zu arbeiten, kann daher physiologische und damit psychologische Veränderungen im viszeralen Bereich und Zentralnervensystem unterstützen.

Von den fünf Dynamiken (a) bis (e), die bei der Bewältigung einer Situation zum Tragen kommen, kann man sich die ersten beiden – sich an emotionale Erfahrungen in ähnlichen Situationen zu erinnern und instinktive emotionale Reaktionen zu generieren – als etwas vorstellen, das mehr mit dem Gehirn als dem Körper zu tun hat, obwohl sie in gewissem Umfang auch Auswirkungen auf den Körper haben dürften. Die drei anderen Bewältigungsmechanismen, die mehr Einfluss auf den Körper haben, sind (1) Verhaltensänderungen, die innerlich in Gang gesetzt werden, um Energie zu erzeugen; (2) äußere Verhaltensänderungen, die erfolgen, um mit der Welt umzugehen; und (3) physiologische Schutz- und Abwehrmechanismen, die an unterschiedlichsten Stellen des Gehirns und Körpers angestoßen werden, um überwältigende emotionale Erfahrungen zu bewältigen und damit das Überleben zu sichern und unerträglichen Leidensdruck zu reduzieren. Die Anspannungs-/Erschlaffungsdynamik – und im Grunde jede der sonstigen physiologischen Dynamiken, um die es in diesem Kapitel gehen wird – kann in Verbindung mit irgendeinem dieser drei Bewältigungsmechanismen auftreten. Sie kann jedoch auch ein Resultat der direkten physischen Einwirkung der Situation auf die physiologischen Gegebenheiten in Gehirn und Körper sein.

Die meisten der Bewältigungsstrategien, wenn nicht sogar alle, sowie die direkte physisch-physiologische Auswirkung der Situation auf das Gehirn und den Körper dürften in jeder Situation präsent sein. Aufgrund dieser Komplexität ist es schwierig, wenn nicht sogar unmöglich, zu ermitteln, zu welcher/welchen Bewältigungsstrategie(n) eine beobachtete physiologische Dynamik wie Anspannung/Verengung beitragen könnte und ob sie eine Rolle dabei spielt, eine emotionale Erfahrung entstehen zu lassen oder sie abzuwehren.

2. Erregungs-/Ladungsdynamiken

Die physiologische Dynamik rund um Erregung/Ladung, die auch als Erfahrung bewusst gemacht werden kann, ist ein wichtiger Bestandteil davon, emotionale Erfahrungen zu generieren wie auch abzuwehren. Wenn etwas wie ein gewisser Erregungspegel zu einer emotionalen Erfahrung beiträgt, die innerlich bewusst gemacht werden kann oder sich von außen beobachten lässt, eröffnet sich damit die Möglichkeit, über das Gewahrsein oder auf anderen Wegen (etwa durch Medikamente) etwas an der emotionalen Erfahrung zu ändern. Den dimensionalen Emotionstheorien[66] zufolge sind Erregung und Valenz die beiden grundlegenden Dimensionen aller emotionalen Erfahrungen. Erregung meint den Erregungspegel (hoch oder niedrig) und Valenz (Wert), ob sich eine Erfahrung gut oder schlecht anfühlt. So zum Beispiel sind sowohl Angst als auch Nervenkitzel Emotionen, die mit einem hohen Erregungspegel verbunden sind. Sie unterscheiden sich jedoch darin, dass sich Angst schlecht anfühlt und der Nervenkitzel eher gut. Die sich schlecht anfühlende Niedergeschlagenheit und der sich gut anfühlende Zustand der Ruhe sind beides Emotionen, die mit einem geringen Erregungspegel einhergehen.

Variationen in Sachen Erregungspegel oder Ladung, die über die hiermit verbundenen körperlichen Empfindungen in die Konstruktion von Emotionen im Gehirn einfließen, entstehen im Inneren der Person auf der physiologischen Ebene des Gehirns und Körpers. Sie bilden sich aus, während sich das Gehirn daran macht, an bestimmten Stellen eine höhere Erregung zu generieren und sie dorthin weiter zu verteilen, wo sie als Treibstoff für äußerliche Verhaltensweisen im Umgang mit einer Situation wie Ausdruck und Handeln gebraucht wird. Der Erregungspegel mit all seinen Schwankungen ist physiologisch überall im Gehirn, im Rückenmark, in den Nerven, Organen, Drüsen, Blutgefäßen, Muskeln, Faszien und in der Haut erfahrbar. Um zum Beispiel die Energie für eine heftige Kraftanstrengung zu liefern, leitet das in Erregung versetzte Gehirn das autonome Nervensystem dazu an, über die Organe, Drüsen und Blutgefäße Energie zu erzeugen und zum Muskelsystem zu transportieren, damit es der Anstrengung gewachsen ist. Die Erhöhung des Erregungspegels ist an jeder der beteiligten Stellen bewusst erfahrbar. Steht man der Aktion positiv gegenüber, kann diese Erregung als Motivation gedeutet werden, steht man ihr negativ gegenüber, als Druck.

»Erregung« ist ein etwas mehrdeutiger Begriff, da er auch einen erhöhten Tonus im Nervensystem bezeichnen kann, ohne dass klar ist, ob ein erhöhter Erregungspegel mehr Energie bedeutet oder weniger. Bezogen auf das Nervensystem versteht sich der Tonus definitionsgemäß als die Frequenz der Aktionspotenziale einer Nervenzelle (neuronale Feuerungsrate). Ein erhöhter Tonus im Sympathikussystem, oft auch als erhöhtes Erregungspotenzial in diesem Zweig des Nervensystems bezeichnet, impliziert oft eine erhöhte Ladung oder eine Zunahme der Energie. Eine Steigerung des Tonus oder Erregungspotenzials im Parasympathikussystem allerdings bedeutet oft das genaue Gegenteil: eine Reduzierung der Ladung oder Energie. »Ladung« ist daher begrifflich eindeutiger, wobei hohe und niedrige Ladung hier einen Zustand von weniger beziehungsweise mehr Energie bezeichnen.

Wie wir an früherer Stelle sehen konnten, ist eine Zu- oder Abnahme der Ladung in jedem Teil des physiologischen Systems bewusst erfahrbar. Und genau wie Anspannungsdynamiken können auch Ladungsdynamiken physiologisch ihren Teil dazu beitragen, eine emotionale Erfahrung hervorzurufen wie auch sich vor ihr zu schützen, sie abzuwehren. Falls eine emotionale Erfahrung potenziell das Überleben gefährdet oder einfach mehr ist, als jemand ertragen kann, so könnte das Gehirn eingreifen. Es kann die energetische Dynamik dahingehend beeinflussen, die Ladung je nach Bedarf zu erhöhen oder zu senken, um die emotionale Erfahrung abzuwehren. So etwa könnte es durch Erhöhung der Ladung einen manischen Zustand hervorrufen, um der Person die leidvolle Erfahrung einer Depression vom Leib zu halten. Oder es kann die Ladung reduzieren, um eine Depression zu erzeugen, da eine hohe Ladung hieße, dass die Person eine unerträgliche Angst verspüren würde.

Bitte beachten Sie, dass man – ebenso wie bei der Anspannungs-/Entspannungsdynamik – nicht generell sagen kann, ob ein physiologisches Erregungs-/Ladungsmuster dazu beiträgt, Emotionen hervorzurufen oder sie abzuwehren. Dies zu entscheiden, erfordert ein konkretes Benennen der Emotion wie auch der Situation, auf die jemand mit der besagten Emotion reagiert. Unter Umständen müssen wir die Situation kennen, um wissen zu können, ob die vorliegende Emotion ein Abwehrmechanismus oder ein legitimes Gefühl ist, das angesichts der Situation zu erwarten wäre. Sagen wir zum Beispiel, wir stoßen bei jemandem bezogen auf eine Verlusterfahrung immer wieder auf Wut, ohne dass vulnerablere Emotionen am Horizont auftauchen. Zudem stellen wir eine hohe Ladung in den hierfür relevanten physiologischen Systemen fest. In diesem Fall läge der Schluss nahe, dass die Erregung, die die gewohnheitsmäßig erlebte Wut befeuert, dazu dient, die schmerzhafte und unerträgliche Verletzlichkeit abzuwehren, die gewöhnlich mit einem Verlust verbunden ist.

Bei einigen Therapieansätzen hat man lange damit gearbeitet, das physiologische System durch bestimmte Atemtechniken oder Bewegungen aufzuladen, um Abwehrmechanismen in Bezug auf emotionale Erfahrungen zu durchbrechen. Zu atmen, vor allem schnell zu atmen, erhöht die Ladung. Bewegungen, vor allem heftige Bewegungen, erzwingen eine vermehrte Mobilisierung von Energie und erzeugen physiologisch eine größere Ladung. Atmung und Bewegung, mit denen eine erhöhte Ladung verbunden ist, sind eine Herausforderung für Blockaden emotionaler Erfahrungen in Organen, die an kardiovaskulären und respiratorischen Funktionen beteiligt sind, etwa die Lunge und das Herz. Das Gleiche gilt für die restlichen Muskeln im Körper, die bei der Atmung mitwirken und bei Bewegungen involviert sind, sowie für Blockaden im Nervensystem, die Atmung und Bewegung hemmen.

3. Bewegungsdynamiken

Bewegung ist für unser Überleben unabdingbar. Die eine oder andere Art von Bewegung ist beim Umgang mit Situationen in unserer Welt immer beteiligt, ob in unseren Handlungen oder unserem Selbstausdruck. Sie ermöglicht lebenswichtige biologische Funktionen wie die Atmung, die Funktionen des Herzkreislaufsystems und der Verdauung wie natürlich auch den Ausgleichssport, den wir unserer Gesundheit zuliebe betreiben. Von daher ist leicht nachvollziehbar, dass Bewegungsdynamiken eine wichtige Rolle dabei spielen, emotionale Erfahrungen hervorzurufen wie auch sie abzuwehren.

Das ist ein guter Punkt, um kurz innezuhalten und darauf hinzuweisen, dass die sieben physiologischen Dynamiken, die wir in diesem Kapitel erkunden, nicht unabhängig voneinander sind. So zum Beispiel kommen Bewegungen der Skelettmuskulatur und der glatten Muskulatur durch Dynamiken zustande, die mit An- und Entspannung der beteiligten Muskeln zusammenhängen. Bei Erregungs- und Ladungsdynamiken kommen Bewegungs- oder Anspannungsdynamiken zum Tragen. Damit der Blutstrom zum Beispiel von den Verdauungsorganen zur Skelettmuskulatur umgeleitet werden kann, um die Muskeln für eine anstehende Aktivität aufzuladen, müssen sich Blutgefäße in den Muskeln erweitern, also entspannen, und die in den Organen müssen sich zusammenziehen, also anspannen.

Wenn wir unsere Muskeln betätigen, erlauben wir ihnen damit, beim Hervorbringen sowie der Förderung und Verarbeitung unserer emotionalen Erfahrungen mitzuwirken. Wie die Experimente von Paula Niedenthal an der University of Wisconsin-Madison zeigten, beeinträchtigt eine erzwungene Unbeweglichkeit der Gesichtsmuskulatur beim Durchleben von Emotionen deren Verarbeitung im Gehirn.[67] Bewegungen zu blockieren, kann jedoch auch zu bestimmten emotionalen Erfahrungen beitragen. Emotionen wie Hilflosigkeit und Verzweiflung gehen oft damit einher, dass sich die Person wie gelähmt fühlt, was durch eine Blockade von Bewegungen ausgelöst wird. Bewegung beim Liebesakt steigert meist das Lustempfinden. Und doch ist eine Bewegungshemmung nicht immer mit geringerer emotionaler Intensität verbunden. Schließlich können andere physiologische Dynamiken – etwa in Verbindung mit der Ladung – im Zusammenspiel mit verhaltener Bewegung das emotionale Erleben intensivieren. So zum Beispiel können wir uns zunächst einmal zurückhalten, indem wir muskuläre Bewegungen reduzieren und die Muskeln dabei weiter mit Energie aufladen, sodass eine explosive Aufladung mit der Emotion sexuellen Verlangens erfolgt.

Hier gilt genau das, was auch für Spannungs- und Erregungsdynamiken gilt: Ob Bewegung oder das Hemmen/Blockieren von Bewegung zu einer Emotion beiträgt oder ihrer Abwehr dient, können wir erst entscheiden, nachdem wir spezifiziert haben, um welche Emotion es geht und mit welcher Situation sie in Verbindung steht. Wenn wir zum Beispiel unsere Gesichtsmuskeln zu einem Lächeln verziehen, lässt sich nicht sagen, ob wir das tun, um etwas gegen die Wut zu tun, die gerade in uns hochkocht, und sie abzuwehren, oder ob wir damit authentisch ausdrücken, dass wir jemanden mögen. Dazu muss uns klar sein, wie es um die Beziehungssituation in diesem Moment bestellt ist und mit welcher Emotion wir es gerade zu tun haben, während sich die Gesichtsmuskeln in Richtung Lächeln bewegen.

Bewegungstherapie und Tanztherapie sind Ansätze, bei denen Bewegung als solche genutzt wird, um physiologische Abwehrmechanismen im Hinblick auf Bewegung aufzulösen. Ziel ist eine breitere Palette an Bewegungsmöglichkeiten und damit auch an kognitiven, emotionalen und verhaltensbezogenen Optionen. Bei der Psychomotoriktherapie fließt bei der Bewegung das Wissen um bestimmte psychomotorische Aktivitäten verschiedener Muskelgruppen ein, um die Abwehr gegenüber eben diesen Bewegungen aufzulösen und so spezifische kognitive, emotionale und verhaltensbezogene Möglichkeiten zu erschließen. Da die Funktionen der Viszera und des Zentralnervensystems stark von der willkürlichen Muskulatur abhängen, hat sich das gezielte Bewegen dieser Muskeln außerdem als sehr wirksam erwiesen, wenn es darum geht, die Gesundheit und den Funktionsumfang dieser Systeme zu fördern.[68]

4. Funktionelle Dynamiken

Funktionen, die auf physiologische Reaktionen in Gehirn und Körper zurückgehen, lassen sich dahingehend unterscheiden, dass es sich zum einen um rein biologische Funktionen handeln kann (physiologische Messgrößen wie Herzschlag und Atemfrequenz) und zum anderen um psychophysiologische Funktionen wie Körperhaltung, Gestik und Mimik, die neben ihrer Rolle in Sachen biologische Funktionen auch psychologischen Zwecken dienen. Die drei physiologischen Schichten des Gehirns und des Körpers – Zentralnervensystem, Viszera und Muskelsystem – sind an einer Vielzahl biologischer Funktionen beteiligt. De facto handelt es sich bei allen sieben in diesem Kapitel vorgestellten physiologischen Dynamiken rund um Spannung, Erregung und Bewegung um biologische Funktionen, die auch zu psychologischen Zwecken eingesetzt werden können. Als zusätzliche Kategorie funktionelle Dynamiken anzusetzen, dient dazu, einige wesentliche sonstige biologische und psychophysiologische Prozesse einzubeziehen, mit denen im psychotherapeutischen Rahmen gearbeitet wird, um psychologische Prozesse zu unterstützen.

Biologische Funktionen

Atmung: Die Atmung dürfte die biologische Funktion sein, auf die in der Therapie – ob bei körperorientierten oder auch weniger körperorientierten Ansätzen – am häufigsten eingewirkt wird, um emotionale Erfahrungen zu regulieren. Die Systematische Desensibilisierung als evidenzbasierte kognitive Verhaltenstherapie benutzt häufig ein Entspannungsprotokoll, bei dem unter anderem die Atmung eingesetzt wird, um PTBS-Symptome zu behandeln. Entspannungsprotokolle, zu denen gezielt eingesetzte Atemmuster gehören, sind bei der Behandlung von Angststörungen gang und gäbe. Meditation und Yoga nutzen oft zu verschiedenen Zwecken das bewusste Wahrnehmen und Steuern der Atmung, etwa zur Regulation psychologischer Erfahrungen kognitiver, emotionaler und verhaltensbezogener Art.

Atemmuster wie eine hechelnde Brustatmung werden eingesetzt, um physiologische Abwehrmechanismen in Bezug auf psychologische Erfahrungen inklusive Emotionen zu durchbrechen. Sie kommen im Rahmen von Therapieansätzen wie der Reichianischen Therapie, der Bioenergetik, dem Rebirthing und Holotropen Atmen zum Einsatz.[69] Die Atmung kann von einem Menschen bewusst oder unbewusst dazu genutzt werden, eine emotionale Erfahrung hervorzubringen, sie zu regulieren oder sie abzuwehren. Die eigene Atmung zu verlangsamen und bedächtiger zu atmen, kann helfen, Angstgefühle zu bekämpfen oder zur Grundlage für ein emotionales Erleben von innerer Ruhe werden. Auch hier kann man wieder nicht so recht sagen, ob ein Atemmuster in einer bestimmten Situation zu einer Emotion beiträgt oder ob es dazu dient, eine emotionale Erfahrung zu regulieren oder abzuwehren, es sei denn, wir kennen die Emotion und ihren Kontext.

Herzfrequenz: Die Herzfrequenz, die ausdrückt, wie viele Male pro Minute das Herz schlägt, spielt bei unseren gesamten emotionalen Erfahrungen eine zentrale Rolle. Sie ist ein wichtiger, wenn nicht sogar der wichtigste Faktor, der zu der Erregung oder Ladung beiträgt, die alle angenehmen wie auch unangenehmen emotionalen Erfahrungen kennzeichnet. Das gilt unabhängig davon, wo auf dem Kontinuum von geringfügig bis hochgradig diese Erfahrungen angesiedelt sind. Wir können die Herzfrequenz nicht so unmittelbar beeinflussen, wie wir die Atemfrequenz regulieren können, die Zahl unserer Atemzüge pro Minute. Aber in gewissem Umfang können wir indirekt über die Atmung auf die Herzfrequenz einwirken. Untersuchungen haben gezeigt, dass Menschen, die eher in der Lage sind, ihre Herzfrequenz bewusst wahrzunehmen und zu berichten, wie viele Male pro Minute ihr Herz schlägt, eine größere Palette emotionaler Erfahrungen wahrnehmen als solche, die nicht berichten können, wie hoch ihre Herzfrequenz ist.[70]

Die Herzratenvariabilität (HRV), ein errechneter Wert, der auf der Differenz zwischen der Häufigkeit der Herzschläge beim Einatmen (mehr) und Ausatmen (weniger) basiert, hat sich als Maßstab für die Herzgesundheit erwiesen und ist zudem ein Hinweis auf das Gleichgewicht zwischen dem sympathischen und parasympathischen Zweig des autonomen Nervensystems. Die HRV wird heute in der klinischen Praxis dazu benutzt, Behandlungserfolge bei PTBS zu messen. Da sich die HRV über diverse Smartphone-Apps relativ leicht mitverfolgen lässt, findet sie im Rahmen von Biofeedback Anwendung, um Stress und unangenehme Emotionen zu bewältigen. Höhere HRV-Werte sind mit angenehmen Emotionen wie etwa Liebe verbunden, niedrigere mit unangenehmen. Das mag der Tatsache geschuldet sein, dass unangenehme emotionale Erfahrungen sozusagen definitionsgemäß mit mehr Stress und Dysregulation auf der physiologischen Ebene des Gehirns und des Körpers einhergehen. Wie schon im Hinblick auf die Atem- und Herzfrequenz erwähnt, können Variationen in Bezug auf den HRV-Wert sowohl daran beteiligt sein, emotionale Erfahrungen hervorzubringen als auch sie abzuwehren. Auch hier gilt wieder, dass wir die genaue Rolle der Herzratenvariabilität in einer Situation nur dann kennen können, wenn uns die Einzelheiten zu der Situation und die spezifische Emotion bekannt sind, die hier involviert ist.

Körperhaltung: Unsere Körperhaltung kann der Welt eine Menge darüber verraten, wer wie sind. Wir teilen anderen bewusst oder unbewusst unablässig mit, in welchem psychischen Zustand wir uns befinden. Ob wir in Brust-raus-Position und mit seitlich locker herabhängenden Armen dasitzen oder den Brustkorb verschließen und die Arme vor uns verschränken, kann anderen mitteilen, wie offen oder verschlossen wir einer Person gegenüber und bezogen auf das Gespräch sind, das wir gerade führen. Körperhaltungen wirken sich zudem auch darauf aus, wie offen wir auf andere zugehen und mit ihnen nonverbal, elektromagnetisch oder quantenmechanisch (über interpersonelle Resonanz) kommunizieren können. Ein formales Instrumentarium in der Körperpsychotherapie haben wir in der Posturalen Analyse, die bis zu den Anfängen zurückreicht, zur Psychologie von Wilhelm Reich.[71] Das Verfahren wird dazu verwendet, anhand der üblichen Körperhaltungen einer Person in verschiedenen Lebenssituationen ihren Charakter zu bestimmen – ihre gewohnheitsmäßigen Arten zu denken, zu fühlen und sich zu verhalten. Posturale Analyse ist etwas, das wir bewusst oder unbewusst in einem gewissen Umfang die ganze Zeit über betreiben. Für diejenigen, die etwas tiefer in dieses Thema eintauchen möchten, ist das Buch *Embodying Experience. Forming a Personal Life* von Stanley Keleman ein guter Einstieg.[72]

Die Körperhaltung verrät anderen nicht nur unsere Gedanken, Gefühle und verhaltensmäßigen Absichten – sie kann solche auch generieren, zurückhalten und abwehren. Der Einsatz der Körperhaltung, Gestik, Mimik und anderer körperlicher Ausdrucksmöglichkeiten zum Generieren und Verkörpern angemessener kognitiver, emotionaler und verhaltensmäßiger Charakteranlagen ist in Schauspielkursen gang und gäbe. Körperhaltungen, bei denen wir uns nach vorn beugen, stehen mit emotionaler Anziehung in Verbindung, und solche, bei denen wir uns zurücklehnen, mit Abneigung. Jemandem aufzutragen, mit dem Oberkörper nach vorn zu kommen und ihn oder sie dann Situationen verarbeiten zu lassen, die emotional mit Abneigung zu tun haben, beziehungsweise ihn den Oberkörper zurücklehnen zu lassen, während er sich mit etwas emotional Anziehendem beschäftigt, beeinflusst massiv die Fähigkeit des Gehirns, die Emotionen beziehungsweise die entsprechenden Situationen zu verarbeiten.[73] Wie bei allen anderen Dynamiken gilt auch hier: Ob die Körperhaltung dazu benutzt wird, eine Emotion hervorzubringen oder abzuwehren, lässt sich nur sagen, wenn wir wissen, um welche Emotion es sich handelt, und die Situation berücksichtigen, in der wir auf sie stoßen.

Gestik: Gesten können anderen ebenso wie die Körperhaltung vermitteln, wie wir kognitiv, emotional und verhaltensmäßig aufgestellt sind. Gleichzeitig können auch sie all das erzeugen oder abwehren. Oft mache ich Teilnehmenden an meinen Seminaren diesen Punkt klar, indem ich ihnen auftrage, beide Arme auszustrecken und zu sagen: »Ich hasse dich!« oder »Ich will dich nicht!« Diese Geste vermittelt in der Regel Sehnsucht oder Verlangen nach dem Gegenüber. Sie ist ein psychomotorischer Akt, auf die andere Person zuzugehen, damit sie diese Sehnsucht erfüllt. Die Teilnehmer*innen müssen unweigerlich lachen, wenn sie merken, dass das, was ihr Körper da tut, seinerseits einen starken emotionalen Zustand hervorruft, der den emotionalen Zustand aufhebt, den sie in ihrem Gehirn hervorzurufen suchen, indem sie sagen: »Ich will dich nicht.« Zudem ist es eine gute Übung, um Menschen von der Rolle des Körpers bei emotionalen Erfahrungen zu überzeugen. Bitte beachten Sie, dass Gestik, Körperhaltung, Mimik und andere körperliche Ausdrucksformen auch dazu benutzt werden können, zu verbergen, was in uns vorgeht, oder andere zu täuschen. So zum Beispiel gelingt es uns vielleicht, andere durch eine aufrechte Haltung (die gewöhnlich ja Selbstsicherheit zeigt) von unserem Selbstvertrauen zu überzeugen, während wir die Schüchternheit, die wir vielleicht tiefer in unserem Körper fühlen, lieber verstecken. Der Umfang, in dem wir am Ende selbst an diese Pseudo-Selbstsicherheit glauben, hängt davon ab, inwieweit wir die Schüchternheit, die uns aus größerer Tiefe entgegenschreit, zum Schweigen bringen können.

Dennis Slattery, ein auf imaginale Psychotherapie spezialisierter Professor am Pacifica Graduate Institute in Carpinteria, Kalifornien, von dem ich meinen Doktortitel in klinischer Psychologie erhielt, ist Autor des Buches *The Wounded Body. Remembering the Marking of Flesh.* Slattery wachte eines Morgens mit der Inspiration auf, dass wichtige Gesten in Träumen die Portale sein könnten, durch die man Zugang zu den zentralen Emotionen des Traums erhalten könnte.[74] Daraufhin machte er sich daran, seine Klient*innen Gesten in ihren Träumen identifizieren zu lassen, die sie für wichtig hielten. Diese Gesten sollten sie dann ausführen und beibehalten, während sie ihre Träume verarbeiteten. Und siehe da: Seine Inspiration erwies sich als richtig – eine neue Methode der Arbeit mit Träumen war geboren.

Mimik: Die Rolle der Mimik bei Emotionen wurde bereits ausführlich erforscht. Charles Darwin war der Erste, der wissenschaftlich nachwies, dass der Gesichtsausdruck anderen vermittelt, was emotional in uns vorgeht.[75] Das Verständnis, dass die Mimik auch eine Rolle beim Generieren und der Abwehr emotionaler Erfahrungen spielt, kam später.[76] Wir können die emotionale Befindlichkeit anderer nicht nur ermitteln, indem wir ihren Gesichtsausdruck beobachten, sondern auch, indem wir ihre Mimik mit unserem eigenen Gesicht nachvollziehen und entsprechende emotionale Zustände in uns selbst hervorrufen. Mehr als andere Teile des Körpers ist das Gesicht von Geburt an darauf programmiert, die Mimik anderer nachzuahmen. Eingeschränkte Möglichkeiten, die Gesichtsmuskulatur bei Emotionen einzubeziehen, stören, wie sich zeigen ließ, die Verarbeitung im Gehirn und die Erinnerung, und zwar nicht nur bezogen auf die Emotion, sondern auch auf ihren Kontext (also die Details zu der Situation, aus der heraus die Emotion entstanden ist).[77] Die Bedeutung einer emotionalen Erfahrung im Körper zu verstehen, indem sie mit dem Gesicht verbunden wird, gilt als wichtiger Meilenstein in unserer Entwicklung vom Kind zum Erwachsenen.[78] Da die Gesichtsmuskeln über eine größere Bandbreite an Ausdrucksmöglichkeiten verfügen als der restliche Körper, verhilft der Gesichtsausdruck zu mehr Klarheit im Hinblick auf das, was physisch oder emotional im Körper erfahren wird. Es trägt dazu bei, die Erfahrung differenzierter wahrzunehmen – aus körperlichen Schmerzen (»Bauchweh«) wird zum Beispiel emotionale Qual.

Die Polyvagaltheorie des autonomen Nervensystems zeigt uns, dass die Gesichtsmuskeln über den Zugriff des ventralen Vagusnervs auf den natürlichen Schrittmacher des Herzens schneller mit Energie versorgt und betätigt werden können als andere Muskelgruppen.[79] Dementsprechend ist ihre Wirkung auch schneller, wenn es darum geht, emotionale Erfahrungen hervorzurufen oder abzuwehren. Untersuchungen an Probandinnen, die sich Botox-Behandlungen unterzogen haben (bei denen aus kosmetischen Gründen bestimmte Teile der Gesichtsmuskulatur gelähmt werden) zeigen, dass diese Eingriffe Depressionen lindern können – die Gesichtsmuskeln sind hierdurch ja nur noch sehr eingeschränkt in der Lage, negative Emotionen zu generieren.[80] Angesichts des besonderen Stellenwerts, der dem Gesicht in puncto Emotionen aus allen genannten Gründen physiologisch zukommt, ist es sehr sinnvoll, das Gesicht aktiv in die therapeutische Arbeit einzubeziehen.

Stimme: Zusätzlich zu ihren Wegen, sich über ihren Körper auszudrücken (Strampeln, Sich-Winden, Wegstoßen, An-Sich-Ziehen) drücken schon Säuglinge ihre Emotionen primär über ihre Mimik und mit Lauten aus, bevor sie lernen, hierfür Worte zu gebrauchen. Seine Stimme einzusetzen, verschafft dem Säugling abgesehen davon, dass es der Kommunikation dient, eine gewisse Erleichterung und Regulation, indem ein Teil der Erregung entladen wird, die die Emotion antreibt. Der Einsatz der Stimme erfüllt alle Aufgaben, die auch der Mimik zugeschrieben werden. Mütter können schon ganz früh zwischen verschiedenen Emotionen unterscheiden, die sich im Schreien des Säuglings ausdrücken. Durch Spiegeln dessen, was sie in dem Schreien wahrnehmen, kann die Mutter die entsprechende Gefühlslage in sich selbst erzeugen. Sich über die Stimme auszudrücken hilft (ebenso wie der Gesichtsausdruck), den Kopf- und Nackenbereich und den restlichen Körper bei der emotionalen Erfahrung zu integrieren. Es kann zudem helfen, Klarheit über emotional Erlebtes bei sich selbst und anderen zu erhalten und es differenzierter wahrzunehmen.

Schon allein an dem offenkundigen Vergnügen, das es schon Babys bereitet, ihre Stimme einzusetzen, können wir ablesen, dass hierdurch Emotionen generiert und verstärkt werden. Ist der Ausdruck des Erlebten über Worte oder die Stimme blockiert, so entsteht eine physiologische Blockade im Kehlbereich. Hier haben wir eine hochwirksame physiologische Abwehr nicht nur bezogen auf das Ausdrücken emotionaler Erfahrungen, sondern auch im Hinblick darauf, sie überhaupt erst entstehen zu lassen. Genau das sehen wir an unserer alltäglichen Erfahrung, erst so recht in Kontakt mit unseren eigenen Gefühlen zu kommen, sobald wir anfangen, mit anderen zu teilen, was wir erleben. Die Kehlmuskulatur ähnelt der Gesichtsmuskulatur von daher, wie sehr sie in der Lage ist, Emotionen zu generieren und auch abzuwehren. Nach der Polyvagaltheorie des autonomen Nervensystems ist die Aktivität der Gesichts- und Kehlmuskeln (die das ausmachen, was Porges »Social Engagement System« nennt, sozusagen das »soziale Nervensystem«) bei emotionalen und anderen Erfahrungen über den ventralen Vagus hochgradig mit der Herz- und Lungenfunktion koordiniert.[81]

Untersuchungen zu psychophysiologischen Symptomen haben gezeigt, dass die treibende Kraft hinter ihnen eine Kombination aus belastenden Kindheitserfahrungen und einer geringen Fähigkeit ist, die eigenen Emotionen zu fühlen und auszudrücken.[82] In der menschlichen Entwicklung geht der nonverbale Ausdruck von Emotionen über die Stimme und die Mimik dem verbalen Ausdruck voran. Daher beschloss ich, bei der Behandlung psychophysiologischer Symptome mit der folgenden Intervention zu experimentieren: Ich trug der Person auf, sich vorzustellen, jemand anders oder sie selbst würde das Unbehagen, das sie in Verbindung mit dem psychophysiologischen Symptom in ihrem Körper erlebte, über die Stimme oder Mimik ausdrücken. Sie sollte dies dann bei Bedarf tatsächlich tun, wobei ich als Therapeut beide Ausdrucksmöglichkeiten spiegelte und unterstützte. Es funktionierte! Ich konnte feststellen, dass diese Intervention eine Menge bewirken kann: Sie kann entlasten. Sie kann Klient*innen helfen, die differenzierteren Emotionen zu verstehen, die hier involviert sind. Sie kann dazu beitragen, eine vermehrte Integration der Kopf- und Nackenregion und des restlichen Körpers beim emotionalen Erleben zu erreichen. Und sie kann helfen, die emotionale Erfahrung im gesamten Körper auszudehnen, um die Möglichkeiten auszubauen, sie auszuhalten, um die Symptome aufzulösen.

Der Emotion eine Stimme zu geben, ist eine Form von rudimentärem verbalem wie auch nonverbalem Ausdruck der emotionalen Erfahrung. Da man ja sagt, dass 95 Prozent des Selbstausdrucks welcher Art auch immer nonverbaler Natur seien, bietet eine stimmlich ausgedrückte Emotion die Möglichkeit, im ganzen Körper einen nonverbalen Ausdruck und eine Expansion der Emotion zu initiieren.

5. Biochemische und bioelektrische Dynamiken

Biochemische und bioelektrische Dynamiken sind die ganz grundlegenden Treiber hinter allen anderen in diesem Kapitel herausgestellten physiologischen Dynamiken, mit Ausnahme einiger elektromagnetischer und quantenmechanischer energetischer Dynamiken, auf die wir am Ende dieses Kapitels noch eingehen. Das Gehirn, das Rückenmark und die somatischen und autonomen Nerven, die den Körper regulieren, kommunizieren über bioelektrische Impulse, die biochemischen Veränderungen sowohl vorangehen als auch auf sie folgen. Es gibt eine Vielzahl biochemischer Substanzen, die in Gehirn und Körper hergestellt werden. Neurotransmitter wie Dopamin, Hormone wie Insulin, Steroide wie Testosteron sowie eine große Zahl von Peptiden sind Beispiele für solche biochemischen Substanzen oder »Informationssubstanzen«, von denen die physiologischen Systeme unablässig durchströmt werden, um alle erdenklichen physiologischen Veränderungen in Gang zu setzen.

Biochemische und bioelektrische Dynamiken spielen sich größtenteils jenseits unserer bewussten Wahrnehmung ab. Was wir als physiologische Veränderungen wahrnehmen, sind die Auswirkungen dieser biochemischen und bioelektrischen Dynamiken. Es kommt selten vor, dass wir biochemische und bioelektrische Dynamiken dadurch ändern können, dass wir sie bewusst wahrnehmen. Wir können sie aber beeinflussen, indem wir uns der physiologischen Veränderungen gewahr werden, die sie bewirken. So zum Beispiel können wir biochemische und bioelektrische Dynamiken in den physiologischen Systemen unseres Gehirns und Körpers beeinflussen, indem wir unsere Atemmuster regulieren. Zwar lassen sich diese Dynamiken nur selten durch direkte Beobachtung beeinflussen, aber dennoch gibt es diverse Gründe, warum wir sie in die Erörterungen physiologischer Dynamiken mitaufnehmen. Zunächst einmal möchte ich hier eine umfassende Liste physiologischer Dynamiken vorlegen, die dazu beitragen, Emotionen zu generieren und abzuwehren. Außerdem gibt es therapeutische Interventionen, die biochemische und bioelektrische Dynamiken zu beeinflussen suchen, etwa mit psychoaktiven Medikamenten in der Psychiatrie, mit psychoaktiven Substanzen wie DMT, in der Psychotherapie mit Psychedelika und in der Naturheilkunde über die Ernährung.

Die Rolle biochemischer Substanzen (Neurotransmitter wie Dopamin und Serotonin und Hormone wie Testosteron und Östrogen) bei emotionalen Erfahrungen ist gut dokumentiert, ebenso wie ihre Rolle im Hinblick auf die Aktivierung oder Hemmung bioelektrischer Aktivität im Gehirn und im restlichen Nervensystem beim Generieren, der Veränderung und der Abwehr emotionaler Erfahrungen. So ergaben zum Beispiel die Untersuchungen von Helen Fisher und ihren Kolleg*innen an der Rutgers University, dass Emotionen wie Lust, Liebe und Bindung, die in Verbindung mit romantischen Liebeserfahrungen auftreten, von unterschiedlichen Kombinationen biochemischer Substanzen angetrieben werden.[83] Bei Lust haben wir eine Zunahme der Sexualhormone Testosteron und Östrogen, bei Liebe eine vermehrte Ausschüttung von Dopamin und Noradrenalin und eine Abnahme von Serotonin, und Bindung steht mit einem erhöhten Oxytocin- und Vasopressinspiegel in Verbindung.

Eine beidseitige Funktionsstörung der Amygdala (die Bestandteil des emotionalen Gehirns ist), messbar anhand einer verminderten elektrischen Aktivität in diesem Areal, geht mit einem Fehlen von bewusst erlebter Angst einher. Die Transkranielle Magnetstimulation (bei der an den gegenüberliegenden Seiten des

Schädels Magnete angebracht werden, um die elektrische Aktivität in den dazwischengelegenen Hirnregionen zu ändern) und die Cranio-Sacraltherapie (bei der der Therapeut die Hände auf die einander gegenüber liegenden Seiten des Schädels oder auf eine Seite des Schädels legt, um über die von seinen Händen erzeugten elektromagnetischen und quantenenergetischen Felder die Dynamik in bestimmten Hirnarealen zu verändern) suchen bioelektrische Funktionen der Zielregionen zu steigern, zu senken oder anderweitig günstig zu beeinflussen.

Wie für alle bereits angesprochenen physiologischen Dynamiken gilt auch für die Einschätzung der Rolle der Biochemie und Bioelektrizität bei einer emotionalen Erfahrung (ob diese unterstützend oder hemmend wirkt), dass man wissen muss, um welche Emotion es sich handelt und in welchem Zusammenhang sie aufgetaucht ist.

6. Stress-, Regulations- und Dysregulationsdynamiken

Physiologische Stress- und Regulations-/Dysregulationsdynamiken sind Konglomerate aus einer Vielzahl individueller physiologischer Prozesse, die sich bis auf biochemische und bioelektrische Dynamiken auf der zellulären Ebene herunterbrechen lassen. Ein Grund, warum sie in diese Betrachtung der physiologischen Dynamiken mit aufgenommen werden, die am Entstehen oder der Abwehr emotionaler Erfahrungen beteiligt sind, ist der, dass alle angenehmen und unangenehmen Emotionen von mehr oder weniger Stress, Regulation und Dysregulation gekennzeichnet sind. Das heißt, charakteristisch für unangenehme Emotionen ist ein höheres Maß an Stress und Dysregulation, angenehme Emotionen zeichnen sich durch ein niedrigeres Stress- und höheres Regulationsniveau aus.

Ein weiterer Grund, diese Gesamtdynamiken miteinzubeziehen, ist der, dass sie als bewusste Erfahrungen in unseren physiologischen Systemen für die Introspektion zugänglich sind. Auf diese Erfahrungen können wir dann über gezielte Lenkung der Wahrnehmung und andere Tools wie Selbstberührung einwirken. Wir können einen höheren Stress- und Dysregulationspegel, den wir wahrnehmen, in Form von etwas verfolgen, das sich schlecht, nicht okay und überwältigend anfühlt. Ein niedrigerer Stresspegel und mehr Regulation ergibt in der Wahrnehmung etwas, das sich gut, okay oder handhabbar anfühlt – sensomotorische Emotionen, die in Bezug auf Situationen einen Sinn ergeben. Körperliche Erfahrungen derart als Gesamtpaket zu verfolgen, kann oft effizienter sein als die einzelnen physiologischen Dynamiken zu verfolgen, die zu ihnen beitragen. Das gilt nicht nur im Hinblick darauf, mögliche Bedeutungen zu erfassen, sondern auch bezogen auf die Regulierung oder Transformation der Erfahrungen. Es lässt sich mit dem Unterschied vergleichen, ob ich einen Tisch anzuheben versuche, indem ich ihn an den gegenüberliegenden Seiten der Tischplatte packe, oder ob ich versuche, ihn an nur einem der vier Beine hochzuheben.

Körperempfindungen zu verfolgen, die mit individuellen physiologischen Dynamiken zusammenhängen, etwa dem Herzschlag, können sehr hilfreich bei der Regulierung physiologischer und psychologischer Erfahrungen sein. Die Bedeutung solcher Mikroerfahrungen und ob sie in einer Situation zu der emotionalen Erfahrung beitragen oder eher von ihr ablenken, ist nicht immer klar – es sei denn, wir wissen, mit welcher Emotion wir es in der betreffenden Situation zu tun haben. Da das physiologische System durch die Wahrnehmung von Mikroempfindungen tendenziell herunterreguliert wird, von Dysregulation zur Regulation, laufen wir Gefahr, unangenehme Erfahrungen wegzuregulieren, bei denen es sich ja naturgemäß um Stress- und Dysregulationszustände handelt. Auch die Stress-, Regulations- und Dysregulationsdynamiken auf der Gesamt- oder Makroebene zu beobachten, statt sich auf die bedeutsameren Zustände zu konzentrieren, zu denen sie beitragen mögen, birgt dieses Risiko in sich, wenn auch in weitaus geringerem Umfang, als sie auf der Mikroebene zu beobachten, also bezogen auf ihre Einzelbestandteile oder Komponenten.

Wie schon dargelegt, verfolgen wir dann, wenn wir das Ausmaß an Stress, Regulation und Dysregulation insgesamt betrachten, Qualitäten wie sich gut oder schlecht zu fühlen, okay oder nicht okay, angenehm oder unangenehm. Bei alldem können wir es mit Blick auf die Situation, in der wir uns befinden, mit sinnvollen Erfahrungen zu tun haben, weshalb sie schon für sich genommen dafür infrage kommen, als Emotionen betrachtet zu werden – eine elementare Ebene von sensomotorischen Emotionen eben. Sie könnten Bausteine komplexerer Emotionen wie etwa Gemeinschaftsgefühl oder Einsamkeit sein. Handelt es sich um unangenehme Stress- und Dysregulationszustände, so könnte es sich einfach um psychophysiologische Symptome handeln, die auf das Unvermögen der betroffenen Person zurückgehen, emotionale Erfahrungen zu bewältigen und auszuhalten. Es könnten auch Abwehrmechanismen gegen Emotionen sein, die in den fraglichen Situationen angemessener wären. So zum Beispiel kann es sein, dass jemand gründlich desorganisiert oder sogar verrückt wird, um sich der Realität einer schmerzhaften Situation nicht stellen zu müssen.

Aus all den genannten Gründen heißt es beim Beobachten komplexer Stress-, Regulations- und Dysregulationszustände darauf bedacht zu sein, sie nicht unterschiedslos als psychophysiologische Symptome zu behandeln, die durch Medikamente oder auf anderen Wegen »herunterreguliert« oder durch mehr Regulation zum Verschwinden gebracht werden sollen – etwa durch minutiöses Verfolgen körperlicher Empfindungen. Hier ist Unterscheidungsvermögen gefragt und zu ermitteln, ob diese körperlichen Empfindungen in der Situation, in der sie entstehen, bereits selbst Emotionen sind, ob sie zu komplexeren emotionalen Zuständen beitragen, zum Abwehren situativ angebrachter Abwehrmechanismen eingesetzt werden oder psychophysiologische Symptome sind. Wir werden uns diesem Thema in Kapitel 9 noch einmal zuwenden, wenn wir verschiedene Arten von Emotionen betrachten.

Bitte beachten Sie, dass Zustände, in denen Stress augenscheinlich gesenkt und die Regulation erhöht wird, auch eine defensive Absicht verfolgen können. So zum Beispiel ist es nicht ungewöhnlich, dass ein Zustand mit scheinbar wenig Stress und guter Regulation angesichts einer Erfahrung entsteht, die die Person überfordert, sodass über die Ausschüttung biochemischer Substanzen wie Opioiden und Endorphinen ein Abwehrmechanismus angestoßen wird.

7. Elektromagnetische und quantenmechanische energetische Dynamiken

Energien des elektromagnetischen Spektrums, die alle physiologisch an einer bestimmten Stelle konzentriert sind, etwa im Herzen, wirken sich Beobachtungen zufolge auf eine andere Stelle aus, etwa die Leber, indem sie jenseits des Nervensystems direkt zwischen den beiden Punkten hin und her gehen.[84] Auch biomagnetische und bioelektrische Energien, die von Herz und Gehirn ausgehen, können sich bekanntermaßen unmittelbar aufeinander auswirken, indem sie außerhalb des Nervensystems über die Bindegewebsmatrix kommunizieren. Beobachtungen zufolge fließen solche Energien auch zwischen zwei Körpern und bewirken deren wechselseitige Beeinflussung. Diese Energien von außerhalb des Körpers sind definitiv in der Lage, eine Rolle bei unserem emotionalen Erleben zu spielen – als Bestandteil der Auswirkung, die eine Situation auf uns hat – da man von ihnen weiß, dass sie sich sogar auf der zellulären Ebene auswirken können, auf die Genexpression.[85]

Die Transkranielle Magnetstimulation ist ein therapeutisches Verfahren, bei dem zwei Magneten auf gegenüberliegenden Seiten des Schädels angebracht werden, um bioelektromagnetische Energiemuster im Gehirn zu generieren, die physiologische und psychologische Funktionen verbessern. Darüber hinaus wurden auch Methoden und Hilfsmittel dafür entwickelt, mit anderen Teilen des Körpers zu arbeiten, etwa den Organen und Muskeln, zum Beispiel durch Einwirkung auf ihre elektromagnetischen Felder.[86] Auch diverse Ansätze der Körper- und Energiearbeit arbeiten mit diesen Energien, um physiologische und psychologische Erfahrungen helfend zu begleiten oder zu verändern. Auch physiologische Erfahrungen des Gehirns und des Körpers, die auf die Stimulation dieser Energien durch andere Teile von Gehirn und Körper zurückgehen oder auf Stimulation von außerhalb davon, können dazu beitragen, dass wir emotionale Erfahrungen hervorbringen oder abwehren.

Physiologisch existieren Gehirn und Körper auch auf der Quantenebene der subatomaren Teilchen und physiologische Dynamiken auf der Quantenebene können zur Entstehung und Abwehr unserer emotionalen Erfahrungen beitragen. Energie- und Energiepsychologie-Modelle, vor allem aus dem Osten, haben etliche Theorien dazu, wie sich Veränderungen der quantenenergetischen Muster physiologisch auf unser Gehirn und unseren Körper auswirken. Sie bieten eine Reihe von Methoden für die Arbeit mit solchen quantenenergetischen Mustern an, um diverse psychologische Erfahrungen unterstützend zu begleiten, einschließlich der Emotionen.[87] So zum Beispiel konzentrieren sich Quantenenergien einer Theorie zufolge entlang der Wirbelsäule in Richtung Körpermitte, um unerträgliche Emotionen und andere physiologische Erfahrungen im Gehirn und Körper zu regulieren und abzuwehren.[88] Die Quantenenergie physiologisch ausgewogen in Gehirn und Körper zu verteilen, kann eine dortige Abwehr gegenüber Emotionen und anderen psychologischen Erfahrungen anstoßen und unsere physiologischen und psychologischen Erfahrungen regulierter und erträglicher machen.

Im nächsten Kapitel wenden wir uns einer Diskussion von Faktoren zu, die bei der Affekttoleranz eine Rolle spielen – unserer Fähigkeit, schwierige emotionale Erfahrungen auszuhalten und sich ihnen zu stellen. Und wir untersuchen, warum eine physiologische Ausdehnung in Gehirn und Körper mit dem Ziel, emotionale Erfahrungen dort auf ein größeres Areal zu verteilen, helfen kann, unsere Fähigkeit auszubauen, noch größere Ausmaße an schwierigen emotionalen Erfahrungen über längere Zeiträume auszuhalten und mit ihnen in Kontakt zu bleiben, ohne psychophysiologische Symptome zu entwickeln.

8

Verkörperung von Emotionen und Affekttoleranz

In diesem Kapitel werden Faktoren diskutiert, die über die Affekttoleranz entscheiden und darüber, wie eine Ausdehnung der physiologischen Schichten von Gehirn und Körper schnell zu mehr Belastbarkeit bei emotionalen Erfahrungen führen kann.

Die wichtigste Annahme bei der Arbeit an der Verkörperung von Emotionen ist die, dass dieses Verankern von Emotionen im Körper – ihre größtmögliche räumliche Ausdehnung in möglichst weite Bereiche des physiologischen Systems von Gehirn und Körper – die Affekttoleranz vergrößert. Es fördert die Möglichkeiten, eine schwierige emotionale Erfahrung zu ertragen und sich ihr länger auszusetzen, was oft die Voraussetzung für eine erfolgreiche Auflösung früherer Traumen ist. In diesem Kapitel befassen wir uns damit, wie das möglich sein könnte, vor allem bezogen auf unangenehme emotionale Erfahrungen, gegen die wir als fest in unserem Gehirn angelegtes Programm einen angeborenen Widerstand mitbringen. In diesem Kapitel werden die gesamten physiologischen Schichten von Gehirn und Körper einfach mit dem

Oberbegriff »das physiologische System« bezeichnet. Die Begriffe »das physiologische System des Körpers« und »das physiologische System des Gehirns« werden dort benutzt, wo es angezeigt ist, zwischen ihnen zu unterscheiden.

Grundlegende physiologische Abläufe beim Erleben angenehmer und unangenehmer emotionaler Erfahrungen

Wie wir in Kapitel 5 sehen konnten, sind Emotionen ein Urteil darüber, wie sich eine Situation auf das eigene Wohlbefinden auswirkt. Angenehme emotionale Erfahrungen sind Bewegungen, die in die Richtung gehen, das eigene Wohlbefinden zu erhöhen. Im Grunde resultieren angenehme Emotionen aus einer Zunahme gut regulierter Zustände – oder der Abnahme dysregulierter Zustände – im physiologischen System. Unangenehme Emotionen andererseits sind Bewegungen in Richtung einer Verschlechterung des Wohlbefindens. Sie sind im Kern erhöhte Zustände physiologischer Dysregulation und verminderte Zustände von Regulation. Wir atmen freier, sind weniger gestresst und erleben ein größeres Wohlgefühl, wenn wir in einer sicheren Beziehung Liebe erfahren. Es raubt uns den Atem, wir sind mehr unter Stress und es schmälert unser Wohlgefühl, wenn wir im Hinblick auf dieselbe Beziehung den Schmerz einer Trennung durchleben.

Physiologische Regulation fühlt sich naturgemäß angenehmer an. Dysregulation zu erleben, ist inhärent unangenehmer. Aus diesem Grund hat uns die Evolution, um unsere Überlebenschancen zu maximieren, dahingehend programmiert, unangenehme emotionale Zustände zu meiden und angenehme zu suchen.[89] Unangenehme emotionale Erfahrungen wie Zustände der Dysregulation bedrohen unser Überleben, indem sie uns physiologisch beeinträchtigen. Angenehme emotionale Erfahrungen dagegen, die ja von Regulation gekennzeichnet sind, verbessern unsere physiologischen Voraussetzungen und sind dem Überleben förderlich. Ein Grund dafür – vielleicht sogar der wichtigste –, dass wir uns schwertun, unangenehme emotionale Erfahrungen zu tolerieren und uns ihnen auszusetzen, hängt damit zusammen, dass sie naturgemäß schmerzhaft sind. Es ist viel leichter, sich den Freuden einer Verlobung auszusetzen als dem Schmerz einer Scheidung!

Ein einfaches physiologisches Modell zu Regulation und Dysregulation

Regulation und Dysregulation (die, wie wir in Kapitel 5 sehen konnten, physiologisch auch hinter Emotionen stecken) sind außerordentlich komplex. Sie sind in zahlreichen Fachgebieten, unter anderem in der Medizin, immer wieder Gegenstand von Untersuchungen. Für unsere Zwecke – um zu verstehen, wie eine Ausdehnung des physischen Raums, in dem die emotionale Erfahrung erlebt wird, sie erträglicher machen kann – brauchen wir ein Modell zur Physiologie von Regulation und Dysregulation. Erstellen wir also einmal ein ganz einfaches Modell dieser Art.

Regulation und Dysregulation können wir uns mit Blick auf bestimmte Ströme vorstellen, die für die Gesundheit und die Funktion des physiologischen Systems entscheidend sind. Erstens ist da der Blutkreislauf. Über die Blutbahn werden wichtige Nährstoffe wie Sauerstoff und Glukose transportiert, daneben regulierende biochemische Substanzen wie Hormone, Immunagenten wie weiße Blutkörperchen, Informationen wie etwa solche zum Blutzuckerspiegel und Abfallprodukte wie Kohlendioxid. Zweitens haben wir den Informationsfluss zwischen dem Gehirn und dem Körper, der über die sensorischen und motorischen Nervenbahnen des autonomen Nervensystems stattfindet. Dieser Fluss ist grundlegend wichtig dafür, dass das Gehirn Informationen über den Körper sammeln und ihn basierend hierauf regulieren kann.

Der dritte Fluss bezieht sich auf die interstitielle oder extrazelluläre Flüssigkeit: den Flüssigkeitstransport zwischen den Zellen, über den Nährstoffe wie etwa Mineralien und Botenmoleküle wie Peptide von einem Teil des physiologischen Systems zu einem anderen transportiert werden.[90] Der vierte Fluss ist der über die Lymphbahnen, die eine Rolle bei der Steuerung des Flüssigkeitsspiegels im Gewebe spielen, bei der Fettabsorption aus dem Darm, beim Schutz des Körpers vor Eindringlingen durch Produktion und Verteilung von Immunzellen wie weißen Blutkörperchen und die Beseitigung von Abfallprodukten.[91] Der fünfte Fluss ist der Strom messbarer elektromagnetischer Energien von einem Teil des physiologischen Systems zu einem anderen, von denen heute bekannt ist, dass sie eine Rolle bei der physiologischen Regulierung spielen.[92] Der sechste Fluss ist das auf der subatomaren Ebene stattfindende Strömen von Quantenenergien zwischen verschiedenen Teilen des physiologischen Systems, die daran beteiligt sind, dortige Erfahrungen zu generieren und zu regulieren.[93]

Ob eine physiologische Regulation oder Dysregulation vorliegt, sei es insgesamt oder bezogen auf bestimmte Teile des Systems, hängt stark vom Zustand dieser sechs lebenswichtigen Flüsse ab, die von einem Teil des physiologischen Systems zum anderen strömen. Kann dieser Strom relativ unbehindert ablaufen, können wir uns vorstellen, dass die Regulation und das Wohlbefinden eher hoch sein dürften, bei einem gleichzeitig geringeren Stresspegel. Treten allerdings in einem oder mehreren dieser lebenswichtigen Flüsse größere Störungen auf, kann man davon ausgehen, dass es zu Dysregulation, Erkrankungen und einem geringeren Wohlbefinden kommt, verbunden mit einem höheren Maß an Stress. Da das physiologische System eine integrale Einheit darstellt, innerhalb derer jeder Bestandteil von jedem anderen abhängig ist, um ordnungsgemäß funktionieren zu können, könnte die Regulation, Gesundheit und das Wohlbefinden auf jeder physiologischen Ebene insgesamt beeinträchtigt sein, wenn diese lebenswichtigen Flüsse auch nur an einer Stelle oder an ganz wenigen Stellen des physiologischen Systems lahmgelegt sind. Störungen auf dieser Ebene sind auch dann zu erwarten, wenn ein oder mehrere Teile des hochgradig interdependenten physiologischen Systems massiv geschädigt sind.

Durch die Brille dieses einfachen Modells zu Regulation und Dysregulation betrachtet, kann man davon ausgehen, dass unangenehme emotionale Erfahrungen, da es sich ja um Dysregulations- und starke Stresszustände handelt, mit Störungen eines oder gleich mehrerer der sechs lebenswichtigen Flüsse in einem oder mehreren Teilen des physiologischen Systems einhergehen. Bei angenehmen emotionalen Erfahrungen sind – da es sich um Zustände besserer Regulation bei geringerem Stresspegel handelt – weniger Störungen und Unterbrechungen in diesen lebenswichtigen Flüssen zwischen verschiedenen Bereichen des physiologischen Systems zu erwarten.

Man könnte sich fragen, ob unangenehme emotionale Erfahrungen denn immer mit einer Störung bei einem oder mehreren der sechs lebenswichtigen Flüsse einhergehen, denen ein Zusammenhang mit physiologischer Regulation und Dysregulation attestiert wurde. Schließlich konnten wir in Kapitel 5 sehen, dass emotionale Erfahrungen auch allein im Gehirn entstehen können, und zwar durch Wirkung von Neurotransmittern oder durch das Abrufen vorangegangener emotionaler Erfahrungen. Selbst in solchen Fällen können Störungen der lebenswichtigen Flüsse auftreten. Im Gehirn generierte unangenehme emotionale Erfahrungen können physiologische Abwehrmechanismen gegen diese im Gehirn selbst auf den Plan rufen, was zu einer Störung der grundlegenden physiologischen Flüsse innerhalb des Gehirns und zwischen Gehirn und Körper führen kann. Die auf hirnphysiologischer Ebene hervorgebrachten emotionalen Erfahrungen können zudem eine Abwehr von Emotionen im physiologischen System des Körpers hervorrufen. Diese laufen etwa darüber, die Luft anzuhalten beziehungsweise flacher zu atmen, um die Sauerstoffversorgung des Gehirns zu reduzieren und so die Intensität der Emotionen dort herabzusetzen.

Wenn sich im Gehirn generierte unangenehme emotionale Erfahrungen auf den Körper ausbreiten (was oft der Fall ist), fällt es schwer, sich Situationen vorzustellen, in denen im Körper aktivierte physiologische Abwehrmechanismen nicht zu einer Störung der lebenswichtigen physiologischen Flüsse im Körper führen würden. Denkbar wäre auch die Möglichkeit, dass unangenehme emotionale Erfahrungen auch zustande kommen könnten, ohne dass eine Störung der lebenswichtigen Flüsse hieran beteiligt ist. So zum Beispiel könnten schmerzhafte Erfahrungen theoretisch durch eine Stimulation der überall im Körper verteilten Schmerzrezeptoren entstehen, ohne dass eine Störung der genannten Art vorliegt. Physiologische Abwehrmechanismen wie Anspannung/Kontraktion und Betäubung treten jedoch nahezu immer als Reaktion auf Schmerz auf und stören in der Tat den lebenswichtigen Informationsfluss sowie den Transport von Substanzen von einem Teil des physiologischen Systems zum anderen.

Die Auswirkungen physiologischer Abwehrmechanismen gegen Emotionen auf die physiologische Regulation

Wenn wir, wie in Kapitel 7 aufgezeigt, alles daransetzen, mit einer Situation fertig zu werden, könnten uns unsere emotionalen Erfahrungen irgendwann zu viel werden. Und das könnte unsere Möglichkeiten, die Situation auch weiterhin zu bewältigen, irgendwann stark beeinträchtigen. Etwa weil die Dysregulation in unserem physiologischen System womöglich so extrem wird, dass unser nacktes Überleben auf dem Spiel steht. Zum Beispiel, wenn unsere Herzfrequenz so in die Höhe schießt, dass wir einen Herzinfarkt riskieren. Oder wenn unser Gehirn die emotionale Erfahrung vielleicht nicht aushält, da seine Toleranzschwelle oder Obergrenze für Leidenserfahrungen überschritten ist – etwa weil der Schmerz im Herzen wegen einer in die Brüche gegangenen Beziehung einfach zu groß ist. Die Störung, die im ersten Fall durch die Bedrohung des Überlebens entstanden ist und die Ablenkung von dem unerträglichen Leiden im zweiten könnten die kognitiven und verhaltensbezogenen Prozesse stören und beeinträchtigen, die dabei involviert sind, die aktuelle Situation zu bewältigen.

Wir konnten in Kapitel 7 sehen, dass überwältigende emotionale Erfahrungen unsere Fähigkeit gefährden, mit einer Situation zurechtzukommen. Daher sind wir von Natur aus mit einer ganzen Reihe von physiologischen Abwehrmechanismen ausgestattet, diese zu bewältigen. Endogene Opioide zum Beispiel, die in einer außerordentlich gefährlichen Situation zum Schutz vor überwältigenden Emotionen wie lähmendem Terror und Hilflosigkeit ausgeschüttet werden und dafür sorgen können, dass jemand ungeachtet der Umstände paradoxerweise ruhig und gefasst ist und so kognitiv und in Sachen Verhalten einen Fluchtplan schmieden und durchführen kann. Derartige physiologische Abwehrmechanismen angesichts extremer emotionaler Erfahrungen beim Umgang mit schwierigen Situationen, die immer wieder in unseren Leben auftauchen, sind de facto eine Anpassungsleistung. Man kann sie als zusätzliche Bewältigungsmechanismen bewerten. Sie stellen sicher, dass die emotionale Erfahrung als solche (unser Urteil darüber, wie sich eine Situation auf unser Wohlbefinden auswirkt) nicht unsere Fähigkeit aushebelt, die Situation kognitiv und verhaltensmäßig auch weiter bewältigen zu können.

Allerdings hat die physiologische Abwehr von Emotionen ihren Preis. So wird sie tendenziell die lebenswichtigen Flüsse stören und deshalb eine gewisse physiologische Dysregulation nach sich ziehen. So zum Beispiel können Anspannungs-/Kontraktionsdynamiken die Durchblutung, den Lymph- und interstitiellen Flüssigkeitstransport hemmen. Auch Blockaden der Atemwege und der Herzkreislauf-Funktionen können diese drei Ströme unterbrechen. Biochemische Dynamiken wie eine Selbstbetäubung können die Informationsweiterleitung über die Nervenbahnen stören – Informationen, die zwischen dem Gehirn und dem Körper ausgetauscht werden müssen, damit das Gehirn spürt, was gerade im Körper geschieht, und es regulieren kann. Dennoch sind diese Dynamiken unsere Rettung. Schließlich tragen sie dazu bei, dass eine Überforderung durch unerträgliche emotionale Erfahrungen in Bezug auf Kognition und Verhalten vermieden wird. Angesichts der Alternative – einer Bedrohung unseres physiologischen und psychologischen Überlebens – ist es ein geringfügiger Preis, der hierfür kurzfristig zu zahlen ist. Längerfristig fortbestehende physiologische Abwehrmechanismen gegen Emotionen jedoch können eine physiologische und psychologische Dysfunktion bewirken.

Nicht alle physiologischen Formen der Abwehr von Emotionen stören unbedingt die lebenswichtigen regulationsrelevanten Ströme. So zum Beispiel kann man sich die Mobilisierung von Erregung oder Ladung zur Abwehr von Depressionen nicht als Faktoren vorstellen, die überlebenswichtige Flüsse hemmen. Obwohl eine längere Aktivierung hiervon durchaus mit physiologischem Stress und unangenehmen Erfahrungen verbunden sein kann, was wiederum blockierend wirkende Abwehrmechanismen wie Anspannung und Selbstbetäubung auslösen und damit lebenswichtige Transportströme stören kann. Die meisten physiologischen Abwehrmechanismen gegen Emotionen – etwa ein Sich-Zusammenziehen des Gewebes sowie eine Hemmung diverser biologischer Funktionen – sind tendenziell inhibitorischer Natur und unterbrechen daher wichtige Regulationsflüsse.

Um unerträgliche Erfahrungen zu bewältigen, greifen wir auf die uns zur Verfügung stehenden physiologischen und psychologischen Abwehrmechanismen zurück. Hemmende Formen der physiologischen Abwehr emotionaler Erfahrungen – etwa Anspannung/Kontraktion und Selbstbetäubung – sind biologisch aufwendig. Schließlich beeinträchtigen sie, wie wir gesehen haben, tendenziell die lebenswichtigen Ströme, die für unsere physiologische Regulation sorgen. Uns durch eine psychologische Abwehr auf der Basis von Kognition und Verhalten zu schützen, könnte uns weniger teuer zu stehen kommen. Mitunter funktioniert es, dass wir uns einreden (Kognition), dass unser gewalttätiger Partner ja letztlich gar nicht wirklich so schlimm sei, was uns dann hilft, uns weniger schlecht zu fühlen. Oder wir benutzen einfach Arbeit als Abwehrmechanismus (Verhalten), um uns gut zu fühlen und damit wir nicht mitbekommen müssen, wie lausig wir uns in dieser Beziehung fühlen. Allerdings können wir eine anhaltend schwierige Situation wie etwa eine schlechte Ehe langfristig nicht mit rein kognitiven und verhaltensmäßigen Mitteln bewältigen, ohne dass es physiologische Folgen hätte.

Als Kinder sind wir weniger in der Lage, auf kognitive und verhaltensmäßige Abwehrmöglichkeiten zurückzugreifen, als im Erwachsenenalter. Aus diesem Grund werden Kinder, die sich in traumatischen Situationen wiederfinden, eher erstarren und dissoziieren, statt sich zu wehren, wegzulaufen oder durch logische Überlegungen einen Ausweg zu suchen. Aus Kindern, die nicht die erforderliche Unterstützung und keine Gelegenheit hatten, ihre Kindheitstraumen emotional aufzuarbeiten, werden auch eher Erwachsene, die anfällig für psychophysiologische Symptome sind.

Unser Schwerpunkt ruht hier darauf, wie physiologische Abwehrmechanismen im Hinblick auf die lebenswichtigen Ströme, die sie steuern, die physiologische Regulation beeinflussen. Die physiologischen Abwehrmechanismen, auf die wir angesichts überwältigender Erfahrungen zurückgreifen, wenn wir uns noch inmitten einer Krise befinden, können leider noch über dieses Ereignis hinaus fortbestehen, was das Ausmaß der physiologischen Dysregulation erhöht. Sie können sich automatisch einschalten, wenn von ähnlichen Situationen unbewältigte Emotionen getriggert werden, die auf das ursprüngliche Ereignis zurückgehen. So zum Beispiel kann ein Kind davon Asthma entwickeln, physiologisch den Atemtrakt zu blockieren, um die überwältigende Erfahrung in den Griff zu bekommen, von seiner Mutter getrennt zu werden.[94] Um es hier klarzustellen: Bitte beachten Sie, dass Kinder aus vielen Gründen Asthma entwickeln können, zum Beispiel auch aufgrund von Allergien. Außerdem entwickeln nicht alle Kinder, die von ihren Müttern getrennt werden, Asthma als psychophysiologisches Symptom. Doch ungeachtet dessen gilt, dass das Kind, das durch die belastende Trennung von seiner Mutter Asthma entwickelt, eventuell auch im Erwachsenenalter weiterhin Asthmaanfälle bekommt, wenn der Verlust einer Beziehung droht, sofern es das ursprüngliche Trennungstrauma bis dahin nicht aufgearbeitet hat.

Die Abwehrmuster, die bei der Verlusterfahrung aktiv werden, können auch zu generalisierten Mustern werden, mit denen automatisch auf jedes Ereignis reagiert wird, das in größerem Umfang Stress auslöst – ob auf der Beziehungsebene oder anderweitig. Das Kontraktionsmuster auf meiner rechten Schädelseite (das auf meine Geburt zurückgeht, bei der ich beinahe gestorben wäre, zusammen mit meiner Mutter) schaltet sich auch heute noch ein. Es macht mir zu schaffen und geht mit einer gewissen funktionellen Beeinträchtigung einher, wenn ich über einen bestimmten Punkt hinaus gestresst bin. Dabei ist es ganz gleich, worauf der Stress zurückgeht. In der Prä- und Perinatalpsychologie geht man davon aus, dass die mit einer Verdrehung verbundene Einschnürung der Wirbelsäulenstrukturen im Mutterleib, die ein dysfunktionales Skoliosemuster entstehen lässt, ein Abwehrmechanismus ist, der instinktiv eingesetzt wird, um überwältigend unangenehme emotionale Erfahrungen wie existenziellen Terror und Fragmentation zu bewältigen. Auf all diese Weisen können physiologische Abwehrmechanismen gegen Emotionen fortbestehen – wie eine Handbremse, die unter gefährlichen Straßenbedingungen angezogen wird und auch dann noch angezogen bleibt, wenn die Gefahr vorbei ist. So können sie so lange zu psychologischen und psychophysiologischen Symptomen beitragen, bis kein Anlass mehr dafür besteht, dass sie getriggert werden, um den Menschen vor unerträglichen Erfahrungen zu schützen.

Wie stellt man sicher, dass die physiologische oder psychologische Abwehr überwältigender Emotionen in schwierigen Situationen keine pathologischen Folgen hat? Eine Standardantwort in der Psychologie lautet, dass wir die beteiligten Emotionen auflösen müssen, indem wir die Situationen aufarbeiten, in denen sie zum Tragen kommen. Wenn uns das Herz gebrochen wurde, versuchen wir uns ständig vor dieser emotionalen Erfahrung zu schützen, indem wir unser Herz verschließen, sobald sie ihr hässliches Haupt emporreckt und aus dem Unbewussten auftaucht. Um mit einer solchen emotionalen Erfahrung abschließen zu können, müssen wir diese Erfahrung zu fassen bekommen und so weit verarbeiten, dass wir das Gefühl haben, sie ertragen zu können. An diesem Punkt können wir zu dem Gefühl gelangen, wir könnten sie durchstehen oder hätten sie bereits durchgestanden, sie läge hinter uns und wir könnten sie auch ein weiteres Mal durchleben, sollte uns das noch einmal passieren. Wenn wir die Erfahrung aushalten können, wird es zudem möglich, sich ihr auszusetzen, ohne das Gehirn und den Körper physiologisch dichtzumachen. Auf diese Weise können wir die Erfahrung optimaler verarbeiten, und zwar nicht nur emotional, sondern auch kognitiv und verhaltensmäßig. Wie wir in Kapitel 6 über Kognition, Emotion und Verhalten sehen konnten, gilt: Je weniger beeinträchtigt das Gehirn und der Körper physiologisch betrachtet sind, desto besser können alle drei funktionieren.

Wie die Auflösung physiologischer Abwehrmechanismen gegen Emotionen und ihre Expansion im physiologischen System die Verarbeitung unbewältigter emotionaler Erfahrungen erleichtert

Der primäre Grund dafür, dass wir psychologische und physiologische Abwehrmechanismen gegen Emotionen mobilisieren, ist der, dass sie schmerzhaft sind. Selbst wenn sich die Abwehr auf angenehme Emotionen wie Liebe und ein Gefühl von Macht bezieht oder auch auf inakzeptable Kognitionen und Verhaltensweisen, erfolgt sie aufgrund der unangenehmen emotionalen Konsequenzen, die wir uns davon erwarten. Schmerzhaft sind emotionale Erfahrungen wegen des Ausmaßes an physiologischer Dysregulation und an Stress, das sie ausmacht. Um in der Therapie an unaufgelösten Emotionen arbeiten zu können, die zu den Symptomen beitragen, müssen wir sie oft zunächst einmal bewusst machen. Hierzu gehört gewöhnlich, sich die Situationen, in denen sie auftauchen, im Detail anzusehen und auf die Auflösung der psychologischen und physiologischen Abwehrmechanismen hinzuarbeiten, die dem Erleben der Emotion im Weg stehen. Dazu braucht es, soweit notwendig, Verständnis, Bestätigung und Unterstützung von außen, damit sie so lange erfahren werden kann, wie es geboten sein mag.

Was wir von uns selbst und denen verlangen, denen wir zu helfen versuchen, das ist, sich für eine kurze Zeit in dem erforderlichen Umfang dem Leidensdruck auszusetzen, der mit ihren unaufgelösten Emotionen zusammenhängt, um auf lange Sicht das unnötige Leiden unter ihren Symptomen zu mindern. Kurzfristig betrachtet, bedeutet dies, das Ausmaß an Dysregulation, Stress und Distress im physiologischen System zu erhöhen, das die unangenehme emotionale Erfahrung ausmacht.

Niemand leidet gern. Das kann ich auch für mich persönlich bestätigen. Wenn wir also mit unbewältigten Emotionen arbeiten, die zu unseren Symptomen beitragen, versuchen wir damit quasi, einen Felsbrocken bergauf zu schieben. Wir versuchen ja, den Grad an inhärent schmerzhafter physiologischer Dysregulation noch zu steigern, was die Not im physiologischen System erhöht. Wir wollen, kurz gesagt, Ärger. Es ist davon auszugehen, dass sich psychologische und physiologische Abwehrmechanismen einschalten und den Felsbrocken den Berg hinunterstoßen, was unseren Bemühungen entgegenwirkt, tiefer in die emotionale Erfahrung einzutauchen, um ihrer Auflösung näher zu kommen. Die hier greifenden Formen physiologischer Abwehr setzen zudem in dem Umfang, in dem sie die lebenswichtigen regulierenden Flüsse hemmen, das physiologische System zusätzlicher Dysregulation und noch mehr Stress und Not aus. Das gilt, obwohl es auf der Ebene des bewussten Erlebens so wirken mag, als brächte der Versuch, die unangenehme emotionale Erfahrung durch die Abwehrmechanismen zu reduzieren, eine gewisse Linderung der inneren Not mit sich.

Wenn wir darauf hinarbeiten, physiologische Abwehrmechanismen gegenüber Emotionen zu reduzieren, durch die sich die physiologische Dysregulation verstärkt, während wir gleichzeitig damit beschäftigt sind, in genau diesem physiologischen System unangenehme emotionale Erfahrungen zu generieren, reduzieren wir damit de facto eine Ursache von Dysregulation, Unbehagen und innerer Not im Erleben. Je mehr Stellen im physiologischen System, wo wir die Abwehrmechanismen beseitigen, die lebenswichtige Regulationsflüsse stören, desto weniger tragen sie zur Dysregulation, zum Unbehagen und zu der inneren Not bei, die damit verbunden sind, Zugang zu der unangenehmen emotionalen Erfahrung zu finden. Und desto eher kann die Person die Ausdehnung der emotionalen Erfahrung in ihrem physiologischen System aushalten, selbst wenn sie schmerzhaft ist.

Auf diese Weise erhöht die emotionale Verkörperungsarbeit die Affekttoleranz (die Fähigkeit, sich einer emotionalen Erfahrung über einen längeren Zeitraum auszusetzen). Man kann sie damit gleichsetzen, wie es für jemanden ist, dessen Arme in entgegengesetzte Richtungen gezerrt werden. Würde auf der einen Seite nicht mehr an seinem Arm gezogen, fiele der Leidensdruck sofort viel geringer aus. Das können wir aus eigener Anschauung überprüfen, wenn wir das nächste Mal etwas körperlich oder emotional Schmerzhaftes erleben. Wenn wir uns nach innen wenden, stoßen wir auf den Schmerz selbst wie auch auf einen Widerstand gegen den Schmerz. Indem wir uns einfach sagen, dass wir den Schmerz als das akzeptieren, was er ist, erwartet uns eine Überraschung: Unser Leidensdruck sinkt sofort. In Momenten, in denen ich leide, versuche ich mich nach besten Möglichkeiten (oft erfolglos!) an eine Weisheit zu erinnern, mit der ich andere immer wieder überschütte. Ich versuche sie zu beherzigen, indem ich mich an den Spruch erinnere: Die Hälfte des Leidens besteht im Widerstand.

Ein anderer Grund, warum die Verkörperung von Emotionen die Affekttoleranz erhöht, hängt mit der möglichst großflächigen Verteilung der emotionalen Erfahrung im Körper zusammen. Emotionen sind ein Urteil über die Auswirkungen einer Situation auf die Gesamtheit der physiologischen Schichten von Gehirn und Körper. Das gilt vor allem für überwältigende emotionale Erfahrungen, die die Person irgendwann dazu gebracht haben, auf psychologische und physiologische Abwehrmechanismen dagegen zurückzugreifen. Die Folgen einer Situation im System weiter auszudehnen, selbst wenn ursprünglich ein Teil des physiologischen Systems mehr betroffen war als ein anderer, verteilt die Bürde des Ganzen stärker und macht sie erträglicher.

Um ein Beispiel zu nennen: Knapp eine Woche nachdem ich meinen ersten Doktorandenstudiengang an der Northwestern University aufgenommen hatte, wurde ich von rechts von einem Auto angefahren. Nach dem Unfall überkam mich als Fußgänger, sobald meine rechte Seite auf dem Gehweg der Straße ausgesetzt war, mit einem Mal Angst und Unbehagen. Diese emotionale Reaktion war in mir zurückgeblieben und resultierte daraus, dass sich meine linke Körperseite zusammen mit der rechten für den Aufprall wappnete wie während des Unfalls, was mich für lange Zeit ängstlich und unbehaglich zurückließ. Damit das aufgelöst werden konnte, musste sich die Abwehrreaktion des Sich-Wappnens legen, zu der eine Anspannung des Körpergewebes und Bewegung gehören. Dann könnten die lebenswichtigen Regulierungsströme die Informationen bezogen auf den Aufprall von rechts nach links transportieren. Ich löste das Thema, indem ich es schaffte, meine Angst und mein Unbehagen dazu zu bringen, sich bis in meine linke Seite hinein auszubreiten. Um diese Dynamik an sich selbst zu überprüfen, können Sie Folgendes tun: Wenn Sie das nächste Mal beim Zahnarzt sitzen und eine Spritze erhalten, stellen Sie sich vor, wie Sie Ihren Körper entspannen, damit sich der Schmerz zerstreuen kann, statt dass Sie den Nacken anspannen und sich am Behandlungsstuhl festklammern. Entdecken Sie für sich selbst, dass es die Erfahrung leichter macht.

Es gibt noch eine andere Weise, auf die eine angeleitete Verkörperung von Emotionen die Affekttoleranz erhöhen könnte: durch Stärkung der Fähigkeit verschiedener Teile des physiologischen

Systems, sich wechselseitig zu helfen, indem sie die lebenswichtigen Regulierungsströme zwischen sich unterstützen. Es ist nicht ungewöhnlich, dass eine physiologische Abwehr wie Anspannung oder Selbstbetäubung in einem Teil des physiologischen Systems den Austausch von regulierenden Informationen zwischen diesem und dem restlichen physiologischen System stört. Damit werden auch die Regulationsprozesse zwischen diesem Teil und dem Ganzen gestört und der Grad der Dysregulation, des Stresses und der inneren Not lokal wie auch global erhöht. Aus dieser Perspektive könnte die Auflösung physiologischer Abwehrmechanismen gegenüber Emotionen mit dem Ziel, verschiedene Teile des physiologischen Systems zusammenzubringen und durch Verbesserung der Regulierungsflüsse zwischen ihnen für eine funktionelle Koordination zwischen ihnen zu sorgen, die Fähigkeit verbessern, die emotionale Erfahrung auszuhalten. Bei einer solchen Integration könnte man erwarten, dass das Niveau der Regulation, des Stresses und der inneren Not im ganzen physiologischen System abnimmt, selbst wenn man gerade dabei ist, eine unangenehme emotionale Erfahrung zu verarbeiten.

Warum es die Expansion emotionaler Erfahrungen im physiologischen System aus Sicht der Energiepsychologie leichter macht, sie auszuhalten

Energiepsychologische Verfahren wie die Polarity-Therapie gehen von der Theorie aus, dass Schwierigkeiten beim Zugang zu psychologischen Erfahrungen wie Emotionen und beim Umgang mit ihnen auf eine ungleiche Verteilung von Quanten- oder subatomaren Energien in den physiologischen Systemen des Gehirns und des Körpers zurückzuführen seien.[95] Ob diese Quantenenergien tiefen physiologischen Schichten zuzuordnen sind oder von einem unabhängigen Körper ausgehen, der mit ihnen interagiert (was einige Ansätze annehmen) – unsere gesamten Erfahrungen, die physiologischen wie auch die psychologischen, entstehen wohl aus diesen Quantenenergien heraus, die das physiologische System stimulieren. Wenn Abwehrmechanismen in den quantenenergetischen Feldern durchgearbeitet und die Energien gleichmäßiger verteilt sind, besteht überall physiologisch weniger Dysregulation, Stress und innere Not, selbst dann noch, wenn im physiologischen System unangenehme emotionale Erfahrungen in Gang kommen. Eine gleichmäßigere physiologische Stimulation durch ein ausgeglicheneres quantenenergetisches Muster verteilt die emotionale Erfahrung dann auch gleichmäßiger im physiologischen System und macht sie damit erträglicher.

Warum unbewältigte Kindheitserfahrungen schwerer auszuhalten sind

Eine Klientin bat mich einmal um Hilfe dabei, ihr etwas von der permanenten Angst zu nehmen, die sie schon seit ihrer Kindheit begleitete. Diese Angst brachte sie dazu, in ihrem heutigen Leben ständig nach einem potenziellen Grund für Angst Ausschau zu halten und das eine oder andere zu unternehmen, um hier Abhilfe zu schaffen. Wir benutzten etwas von ihr Benanntes, woran sich ihre Angst festmachte: dass sie an einer Krankheit sterben könnte. So riefen wir die Angst in ihr wach. Dann arbeiteten wir daran, dass sie die Angst auf weitere physiologische Areale ausdehnte, bis sie aushaltbar würde und sie sich ihr länger aussetzen könnte. Es kam der Punkt, wo ihr eindeutig klar wurde, dass die Angst eine regelrechte Todesangst war. Was sie daran erstaunte, war allerdings, dass sie diese Todesangst physiologisch in ihrem ganzen

Gehirn und Körper erfahren konnte und dabei beobachtete, dass ihre Gedanken nicht etwa rasten wie wild, um den Grund für sie zu finden oder zu überlegen, was sie tun konnte, um sie auszuräumen. Angesichts dessen, wie relativ leicht sie jetzt mit einer Angst zurechtkam, unter der sie ja schließlich ihr ganzes Leben lang gelitten hatte, fragte sie sich, warum sie sich bis dahin so schwergetan hatte, diese Angst so ganz zu begreifen, geschweige denn länger bei ihr zu verweilen.

Nachdem ich gewitzelt hatte, dass ich mich dann ja nicht damit hätte schmücken können, ihr zu helfen, machte ich mich daran, mit ihr Antworten auf die interessante Frage zu erkunden: Wie kommt es, dass ich jedes Mal, wenn es mir gelingt, ein überwältigend heftiges Gefühl aus meiner Kindheit zu verarbeiten, hinterher ein Stück weit das Gefühl habe, das war aber jetzt viel Lärm um nichts?

Es gibt mehr als einen Grund für diese paradoxe Erfahrung, dass eine so lange gemiedene Kindheitserfahrung überraschenderweise dann doch gar nicht so schwer zu bewältigen ist wie angesichts der langen Vorgeschichte von gescheiterten Bewältigungsversuchen gedacht. Erstens ist das Kind zum Zeitpunkt der Erfahrung selbst weniger gut in der Lage, mit ihr umzugehen, was an seiner unreifen Physiologie und Psyche liegt und daran, dass ihm weniger kognitive und verhaltensbezogene Ressourcen zur Verfügung stehen, um das Erlebnis zu verkraften. Die Affekttoleranzschwelle des Kindes (wie intensiv die Erfahrung sein darf, um noch erträglich zu sein) ist relativ niedrig, und die ohne Weiteres einsetzbaren Abwehrmechanismen sind eher physiologischer als psychologischer Art. Das Erlebte wird im Unbewussten begraben und die dazugehörigen physiologischen Abwehrmechanismen gleich mit. In späteren Jahren kommen dann noch weitere psychologische Abwehrmechanismen hinzu, sozusagen versehen mit einem Warnaufkleber: »Extrem gefährlich! Leiseste Annäherung ist unerträglich!« Wenn etwas heute also zum Auslöser dafür wird, dass das Erlebte zur Oberfläche des Bewusstseins emporsteigt, werden ziemlich schnell physiologische wie auch die später hinzugekommenen psychologischen Abwehrmechanismen aktiv, noch bevor sich die emotionale Erfahrung selbst vollständig offenbaren konnte. Auf eine gewisse Weise ist es so, als würde man ein Kind vor die Tür eines Wandschranks stellen und ihm auftragen, die Tür zu öffnen, und das Kind dreht durch, weil es denkt, dort drinnen im Schrank sei ein grauenvolles Ungeheuer. Hier muss man das Erwachsenen-Ich einsetzen, um das kindliche Ich behutsam davon zu überzeugen, die Tür zu öffnen und festzustellen, dass das, was es dabei wirklich erlebt, gar nicht so schlimm ist, wie es sich das vielleicht vorgestellt hat.

Der zweite Grund, warum die Auflösung mitunter regelrecht als etwas enttäuschend erlebt wird, ist, dass das Erinnerte nicht genau dem entsprechen muss, was man damals ursprünglich erlebt hat. So sehr ich es zum Beispiel versuche, ich kann mich in meinem physiologischen System nicht vollständig an die schrecklichen Erfahrungen erinnern, die damit verbunden waren, bei meiner Geburt gerade noch dem Tod zu entgehen. Wie es physiologisch war, beinahe eine zerebrale Kinderlähmung davonzutragen, mein Schädel eingedrückt und in einem zu engen Geburtskanal feststeckend, die Nabelschnur um den Hals gewickelt und meine Mutter – mit der ich physiologisch ja noch verbunden war – selbst mit dem Tod ringend. Es ist, als würde das kindliche Ich erwarten, dass diese Urerfahrung wiederkehrt, und sich vor ihr schützen will – vor dem nackten Erleben dieser unsäglichen Fragmentierung und Todesangst. Und dann der blasse symbolische emotionalen Abklatsch, die bloße Zusammenfassung davon. Wird die Erfahrung im Hier und Jetzt im physiologischen System des Erwachsenen erinnert, kann sie nicht annähernd so intensiv, schrecklich oder folgenreich ausfallen wie die furchtbare, leibhaftige ursprüngliche Erfahrung des Kindes, das dem Tod ins Gesicht sah. Daher aber auch die Erleichterung, wenn sie dann schließlich de facto als ein schwacher Abklatsch des Originals erlebt wird.

Der dritte Grund dafür, warum diese Art von Auflösung am Ende nicht so schlimm ausfällt wie erwartet, ist der vorrangige Einsatz physiologischer Abwehrmechanismen zum Schutz vor derartigen Urerfahrungen aus der Kindheit, die aktiviert werden, sobald wir versuchen, Zugang zu den Erfahrungen zu finden, um sie aufzuarbeiten. Diese Abwehrmechanismen können in Nullkommanichts zur Stelle sein und die lebenswichtigen Regulierungsströme massiv stören. Was eine Menge Dysregulation, Stress und innere Not aufrührt, wenn wir aktiv versuchen, uns noch einmal zu dieser Erfahrung zurückzubegeben. Um eine an früherer Stelle benutzte Metapher zu verwenden: In dem Moment, wo wir versuchen, den Felsbrocken den Berg hinaufzurollen, ist eine Übermacht von Leuten da, die versuchen, ihn den Berg hinunterkullern zu lassen. Diese Kumpel loszuwerden (mit anderen Worten, die physiologischen Abwehrmechanismen), die es ja nur gut meinen, aber nicht ganz auf der Höhe der Zeit sind, erleichtert es enorm, den Felsbrocken bergauf zu befördern. Ohne die Dysregulation, den Stress und die innere Not, die hiervon ausgelöst werden, kann sich die emotionale Erfahrung samt ihrer Auswirkung großflächiger verteilen – durch den heutigen Erwachsenenkörper mit seinen erweiterten Fähigkeiten. Das kann dann bewirken, dass die Erfahrung der verwässerten Version des ursprünglichen Erlebnisses, das hinter der Abwehr steckt, leichter auszuhalten ist. Außerdem kann es uns an einen Punkt bringen, wo wir es erfolgreich auflösen können – wo wir es meistern, während wir gleichzeitig darüber staunen, wie und warum wir so lange gebraucht haben, um dorthin zu gelangen.

Sonstige Faktoren, die zur Affekttoleranz beitragen

Wir haben gesehen, wie emotionale Verkörperung einen Beitrag zu mehr Affekttoleranz leisten kann, indem sie Dysregulation, Stress und innere Not bei der Verarbeitung unangenehmer emotionaler Erfahrungen mindert (die ja definitionsgemäß hiervon bestimmt sind). Abgesehen von der emotionalen Verkörperung gibt es noch weitere Faktoren, die dazu beitragen, wie es um die Toleranz in Sachen Emotionen steht. Die beiden wichtigsten Faktoren, die die Affekttoleranz mitbestimmen, sind a) die Unterstützung durch andere, die wir im Hinblick auf unsere Emotionen erfahren, und b) die eigene Einstellung zu Emotionen. Betrachten wir uns diese beiden Punkte jeweils kurz.

Emotionale Unterstützung durch andere: Welche Unterstützung wir in unserem emotionalen Erleben durch andere erfahren, ist vielleicht der allerwichtigste Faktor, der darüber entscheidet, inwieweit wir Emotionen erfahren und aushalten können. Untersuchungen haben gezeigt, dass die Fähigkeit eines Kindes, eine große Bandbreite an emotionalen Erfahrungen zu erleben, zu identifizieren, auszudrücken und auszuhalten, überaus stark mit den entsprechenden Fähigkeiten bei seinen primären Bezugspersonen korrelliert.[96] Die Unterstützung kann von in der Gegenwart präsenten Personen kommen oder es kann sich um eine verinnerlichte Unterstützung durch andere in der Vergangenheit handeln.

Eigene Einstellung zu Emotionen: Welche Einstellung jemand gegenüber einem Gefühl hat, ist ein zentraler Punkt, der darüber mitentscheidet, inwieweit die Person diese Emotion an sich erleben und sie aushalten kann. Hiervon sind die unterschiedlichsten Varianten denkbar. Einige Menschen haben zum Beispiel einen

Widerstand gegen unangenehme Emotionen, weil sie glauben, dass es ungesund sei, sich länger mit ihnen zu beschäftigen. Einige glauben, Männer sollten keine Verletzlichkeit zeigen und Frauen keine Wut erleben. Einige verstehen nicht, dass es der Natur der Sache entspricht, dass es schwierig ist, unangenehme Emotionen zu erleben, da es sich um Stress- und Dysregulation in Gehirn und Körper handelt. Um diese zu erfahren und zu verarbeiten, damit Heilung stattfinden kann, gilt es, den uns angeborenen Widerstand gegen unangenehme Emotionen zu überwinden. Je aufgeklärter jemand ist, was die Rolle von Emotionen im Hinblick auf die körperliche und seelische Gesundheit betrifft, desto funktionaler dürfte seine Einstellung gegenüber emotionalen Erfahrungen sein. Bitte beachten Sie, dass die beiden hier angesprochenen Faktoren zusammenhängen. Je mehr Unterstützung wir als Heranwachsende für eine Emotion erfahren, desto brauchbarer dürfte die Einstellung sein, mit der wir ihr begegnen.

Affekttoleranz, Symptomschwelle, Grad der Ausdehnung im Körper und Entstehung psychophysiologischer Symptome

Angesichts des Umfangs an Unterstützung für unsere Emotionen durch andere und der Funktionalität unserer eigenen Einstellungen zu Emotionen kann man sich Affekttoleranz als eine Funktion des Ausmaßes der Emotion vorstellen (subjektive Einschätzung, ob sie stark oder schwach ausgeprägt ist), ihrer Intensität (subjektiv erlebte Schwierigkeiten damit, sie auszuhalten) und der Verkörperung der Emotion, wie in dem nachfolgenden Diagramm dargestellt (Abbildung 2). Zudem können wir hier sehen, wie sich die Symptomschwelle, also der Grad an Leiden, der erreicht sein muss, damit ein psychophysiologisches Symptom entsteht, durch emotionale Verkörperung höher legen lässt und wie psychophysiologische Symptome hierdurch aufgelöst werden können.

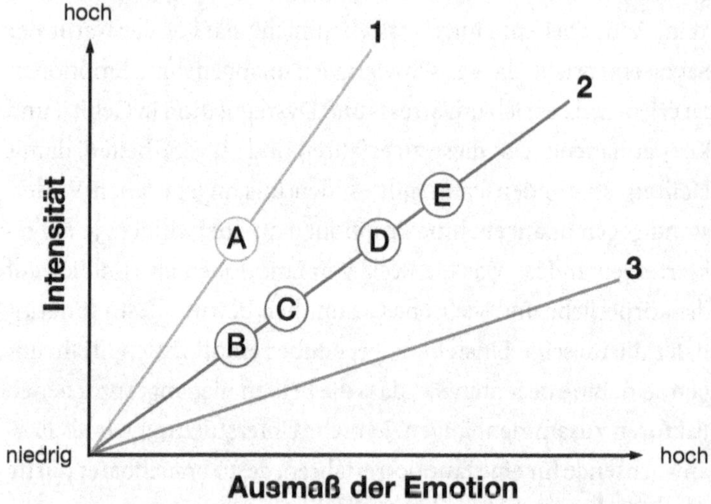

Abbildung 2: Beziehung zwischen Affekttoleranz und emotionaler Verkörperung

Abbildung 2 zeigt die Beziehung zwischen dem Ausmaß der Emotion (horizontale Achse) und dem Grad ihrer Intensität (vertikale Achse) als Funktion des Umfangs, in dem die Emotion im physiologischen System ausgedehnt ist (Linien 1, 2 und 3). Bitte beachten Sie, dass das subjektiv erlebte Ausmaß der Emotion und ihre subjektive Intensität nicht unabhängig voneinander sind. Es besteht einige Wahrscheinlichkeit, dass ein massiveres Ausmaß an Emotionen gleichzeitig auch als heftiger erlebt wird.

Die Linien 1, 2 und 3 stellen die wachsende Verkörperung von Emotionen oder die zunehmende physiologische Expansion von Emotionen in Körper und Gehirn dar. In Allgemeinen gilt: Je verkörperter eine Emotion, desto geringer die subjektiv erlebte Intensität unabhängig vom Ausmaß der Emotion. Linie 1 entspricht einem Szenarium, wo die Emotion am wenigsten weit im Körper verteilt ist. Hier ist jedes Ausmaß an Emotionen im Erleben mit einer höheren Intensität verbunden als bei Linie 2 und 3, die einem höheren Grad an emotionaler Verkörperung entsprechen. Punkt A kennzeichnet die Grenze oder Schwelle, jenseits derer in einer Körperregion psychophysiologische Symptome entstehen. Wenn im Körper mehr Raum entsteht, indem physiologische Abwehrmechanismen gegen Emotionen aufgelöst werden, damit sie in weiteren Teilen des physiologischen Systems erfahren werden können, nähert sich das Affekttoleranzprofil einer flacheren Linie, Linie 2 an. Hier wird jedes Ausmaß an Emotion weniger intensiv erfahren als bei Linie 1.

Von welchen Kombinationen von subjektiv erlebtem Ausmaß an Emotion und subjektiver Intensität der Emotion könnte jemand nach der emotionalen Verkörperungsarbeit berichten (Linie 2), ohne dass das psychophysiologische Symptom entsteht? Hier einige typische Berichte nach einer verstärkten Verkörperung von Emotionen:

Ein Szenarium etwa kann so aussehen, dass jemand berichtet, das Ausmaß oder der Ausprägungsgrad der Emotion sei gleich geblieben, die Emotion würde jedoch alles in allem nun als weniger intensiv erlebt und überall dort im physiologischen System, wohin die emotionale Erfahrung ausgedehnt wurde (Punkt B). Wie schon erwähnt, ist die Belastung insgesamt und die Belastung für den einzelnen Arm geringer, wenn ein Gewicht beidseitig angehoben wird statt mit nur einem Arm, der dann das gesamte Gewicht zu tragen hat.

In einem anderen Szenarium schildert jemand vielleicht ein höheres subjektiv erlebtes Ausmaß an Emotion bei weniger Intensität in allen beteiligten Körperarealen (Punkt C). Die Last ist damit schwerer, aber jetzt stehen zwei Arme zur Verfügung statt einem, und sowohl die Schwierigkeit insgesamt als auch die lokal begrenzte Schwierigkeit jeweils bezogen auf den einzelnen Arm sind immer noch geringer als zuvor.

Alternativ könnte die Person von einem viel höheren subjektiv erlebten Ausmaß an Emotion berichten als bei B und C, die Intensität insgesamt ebenso wie die lokale Intensität in jedem Körperareal, das in die Expansion einbezogen ist, überschreitet vielleicht noch immer nicht die Symptomschwelle bei D. Interessanterweise kann die Person an Punkt E von einem höheren subjektiv erlebten Ausmaß an Emotion und einem noch höheren Grad von Intensität berichten als bei D, ohne das Symptom zu entwickeln. Wie mag das möglich sein? Suchen wir einmal nach einer Antwort, indem wir uns die Symptomschwelle näher betrachten.

Die Symptomschwelle auf Linie 1 befindet sich bei A. Wo dürfte unmittelbar nach der Durchführung der emotionalen Verkörperungsarbeit, die die Person von Linie 1 zu Linie 2 gelangen lasst, die neue Symptomschwelle liegen? Man würde meinen, irgendwo zwischen B und D, zumindest auf kurze Sicht, da die Intensität oder der psychophysiologische Schwierigkeitsgrad in einem bestimmten Teil des physiologischen Systems von Körper und Gehirn nicht höher liegen kann als bei A, wo wir die Symptomschwelle auf Linie 1 haben.

Doch es gibt noch ein weiteres mögliches Resultat der Arbeit an der Verkörperung von Emotionen. Und zwar kann jemand über kurz oder lang durchaus eine Symptomschwelle aufweisen, die noch höher auf Linie 2 angesiedelt ist als bei Punkt D, etwa bei Punkt E. Das bedeutet, dass in einem ausgedehnteren und besser regulierten physiologischen System des Gehirns und Körpers, dargestellt durch Linie 2, selbst Kombinationen höherer subjektiver Ausmaße an Emotionen und höherer Grade von Intensität, bei A oder D, womöglich nicht das psychophysiologische Symptom auslösen. Hierzu kann es in der Sitzung selbst kommen, was dann sofort zur Basis für eine neue Symptomschwelle wird, etwa E auf Linie 2, vor allem, wenn die Person in der Sitzung lange auf diesem Niveau gehalten wird, um eine Gewöhnung an die neue Symptomschwelle zu ermöglichen oder diese einzuprägen (je nach theoretischem Betrachtungswinkel).

Alternativ kann im Laufe der Zeit die neue Symptomschwelle E auf Linie 2 entstehen. Jemand, der mit Gewichten trainiert, kann im Laufe der Zeit immer größere Gewichte stemmen, ohne sich dabei Muskeln zu zerren und ohne mehr eigenes Körpergewicht auf die Waage zu bringen. Ebenso kann jemand, der sich bei der emotionalen Verkörperungsarbeit einem immer höheren Ausmaß an Emotionen und emotionaler Intensität aussetzt, ohne Symptome zu entwickeln, psychophysiologisch die Fähigkeit entwickeln, insgesamt oder in allen an der emotionalen Erfahrung beteiligten physiologischen Arealen ein höheres Ausmaß und eine höhere Intensität von Emotionen zu erfahren, ohne dass ein Symptom entsteht.

Da die Intensität oder der psychophysiologische Schwierigkeitsgrad mit dem subjektiven Ausmaß an Emotionen etwa auf Linie 1 steil ansteigt (was für ein geringeres Ausmaß an Expansion und Regulation im Körper spricht), können wir davon ausgehen, dass die Symptomschwelle bei potenziell weniger körperlicher Expansion wegen stärkerer psychologischer und physiologischer Abwehrmechanismen niedriger liegt. Wir können erwarten, dass bei Menschen mit einem flacheren Linienverlauf – sagen wir Linie 3 (sie sind in der Lage, ein höheres Ausmaß an Emotionen bei relativ geringer Intensität zu erfahren) – die Symptomschwelle im Hinblick auf die Kombination von subjektiv erlebtem Ausmaß an Emotionen und dem Grad an emotionaler Intensität höher liegt.

Beachten Sie abschließend bitte, dass eine ganze Reihe von Faktoren, bis hin zum Umfeld einer Person, darüber entscheiden mag, wie weitreichend eine Expansion des Körpers möglich ist, wie viel an Emotionen generiert werden kann und wie sehr jemand emotionale Erfahrungen aushält, ohne Symptome auszubilden. Schließlich müssen wir ja oft feststellen, dass uns eher die Sicherung durchbrennt, wenn wir mit unseren Eltern zusammen sind als mit Leuten aus unserem Freundeskreis. Das Gleiche gilt, wenn wir Hunger haben oder krank sind. Die eine Person hat vielleicht eine größere Kapazität für eine bestimmte Emotion – etwa für Wut – als für eine andere – wie etwa Trauer. Von daher ist es wichtig, sich die individuelle Fähigkeit zum Erleben von Emotionen oder die Affekttoleranz einer Person nicht als ein für alle Mal feststehend vorzustellen, als wäre sie unabhängig von ihrem Umfeld oder von der konkreten Emotion.

Im nächsten Kapitel soll es um verschiedene Arten von Emotionen gehen, einige davon vertraut und andere weniger, um unser Verständnis von der Bandbreite an emotionalen Erfahrungen auszubauen, zu denen wir Menschen imstande sind.

9

Verschiedene Arten von Emotionen

In diesem Kapitel werden verschiedene Arten von Emotionen präsentiert und erörtert (einschließlich der immer vorhandenen, aber oft übersehenen sensomotorischen Emotionen), mit dem Ziel, Klient*innen möglichst schnell dabei zu helfen, Emotionen aufzuspüren, um sie verkörpern zu können.

Das Aufspüren von Emotionen

Emotionen zu verkörpern, setzt voraus, dass sie als bewusste Erfahrungen zugänglich sind. Bei meiner Lehrtätigkeit in über zwanzig Ländern auf fünf Kontinenten fand ich heraus, dass sich die Mehrheit der Fachleute darüber einig ist, dass es viel Zeit und Mühe kostet, Klient*innen dazu zu bringen, ihre Gefühle zu erfahren. Im Laufe der Zeit muss zunächst einmal eine Vertrauensbeziehung aufgebaut werden, damit sie sich gut genug aufgehoben fühlen, um das Gegenüber an ihren intimen emotionalen Erfahrungen teilhaben zu lassen. Emotionen sind ja in der Tat etwas sehr Intimes und scheu wie ein Reh. Von daher ist die Vorstellung, dass es lange dauern kann, bis Emotionen in einer Beziehung ans Licht kommen, gut nachvollziehbar, ob innerhalb der Therapie oder in einer anderen Form von Beziehung. Und dennoch hat dieser Glaube und das weit verbreitete Festhalten an ihm in den entsprechenden Kreisen etwas an sich, das mir schon des Öfteren widerstrebt hat.

Man könnte sagen, dass ich ein Therapiejunkie bin. Es gibt zwar einen jungschen Psychoanalytiker, Richard Auger in Los Angeles, der mein persönliches Wachstum seit mehr als fünfundzwanzig Jahren konstant begleitet. Darüber hinaus habe ich in den diversen Therapieansätzen, in denen ich selbst ausgebildet bin, noch bei vielen weiteren Therapeut*innen Sitzungen genommen. Mit einigen davon bin ich nie auch nur annähernd an eine Emotion von mir herangekommen – nicht einmal nach längerer Zeit –, während andere mich ziemlich schnell dorthin bekamen, manchmal sogar schon in der ersten Sitzung.

Wenn ich mir rückblickend noch einmal ansehe, worin sich diese Kategorien von Therapeut*innen unterscheiden, springen mir zwei Dinge in den Blick: Zum einen interessierten sich diejenigen, mit denen ich relativ schnell Zugang zu dem fand, was ich fühlte, von Anfang an für meine Emotionen. Sie schienen selbst viele Emotionen zu kennen und nutzten viele Möglichkeiten, um mich dabei zu unterstützen, mit meinen Emotionen in Kontakt zu kommen. Zum anderen waren sie in ihrer Praxis eher körperorientiert ausgerichtet und verstanden sich darauf, physiologische Abwehrmechanismen in Bezug auf Emotionen aufzulösen – Abwehrmechanismen bei mir, die mir gar nicht klar gewesen waren. Das waren dann auch die Therapeut*innen, mit denen ich schneller eine vertrauensvolle Beziehung aufbauen konnte als mit denen, die länger brauchten, um auf meine Emotionen einzugehen (vielleicht, um erst einmal ein ausreichendes Vertrauensverhältnis aufzubauen, bevor sie das Thema angehen würden). Bei meinen

Überlegungen hierzu dachte ich an das Problem mit der Henne und dem Ei, nur auf die Psychologie bezogen: Was ist in einer Beziehung zuerst da – Emotionen oder Vertrauen?

Im Laufe der Zeit habe ich mich zu einem Therapeuten entwickelt, der glaubt, dass die Emotionen durchaus zuerst kommen können. Dass es möglich ist, Klient*innen von der allerersten Sitzung an emotional einzubinden, und dass es wirklich von der Person des Therapeuten abhängt, wie schnell jemand an seine Emotionen herankommt. Es stimmt, dass es Menschen gibt, die erst einmal eine langfristige Beziehung zu ihrem Therapeuten brauchen, bevor sie ihm ihre emotionalen Erfahrungen anzuvertrauen beginnen. Aber die Annahme, dass das bei allen erforderlich sei, kann ich problemlos und mit großer Gewissheit widerlegen. Als ich die angeleitete Verkörperung von Emotionen entwickelte, suchte ich nach allem Möglichen, was ich therapeutisch Tätigen vermitteln könnte, womit sie ihren Klient*innen helfen könnten, schneller Zugang zu ihren Emotionen zu finden. Dabei fand ich heraus, dass es enorm wichtig ist, Therapeut*innen zu vermitteln, dass es mehr Arten von Emotionen und eine größere Zahl von emotionalen Erfahrungen gibt, als an der Universität gelernt. Das ist entscheidend dafür, die Möglichkeiten auszubauen, Klient*innen zu einem schnelleren Zugang zu ihrer Gefühlswelt zu verhelfen. Das Gleiche gilt dafür, etwas über die Sprache der Emotionen zu erfahren und darüber, wie wir Emotionen in unserem Körper erfahren.

Dieses Kapitel dreht sich um die verschiedenen Arten von Emotionen und die größere Palette emotionaler Erfahrungen, zu denen wir in der Lage sind. Es geht darum, wie sie sich physiologisch in Gehirn und Körper anfühlen. Und es geht um die sprachlichen Mittel, Emotionen wachzurufen, damit wir sie bei uns selbst und den Menschen, mit denen wir arbeiten, problemloser identifizieren können. Dabei geht es nicht nur um Heilung, sondern auch darum, ein reicheres Gefühlsleben führen zu können, das eine größere Bandbreite an angenehmen emotionalen Erfahrungen bereithält. Untersuchungen haben ergeben, dass Menschen mit größerer Granularität – Personen also, die über eine umfassendere Palette an emotionalen Erfahrungen berichten, und das nuancenreicher und differenzierter – psychisch resilienter sind.[97] In diesem Kapitel sprechen wir, wenn es um die Gesamtheit der physiologischen Gegebenheiten in Gehirn und Körper geht, einfach vom »physiologischen System« und unterscheiden nur dort, wo es erforderlich ist, ausdrücklich zwischen beiden.

Eine umfassendere Definition von Emotionen

Um eine längere Liste an emotionalen Erfahrungen aufzustellen und ein größeres Netz auswerfen zu können, in dem sie sich möglichst schnell verfangen, erweitern wir zunächst einmal unser Verständnis von Emotionen: Wir bezeichnen hiermit Emotionen, Gefühle, Affekte, Motivationen, Triebe (etwa den Sexualtrieb), Einstellungen (etwa positiv, negativ oder ambivalent) und Temperamente (wie Optimismus und Pessimismus). Selbst Hunger in der Gegenwart eines geliebten Menschen und Appetitlosigkeit in dessen Abwesenheit kann als Emotion durchgehen, da es hier um eine Art und Weise geht, wie sich das Umfeld in unserem Wohlbefinden spiegelt.

In Untersuchungen wurden diese Emotionen je nach Zweck unterschiedlichen Kategorien zugeordnet. Damasio definiert Emotionen prinzipiell als unbewusst ablaufend, Gefühle dagegen als bewusstes Erleben einer stets unbewussten Emotion.[98] In der Fachliteratur werden Emotionen und Gefühle als kurzlebig verstanden, als eher intensive Erfahrungen, die mit einer konkreten Situation zusammenhängen. Stimmungen werden als weniger intensive emotionale Erfahrungen verstanden, die langlebiger sind und sich oft nicht auf eine konkrete Situation beziehen. Temperamente, etwa die Gemütslage eines Melancholikers, gelten als noch langfristiger angelegt als Stimmungen. Triebe wie Hunger und den Sexualtrieb versteht man als instinktgesteuerte Handlungsaufforderung. In neuerer Zeit ist man dazu übergegangen, selbst Bindungsverhalten als einen Trieb zu betrachten, der unser Überleben sicherstellen soll. »Affekt« ist ein schwammigerer Begriff, der nach gängigem Verständnis Emotionen, Gefühle und Stimmungen umfasst. Wir werden diese Erfahrungen – ob kurzlebiger oder langlebiger, ob weniger intensiv oder intensiver, ob spezifischer oder allgemeiner – hier als Emotionen bezeichnen, wie es Candace Pert in ihrem Buch *Moleküle der Gefühle* tut, um so ein ausladenderes Netz zu haben, das uns erlaubt, sie einzufangen.[99]

Basisemotionen als Betrachtungsansatz

Würden wir jemandem auftragen, eine Liste mit den wichtigsten Emotionen zusammenzustellen, so dürften dort mit großer Wahrscheinlichkeit die folgenden Emotionen auftauchen: Glück, Traurigkeit, Angst, Wut, Scham und Schuld. Das liegt daran, dass schon von den ersten Anfängen der westlichen wissenschaftlichen Emotionsforschung – die, wie wir argumentieren könnten, mit Charles Darwin begann – das Interesse und der Fokus darauf gerichtet waren, ein Paket von Emotionen namens Basis- oder primäre Emotionen zu ermitteln, dass Menschen unabhängig von ihrem kulturellen Hintergrund miteinander teilen und deren Ausdruck leicht an unserer Mimik zu erkennen ist, wenn nicht gar an unserer Stimme. Es gibt viele Auflistungen von Basisemotionen und die gerade genannten finden sich fast durchgängig.

Paul Ekman baute auf Darwins Untersuchungen auf und führte

anfänglich Glück, Traurigkeit, Angst, Wut, Überraschung und Ekel als die sechs Basisemotionen auf.[100] Er fügte später noch Belustigung, Verachtung, Zufriedenheit, Peinlichkeit, (freudige) Spannung, Schuldgefühle, Stolz auf Erreichtes, Erleichterung, Befriedigung, sinnliches Vergnügen und Scham hinzu und brachte so die Anzahl der Basisemotionen auf siebzehn.[101] In einer Arbeit ging Ekman sogar so weit, alle Emotionen als Basisemotionen zu bezeichnen.[102] Die von Richard und Bernice Lazarus zusammengestellte Liste umfasst sechszehn Emotionen: ästhetisches Erleben, Wut, Angst, Mitgefühl, Niedergeschlagenheit, Neid, Schrecken, Dankbarkeit, Schuld, Glück, Hoffnung, Eifersucht, Liebe, Stolz, Erleichterung und Scham.[103] Alan Cowen und Dacher Keltner nennen siebenundzwanzig Basisemotionen: Bewunderung, Verehrung, ästhetische Würdigung, Belustigung, Wut/Ärger, Angst, Ehrfurcht, Unbehagen, Langeweile, Ruhe, Verwirrung, Verlangen, Ekel, Mit-Leiden, Verzückung, Aufregung, Angst, Horror, Interesse, Freude, Nostalgie, Erleichterung, Romantik, Traurigkeit, Befriedigung, sexuelles Verlangen und Überraschung.[104]

Ich will hier niemanden beim bloßen Lesen ermüden (eine weitere potenzielle Emotion!), indem ich Ihnen eine Liste nach der anderen um die Ohren haue. Tatsache ist, dass ich mich sogar bewusst dafür entschieden habe, einige der Aufzählungen aus der Fachliteratur auszulassen. Die Auseinandersetzung mit diesem Punkt verfolgt zweierlei Zwecke: Erstens, Ihnen einen Anstoß zu geben, sich ein umfassenderes Vokabular in Sachen Emotionen zuzulegen. Wie viele der bislang aufgeführten Emotionen kennen Sie von sich selbst und anderen? Und wie erfahren Sie diese physiologisch? Zweitens möchte ich, dass Sie erkennen, dass diese Auflistungen vielleicht nicht Ihre gesamten emotionalen Erfahrungen abdecken. So zum Beispiel finden Sie vielleicht nirgendwo eine emotionale Erfahrung wie Einsamkeit, die für Sie möglicherweise besonders präsent ist.

Es gibt in der Tat eine Vielzahl emotionaler Erfahrungen. Die vom Human-Machine Interaction Network on Emotion (HUMAINE) eingebrachte Emotion Annotation and Representation Language klassifiziert achtundvierzig Emotionen in zehn Kategorien, darunter »negativ«, »kraftvoll«, »positiv« und »lebhaft«.[105] In ihrem Buch *Vom plötzlichen Verlangen, jemanden zu küssen. Das Buch der Gefühle* listet Tiffany Watt Smith 154 Emotionen rund um die Welt in alphabetischer Reihenfolge auf, mit einigen Emotionen, für die es in der englischen Sprache keine Parallelen gibt.[106] (In Anhang A finden Sie die Auflistung der Emotionen aus dem HUMAINE-Projekt und dem Buch von Smith.[107])

Warum etwas über so viele Emotionen und ihre Bedeutung in Erfahrung bringen? Warum sich nicht einfach an eine begrenzte Anzahl von Basisemotionen halten? Sollten diese Fragen in Ihnen aufsteigen, vergessen Sie bitte nicht: Je mehr Sie emotionale Erfahrungen, die Ihnen in Ihrem physiologischen Erleben begegnen, sprachlich voneinander abgrenzen können, desto granularer (also feinkörniger, differenzierter) werden sie. Und desto mehr können Sie diese Emotionen regulieren. Diese Listen könnten ein guter Ausgangspunkt sein. Nehmen Sie, wenn Sie von einer Emotion zu einer mit ihr verwandten kommen – etwa von Traurigkeit zu Trauer – wahr, auf welche Weise Sie diese Emotionen in Ihrem Körper unterschiedlich wahrnehmen.

Ihnen fällt vielleicht auf, dass in den beiden Listen in Anhang A noch viele weitere Emotionen aufgeführt sind als in den Listen zu den Basisemotionen, die wir bislang gesehen haben. Anfangs verstand man unter den Basisemotionen universelle Emotionen – Erfahrungen, die in allen Kulturen vorkommen und die wir vor allem über unsere Mimik und Stimme ausdrücken. Sie waren nicht dazu gedacht, unsere gesamten emotionalen Erfahrungen einzufangen. Um die Frage zu beantworten, wie eine begrenzte Zahl von Basisemotionen mit unseren ganzen sonstigen emotionalen Erfahrungen zusammenhängen kann, kamen einige Anhänger dieses Denkansatzes auf die Antwort, dass eine begrenzte Zahl von Basisemotionen Bestandteil unserer gesamten emotionalen Erfahrungen sei – ebenso wie sich alle Farben auf der Welt aus einigen wenigen Grundfarben zusammensetzen.

Das von dem Psychologen Robert Plutchik entwickelte Rad der Emotionen, wiedergegeben in Abbildung 3, ist vielleicht das ausgefeilteste der Modelle, die in dieser Tradition entwickelt wurden.[108] In diesem Diagramm finden wir Plutchiks acht Basisemotionen im mittleren der konzentrischen Kreise: Freude, Vertrauen, Angst, Überraschung, Traurigkeit, Ekel, Wut und Erwartung. Die acht Basisemotionen werden jeweils zu Zweier- und Dreiergruppen zusammengefasst, die dann sekundäre und tertiäre Emotionen ergeben, die sich wiederum weiter kombinieren lassen, um die Gesamtheit unseres emotionalen Erlebens abzudecken, so die Theorie. Die Begriffe an den äußersten Enden des Rades, jeweils zwischen zwei Blättern, sind sekundäre Emotionen, die man durch Kombination der beiden auf den Blättern angegebenen primären Emotionen erhält. Verachtung beispielsweise erhält man durch die Kombination von Wut und Ekel. Das scheint nachvollziehbar. Missbilligung als Kombination von Traurigkeit und Überraschung dagegen ergibt nicht wirklich einen Sinn. Würde man nicht eher davon ausgehen, dass Wut eine Komponente von Missbilligung darstellt? Wenn wir die Idee weiterverfolgen, dass sich unsere ganzen emotionalen Erfahrungen aus Kombinationen einer begrenzten Zahl von Basis- oder primären Emotionen herleiten, stoßen wir schnell auf Schwierigkeiten dieser Art.

Plutchiks Modell des Rades der Emotionen, auch Gefühlsrad genannt, lässt sich als Kombination des bereits betrachteten, um Basisemotionen kreisenden Ansatzes und einer dimensionsbezogenen Betrachtung von Emotionen ansehen, die später hinzukam und um die es als Nächstes gehen soll. Auf jedem Blatt von

Plutchiks Modell nimmt der Erregungspegel von außen nach innen immer weiter zu und erzeugt so emotionale Erfahrungen von größerer Intensität. So zum Beispiel ist Angst bei weniger Erregung Besorgnis; Angst bei höherer Erregung ergibt Terror. Alle emotionalen Erfahrungen variieren entlang der Dimension des Erregungspegels. Es ist ein Merkmal der dimensionsbezogenen Betrachtung von Emotionen, dass sie alle emotionalen Erfahrungen nach zwei oder drei grundlegenden Qualitäten unterscheidet, etwa nach dem Erregungspegel.

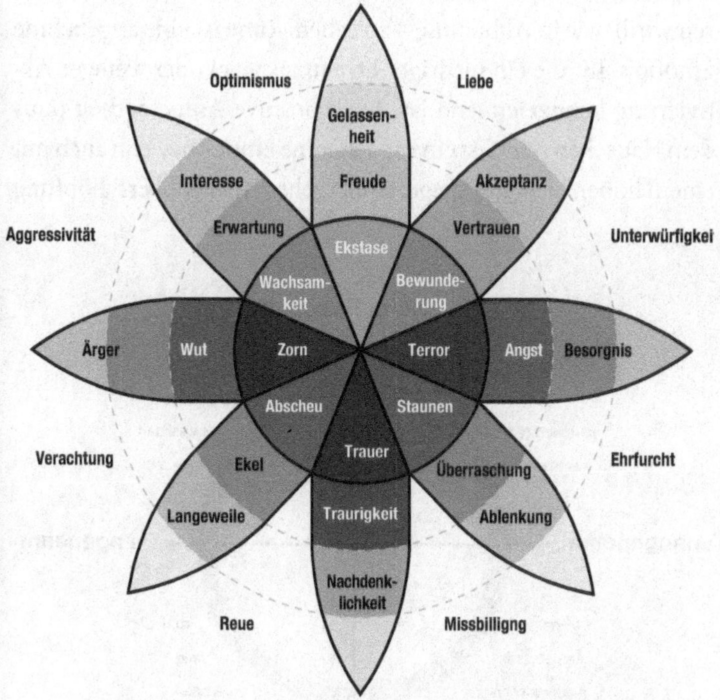

Abbildung 3: Plutchiks Rad der Emotionen

Die dimensionsbezogene Betrachtung von Emotionen

Die dimensionsbezogene Betrachtung von Emotionen richtet den Fokus auf das Erfassen fundamentaler Dimensionen, die alle emotionalen Erfahrungen charakterisieren und voneinander unterscheiden. So zum Beispiel ordnet das Circumplex-Modell nach James Russell emotionale Erfahrungen in einem Kreis rund um zwei Dimensionen ein: Erregung und Valenz (der Umfang, in dem eine Emotion als angenehm oder unangenehm erfahren wird), wie in Abbildung 4 zu sehen. Ruhe ist eine angenehme Emotion, für die ein niedriger Erregungspegel oder weniger Aktivierung kennzeichnend ist. Auch positive Aufgeregtheit (»aus dem Häuschen sein«) ist eine angenehme Emotion, wenn auch mit einem hohen Erregungspegel einhergehend. Sowohl Erschöpfung

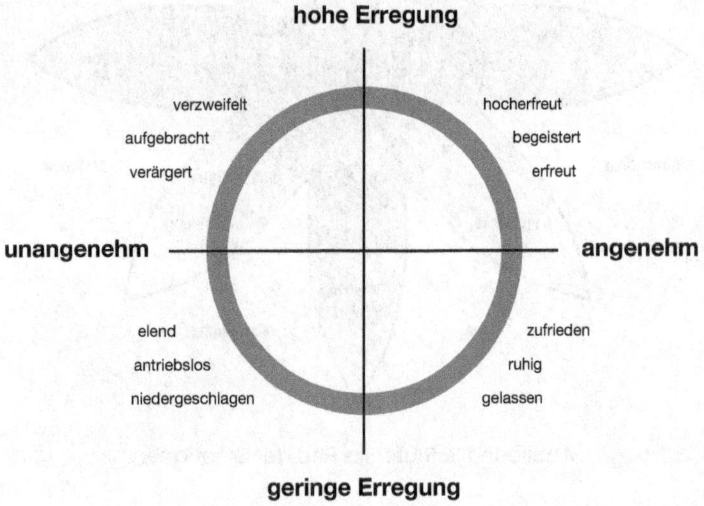

Abbildung 4: Das Circumplex-Modell der Emotionen

als auch Anspannung sind unangenehme Emotionen, nur sind sie an den entgegengesetzten Enden des Erregungs- oder Aktivierungskontinuums angesiedelt. Russell beschreibt – wie andere Vertreter der dimensionsbezogenen Theorie – die Valenzdimension als den »Kernaffekt«, nämlich den neurophysiologischen Zustand, der dem Bewusstsein in der Form zugänglich ist, sich einfach gut oder schlecht, energiegeladen oder entnervt zu fühlen.[109]

Der konstruktionistische Zugang zu Emotionen

Im Gegensatz zu einem Verständnis, das von Basisemotionen ausgeht und die Ansicht vertritt, dass die Evolution uns bestimmte klar umrissene physiologische Muster für verschiedene emotionale Erfahrung in die Architektur des Gehirns und Körpers eingebaut hat, geht das konstruktionistische Verständnis von Emotionen davon aus, dass Emotionen in der Gegenwart konstruiert werden. Verschiedene Konstruktionisten betonen verschiedene Faktoren, die zur Konstruktion von Emotionen in der Gegenwart beitragen. Die sozialen Konstruktionisten ignorieren die Biologie und unterstreichen die Wichtigkeit sozialer Rollen wie Mutter und Vater sowie Glaubenshaltungen wie etwa eine solche atheistischer Natur. Den psychologischen Konstruktionisten zufolge sind Emotionen nicht fest im Gehirn oder Körper angelegt, sondern entstehen in der Gegenwart aus grundlegenderen Bestandteilen wie Gedanken und Körpererfahrungen. Die Neurokonstruktionisten richten den Fokus darauf, wie das Erleben dadurch, wie es die Verschaltungen des Gehirns beeinflusst, zur Konstruktion von Emotionen in der Gegenwart beiträgt. Die Theorie der konstruierten Emotion von Lisa Feldman Barrett, die soziale, psychologische und neurokonstruktionistische Ansätze zusammenführt, ist die einzige, die im Folgenden zur Erörterung von Unterschieden zwischen den Basisemotionen und konstruktionistischen Herangehensweisen an Emotionen herangezogen wird.[110]

Der Kontrast zwischen Basisemotionen und konstruktionistischen Emotionsmodellen als Betrachtungsansatz

Bei einer auf Basisemotionen aufbauenden Herangehensweise wird davon ausgegangen, dass jede Emotion ein klar erkennbares physiologisches Muster im Gehirn wie auch im Körper aufweist. Die Anzahl an Basisemotionen ist begrenzt, alle emotionalen Erfahrungen ergeben sich aus einer Kombination von zwei oder mehr Basiserfahrungen. Deshalb ist die Gesamtzahl an emotionalen Erfahrungen bei einem auf Basisemotionen konzentrierten Ansatz begrenzt. Beim konstruktionistischen Ansatz führt jede Situation zuerst zu Prognosen, welche Emotion im Gehirn zu erwarten ist (Auswirkung der Situation auf das Wohlbefinden einer Person), und zwar basierend auf einer Erinnerung an frühere, im Gehirn gespeicherte Erfahrungen. Diese Vorhersage wird anhand von aktuellen physiologischen Erfahrungen aktualisiert. Das Gehirn nimmt dann ganz allgemeine physiologische Muster (Dimensionen) in die aktualisierten Informationen mit auf und verknüpft sie mit sprachlichen Bildern wie etwa »es fühlt sich an wie ein Dolchstich ins Herz«, um sich den Emotionen anzunähern.

Der konstruktionistische Ansatz bestreitet die Theorie, dass es kulturübergreifend universelle emotionale Erfahrungen gäbe. Der konstruktionistische Ansatz geht auch nicht davon aus, dass es für jede Emotion in allen Kulturen ein eindeutiges physiologisches Muster in Gehirn oder Körper gibt. Nicht, dass die Konstruktionisten anderen Körpermustern bei der Konstruktion von Emotionen durch das Gehirn keinen Raum zugestehen. Vielmehr vertreten sie die Ansicht, dass die vom Gehirn für die Konstruktion von Emotionen benutzten physiologischen Muster sehr allgemeiner Natur sind, etwa Erregung und Valenz, wie wir im Circumplex-Modell der Emotionen sehen konnten.

Die Konstruktionisten postulieren, dass die fehlende Einheitlichkeit im emotionalen Erleben im interkulturellen Vergleich und sogar zwischen Subkulturen auf abweichende physiologische Erfahrungen in unterschiedlichen Kontexten zurückgeht sowie auf die jeweiligen Sprachkonzepte, die zur Beschreibung herangezogen werden. Ein wichtiger Unterschied zwischen dem auf Basisemotionen gegründeten Modell und dem Konstruktionismus besteht darin, dass die Anzahl der möglichen Emotionen bei der konstruktionistischen Emotionstheorie unbegrenzt ist. Da sich unser Interesse auf eine Verkörperung von Emotionen in möglichst großen Bereichen des physiologischen Systems richtet, ist es wichtig, hier festzuhalten, beim Generieren von Emotionen sei dem konstruktionistischen Ansatz zufolge physiologisch die Gesamtheit des Gehirns und Körpers involviert. Das Gleiche trifft allerdings auch auf ein Herangehen zu, das sich auf Basisemotionen stützt, zumindest in Kreisen, die dem Körper eine Rolle beim emotionalen Erleben zusprechen.

Eine erweiterte Betrachtung der Basisemotionen

Basisemotionen wie Glück, Traurigkeit, Angst, Wut, Ekel und Überraschung sind außergewöhnlich wichtig. Wie wir gesehen haben, glauben die meisten Basisemotionstheoretiker, dass es kulturübergreifend universelle emotionale Erfahrungen gibt, die mit Mimik und Stimme leichter auszudrücken sind. Je mehr man

Emotionen im Gesichtsausdruck und in der Stimme suchte, desto mehr fand man. Babys haben bekanntermaßen die angeborene Fähigkeit, Basisemotionen mimisch und stimmlich auszudrücken. Sie können dies dementsprechend schon als Neugeborene. Auch sind aufmerksame Mütter, wie man weiß, in der Lage, diese Emotionen schon von früh an zu unterscheiden. Was bedeutet, dass es der Ausdruck dieser Emotionen anderen leichter macht, zu wissen, was emotional in uns vorgeht.[111] Wenn wir Menschen fragen, was sie fühlen, reagieren sie in der Regel mit solchen Basisemotionen. Also ist es sinnvoll, dass wir zu erkunden beginnen, wo wir uns emotional befinden oder was andere emotional erleben, indem wir Fragen über die leichter zugänglichen Basisemotionen stellen, die man vernünftigerweise in einer Situation erwarten würde.

Im Rahmen des konstruktionistischen Paradigmas werden die komplexeren, differenzierteren und nuancierteren emotionalen Erfahrungen »spezifische Fälle von Emotion« genannt. Bei der Differenzierung aller emotionaler Erfahrungen auf der Achse der grundlegenden physiologischen Dimension, die von gut bis schlecht reicht (Valenz), können wir sehen, dass ein »gutes Gefühl« oder »schlechtes Gefühl« eine grundlegende oder Kernqualität bei allen emotionalen Erfahrungen darstellt – etwas, das unser Gehirn schneller konstruieren oder abstrahieren und schneller melden kann als die komplexeren emotionalen Erfahrungen als solche. De facto ist, wie wir im Abschnitt über sensomotorische Emotionen an späterer Stelle dieses Kapitels noch argumentieren werden, ein gutes oder schlechtes Gefühl noch elementarer als Basisemotionen wie Glück oder Traurigkeit. Es erfüllt seinerseits bereits die Voraussetzungen für eine Basisemotion, da sich die Tatsache, ob sich jemand gut oder schlecht fühlt, leicht an seiner Mimik oder Stimme ablesen lässt – es sei denn natürlich, die Person verbirgt dies aus irgendeinem Grund.

Warum sind Basisemotionen wie Traurigkeit leichter zugänglich als »feinkörnigere« (komplexere, differenziertere und nuanciertere) emotionale Erfahrungen wie Verzweiflung? Oder etwa das Gefühl, ein Verrat sei, als würde einem ein Messer ins Herz gerammt und herumgedreht? Warum gibt es so viele Untersuchungen und so viel Evidenzmaterial zum konkreten Sitz von Basisemotionen wie Angst und Wut im Gehirn und den entsprechenden Schaltkreisen? Warum finden sich für Basisemotionen klarer erkennbare physiologische Muster in der Mimik oder Stimme? Die Standardantwort der Vertreter von Basisemotionstheorien lautet, dass die Evolution diese Emotionen als schnelle, instinktgesteuerte emotionale Reaktionen auf verschiedene Situationen ausgewählt und physiologisch fest in unserem Gehirn und unserer Körperphysiologie angelegt hätte, um uns einen Überlebensvorteil zu verschaffen.

Doch wie vereinbart man diese Antwort mit den in Kapitel 5 zitierten Belegen dafür, dass das Gehirn in der Lage ist, auch noch auf andere Weisen Emotionen zu erzeugen? Durch die Erinnerung an frühere emotionale Erfahrungen in ähnlichen Situationen etwa, auf die zurückgegriffen wird, um emotionale Reaktionen auf aktuelle Situationen zu prognostizieren. Oder durch Zusammenbringen spezifischer oder allgemeiner Muster in den Informationen dazu, wie sich eine Situation auf das physiologische System auswirkt, über sprachliche Konzepte. Mit dieser Frage rang ich eine ganze Weile. Die Antwort, zu der ich gelangte, war relativ einfach: Basisemotionen – ob durch instinktive emotionale Schaltkreise hervorgebracht, die die Evolution in Gehirn oder Körper angelegt hat, oder durch Erinnern früherer emotionaler Erfahrungen beziehungsweise einen Abgleich grober, vom physiologischen System kommender Muster im Hinblick auf aktuelle Informationen mit Sprachkonzepten – sind schnelle Momentaufnahmen der Auswirkung einer Situation auf unser Wohlbefinden. Das erfordert vonseiten des Gehirns weniger Informationsverarbeitung als komplexere Emotionen, deren Generierung, wenn nicht sogar Bewusstwerden, mehr Zeit und neurologische Ressourcen beansprucht.

Es ist hinreichend bekannt, dass unser Gehirn in der Lage ist, sich schnell einen generellen Eindruck von Situationen als gut oder schlecht, günstig oder ungünstig zu verschaffen, bevor es eine gründliche Verarbeitung der Situation vornimmt. Und dass es mehr Zeit und neurologische Ressourcen in Anspruch nimmt, zu einer Bestätigung, einer Revision oder einem komplexeren Verständnis des ersten Eindrucks zu gelangen. Die Amygdala, ein Teil des sogenannten limbischen Gehirns, wurde als wichtige Struktur ermittelt, die an einer derartigen schnellen Informationsverarbeitung beteiligt ist.[112] Wenn das Gehirn vom physiologischen System komplexe Informationen zur Auswirkung einer Situation erhält, kann es seine Fähigkeit zu einer schnellen Informationsverarbeitung nutzen, um sich einen schnellen Überblick darüber zu verschaffen, welche Auswirkungen die Situation auf uns hat und wie auf sie zu reagieren ist. So zum Beispiel könnten wir im Schnellverfahren zu dem Schluss gelangen, dass eine Situation ungünstig für uns ist, und darauf mit Angst oder Ärger reagieren, nur um diese Einschätzung später nach weiterer Verarbeitung zu revidieren und zu dem Schluss zu kommen, dass beides nicht angebracht ist. Solange die nachfolgende Analyse unserer anfänglichen emotionalen Einschätzung oder Reaktion (etwa Glück) nicht völlig widerspricht, werden alle späteren detaillierten Einschätzungen der Auswirkungen auf uns – das heißt, alle späteren Emotionen – dieses Glück als Basisqualität oder -dimension aufweisen.

Wir können uns eine Basisemotion wie Glück und Traurigkeit als eine zugrundeliegende gemeinsame Qualität oder als verbindendes Thema vorstellen, das sich durch eine große Zahl ähnlich gelagerter Emotionen oder »Fälle von Emotionen« (um die Sprache der Konstruktionisten zu benutzen) hindurchzieht. Eine Basisemotion kann ermittelt werden, bevor es zur Konstruktion komplexerer Emotionen kommt. Quasi wie eine schnelle Bestandsaufnahme zur Auswirkung der Situation anhand instinktiver emotionaler Reaktionen in Gehirn oder Körper – sei es durch Abruf früherer emotionaler Erfahrungen im Gehirn oder durch schnelle Verarbeitung aktueller Informationen physiologischer Art. Sie könnte auch nach deren Konstruktion von den komplexeren Emotionen abstrahiert werden, da das Gehirn bekanntermaßen die Fähigkeit hat, aus ähnlichen Erfahrungen gemeinsame Qualitäten abzuleiten.

Verdeutlichen wir diese Ideen einmal anhand eines ausgezeichneten Betrachtungsrahmens für Emotionen, der auf Gerrod Parrott von der Georgetown University zurückgeht.[113] Parrotts Liste von Basisemotionen besteht aus Liebe, Freude, Überraschung, Wut, Traurigkeit und Angst. Er gruppiert die anderen Emotionen in sekundäre und tertiäre Emotionen und kommt so auf eine Gesamtzahl von 146 Emotionen. (Diese Liste ist auch nützlich, um uns ein entsprechendes Vokabular für emotionale Erfahrungen aufzubauen, untergliedert in verschiedene Kategorien, die es erleichtern, dieses Vokabular zu erlernen.) Es fällt auf, dass eine sekundäre Emotion wie Zuneigung hier ebenfalls als tertiäre Emotion aufgeführt ist. Das liegt daran, dass Parrotts Modell die Form eines Baumes aufweist. Hier ist eine sekundäre Emotion keine Kombination von primären Emotionen, und eine tertiäre Emotion ist keine Kombination von sekundären Emotionen – anders als in der Theorie der Basisemotionen. Liebe gleicht einem Hauptast des Baumes der Emotionen; sekundäre Emotionen wie Zuneigung und Lust sind die kleineren Äste, die vom Liebesast abzweigen; und tertiäre Emotionen wie Attraktion und Zuneigung sind noch kleinere Zweige, die aus dem Zuneigungsast sprießen. Zuneigung wirkt wie eine sekundäre Emotion, ebenso wie sie eine tertiäre Emotion zu sein scheint – wahrscheinlich deshalb, weil Zuneigung eine Emotion ist, die auf so viele verschiedene Weisen erfahren werden kann.

Wenn wir die sekundären und tertiären emotionalen Erfahrungen, die mit einer Basisemotion einhergehen, näher untersuchen, können wir sehen, dass die Basisemotion eine grundlegende oder zentrale Qualität von ihnen allen ist. So zum Beispiel können wir Traurigkeit als gemeinsame Qualität sehen, die sich aus Niedergeschlagenheit, Verzweiflung, Hoffnungslosigkeit, Schwermut, Verdrießlichkeit, Unglücklichsein, Trauer, Kummer, Leid, Elend und Melancholie abstrahieren lässt. Oder man gelangt zu dem Urteil »Traurigkeit« schon vor alledem – als instinktive oder auf Vorerfahrungen basierende Schnelleinschätzung der Auswirkung einer Situation, und die Traurigkeit bekommt auf dieser Grundlage den Status einer Basisemotion zugewiesen. Ebenso können wir Wut als eine Qualität begreifen, die das Verbindende zwischen unterschiedlichsten Situationen ist, die mit Zorn, Aufgebrachtheit, Raserei, Rage, Feindseligkeit, Bissigkeit, Grimmigkeit, Bitterkeit, Hass, Abscheu, Hohn, Boshaftigkeit, Rachsucht, Abneigung und Groll einhergehen. Oder man gelangt schon vorher hierzu, sei es instinktiv oder aufgrund von Vorerfahrungen, und ordnet sie als Basisemotion ein. Gelangt man vor der Generierung differenzierterer Versionen von Basisemotionen zu solchen Basisemotionen, könnten sie auch einiges im Gehirn vorbahnen und eine effizientere Analyse der aktuellen physiologischen Informationen ermöglichen. Würde zum Beispiel als schnelle Bestandsaufnahme des Instinkts oder aufgrund von Vorerfahrungen Glück ausgelöst, so könnte das Gehirn die aktuellen physiologischen Informationen zunächst einmal nach Mustern durchsieben, deren Kernqualität Glück ist. Das Gleiche gilt für die Suche nach sprachlichen Begriffen für diese Muster.

Primäre Emotion	**Sekundäre Emotion**	**Tertiäre Emotion**
Liebe	Zuneigung	Verehrung, Zuneigung, Liebe, Zärtlichkeit, Mögen, Sich-Angezogen-Fühlen, Fürsorge, Herzenswärme, Mitgefühl, Sentimentalität
	Lust	Erregung, Verlangen, Begierde, Lust, Leidenschaft, Betörtheit
	Sehnsucht	Sehnsucht
Freude	Fröhlichkeit	Belustigung, Seligkeit, Fröhlichkeit, Frohsinn, diebische Freude, Ausgelassenheit, Jovialität, Freude, Vergnügen, Genuss, Frohsein, Glück, Jubel, Hochgefühl, Befriedigung, Ekstase, Euphorie
	Schwung	Begeisterung, Eifer, Schwung, Aufregung, Nervenkitzel, Rausch
	Zufriedenheit	Zufriedenheit, Vergnügen
	Stolz	Stolz, Triumph
	Optimismus	Eifer, Hoffnung, Optimismus
	Faszination	Faszination, Hingerissensein
	Erleichterung	Erleichterung
Überraschung	Überraschung	Verblüffung, Überraschtsein, Erstaunen
Wut	Ärger	Irritation, Ärger, Aufgebrachtsein, Verdruss, Missmut, Griesgrämigkeit
	Ratlosigkeit	Ratlosigkeit, Frustration
	Zorn	Ärger, Zorn, Empörung, Rage, Vernichtungswille, Feindseligkeit, Bösartigkeit, Bitterkeit, Hass, Abscheu, Hohn, Boshaftigkeit, Rachsucht, Abneigung, Groll
	Ekel	Ekel, Abscheu, Verachtung
	Neid	Neid, Eifersucht
	Qual	Qual
	Leiden	Agonie, Leiden, Verletztheit, innere Not

Primäre Emotion	Sekundäre Emotion	Tertiäre Emotion
Traurigkeit	Traurigkeit	Depression, Verzweiflung, Hoffnungslosigkeit, Schwermut, Verdrossenheit, Traurigkeit, Unglücklichsein, Trauer, Kummer, Not, Elend, Melancholie
	Enttäuschung	Bestürzung, Enttäuschung, Unmut
	Scham	Schuldgefühl, Scham, Bedauern, Reue
	Vernachlässigung	Entfremdung, Isolation, Vernachlässigung, Einsamkeit, Zurückweisung, Heimweh, Niederlage, Gedrücktheit, Unsicherheit, Peinlichkeit, Demütigung, Kränkung
	Mitgefühl	Mitleid, Mitgefühl
Angst	Horror	Alarmzustand, Schock, Angst, Furcht, Horror, Terror, Panik, Hysterie, Schmach
	Nervosität	Ängstlichkeit, Nervosität, Anspannung, Unbehagen, Beunruhigung, Sorge, innere Not, Grauen

Parrotts Emotionsgerüst

Die fehlenden Emotionen: Einfache und komplexe sensomotorische Emotionen

Wir haben ja an früherer Stelle gesehen, dass es zweckdienlich ist, unsere Erkundungen mit Basisemotionen wie Glück und Traurigkeit einzuleiten, und zwar aus mehreren Gründen. Leider unterliegen Basisemotionen wie Angst und Wut sozialen Hemmungen, vor allem, wenn sie mimisch und über die Stimme leicht auszudrücken sind. Es sei denn natürlich, wir haben als Heranwachsende das Glück gehabt, reichlich Unterstützung von anderen dabei erfahren zu haben, sie auszudrücken. Wenn wir uns die Aussagen von Menschen, die bei uns Hilfe suchen, jedoch aus der Nähe ansehen, so sagen sie meist, dass sie unsere Hilfe brauchen, um sich nicht so schlecht zu fühlen, wie sie es bis dahin tun. »Sich-Schlecht-Fühlen« ist eine Emotion, da es sich um die Einschätzung handelt, dass eine Situation in ihrem Leben sich nachteilig auf ihr Wohlbefinden auswirkt, was ja unserer Definition von »Emotion« entspricht. Wir können den Prozess damit beginnen, diese Emotion zu verkörpern, indem wir sie in möglichst weite Gebiete des Körpers ausdehnen. In James Russells dimensionsbezogener Emotionstheorie, mit der wir uns schon befasst haben, sind Sich-Gut-Fühlen und Sich-Schlecht-Fühlen die Polaritäten bezogen auf die Dimension der Valenz, aber sie werden nicht für sich genommen als Emotionen identifiziert oder in den verschiedenen Auflistungen von Emotionen als solche dargelegt. Das dürfte erklären, warum wir sie leicht übersehen könnten, wenn Klient*innen uns sagen, dass sie sich in ihren Lebenssituationen ziemlich schlecht fühlen.

Wir konnten oben ja gerade sehen, inwiefern man sich Basisemotionen wie Glück und Traurigkeit als abstrakte Qualitäten bestimmter Kategorien von Emotionen vorstellen kann, deren Hervorbringung detailliertere Emotionen vorausgehen oder folgen können. Wir haben auch gesehen, wie Basisemotionen schnelle erste Reaktionen auf Situationen darstellen können, die auf Erinnerungen oder der Aktivierung instinktgesteuerter emotionaler Schaltkreise zurückgehen. Und wie sie sich für mimische und stimmliche Formen des Ausdrucks anbieten, die überall auf der Welt erkannt werden. Wie ist es damit, sich gut oder schlecht zu fühlen? Ob man sich in einer Situation gut oder schlecht fühlt, ist leicht zu beantworten. Es sind Gefühle, die sich leicht in den Gesichtsausdruck und die Stimme bringen lassen. Es ist auch einfach, sie in Mimik und Tonfall anderer zu entdecken, was mitunter leichter fällt als bei Basisemotionen wie Traurigkeit oder Glück. Sie lassen sich leichter aus dem Gedächtnis abrufen. Sie dürften in instinktgebundene emotionale Hirnschaltkreise eingebaut worden sein, da wir oft ganz schnell Aussagen treffen können wie: »Ich habe ein gutes/schlechtes Gefühl dabei«, bevor uns eine differenzierte Beschreibung als konkretere Emotion möglich ist.

Sich schlecht zu fühlen, ist also die elementarste aller unangenehmen Emotionen – Basisemotionen wie Traurigkeit und Angst inbegriffen. Oder, anders ausgedrückt, es ist ihre zentrale Qualität, die im Vorfeld einer Vielzahl unangenehmer Emotionen generiert wird oder im Anschluss an sie. Klient*innen sagen uns ja allein schon damit, dass sie bei uns Hilfe suchen, um ihren Leidensdruck zu lindern, dass sie sich schlecht fühlen. Wenn der Zugang zu anderen Emotionen aufgrund sozialer Hemmungen schwierig ist, können wir uns bei ihnen dieses ganz elementare Gefühl vornehmen, sich schlecht zu fühlen, um den Prozess der emotionalen Verkörperung in Gang zu setzen. Wir können ihnen sagen, dass wir verstehen, dass sie Hilfe suchen, weil sie sich wegen etwas schlecht genug fühlen. Und dann können wir nachfragen, wo in ihrem Körper sie sich schlecht fühlen, um die Verkörperung der Emotion einzuleiten.

Wir können das angehen, was den Kern jeder unangenehmen Emotion ausmacht und es erschwert, sie auszuhalten, um diese Emotion im Körper zu verorten und weiter auszudehnen. Damit bauen wir die Fähigkeit aus, sich ihr auszusetzen, und schaffen damit Raum für alle unangenehmen Emotionen, in deren Kern diese universell wenig wünschenswerte Qualität steckt. Das macht es leichter, zuzulassen, dass sie zu Bewusstsein gelangt, und bei ihr zu verweilen. Genau das stelle ich oft fest, wenn ich mit Menschen arbeite, die zunächst einmal keinen Zugang zu Basisemotionen wie Traurigkeit oder Angst haben. Ihre Wahrnehmung, sich im Körper oder Gehirn physiologisch schlecht zu fühlen, mit einem entsprechenden Gesichtsausdruck und passenden lautlichen oder stimmlichen Äußerungen zu verbinden, hilft ihnen oft, an die nächste Ebene heranzukommen, die von Basisemotionen wie Traurigkeit und Angst. Dazu, sich schlecht zu fühlen, gibt es auch noch weitere Entsprechungen, mit denen einige vielleicht eher etwas anfangen können, als wenn man es auf den simplen Nenner bringt, dass sie sich schlecht fühlen: »unangenehm«, »unwohl«, »schmerzhaft«, »schrecklich«, »grauenhaft«, »überwältigend«, »gestresst« und mehr.

Betrachten wir die Aufzählungen von Emotionen, finden wir kaum simple Beschreibungen einer körperlichen Verfassung wie sich »gut« oder »schlecht« zu fühlen. Wir stoßen auf andere simple wie auch komplexere physiologische Zustände, die sich problemlos als Emotionen einstufen lassen. Sich innerlich leer zu fühlen zum Beispiel, wenn ein geliebter Mensch nicht bei uns ist, und genährt, wenn er da ist. Sich im Hinblick auf das eigene Selbsterleben fragmentiert oder heil und ganz zu fühlen. Zufriedenheit oder Unzufriedenheit zu erleben, Vergnügen oder Schmerz, sich gestresst oder entspannt zu fühlen, schwach oder stark, wie betäubt oder lebendig sind solche Beispiele für relativ simple physiologische Zustände, auf die dies zutrifft. Komplexere Beispiele für diese Art von Emotionen finden sich in Beschreibungen wie:

»Ich komme mir vor wie durch den Fleischwolf gedreht.«
»Es war ein Gefühl, als würde sie mir ein Messer ins Herz rammen und dann noch darin herumstochern.«
»Mein Körper fühlt sich an wie ein schwarzes Loch.«
»Mein Körper hat sich angefühlt wie eine verwesende Leiche, in der sich massenhaft lebende Maden tummeln.«

Wie wäre es als Ausgleich für diese reichlich unangenehmen, widerwärtigen Beispiele (und um sicherzustellen, dass Sie dieses Buch nicht sofort weglegen) mit Folgenden:

»Mein Körper zerfloss förmlich vor Süße, wie schmelzende Schokolade.«

»Es war ein Gefühl, als würde mich eine Welle von Gnade nach der anderen durchströmen.«

»Ich fühlte mich unverrückbar wie ein Berg.«

In Dichtung und Literatur stoßen wir reihenweise auf solche Beschreibungen, im klinischen Umfeld eher selten – wohl weil sie in der psychologischen Fachliteratur über Emotionen in der Regel nicht vorkommen. Und weil der Körper und sein Erleben im Großen und Ganzen bei den meisten psychologischen Ansätzen außer Acht gelassen wird.

Wie sollen wir diesen Typ von Emotion nennen, der unserer Erfahrung nach weiter verbreitet ist und häufiger vorkommt als die Emotionen, die wir in den Auflistungen finden – ein Name, der aufhorchen lässt und sich gut einprägt? Wir können sie »Körperemotionen« nennen – aber basieren andererseits nicht alle Emotionen auf dem Körper? Ich meine irgendwo gelesen zu haben, dass solche psychologisch bedeutsamen physiologischen Zustände »sensomotorische Emotionen« genannt werden könnten, aber mir ist es danach nicht mehr geglückt, dies zurückzuverfolgen und die Quelle ausfindig zu machen. Habe ich mir das selbst ausgedacht? Ich bin nicht sicher. Aber wenn ich den Begriff in meinen Weiterbildungen verwende, sorgt er für Aufmerksamkeit. Die Anwesenden beginnen, diese Emotionen von anderen Arten von Emotionen zu unterscheiden, und messen ihnen die Bedeutung bei, die ihnen zukommt. Also bin ich bei dieser Bezeichnung »sensomotorische Emotionen« geblieben.

Sensomotorische Emotionen können Bausteine anderer Emotionen sein. Einsamkeit zum Beispiel wird auf der physiologischen Ebene oft als unerträgliche Leere empfunden. Sensomotorische Emotionen können auch Quellen sein, aus denen bekanntere

Emotionen abgeleitet werden. So zum Beispiel lässt sich Glück aus Zuständen ableiten, die von Vergnügen oder Befriedigung bestimmt sind. Sensomotorische Emotionen können auch mit Basisemotionen kombiniert werden, um besser zu erklären, woraus einige Emotionen zusammengesetzt sein mögen. Gelangt man beispielsweise zu bestimmten Emotionen, indem man andere Emotionen kombiniert, so lässt sich die Erfahrung von Verzweiflung oder Hilflosigkeit besser auf den Punkt bringen, wenn man sie als Kombination von Trauer und Verlust von Energie erfasst als durch irgendeine Kombination von Basisemotionen.

Wenn eine Person nicht in der Lage ist, die Emotionen zu identifizieren, die an einer ungünstigen Situation beteiligt sind, können wir sie instruieren, nach elementaren sensomotorischen Emotionen Ausschau zu halten. Emotionen wie, sich physiologisch im Gehirn oder im Körper schlecht, schrecklich, schmerzerfüllt, gestresst, aufgelöst oder unwohl zu fühlen. Selbst wenn keine anderen Emotionen aufsteigen, kann es mitunter schon reichen, diese elementaren sensomotorischen Emotionen zu verkörpern, um die vorliegenden Symptome aufzulösen. Wenn sie sich nicht auflösen – wie gelangen wir von diesen simplen sensomotorischen Emotionen zu anderen Emotionen? Erkunden wir diesen Punkt nun etwas näher, und zwar zuerst anhand einer interessanten Hintergrundinformation zur Physiologie der Emotionen.

Das mimische Affektsystem

Betrachten wir die physiologische Seite der Emotionen, so genießen Gesicht und Kehle ein Stück weit einen Sonderstatus. Im Zuge der Evolution haben sie sich nämlich dazu entwickelt, im Hinblick auf Emotionen gleich mehrere Rollen zu spielen. Sie sind darauf spezialisiert, Emotionen über Mimik und Stimme auszudrücken.

Schon bald nach der Geburt sind Babys über sie in der Lage, die vielen Basisemotionen auszudrücken (etwa Glück und Traurigkeit), ebenso wie simple sensomotorische Emotionen (etwa Schmerz und Vergnügen). Emotionen werden auf physiologischen Wegen häufiger über die Gesichts- und Kehlregion ausgedrückt als über andere Aspekte des physiologischen Systems. Über Mimik und Stimme kommunizieren wir anderen unsere Emotionen und erhalten die Hilfe, die wir brauchen, um sie zu regulieren. Der bloße Akt, Emotionen auszudrücken, bewirkt zudem eine gewisse Entlastung und kann sogar Freude bereiten.

Physiologisch sind Gesicht und Kehle hochwirksame Instanzen, die emotionale Erfahrungen hervorbringen wie auch abwehren können. Sollten Sie hieran Zweifel haben, machen Sie doch einmal ein unglückliches Gesicht oder sagen Sie in freudlosem Tonfall: »Ich bin glücklich.« Erleben Sie am eigenen Leib, wie sehr Sie der Widerspruch zwischen Ihrer Behauptung beutelt, glücklich zu sein, und dem Gefühl, unglücklich zu sein, in das Sie Ihr Gesicht und Ihre Kehle gerade versetzt haben. Da unser Gesicht und unsere Stimme die Mimik und den Tonfall anderer nachahmen können, können sie uns helfen, mit physiologischen Mitteln auch in uns die emotionalen Erfahrungen zu simulieren und zu erzeugen, die sich bei anderen gerade abspielen. Dazu sind auch noch andere Teile unseres physiologischen Systems in der Lage, doch nicht annähernd im gleichen Umfang. Außerdem wird das Ausdrücken von Emotionen über die Mimik und die Stimme fast immer von einem nonverbalen, physiologischen Ausdruck von Emotionen und deren Ausdehnung in weitere Areale des Gehirns und Körpers begleitet. Behindert man die Beteiligung der Gesichtsmuskeln an emotionalen Erfahrungen, so behindert dies bekanntermaßen die Verarbeitung von Emotionen und deren Abruf im Gehirn.[114]

In der Fachliteratur zur Physiologie der Emotionen findet man die Unterscheidung zwischen dem mimischen und dem viszeralen

Affektsystem.[115] Dieser Theorie zufolge ist das mimische Affektsystem darauf angelegt, die emotionale Erfahrung im viszeralen Affektsystem auszudrücken. Die Integration dieser beiden Affektsysteme gilt als Meilenstein in der Entwicklung eines Menschen – ein Schritt, der von den kindlichen Bezugspersonen unterstützt wird. Eine fehlende Integration der beiden Systeme wird leicht zum Nährboden psychophysiologischer Symptome. Als ich von dieser Theorie las, fragte ich mich, ob das mimische Affektsystem (in das ich ergänzend auch den Kehlbereich mit aufnahm), wohl dafür infrage käme, die Palette emotionaler Erfahrungen bei Menschen zu erweitern (sozusagen die emotionale Granularität zu erhöhen), wo diese sich auf simple sensomotorische Emotionen wie Schmerz und Vergnügen oder auf Basisemotionen wie Glück und Traurigkeit beschränkt. Ich stellte mir auch die Frage, ob sich das mimische Affektsystem wohl dazu nutzen ließe, psychophysiologische Symptome bei Menschen aufzulösen, die von belastenden frühen Kindheitserfahrungen und eingeschränkten Möglichkeiten betroffen sind, Emotionen zu erleben.

Um das herauszufinden, entwickelte ich die im Folgenden beschriebenen Interventionen und probierte sie an mir selbst und meinen Klient*innen aus. Wenn jemand in Reaktion auf eine Situation lediglich eine simple sensomotorische Emotion wahrnahm – ein schlechtes Gefühl, etwas in Richtung Unbehagen oder Schmerz –, half ich zuerst, die emotionale Erfahrung physiologisch im Körper auszudehnen. Ich wollte sehen, ob mehr Raum hierfür Unterstützung bieten würde, in Kontakt mit differenzierteren emotionalen Erfahrungen, komplexeren sensomotorischen Emotionen, Basisemotionen oder sonstigen komplexen Emotionen zu kommen, die nahe Verwandte der sensomotorischen Emotion sind.

Wenn diese Intervention nicht zu komplexeren Emotionen hinführte oder ich die Person nicht dazu bringen konnte, die Emotion physiologisch in ihrem Körper auszudehnen, lud ich sie ein, sich vorzustellen, wie jemand anders (oder auch sie selbst in ihrer Fantasie) das generische Gefühl im eigenen Körper über den Gesichtsausdruck oder die Stimme ausdrückte. Mitunter trug ich ihr sogar auf, die Emotion mimisch oder stimmlich auszudrücken, und spiegelte dabei gezielt ihren Gesichtsausdruck oder die Töne, die sie machte, um sie zu unterstützen und ein Gespür dafür zu bekommen, was in ihr vorgehen mochte. Für Menschen mit extremen Ausdruckshemmungen ist es oft erst einmal weniger bedrohlich, wenn sie sich nur vorstellen, wie andere das Gefühl über die Mimik oder Stimme ausdrücken, oder wenn sie sich lediglich vorstellen, wie sie selbst das tun, anstatt es gleich äußerlich umzusetzen. So fand ich heraus, dass diese simplen Manipulationen der emotionalen Physiologie des Gesichts- und Kehlbereichs schnell differenziertere emotionale Erfahrungen zum Vorschein bringen und seit Langem bestehende psychophysiologische Symptome überraschend schnell auflösen konnten.

Die Fäden zusammenführen

Wir haben die Palette möglicher emotionaler Erfahrungen hier erweitert, indem wir die an diversen herkömmlichen Stellen aufgezählten simplen und komplexen Emotionen um simple wie auch komplexe sensomotorische Emotionen ergänzt haben. Dabei haben wir im Hinblick auf die physiologische Seite der Emotionen genauer zwischen den Vorgängen im Gehirn, im sonstigen Körper, im Gesicht und im Kehlbereich unterschieden – den primären Elementen des physiologischen Systems, die beim Ausdruck von Emotionen beteiligt sind. Betrachten wir nun einige Wege, wie wir sie alle zusammenbringen können, um emotionale Erfahrungen zu ermitteln und möglichst schnell zu verkörpern.

Emotionen können entweder zuerst im Gehirn oder zuerst im Körper generiert werden oder auch an beiden Orten gleichzeitig, und sie haben das Potenzial, sich über die physiologische Ebene wie ein Lauffeuer im ganzen Gehirn und Körper zu verbreiten, wenn sie dabei nicht behindert werden.[116] Wie wir in Kapitel 7 sehen konnten, kann ihr ungehinderter Fluss durch eine ganze Reihe psychologischer und physiologischer Abwehrmechanismen blockiert werden. Diese können bestehen bleiben oder reaktiviert werden, wann immer die entsprechenden emotionalen Erfahrungen aufs Neue stimuliert werden, was dann kognitive, emotionale, verhaltensbezogene und psychophysiologische Symptome hervorruft. Der Teil des physiologischen Systems, der primär beim Ausdruck von Emotionen zum Einsatz kommt – das Gesicht und die Kehle –, lässt sich als wirksame Brücke einsetzen, um emotionale Erfahrungen, die im Gehirn oder Körper entstehen, zusammenzuführen wie auch voneinander abzugrenzen.

Beschränkt sich die emotionale Erfahrung auf das Gehirn, so können wir sie durch mimische und stimmliche Formen des Ausdrucks bis in den Gesichts- und Kehlbereich ausdehnen. Es gibt Belege dafür, dass dies die Möglichkeiten des Gehirns verbessert, die Emotion und ihren Kontext zu verarbeiten, sie differenzierter wahrzunehmen und zu erinnern.[117] Das heißt, die Physiologie des Gesichts und der Kehle kann uns helfen, die emotionalen Erfahrungen, deren Ursprung im Gehirn liegt, zu verstehen, sie zu entschlüsseln und voneinander abzugrenzen. Außerdem lässt sich auf diesem Weg potenziell die Ausdehnung der Emotion in den restlichen Körper hinein fördern, da ihr verbaler (hier: stimmlicher) Ausdruck in der Regel von ihrem nonverbalen Ausdruck und ihrer nonverbalen Expansion begleitet ist.

Die Ausdehnung der emotionalen Erfahrung in den restlichen Körper ist überaus wichtig. Wenn emotionale Erfahrungen nur auf das Gehirn begrenzt sind, könnten sie zum reinen Spiegel unserer instinkthaften und auf unsere Vorgeschichte zurückgehenden emotionalen Reaktionen werden. Ohne Realitätstest, und zwar durch Abgleich mit aktuell verfügbaren Informationen physiologischer Art, dürften sie suboptimal ausfallen und zu unzutreffenden kognitiven, emotionalen und Verhaltensreaktionen führen. Mimik und Vokalisierung können also, indem sie das Gehirn und den restlichen Körper über die Gesichts- und Kehlregion hinaus verbinden, helfen, diese beiden Instanzen beim emotionalen Erleben physiologisch zu integrieren.

Aus der anderen Richtung betrachtet gilt: Wenn der Körper physiologisch zu emotionalen Erfahrungen beiträgt, kann die physiologische Aktivierung des Gesichts- und Kehlbereichs das Gehirn dabei unterstützen, die emotionale Relevanz der vom Körper ankommenden physiologischen Informationen zu verarbeiten. Aus physiologischer Sicht können Gesicht und Kehle eine wesentliche Brücke bilden, wenn es darum geht, emotionale Erfahrungen in beide Richtungen auszudehnen: vom Gehirn zum Körper und umgekehrt.

Kommen wir nun zum Abschnitt über die Methodik, in dem ausführlicher die konkreten Schritte bei der emotionalen Verkörperung dargelegt werden.

TEIL III

Praxis

Die vier Schritte bei der Verkörperung von Emotionen

In diesem Teil des Buches wollen wir uns ein systematisches Bild davon machen, wie die Verkörperung von Emotionen als Prozess konkret aussieht. Wir können diese Informationen für die Arbeit an Emotionen bezogen auf Klient*innen nutzen und in gewissem Umfang auch bezogen auf uns selbst.

Wenn Sie selbst keinen therapeutischen Hintergrund haben, beachten Sie bitte unbedingt, sich professionelle Hilfe zu suchen, falls Sie merken, dass Sie bei der

Arbeit an der Verkörperung Ihrer eigenen Emotionen an einen schwierigen Punkt kommen. Dieser Rat gilt aber auch für die Therapeut*innen unter Ihnen, und zwar aus zwei Gründen. Erstens sind der Eigenarbeit an Ihren Emotionen gewisse Grenzen gesetzt. Wir alle brauchen von Zeit zu Zeit emotionale Unterstützung, um unsere Emotionen zu bewältigen, und sei es nur von einem einzigen anderen Menschen. So hat es die Natur einfach eingerichtet. Mit Unterstützung von anderer Seite geht es einfacher und schneller, Emotionen zu verarbeiten, als wenn wir uns selbst überlassen sind. Zweitens werden hier nur die grundlegendsten Informationen zur praktischen Umsetzung der Verkörperung von Emotionen dargelegt. Ausführlichere Informationen zum Vorgehen bei der emotionalen Verkörperungsarbeit finden Sie in Weiterbildungen zur Integralen Somatischen Psychologie (ISP), zu denen ausschließlich Angehörige von Helferberufen Zugang haben. Dennoch hoffe ich, dass möglichst viele von Ihnen – auch wenn sie von unterschiedlichen Therapieansätzen oder anderen Kreisen kommen – unmittelbaren Nutzen aus dem Material ziehen können, um im manchmal schwierigen Fahrwasser emotionaler Erfahrungen (seien es Ihre eigenen oder die von Menschen, denen Sie Ihre Hilfe zur Verfügung stellen) auf Kurs zu bleiben.

Die angeleitete Verkörperung von Emotionen umfasst, so die Grundidee, vier Schritte: 1) Situation; 2) Emotion; 3) Expansion und 4) Integration. Bitte beachten Sie, dass die vier Schritte nicht immer in der hier dargelegten Reihenfolge umgesetzt werden müssen. Oft kann die

Situation es durchaus verlangen, mehrfach zwischen zwei Schritten hin und her zu wechseln oder zuerst bei einem späteren Schritt anzusetzen. Man betrachtet diese vier Schritte besser als Komponenten einer Sitzung zur emotionalen Verkörperung, die einzubringen sind, wenn und sobald es erforderlich ist, um den Prozess auf der rechten Spur zu halten, statt hierin ein rigides Ablaufprotokoll zu sehen. Wir werden jeden der Schritte in den folgenden vier Kapiteln noch näher untersuchen. Als ich mich konzeptionell mit der Praxis einer Vier-Schritte-Verkörperung von Emotionen auseinanderzusetzen begann, hätte ich nicht gedacht, dass ich zu den beiden ersten Schritten viel würde schreiben müssen. Ich ging davon aus, dass die Aufgabe, eine konkrete Situation in den Blick zu nehmen, eine relevante Emotion abzurufen und sie durch angemessene Unterstützung wachzuhalten, den meisten Psychotherapeut*innen ohnehin zur zweiten Natur geworden sein dürfte. Ich dachte, dass ich wohl mehr über Expansion und Integration schreiben müsste, da es hier wohl mehr auf das technische Herangehen ankäme. Zu meiner Überraschung stellte ich dann aber in einem Land nach dem anderen fest, wie weit verbreitet Schwierigkeiten in Verbindung damit auftraten, Klient*innen zu helfen, eine relevante Situation zu finden, die im Mittelpunkt stehen würde, und sie dann dabei anzuleiten und zu unterstützen, Zugang zu einer Emotion zu finden, die mit dieser Situation zusammenhing und länger bei ihr zu verweilen. Eine physiologische Expansion und Integration bezogen auf das Gehirn und den restlichen

Körper ohne Emotion würde die unangenehme Emotion lediglich wegregulieren. Hierzu kommt es, sobald nicht so oft wie nötig immer wieder an die Situation erinnert und die Emotion unterstützend begleitet wird. Auch wenn die vier Schritte an dieser Stelle noch nicht klar umrissen wurden: Bitte behalten Sie schon einmal im Hinterkopf, wie wichtig sich die beiden ersten Schritte während des gesamten Prozesses der Verkörperung von Emotionen darstellen.

Ein Buch nur mit Worten und Abbildungen ist für die Praxis der Verkörperung von Emotionen natürlich bestenfalls bedingt nützlich. Um diese Grenzen, die uns das Medium als solches setzt, zu überwinden, haben wir einen kostenlosen, gesicherten Online-Zugang zu Videos von vollständigen Sitzungen ermöglicht, in denen die Arbeit mit der Verkörperung von Emotionen demonstriert wird. Zusätzlich gibt es kürzere Videos, in denen die hieran beteiligten Schritte vorgeführt werden. Um auf diese kostenlose Online-Ressource zugreifen zu können, besuchen Sie bitte unsere Website, www.integralsomaticpsychology.com, klicken dort auf den Reiter »Books« und suchen dort wiederum nach den »Additional Resources for the Book«. Hier finden Sie unter der Überschrift »Free Additional Digital Media Resources« das erwähnte Online-Angebot.

10

Die Situation

Dieses Kapitel führt vor Augen, wie wichtige Details einer Situation oder eines Kontexts sich dazu nutzen lassen, eine emotionale Reaktion wachzurufen und aufrechtzuerhalten, um sie verkörpern zu können.

Wenn wir an etwas emotional Schwierigem arbeiten, um es aufzulösen, erfolgt diese Arbeit fast immer bezogen auf eine bestimmte Situation. Bei der Arbeit mit Emotionen ist es daher wichtig, möglichst bei einer bestimmten Situation zu bleiben – es sei denn natürlich, es ist hilfreich, einen Bezug zu anderen Situationen herzustellen. Es kann sein, dass uns die emotionale Erfahrung irgendwann schlichtweg überfordert, weil eine Vielzahl von im Gedächtnis gespeicherten Situationen getriggert wird, wenn wir uns bei der Arbeit einer Emotion in Verbindung mit einer bestimmten Situation zuwenden. Außerdem könnte die Emotion als solche dadurch verwässert werden, dass das Gehirn von der Aufgabe in Beschlag genommen und abgelenkt ist, die vielen Aspekte auf der kognitiven und der Verhaltensebene zu verarbeiten, die mit den anderen Situationen in Verbindung stehen. Bei einigen Menschen kann das Bemühen des Gehirns, von der Konzentration auf eine unerträgliche Emotion abzulenken, oder sein hektisches Durchforsten anderer Situationen nach einer Lösung, wie sich der Leidensdruck bei der ersten Situation beenden ließe, sogar zu einem Abwehrmechanismus werden, der uns davor bewahrt, länger bei einer Emotion zu verweilen. Wir werden im nächsten Kapitel noch sehen, wie bei der therapeutischen Bearbeitung einer Emotion im Hinblick auf eine bestimmte Situation eine Lawine weiterer Emotionen ausgelöst werden kann. Entweder ist das ein Zeichen dafür, dass die aktuelle Emotion für die betroffene Person zu viel ist, oder es ist ein Muster, um den Leidensdruck zu vermeiden, der damit verknüpft ist, sich einer Emotion länger auszusetzen. Daher gilt bei der Arbeit an der Verkörperung von Emotionen generell die Regel, dass wir jeweils bei einer bestimmten Emotion in einer bestimmten Situation bleiben – es sei denn natürlich, es liegen Gründe vor, das anders zu handhaben.

Eine Emotion kann man sich grob als ein Urteil über die Auswirkungen vorstellen, die eine bestimmte Situation – oder eine Serie von Situationen – auf unser Wohlbefinden hat. Wie auf eine Situation reagiert wird, hängt davon ab, wie sich die Situation für uns darstellt. Es kommt darauf an, welche Möglichkeiten wir für machbar halten im Hinblick darauf, diese Situation zu bewältigen. Wenn mir zum Beispiel an einem Bahnhof die Laptoptasche gestohlen wird, fällt meine emotionale Reaktion unterschiedlich aus, je nachdem, ob mir noch siedend heiß einfällt, dass sich ja auch mein Reisepass in dieser Tasche befindet, oder ob ich präsent habe, dass ich just an diesem Morgen noch ein komplettes Back-up meines Rechners durchgeführt habe. Es käme auch darauf an, ob mir die Versicherung das Laptop ersetzen wird oder ich vielleicht anderweitig die Mittel habe, um ein neues zu kaufen. Man kann also sagen, dass die emotionale Reaktion auf eine Situation von den kognitiven Überlegungen zu ihr abhängig ist sowie vom eigenen Verhalten in ihr (hier mit dem Fazit, dass dieses dazu geführt hat, dass die Umstände zu bewältigen sind). Barrett zufolge spielt das Gehirn im Eilverfahren eine Kaskade möglicher emotionaler Reaktionen auf die vorliegende Situation durch, basierend auf einer Vielzahl kognitiver und verhaltensmäßiger Prognosen (»Was wäre, wenn …«). Im Anschluss wählt es auf Grundlage früherer Erfahrungen in ähnlichen Situationen und der unentwegt eintreffenden neuesten Informationen zur aktuellen Situation die brauchbarste Option.[1] Bitte beachten Sie, dass keiner dieser Prozesse bewusst ablaufen muss. Mitunter ist es zwar so, überwiegend aber spielen sie sich unbewusst ab.

Wenn Klient*innen zu uns kommen, dann tun sie es gewöhnlich, weil sie sich davon Hilfe in einer Situation versprechen, die sie emotional belastet. Um ihnen zu helfen, müssen wir sie zunächst einmal dabei unterstützen, ihre Sicht der Situation und der machbaren Bewältigungsstrategien zu klären, die ihnen zur Verfügung stehen. Es kann sein, dass sich ihr emotionales Problem einfach schon durch eine kognitive oder verhaltensmäßige Veränderung erledigt. Das gilt unter Umständen nicht nur für emotionale Erfahrungen, die mit der Gegenwart zu tun haben, sondern auch für solche, die mit Vergangenem zusammenhängen. Schuldgefühle gegenüber einem Menschen zum Beispiel lösen sich mitunter durch eine von Herzen kommende Entschuldigung – ganz gleich, ob sich der fragliche Vorfall erst in neuerer Zeit ereignet hat oder schon lange her ist. Zu verstehen, dass ein Expartner zum Beispiel gute Gründe hatte, sich von Ihnen zu trennen, die gar nichts mit Ihnen zu tun hatten, kann zur Heilung dieser Wunde beitragen, ob das Ganze gerade erst letzte Woche passiert ist oder schon vor vierzig Jahren.

Generell kann man sagen, dass sich emotionale Schwierigkeiten, die mit der Gegenwart zu tun haben, durch Änderungen kognitiver Art und durch Verhaltensänderungen eher lösen lassen als solche, die auf Vergangenes zurückgehen. In einer aktuellen Situation mit häuslicher Gewalt zum Beispiel könnte man ein Umdenken (Kognition) und gewisse Verhaltensänderungen als unmittelbare und praktikable Abhilfemaßnahmen betrachten. Eine kognitive Veränderung der Sichtweise von: »Er schlägt mich, weil er eifersüchtig ist« und »Er ist ja nur eifersüchtig, weil er mich liebt« zu: »Nicht jeder, der liebt, ist derart eifersüchtig oder körperlich gewalttätig« ist hier ein Schritt in die richtige Richtung. Vom passiven Ausharren in der Beziehung (»Ich kann mir nicht vorstellen, ihn zu verlassen«) zu konkreten Auszugsplänen (»In ein, zwei Tagen war es das, da gibt es kein Zurück«) zu gelangen, ist angesichts der desolaten Situation eine positive Entwicklung auf der Verhaltensebene. Beides kann etwas daran ändern, wie man sich in der aktuellen Situation fühlt.

Doch selbst in aktuell noch fortbestehenden Situationen können unangenehme emotionale Konsequenzen notwendigen kognitiven und verhaltensmäßigen Veränderungen im Weg stehen und nach Aufarbeitung verlangen. Etwa indem darauf hingearbeitet wird, die Angst zu bewältigen, die vielleicht in der Betroffenen aufsteigt, wenn sie überlegt, sich der alltäglichen Gewalt zu entziehen. Angesichts einer abnehmenden Affekttoleranz in der allgemeinen Bevölkerung könnte emotionale Verkörperungsarbeit sogar in einem hohen Prozentsatz der Fälle erforderlich sein, in der die schwierige Situation noch aktiv fortbesteht.

Bitte beachten Sie, dass häusliche Gewalt oft ein komplexes Thema ist. So kann es in einer solchen Situation noch viele weitere Gründe geben (etwa finanzieller Art), die jemanden davon abhalten können, aus einer gewalttätigen Beziehung auszusteigen. Liebe ist in Situationen, bei denen Körperverletzung im Spiel ist, jedenfalls nicht immer vorhanden. Das sei hier vorsichtshalber ergänzt, damit gerade Menschen, die häusliche Gewalt am eigenen Leib erlebt haben und dies lesen, nicht irritiert sind, wie scherenschnittartig das beschriebene Beispiel herüberkommt.

Wenn die Situation, die Ursache der emotionalen Bedrängnis ist, in der Vergangenheit liegt, ist es noch dringender geboten, die Kapazität für die emotionale Erfahrung zu erhöhen. Wenn jemand zum Beispiel nicht über eine frühere Beziehung hinwegkommt, obwohl inzwischen sogar schon eine neue eingegangen wurde, ist das eine Situation, in der man um die harte Arbeit an den Emotionen nicht herumkommt. Ansonsten sind heilende Veränderungen auf der kognitiven Ebene (zu der Überzeugung zu gelangen, dass der jetzige Partner dem, der nicht mehr da ist, durchaus das Wasser reichen kann) und im Verhalten (mehr Zeit mit dem heutigen Partner zu verbringen, statt ihm auszuweichen) eventuell gar nicht möglich. Das wäre vor allem dann der Fall, wenn die betroffene Person physiologisch auf der Ebene von Gehirn und Körper »dicht gemacht« hat, um mit einer unerträglichen emotionalen Erfahrung der Vergangenheit fertig zu werden, und es seitdem nie geschafft hat, diesen Knoten zu lösen, weil die Kapazität dafür fehlt, die emotionalen Erfahrungen auszuhalten, die mit der Aufarbeitung verbunden sind. Da Kognition und Verhalten auch vom Körper abhängen (wie, das sahen wir in Kapitel 6), würde es ein Körper, der sich wegen der unerträglichen Emotionen ausgeklinkt hat, erschweren, etwas an Kognition und Verhalten zu ändern, um die emotionalen Schwierigkeiten zu beheben.

Meist gehen die Symptome (physischer, energetischer, kognitiver, emotionaler, verhaltensbezogener oder beziehungsmäßiger Art), mit denen Menschen in Therapie kommen und für die sie sich Linderung erhoffen, auf emotionale Schwierigkeiten zurück. Das evidenzgestützte Therapieverfahren der emotionsfokussierten Therapie geht an alle psychischen Probleme so heran, als handle es sich um emotionale Probleme.[2] Oft handelt es sich bei Reaktionen, die sich auf eine aktuelle Situation zu beziehen scheinen, eigentlich um eine Reaktion auf eine Situation aus der Vergangenheit, die durch die aktuelle Situation tief im Unbewussten der Person getriggert wurde. Darum geht es ja letztlich bei Übertragungsreaktionen – Material, das in der Regel in der Therapie durchgearbeitet wird oder sich aus Rückmeldungen aus dem Freundeskreis ergibt.

Wenn Menschen emotional in Bedrängnis sind, können sie in der Regel sehr präzise eine oder auch mehrere Situationen benennen, die die Ursache hiervon sind. Mitunter wissen sie aber auch gar nicht, was hinter ihrer inneren Not steckt. Es kann sein, dass ihr Unterbewusstsein versucht, die Not im Zaum zu halten, indem es die Verbindung zwischen dem emotionalen Leidensdruck und einer aktuell oder früher erfahrenen Situation verschleiert, obwohl dieser Zusammenhang anderen in ihrem Umfeld klar sein mag. Oder die betroffene Person berichtet einfach nur von einem psychophysiologischen Symptom und sagt, sie hätte keine Ahnung, was dieses ausgelöst haben könnte. So schildert jemand zum Beispiel vielleicht die Situation, schon länger unter Depressionen zu leiden, aber nicht zu wissen, warum. Oder jemand kommt mit Asthma als möglichem psychophysiologischen Symptom zu uns, nachdem medizinische Untersuchungen keinen Hinweis auf eine organische Ursache (etwa eine Allergie) ergeben haben. Jemand mag auch kognitive Symptome bei sich wahrgenommen haben – etwa merkliche Schwierigkeiten, sich Dinge merken oder planen zu können. Oder es zeigen sich Symptome auf der Verhaltensebene – zum Beispiel, sich nicht mehr aufraffen zu können, um an seinem Buch weiterzuschreiben (ein Symptom, von dem ich selbst ein Lied singen kann). Bei alldem muss die Ursache des Symptoms nicht unbedingt bekannt sein. Betroffene klagen vielleicht über ein körperliches Symptom, wie etwa chronische Schmerzen, und beharren sogar darauf, dass das »nichts Psychisches« sei, obwohl sie auf ihrer Suche nach Heilung bereits erfolglos eine medizinische Option nach der anderen ausgeschöpft haben.

In der Regel finden wir mit etwas Nachforschen eine Situation in der Gegenwart oder Vergangenheit, die dann zum Ausgangspunkt für die Suche nach der Ursache des Symptoms wird. Es gibt bestimmte Fragen, die besonders weiterhelfen, wenn es darum geht, Situationen zu ermitteln, die mit dem Leiden des Klienten zusammenhängen könnten. Wir können etwa fragen:

- Wie lange leiden Sie schon unter diesem Gefühl oder Symptom?
- Wann haben Sie dieses Problem oder Symptom zum ersten Mal wahrgenommen?
- Ist in Ihrem eigenen Leben oder dem eines Menschen, der Ihnen nahesteht, zu dieser Zeit irgendetwas Außergewöhnliches passiert?
- Welche einschneidenden Veränderungen gab es in Ihrem Leben in etwa zu dieser Zeit?
- Haben Sie damals beruflich oder privat einen Rückschlag erlebt oder den Verlust eines Menschen, einer Beziehung oder eines Arbeitsplatzes?
- In welchen Situationen merken Sie, dass das Symptom zunimmt, und welche scheinen dazu beizutragen, dass Sie weniger darunter leiden?

Um einen Fall aus dem echten Leben zu betrachten, können wir den eines Mannes nehmen, der unter Depressionen litt. Bei ihm stellte sich als Ursache eine kurz zuvor in die Brüche gegangene Beziehung heraus. Der Betroffene hätte nicht gedacht, dass die Beziehung irgendetwas mit der Depression zu tun hatte. Letztlich sei ihm an dieser Beziehung gar nicht so sehr gelegen gewesen, die Trennung war von ihm ausgegangen. Bei einem weiteren realen Fall arbeitete ich mit einer Frau, die berichtete, unter Asthma zu leiden, ohne dass eine ursächliche medizinische Diagnose oder psychische Erkrankung vorlag. Auch hier stellte sich heraus, dass das Symptom mit dem Ende einer Beziehung ein Jahr zuvor zusammenhing. Die Frau hatte sich von einem Mann getrennt, den sie nach eigener Aussage mehr geliebt hatte als irgendeinen anderen. Aber er hatte sie auf eine bestimmte Weise enttäuscht. Auch sie hätte nicht gedacht, dass ihr Asthma irgendetwas mit diesem Vorfall zu tun hatte, da schließlich ja sie selbst die Beziehung beendet hatte. Ihre Behandlung durch Verkörperung der beteiligten Emotionen samt überraschend schnellem Resultat wurde in Kapitel 2 als Beispiel geschildert.

Mitunter reicht es, um das Symptom zum Verschwinden zu bringen, die Verbindung zwischen einer emotionalen Reaktion auf eine aktuelle Situation und einer Situation in der Vergangenheit herzustellen, was einer kognitiven Erkenntnis oder Veränderung entsprechen würde. Hier eine reale Geschichte, die ein dramatisches Beispiel dafür bietet. Eine junge Frau, die gerade einen psychotischen Schub durchmachte, rief währenddessen ihre Mutter an und sagte: »Mutter, ich stehe hier neben einem geöffneten Fenster im sechzehnten Stock eines Hochhauses. Ich bin am Durchdrehen. Wenn du mir nicht sagst, was ich wissen muss, springe ich.«

Und hier die Antwort der Mutter: »Bitte spring nicht. Setz dich hin und hör dir an, was ich zu sagen habe, denn es könnte ein Schock für dich sein: Dein Vater hatte deine ganze Kindheit und Jugend über eine Zweitfamilie in einer Nachbarstadt – eine Familie mit Kindern.«

Wir wissen schon seit den Zeiten Sigmund Freuds, dass Familiengeheimnisse enorm viel Aufruhr in der Psyche stiften und schwere seelische Erkrankungen nach sich ziehen können. Als die junge Frau daher hörte, was ihre Mutter ihr zu sagen hatte, wurde sie ganz klar, kletterte von der Fensterbank herunter und war von ihrer psychotischen Episode geheilt.

Hier ein weniger dramatisches Beispiel aus der Paartherapie. Ein Mann hatte die feste Überzeugung entwickelt, dass seine Frau ihn betrog, und spielte mit dem Gedanken, einen Privatdetektiv anzuheuern, der ihr folgen sollte. Der Therapeut des Paares kannte den Mann gut, da er eine Zeit lang separat bei ihm Einzeltherapiestunden genommen hatte, und kam zu dem Schluss, dass die heftige Eifersucht aufseiten des Ehemannes womöglich durch einen aktuellen Stressfaktor in seinem Leben getriggert wurde: die Möglichkeit eines anstehenden Jobverlusts. Der Therapeut erinnerte den Mann daran, dass er nur allzu oft Zeuge solcher Eifersuchtsszenen zwischen seinen Eltern geworden war, und machte ihn mit dem Gedanken bekannt, dass die derzeitige Angst vor dem Verlust seines Arbeitsplatzes vielleicht auf irgendeine Weise die Eifersucht auslöste. Die Bemerkung führte dazu, dass der Mann unvermittelt aus seiner emotionalen Trance herausgerissen wurde und auf die aktuelle Situation mit seiner Frau nun ganz anders reagierte.

Angesichts der Intensität der involvierten Emotion hätte ich gedacht, dass diese Situation eine eingehende Arbeit mit der Emotion erfordern würde, um auf der kognitiven Ebene etwas zu ändern. Doch als ich von einem Kollegen von dieser Geschichte hörte, erinnerte sie mich an die Macht der Kognition, Veränderungen einzuleiten.

Manchmal löst es das gegenwärtige Problem, wenn wir eine Verbindung von einer aktuellen Situation zur Vergangenheit herstellen. Einen Klienten darauf hinzuweisen, dass seine Reaktion auf seine Frau eine bekannte Reaktion auf seine Mutter zu sein scheint, könnte schon reichen, um seine Reaktion auf die Frau zu ändern. Mitunter hilft das, jemanden an einen Punkt zu bekommen, von dem aus er beginnen kann, die beteiligten Emotionen zu verarbeiten – nun, wo die heftige Reaktion auf eine Person in der Gegenwart ein Stück weit abgemildert ist. Angesichts der Erkenntnis, dass die Reaktion auf seine Frau mit Erfahrungen von früher zusammenhängen mochte, die er mit seiner Mutter erlebt hatte, beruhigt sich der Klient vielleicht genug und kann sich eher darauf einlassen, mit der (nun weniger heftigen) Emotion zu arbeiten.

Oft ist es unabdingbar, die Emotionen bezogen auf die heutige Situation im Körper zu verankern, um (a) an eine vergangene Situation heranzukommen, die in der Gegenwart getriggert wird, aber tief im Unbewussten vergraben ist, oder (b), um zu einem echten, gespürten Erleben der Verbindung zwischen Gegenwart und Vergangenheit zu gelangen, wie es für eine therapeutische Veränderung erforderlich ist. Ein Beispiel für Fall (a) wäre eine Frau, die nach der Verkörperung der Eifersucht, die durch ihren Verdacht ausgelöst wurde, dass ihr Mann sie betrügt, ihre ganze Einstellung gegenüber dem Mann ändern kann. Ihr ist klar geworden, dass diese Eifersucht ein Gefühl ist, das sie in so gut wie allen ihren nahen Beziehungen immer wieder geplagt hat. Ein Beispiel für Fall (b) ist ein Mann, der Todesangst erlebt, die davon ausgelöst wird, dass seine Freundin ihn verlassen könnte. Nachdem er eine gewisse Fähigkeit erworben hat, diese Todesangst auszuhalten, konstatiert er, er hätte schon immer gewusst, dass seine Unfähigkeit, seiner Freundin Freiraum zuzugestehen, mit der traumatischen Trennung von seiner Mutter unmittelbar nach seiner Geburt zu tun hatte. Nur dass er zuvor noch nicht in diesem Umfang in der Lage gewesen war, die Verbindung zu »fühlen«.

Wenn Klient*innen wegen einer Situation sehr aufgewühlt sind und sich dieser Zustand nicht durch die Arbeit mit Kognition, Emotion oder Verhalten in Bezug auf die aktuelle Situation auflösen lässt, suchen Therapeut*innen oft nach einer Situation in der Vergangenheit, die die heutige Aktivierung triggern mag. Bei der Arbeit an der Verkörperung von Emotionen stellt sich oft die Frage, welche Situation man sich vornehmen will – die von heute oder die von früher –, wenn beide Möglichkeiten gegeben sind. Die Faustregel lautet hier, mit der Situation zu arbeiten, die mehr Emotionen weckt. Es bietet sich an, zunächst die Situation aufzugreifen, die stärker emotional geladen ist. So kann die Person zunächst einmal im Hinblick auf diese Situation eine größere emotionale Kapazität entwickeln, um so bessere Voraussetzungen dafür zu schaffen, sich emotional mit der anderen Situation auseinanderzusetzen, da diese wirklich den Schlüssel zur Lösung des Problems bereithalten könnte. Sollten beide Situationen emotional eine Menge wachrufen, ist erneut kritisches Urteilsvermögen gefragt. Mitunter haben Menschen mit viel Therapieerfahrung einen Hang zur Regression. Sie kehren immer wieder zu vertrauten Situationen der Vergangenheit und den hiermit verbundenen vertrauten emotionalen Erfahrungen zurück. Eventuell haben wir es hier sogar mit einer Form von Abwehrmechanismus zu tun, der sie davor bewahrt, den Schmerz zu erleben, der mit dem Geschehen in der aktuellen Situation verbunden ist. In solchen Fällen ist es sinnvoll, sich dafür zu entscheiden, bei der Arbeit mit der gegenwärtigen Situation zu beginnen. In der Regel versuche ich, mich bei der Arbeit mit der Gegenwart zu beschäftigen, nicht mit der Vergangenheit – es sei denn natürlich, es zeichnet sich dabei ab, dass die Vergangenheit in Gegenwärtiges hineinspielt und es deshalb geboten ist, sie in die Arbeit einzubeziehen.

Gelingt es nicht, eine Situation zu ermitteln, die zu dem Symptom in Beziehung stehen könnte, kann man nach irgendeiner Situation im Leben der Person suchen, die emotional oder anderweitig belastend für sie ist, um dort mit dem Prozess der Verkörperung von Emotionen zu beginnen. Wer in Verbindung mit psychischen Problemen dazu neigt, physiologische Symptome wie etwa chronische Schmerzen zu bekommen, tut sich vielleicht schwer, sich Situationen einfallen zu lassen, die für ihn emotional eine Bedeutung haben und an denen gearbeitet werden kann. Zum Teil kann das daran liegen, dass die Betroffenen eher wenig Zugang zu Emotionen haben, ein begrenztes psychologisches Einsichtsvermögen in ihre Situation und ein unzureichendes Verständnis des Zusammenhangs zwischen ihrer psychischen und ihrer physiologischen Verfassung. In diesen und anderen Fällen, wo es schwierig ist, eine Situation zu finden, die man sich bei der Arbeit vornimmt, können wir eine ausführliche Anamnese erstellen. Wir können uns berichten lassen, welche Vorgeschichte an belastenden Erfahrungen in der Kindheit wie auch im Erwachsenenalter vorliegt, in welchem Umfang die Person als Kind Unterstützung für ihre emotionalen Erfahrungen erlebt hat oder eben nicht – und diese Informationen als die Grundlage dafür verwenden, unser Gegenüber in Richtung emotional schwieriger Situationen zu dirigieren.

Sie können auch mit den Träumen von Klient*innen arbeiten, da Träume tendenziell wirksam auf den Punkt bringen, was im Leben eines Menschen abläuft. Emotional aufgeladene Träume können als Ausgangssituation verwendet werden, wenn wir nach Emotionen suchen, die es zu verkörpern gilt. Sie zeigen die Fähigkeit des Unbewussten, mit emotionalen Erfahrungen umzugehen, die auf der bewussten Ebene schwer zu verarbeiten sind. Ich arbeitete einmal mit einer Frau, die sich aufgrund von Verstrickungen mit ihrer Mutter nicht darauf einlassen konnte, ihren langjährigen Freund zu heiraten. Die Frau hatte einen erschütternden Traum, in dem sie immer wieder auf ihre Mutter einstach, bis diese starb. Den nackten Horror und andere heftige Emotionen zu verarbeiten, zu denen sie durch den Traum Zugang erhielt, half ihr schließlich – zusammen mit der Unterstützung des Kurses, in dem ich mit ihr arbeitete – sich einige Monate später doch auf den Bund der Ehe einlassen zu können.

Wo wir gerade von Träumen und Verkörperung sprechen – wenn Sie aus einem verstörenden Traum aufwachen, an den Sie sich nicht erinnern können, probieren Sie einmal folgendes: Versuchen Sie das verstörende Gefühl mit Ihrem Gewahrsein zu fassen zu bekommen und in Ihrem Körper auszudehnen, um mehr Raum dafür zu schaffen. Wenn ich das tue, gelingt es mir fast immer, Fragmente – wenn nicht sogar die Gesamtheit des Traums – wieder in mein Bewusstsein zu holen.

Falls alle Bemühungen scheitern, eine relevante Situation zu ermitteln, ob in der Vergangenheit oder heute, können wir bei der Bedrängnis oder inneren Not ansetzen, die unser Gegenüber dazu gebracht hat, unsere Hilfe zu suchen. Diese nehmen wir dann als die Ausgangsemotion, die wir zu verkörpern helfen, und dann sehen wir weiter. Wie aus Kapitel 9 hervorging, wo unterschiedliche Arten von Emotionen besprochen wurden, können wir auf der ganz elementaren Ebene ansetzen, der Ebene der sensomotorischen Emotionen: sich im Gehirn oder Körper physiologisch schlecht oder unter Stress zu fühlen. Dann können wir uns die spezialisierte Emotionsphysiologie des Gesichts und der Kehle zunutze machen, um die Emotion über die Stimme und mimisch ausdrücken zu lassen, damit simple primitive emotionale Erfahrungen dieser Art differenzierter wahrgenommen werden können und wir komplexe Emotionen erhalten. Wir können Stimme und Mimik als Ausdrucksinstrumente auch dann auf diese Weise einsetzen, wenn wir zwar eine Situation haben, die wir uns bei der Arbeit vornehmen können, es aufgrund einer mangelnden Affektentwicklung oder wegen sozialer Hemmungen jedoch schwierig ist, an Emotionen heranzukommen. In beiden Fällen kann die Verkörperung von Emotionen dazu führen, dass Situationen aus dem Unbewussten auftauchen, die sich auf den Leidensdruck unseres Gegenübers auswirken.

Hier jeweils ein Beispiel. Ich arbeitete einmal mit einer Person, die massiven Stress erlebte. Wir wussten, dass die enorme Belastung wahrscheinlich mit einer kurz zuvor in die Brüche gegangenen Beziehung zu tun hatte, die Situation war also klar. Sich diese Situation jedoch bei der Arbeit vorzunehmen und zu versuchen, sie mit dem Stress in Verbindung zu bringen, führte nicht weiter – dazu waren die psychologischen und physiologischen Abwehrmechanismen zu stark. Sie verhinderten das Auftauchen weiterer beteiligter Emotionen. In diesem Zusammenhang half es, das Unbehagen und den Schmerz des Stresses zu spüren und in Richtung eines stimmlichen und mimischen Ausdrucks zu bringen. Die Person konnte Zugang zu differenzierteren Emotionen wie Traurigkeit und Einsamkeit finden und zudem deutlicher die Verbindung zwischen der erlebten inneren Not und der Trennung herstellen wie auch den Zusammenhang zwischen ihren heutigen Emotionen und Kindheitssituationen, die die aktuelle Trennungserfahrung noch unerträglicher machten. Das half, sowohl die weit zurückliegende als auch die aktuelle Situation im Hier und Jetzt zu verarbeiten.

Mitunter berichten Klient*innen, losgelöst von einer konkreten Situation, bestimmte Emotionen zu erleben. Wenn wir sie dann bei der Verkörperung der Emotionen begleiten, die spontan zuerst zum Vorschein gekommen sind, tauchen früher oder später dann auch Situationen hierzu auf. Diese können wir dann aufgreifen, um die Emotionen lebendig zu halten beziehungsweise andere beteiligte Emotionen wachzurufen. Ist eine Situation erst einmal identifiziert, können wir konkrete Details zu ihr erfragen. Auf diesem Weg können wir uns sozusagen an eine weitere konkrete emotionale Reaktion heranzoomen, die sich auf einen ganz bestimmten Aspekt der Situation bezieht, und diese können wir uns bei der Arbeit dann vornehmen. Die Situationen und die Einzelheiten zu ihnen helfen uns dann, die Emotion wachzuhalten, während wir bei Bedarf darauf hinarbeiten, sie noch weitergehender zu verkörpern. Wenn wir auf diese Weise arbeiten, müssen wir so oft wie nötig noch einmal Einzelheiten zu der Situation ansprechen, damit die emotionale Reaktion weiter auf diese Situation ausgerichtet bleibt und sich nicht verflüchtigt. Aussagen zu situativen Details zu wiederholen, wie: »Sie sahen also nach dem Unfall Ihr Kind in einer Blutlache liegen«, hilft, die Emotion, mit der Sie sich gerade beschäftigen, immer wieder zu vergegenwärtigen. Die Details einer Situation können auch helfen, das Ausmaß und die Intensität einer emotionalen Erfahrung zu managen. Wenn es angezeigt ist, das Ausmaß der Emotion und ihre Intensität herunterzufahren, können wir so vorgehen, dass wir weniger oft auf die emotional geladenen Details Bezug nehmen. Müssen wir das subjektive Ausmaß und die Intensität der emotionalen Erfahrung steigern, erinnern wir häufiger an diese Details.

Die situativen Details können auch hilfreich sein, wenn es darum geht, Emotionen auf andere Weisen wachzurufen. Sie können uns Informationen dazu liefern, wie eventuell kognitive, emotionale und verhaltensbezogene Abwehrmechanismen gegen Emotionen zum Einsatz kommen. Wenn wir damals wütend waren und uns heute noch wütend fühlen, sind wir vielleicht in einer Wut stecken geblieben, mit der Emotionen abgewehrt werden, die mit unserer Verletzlichkeit verbunden sind. Sagen wir, dass wir damals nichts unternommen haben, um uns körperlich zu schützen, und auch heute nicht dazu in der Lage sind. Wenn wir uns aber heute dieser Herausforderung stellen, physisch aktiv zu werden, um uns selbst zu schützen, kann uns das befähigen, Zugang zu unserer Wut zu bekommen und sie im Körper zu verankern. Dann können wir einen Punkt erreichen, an dem wir uns ermächtigt fühlen. Wenn wir hingegen versuchen, das gewalttätige Verhalten von jemandem uns gegenüber zu ignorieren, indem wir uns kognitiv einschränken (mit Gedanken wie »Ich hatte es ja verdient, schlecht behandelt zu werden«), können wir derartige Kognitionen auf den Prüfstand stellen. Und das erlaubt uns, die ausgeübte Gewalt zu begreifen, damit wir von Selbstbeschuldigung und -beschämung wegkommen und in die Richtung gehen, Wut zu mobilisieren, was uns einer Auflösung der Situation näher bringt.

Emotionale Reaktionen sind konkret. Sie beziehen sich konkret auf ein konkretes Verständnis eines konkreten Aspekts einer Situation und auf das, was wir verhaltensmäßig als machbar wahrnehmen, um mit diesem Aspekt der Situation zurechtzukommen. Je konkreter Klient*innen also im Hinblick auf kognitive und verhaltensbezogene Details zur Situation werden, desto wahrscheinlicher ist es, dass wir ihnen helfen können, an die konkrete emotionale Reaktion heranzukommen, mit der wir dann arbeiten können. Wenn sie sich uns gegenüber also beklagen, in Beziehungen immer wieder schlechte Erfahrungen zu machen, und Hilfe dabei möchten, etwas an dieser Schwierigkeit zu ändern, müssen wir zunächst einmal abklären, ob sie von privaten oder von beruflichen Beziehungen sprechen. Geht es um private Beziehungen, erkundigen wir uns weiter, um welche schwierige private Beziehung (oder um welche schwierigen privaten Beziehungen, wenn es mehrere sind) es konkret geht. Wir ermitteln Details: Wie heißt die Person, um die es geht, wie lange kennt man sich schon, mit welchen Aspekten der Beziehung hat die Person Schwierigkeiten und so weiter. Wir erkundigen uns ausführlich nach den Einzelheiten zu der konkreten Interaktion oder zu dem Fall, in dem die Schwierigkeiten auftraten. Diese werden dann als exemplarisch für die Probleme behandelt, die dieser Aspekt der Beziehung hervorruft, um uns zu einer konkreten emotionalen Reaktion vorzutasten, mit der gearbeitet werden kann.

Die Antwort auf spezifische, detaillierte Fragen dieser Art könnte dann lauten: »Ich habe eher Schwierigkeiten mit persönlichen Beziehungen. Am meisten Probleme macht mir derzeit meine Beziehung zu meiner Frau, und zwar vor allem sexuell. Konkret ist meine Frau nicht so ansprechbar, wie ich es mir wünschen würde, und das irritiert mich ziemlich. Ich gebe Ihnen mal ein aktuelles Beispiel. Letzten Donnerstag, als die Kinder im Bett waren, bekam ich Lust, mit meiner Frau zu schlafen. Als ich ihr Avancen machte, schob sie unwirsch meine Hand weg. Ich war ganz durcheinander. Ich dachte nur noch, wie verfahren das Ganze ist. Ich gab einfach auf, drehte ihr den Rücken zu und versuchte mich wieder so weit zu beruhigen, dass ich einschlafen konnte.« Nun haben wir etwas Konkretes, was den Sprecher aufgewühlt hat, eine emotionale Reaktion, mit der wir arbeiten können.

Je mehr wir Klient*innen dazu bringen können, die Situation zu beschreiben, die ihnen zu schaffen macht, und je konkreter die Details dazu sind, desto größer ist die Wahrscheinlichkeit, dass bei ihnen eine emotionale Reaktion zustande kommt, mit der wir arbeiten können. Zu jeder Regel existieren natürlich auch Ausnahmen. Mitunter kommen Klient*innen hochgradig aufgelöst oder voller Angst bei uns an, ohne größere Einsicht in das, wovon diese Reaktionen aus dem Unbewussten getriggert werden. Der Versuch, sie an einen Punkt zu bringen, wo sie verstehen, woher solche Reaktionen kommen, kann hilfreich dabei sein, ihre extremen Reaktionen in den Griff zu bekommen. In anderen Fällen mögen solche Bemühungen auch fehlschlagen. Oder sie lindern den Leidensdruck nur für eine gewisse Zeit. In solchen Fällen könnte, wie schon erwähnt, eine tiefergehende Arbeit an der Verkörperung der zugänglich gewordenen Emotion erforderlich sein, um etwas am Verständnis der Situation und des eigenen Leidens zu ändern.

Bei einer Sitzung, die sich um emotionale Verkörperung dreht, muss man nicht jedes Mal wieder alle Details durchgehen, nachdem die Situation klar umrissen ist und die Einzelheiten zu ihr bekannt sind. Das könnte ablenken, da sich das Gehirn dann mit kognitiven und verhaltensbezogenen Aspekten der Situation beschäftigt. Es reicht, bestimmte Schlüsselaussagen zu benutzen, die zentrale, emotional eine Menge wachrufende Aspekte der Situation mit der Emotion selbst verknüpfen. Sie können Aussagen benutzen wie: »... der Schmerz, den Sie in Ihrem Herzen verspürten, als sie ihn mit seiner neuen Frau sahen«; »das Gefühl, in tausend Stücke zu zerspringen, das Sie überkam, als Ihr Chef Ihnen sagte, man hätte keine Verwendung mehr für Sie«; »die entsetzliche Angst, die Sie verspürten, als Sie merkten, dass sämtliche Ausgänge blockiert waren«, oder: »die Scham, die Sie empfanden, als Ihr Vater Ihnen eine Ohrfeige gab«.

11

Die Emotion

Dieses Kapitel zeigt verschiedene Wege auf, andere dabei zu unterstützen, Zugang zu ihren Emotionen zu finden und länger bei ihnen zu verweilen, um sie verkörpern zu können.

Beim ersten Schritt der Verkörperung von Emotionen konnten wir sehen, wie wichtig die Einzelheiten einer Situation dafür sind, dass eine emotionale Reaktion entstehen kann. Allerdings reichen die Details der Situation allein nicht, um die emotionale Reaktion wachzurufen. Wir kennen das von Alltagserfahrungen: Menschen, die eine Situation, in der sie sich befinden, offenbar in allen Einzelheiten adäquat begreifen, können emotional völlig unbeteiligt von ihr berichten. Die Gründe hierfür können vielfältig sein. Manche haben vielleicht eine nicht gerade hilfreiche Einstellung zu Emotionen, andere wissen vielleicht nicht, wie sie ihre emotionalen Erfahrungen beschreiben oder ausdrücken sollen. Betrachten wir die verschiedenen Wege, auf denen wir andere dabei begleiten können, diese und andere Blockaden zu überwinden, die ihren Emotionen im Weg stehen. Sehen wir uns an, wie wir ihnen helfen können, Zugang zu ihren Emotionen zu finden und sich ihnen länger auszusetzen, um sie mehr im Körper verankern zu können.

Unterstützung für Emotionen zur Verfügung stellen

Im Allgemeinen kann man sagen, dass sich Menschen, die als Heranwachsende Unterstützung für ihre emotionalen Erfahrungen erhalten haben, eher gewahr sind, was emotional in ihnen vorgeht, und anderen eher davon berichten. Untersuchungen haben gezeigt, dass der entscheidendste Faktor, der die emotionale Kapazität bei Kindern bestimmt, die Gefühlspalette ist, zu der ihre Eltern imstande sind.[3] Kinder verinnerlichen (introjizieren) die Einstellung ihrer wichtigen Bezugspersonen zu Emotionen und machen sie sich zu eigen. Infolgedessen können sie eine unterstützende oder auch eine wenig unterstützende Einstellung mitbringen, wenn es darum geht, ihre emotionalen Erfahrungen wichtig zu nehmen und sie anderen kundzutun. Hinzu kommt: Ganz gleich, wie unterstützend ihre innere Einstellung zu Emotionen auch ist – es gilt die allgemeine Regel, dass Menschen sich schwertun, ihrer Gefühlswelt Rechnung zu tragen und andere an ihr teilhaben zu lassen, wenn in ihrem unmittelbaren Umfeld keine angemessene Unterstützung dafür existiert. Damit Menschen sich also zugestehen, Emotionen zu erfahren und sie auszudrücken, ist eine unterstützende Haltung ihres Umfelds diesbezüglich genauso wichtig wie dass sie selbst eine bejahende Einstellung zu Emotionen haben.

Um emotionale Reaktionen in der Therapie aufzugreifen, muss die im Fokus stehende Situation ergründet werden. Wir begleiten die Person bei der Auseinandersetzung mit den Aspekten, die am ehesten emotionale Reaktionen bei ihr hervorrufen dürften. Dabei gilt es, von außen die Unterstützung zu bieten, die sie braucht, um ihre Emotionen erleben und ausdrücken zu können. Emotionale Unterstützung kann die unterschiedlichsten Formen annehmen, ihr wichtigster Bestandteil ist jedoch, dem anderen zu signalisieren, dass es uns nicht gleichgültig ist, welche Auswirkungen eine Situation auf ihn hat. Das tun wir, indem wir dem Leid, das dieser Mensch erfährt, empathisch und anteilnehmend begegnen.

Anteilnahme und Empathie

Mit unserer Anteilnahme vermitteln wir, dass es uns nicht kaltlässt, dass jemand leidet. Wir zeigen sie durch Bemerkungen wie: »Was du da emotional gerade durchmachst, muss wirklich hart sein«; »Ich wage mir kaum vorzustellen, wie sehr Sie unter dieser Situation gelitten haben müssen«; »Mir wird ganz anders, wenn ich Sie so leiden sehe«; »Ich wollte, Sie müssten nicht so sehr leiden« und so weiter. Eine solche Bekundung von Anteilnahme zeigt Mitgefühl für das Leiden anderer und dass sie uns am Herzen liegen.

Mit Empathie gehen wir noch weiter: Wir zeigen damit, dass uns das Gegenüber nicht gleichgültig ist, indem wir Wege finden, sein Leiden am eigenen Leib nachzuvollziehen. Peter Fonagy, der einen wichtigen Beitrag zur Bindungstheorie leistete, bezeichnet die Fähigkeit, die Gefühle anderer im eigenen Körper zur erfahren als »verkörperte Einstimmung«.[4] Fonagy zufolge gelingt es Müttern, die die Emotionen ihrer Kinder am eigenen Leib erleben, besser, sie emotional zu regulieren. Wenn wir das, was sich in der Gefühlswelt eines Menschen tut, körperlich mit ihm teilen, wenn wir mit ihm zusammen sind, bieten wir ihm die bestmögliche Unterstützung für das emotional Erlebte. Durch Empathie können wir anderen auch helfen, das, was sie emotional gerade durchleben, in Worte zu fassen, indem wir es erst einmal selbst miterleben und artikulieren. Das kann Menschen helfen, sich wirklich verstanden zu fühlen. In Kapitel 14 zum Thema interpersonelle Resonanz werden wir noch alle Möglichkeiten sehen, wie wir die Emotionen anderer in uns selbst erfahren können.

Andere Möglichkeiten der Unterstützung von Emotionen

Hier einige praktische Möglichkeiten, wie wir Emotionen unterstützend begleiten können, darunter Beispiele für die entsprechende Psychoedukation und für verbale Interventionen, mit denen wir die jeweils erforderliche Art von Unterstützung anbieten können:

- Wir können darüber aufklären, wie wichtig die Rolle ist, die Emotionen in unserem Leben spielen.
  »Emotionen/Gefühle liefern uns wichtige Informationen dazu, wie Situationen sich auf unser Wohlbefinden auswirken.«
- Wir können gängige falsche (negative) Vorstellungen von Emotionen ansprechen, um der Person zu einem differenzierteren und akzeptierenderen Verständnis von Emotionen zu verhelfen.
  »Viele gehen Emotionen lieber aus dem Weg, weil sie gehört haben, sie seien doch irrational. Emotionen können in der Tat zu einer irrationalen Kognition wie ›Keiner liebt mich‹ oder zu irrationalem Verhalten führen. Etwa zu dem Impuls, der Person wehzutun, die mich verlassen hat, wenn ich es nicht ertrage, wie verletzlich ich mich deshalb fühle. Wenn ich aber die Fähigkeit entwickle, Emotionen besser zu ertragen, indem ich sie mehr verkörpere, stehen die Chancen besser, dass ich kognitiv und verhaltensmäßig rationaler auf das Verlassenwerden reagiere.«
  »Erwachsene sagen Kindern oft, dass es nicht okay sei, wenn Jungen weinen oder Mädchen wütend werden. Das stimmt nicht. Wahrscheinlich haben sie es selbst als Kinder von Erwachsenen zu hören bekommen. Traurigkeit und Wut sind alle beide völlig legitime emotionale Reaktionen – ob für Jungen, Mädchen, Männer oder Frauen.«

- Wir können die emotionale Verfassung des Gegenübers als real und situationsangemessen bestätigen.
  »Natürlich würde das jeder in Ihrer Situation so empfinden. Auch mir würde es so gehen.«
- Wir können Emotionen bei anderen unterstützen, indem wir ihnen sehr genau zuhören und ihnen zurückspiegeln, was wir von ihnen hören.
  »Ich höre heraus, dass Sie sehr traurig sind.«
  »Ich höre heraus, dass die Situation mit Ihren Kindern jetzt gerade sehr schwierig ist für Sie.«
- Wir können Informationen zu den verschiedenen Arten von Emotionen geben, die in Kapitel 9 aufgeführt wurden, damit unser Gegenüber in die Lage versetzt wird, eine erweiterte Palette emotionaler Erfahrungen in den Blick zu nehmen.
  »Viele denken bei Emotionen nur an grundlegende universelle Gefühle wie Glück und Traurigkeit. Es gibt aber so viele Emotionen, die uns entgehen, weil sie in der Regel nicht als Emotionen anerkannt werden. Haben Sie schon gewusst, dass allein schon, sich schlecht zu fühlen wegen einer Situation, eine legitime emotionale Reaktion auf diese Umstände darstellt?«
- Wir können ein reiches und erweitertes Vokabular an simplen wie auch komplexen Worten und Redensarten zur Verfügung stellen, die mit Emotionen zusammenhängen, um Klient*innen zu helfen, emotionale Erfahrungen zu beschreiben und differenzierter wahrzunehmen.
  »Fühlt sich Ihre Scham so an, als sei Ihr Inneres förmlich verrottet?
  »Schmerzt Sie diese zerbrochene Beziehung so, als würden Glassplitter in Ihrem Herzen stecken?
  »Haben Sie bei diesem Verrat das Gefühl, dieser Mensch hätte Ihnen einen Dolch ins Herz gerammt?«

- Wir können eine Checkliste mit möglichen emotionalen Reaktionen auf eine Situation anbieten, die sich aus unserer eigenen Erfahrung wie auch aus Erfahrungen anderer ableitet – ob aus dem Leben, der Therapie, der Kunst oder der Literatur.
  »Wenn ich mit Menschen arbeite, die frühe Verlusterfahrungen erlebt haben, begegnen mir oft Schock, Verletztheit, Traurigkeit, Trauer, Verzweiflung, Resignation und Wut. Diese Gefühle kenne ich auch von der Aufarbeitung meiner eigenen Verlusterfahrungen.«
- Wir können gezielt verbale, stimmliche, mimische und sonstige Formen von körperlichem Ausdruck unseres Gegenübers spiegeln, um seine emotionale Befindlichkeit zu verstehen, zu teilen, zu unterstützen und zu regulieren.
  »Wenn ich höre, was Sie da beschreiben zu dem, was Sie durchgemacht haben, und ich versetze mich dabei in Ihre Mimik und Körperhaltung hinein, überkommt mich tiefe Trauer.«
- Wir können uns anderen gegenüber im Hinblick auf unsere eigenen Emotionen verletzlich zeigen. So trauen sie sich eher, ihre Emotionen zum Vorschein kommen zu lassen.
  »Scham ist etwas, das ich auch kenne. Manchmal komme ich mir so vor, als wäre ich der wertloseste Mensch auf der ganzen Welt.«
  »Wenn ich sehe, wie Sie leiden, ist mir so, als wolle mein Herzen weinen.«
- Wir können Klient*innen vermitteln, wie sie mit überwältigenden emotionalen Erfahrungen fertig werden, damit sie sich beim nächsten Mal sicherer damit fühlen, sich auf sie einzulassen. Dabei greifen wir auf alle Techniken zurück, die in Kapitel 13 im Abschnitt über den Umgang mit extremen emotionalen Zuständen beschrieben werden, etwa:
  »Bitte öffnen Sie die Augen und orientieren Sie sich in der Gegenwart.«

- Wir können anderen modellhaft demonstrieren, auf welche unterschiedlichen Weisen sich Emotionen ausdrücken und mitteilen lassen – verbal, über die Stimme, die Mimik, die Gestik, die Körperhaltung und andere Formen von körperlichem Ausdruck. Unser Leben lang schauen wir uns bei anderen ab, auf welchen Wegen wir unsere Gefühle ausdrücken können.
- Wir können vermitteln, wie wichtig es unser ganzes Leben lang ist, von anderen Unterstützung bei unseren emotionalen Erfahrungen zu erhalten, und wie wir es anstellen, uns eine solche Unterstützung zu sichern.
- Wir können andere unterstützen, indem wir ihr emotionales Erleben durch interpersonelle Resonanz verstehen und regulieren (auf alle Weisen, die in Kapitel 14 beschrieben werden).
- Wir können demonstrieren, wie unser Gegenüber seine emotionalen Erfahrungen über Kognitionen und das eigene Verhalten bewältigen kann.

  »Nehmen Sie wahr, ob sich an Ihrem emotionalen Erleben etwas verändert, wenn Sie die Situation anders verstehen?«

  »Beobachten Sie eine Veränderung an Ihrer emotionalen Reaktion, wenn Sie an diese andere Art des Umgangs mit der Situation denken?«
- Wir können erklären, was die Verkörperung von Emotionen an Positivem bewirkt.

  »Das, was wir emotional erleben, möglichst weiträumig im Körper auszudehnen, kann uns nicht nur helfen, unsere Emotionen zu regulieren, indem wir sie dadurch erträglicher machen. Es hilft auch, unsere kognitiven Erkenntnisse zur Situation und unser Verhalten diesbezüglich zu verbessern.«
- Wir können der Person zeigen, wie sie ihre physiologischen und energetischen Abwehrmechanismen gegenüber Emotionen angehen kann, um das emotional Erlebte auf alle in Kapi-

tel 12 beschriebenen Weisen auf größere Areale des Körpers auszudehnen und zu regulieren.

Die Arbeit an der urmenschlichen Abwehr unangenehmer Emotionen

Der Mensch verabscheut Schmerz und sucht Lust, wie Freud bei der Beschreibung seines Lustprinzips festhielt. Unangenehme emotionale Erfahrungen sind schon allein ihrem Wesen nach schmerzhaft, da sie auf Stress und Dysregulation im physiologischen System zurückgehen. Sie stehen der Gesundheit, dem Wohl und dem Überleben eines Organismus entgegen. Deshalb neigen wir alle von Geburt an dazu, solche Erfahrungen zu meiden. Wir können hier von einer psychophysiologischen Neigung sprechen, da sie teils physiologischer und teils psychologischer Art ist. Zu wissen, dass es sich so verhält, wird diese angeborene Neigung nicht ausschalten. Sie ist etwas, das uns unser Leben lang begleitet. Wir müssen diese Tatsache einfach nur akzeptieren und Wege finden, sie zu umgehen, wenn es schmerzhafte emotionale Erfahrungen zu verarbeiten gilt.

Dieser angeborene Hang dazu, Leidvolles zu meiden, ist in uns fest angelegt und begleitet uns in jedem Moment unseres Lebens wie ein Schatten. Wenn ich aus einem schlechten Traum erwache, ist der Traum selbst oft aus meinem Bewusstsein verschwunden und hinterlässt nur die mit ihm verbundene unangenehme emotionale Erfahrung. Ich stehe auf, checke auf dem Smartphone meine E-Mails, lese die neuesten Nachrichtmeldungen – all das, um den unterschwellig fortbestehenden unangenehmen Aufruhr in meinem System loszuwerden und den Traum wieder tiefer ins Unbewusste zu verbannen. Mitunter erinnere ich mich, dass die Entwicklung der Kapazität, sich einer unangenehmen emotionalen Erfahrung auszusetzen, kognitiv und im Verhalten Klarheit bringen kann. Und dann wende ich meine Aufmerksamkeit widerstrebend der unangenehmen Erfahrung zu, um sie anzunehmen, wie sie ist, und sie zu verkörpern, damit mir Bruchstücke des Vergessenen wieder einfallen.

Emotionen sind häufiger Prognosen dazu, was eine Situation für unser Wohlbefinden bedeutet, als eine Einschätzung der tatsächlichen Folgen. Jedenfalls sind sie mit Blick auf unser Wohlbefinden und Überleben wichtige Informationsquellen. Befürchtete und tatsächlich erlebte unangenehme Emotionen sind als Informationen umso wichtiger. Es gilt, etwas von ihnen zu lernen und so für die Gegenwart wie auch für die Zukunft die Chance zu erhöhen, dass es uns gut geht und dass wir überleben. Wir haben gesehen, dass uns stärker verkörperte Emotionen zu mehr Regulation verhelfen und unsere Kognitionen und Verhaltensweisen in der relevanten Situation verbessern können. Das wiederum fördert unsere Möglichkeiten, mit der gegenwärtig bestehenden wie auch mit einer künftigen Situation fertig zu werden, in der wir in unterschiedlichen Zusammenhängen auf dieselben Emotionen stoßen. Deshalb sind Emotionen generell und vor allem unangenehme Emotionen wichtig für jene Anpassungsfähigkeit, die unser Wohlbefinden und Überleben sicherstellt.

Klient*innen kommen in der Regel zu uns, weil sie leiden und diesen Umstand beenden wollen. Die meisten von ihnen denken, dass es keinen Sinn ergibt, tiefer in den Leidensprozess einzutauchen, indem sie ihn im Körper verankern. Es widerstrebt ihrer urmenschlichen Abneigung gegen das Leiden. Sofern sie nichts von dem enormen Gewinn erfahren, der damit verbunden ist, ihre unangenehmen Emotionen zu verkörpern, werden sie nicht verstehen, warum sie diesen für ihr Gefühl nur natürlichen Widerstand gegen Leiden jeglicher Art überwinden sollten.

Mitunter lässt sich ihr Leidensdruck tatsächlich durch kognitive und verhaltensmäßige Veränderungen reduzieren, die nicht mit nennenswertem Leiden verbunden sind. Dass das möglich ist, wissen wir ja, weil wir in Kapitel 6 gelernt haben, dass Kognition, Emotion und Verhalten untrennbar miteinander verbundene, wenn nicht sogar verflochtene Aspekte einer singulären Lebenserfahrung darstellen. Also müsste es potenziell funktionieren, auf eines der Elemente einzuwirken, um die beiden anderen zu verändern. Mitunter können wir Klient*innen tatsächlich dazu verhelfen, ihren Leidensdruck durch Regulation der physiologischen Voraussetzungen in ihrem Gehirn oder Körper, durch Medikamente oder somatische Praktiken zu lindern.

Wenn physiologische, kognitive und verhaltensbezogene Strategien den Leidensdruck allerdings nicht reduzieren oder zu lange brauchen, bis sie etwas bewirken, ist das ein guter Zeitpunkt dafür, die Person mit der Idee der Verkörperung von Emotionen bekannt zu machen und sie über deren kurz- und langfristige Vorzüge aufzuklären. Außerdem ist es eine gute Zeit dafür, ihnen etwas von dem urmenschlichen Widerstand gegen unangenehme Erfahrungen zu berichten, den wir von Geburt an mitbringen. Und von der Notwendigkeit, ihn in dem Sinne zu übergehen, dass wir offener dafür werden, schwierige Emotionen zu überwinden. Nicht nur, um aktuelle Symptome wirksam aufzulösen, sondern auch, um künftig resilienter in Bezug auf sie zu sein. Je öfter Klient*innen dies gelingt (so die Erklärung für sie), desto leichter dürfte es ihnen fallen, den angeborenen Widerstand gegen Leiden auszuhebeln, um künftig den Weg frei zu machen für eine Verkörperung unangenehmer Emotionen.

Ob Klient oder Therapeut – diese Aufklärung über den urmenschlichen Widerstand gegen Leiden in uns allen und die Notwendigkeit, sich unangenehmen Emotionen zu stellen und mit ihnen zu arbeiten, ist ein wichtiger, wenn nicht sogar der wichtigste Aspekt im Hinblick darauf, Menschen zu helfen, unangenehme Emotionen zu verkörpern. Zudem ist dieser Punkt wichtig dafür, dass therapeutisch Tätige diesen Widerstand in sich selbst überwinden können, um mit den Menschen, die zu ihnen kommen, unangenehme Emotionen bearbeiten zu können.

Psychologische Abwehr von Emotionen

Emotionen, vor allem die unangenehmen, können wehtun. In der Regel wollen wir die leidvolle Erfahrung, die mit unangenehmen Emotionen verbunden ist, nicht haben. Und ebenso wenig wollen wir, dass Menschen, die uns nahestehen, derartiges erleben müssen. In Beziehungen könnten wir versuchen, unser Gewahrsein der negativen Auswirkungen, die wir aufeinander haben, zu minimieren, um keine Schuld- oder Schamgefühle haben zu müssen – oder um uns weiter einreden zu können, dass die Beziehung besser sei, als sie es tatsächlich ist. Manche Menschen haben auch Schwierigkeiten, Ja zu angenehmen Emotionen zu sagen. Es können innerfamiliäre oder soziale Verbote im Hinblick darauf bestehen, Emotionen wie Stolz, Freude, Liebe und sexuelle Erregung zu erfahren und auszudrücken.

Seit ihren Anfängen hat die Psychologie die verschiedenen Methoden oder Abwehrmechanismen untersucht und katalogisiert, die wir benutzen, um unerträgliche oder inakzeptable Erfahrungen von uns wegzuschieben – nicht nur im Hinblick auf Emotionen, sondern auch bezogen auf Kognition und Verhalten. Es ist wichtig, sich in Erinnerung zu rufen, dass alle psychologischen Abwehrmechanismen Bewältigungsmechanismen darstellen, die zum Einsatz kommen, um unerträgliche oder inakzeptable Erfahrungen in Schach zu halten. Und dass wir diese womöglich aus Gewohnheit auch dann noch weiter benutzen, wenn wir sie gar nicht mehr brauchen. Wenn wir anderen helfen, einen Zugang zu Emotionen zu finden und sie zu verkörpern, ist es wichtig, dass wir wissen, woran wir merken, dass wir es mit einer psychologischen Abwehr zu tun haben. Dies gilt es für Klient*innen entsprechend zu interpretieren beziehungsweise darüber aufzuklären und an einigen der gängigeren Abwehrmechanismen zu arbeiten.

Es folgt eine Aufzählung gängiger psychologischer Abwehrmechanismen gegen Emotionen samt Erklärungen dazu, wie sie jeweils funktionieren:

Verdrängung: Wenn wir unsere Emotionen verdrängen, hindern wir sie daran, überhaupt in unser Bewusstsein vorzudringen. Sie werden unbewusst aus dem Gewahrsein verdrängt. Sich etwa nicht erinnern zu können, dass man je wütend auf seine Mutter gewesen ist, ist ein eindeutiges Beispiel von Verdrängung.

Suppression (Unterdrückung): Wenn wir unsere Emotionen unterdrücken, versuchen wir sie bewusst aus unserem Gewahrsein zu schieben. Sobald man sich an einen Fall erinnert, wütend auf seine Mutter gewesen zu sein, folgt ein bewusstes Wegschieben der Erinnerung, wenn wir versuchen, nicht an diese Situation zu denken oder sie anderweitig zu vergessen, etwa, indem wir an etwas anderes denken – das ist ein Beispiel für Unterdrückung.

Realitätsleugnung: Stellen Sie sich vor, jemand spricht wutentbrannt von seiner Mutter oder zeigt die Wut im Gesichtsausdruck oder dem körperlichen Ausdruck. Würden Sie diese Person fragen, ob sie wütend sei, und sie würde es leugnen, wäre das ein Beispiel für Realitätsleugnung als Bewältigungsmechanismus. Bitte beachten Sie: Nur weil ein anderer Anzeichen von Wut und Ärger bei mir sehen kann, bedeutet das nicht, dass ich es unbedingt selbst mitbekomme. Ich kann es leugnen, weil ich mir dessen nicht gewahr bin, oder ich kann es leugnen, obwohl ich mir dessen gewahr bin, weil ich mich nicht darauf konzentrieren oder es nicht ausdrücken will, da ich nicht das Gefühl habe, dass es gefahrlos möglich für mich ist, es einzugestehen.

Verschiebung: Wenn wir eigentlich wütend auf unseren Chef sind, diese Wut aber an unserem Partner oder unserer Partnerin zu Hause auslassen, ist das ein Beispiel für den Abwehrmechanismus der Verschiebung.

Projektion: Wenn jemand, der ein beängstigendes Ereignis beschreibt, die Angst nur in den Gesichtern derer wahrnimmt, die zuhören, ist das ein Beispiel für Projektion.

Reaktionsbildung: Wenn Sie auf jemanden wütend sind und sich stattdessen zwingen, nett zu dieser Person zu sein, ist das ein Beispiel für Reaktionsbildung. Wenn man ein Liebesobjekt verloren hat, ist es eine Reaktionsbildung, wenn man ständig wütend ist, ohne die Liebe zu fühlen, oder immer die Liebe fühlt, ohne wütend zu sein.

Sublimierung: Wenn man sich dafür entscheidet, regelmäßig Sport zu treiben, um seine Wut auf einen Vorgesetzten loszuwerden, ist dies ein Beispiel für Sublimierung. Sich in seiner Arbeit zu vergraben, um die Leere eines Privatlebens ohne bedeutungsvolle Beziehungen nicht zu fühlen, wäre ein weiteres Beispiel für Sublimierung. Bei der Sublimierung tut man etwas, um unangenehme Emotionen nicht zu fühlen, das weder schädigend für sich selbst noch für andere ist.

Rationalisierung: Wenn Ihnen jemand, von dem Sie sich angezogen fühlen, einen Korb gibt und Sie dann, um sich dieser schmerzhaften Zurückweisung nicht aussetzen zu müssen, mit der Logik kommen, dass Sie ihn ja letztlich gar nicht wirklich attraktiv gefunden hätten, ist das ein Beispiel für Rationalisierung.

Intellektualisierung: Wenn jemand den Fokus darauf richtet, an eine Situation zu denken, statt darauf, welche Gefühle er diesbezüglich hat (etwa wenn er sich darauf einschießt, einen Menschen, der ihn zurückgewiesen hat, psychologisch zu analysieren, um den Schmerz der Zurückweisung nicht erleben zu müssen). Dieses Beispiel zeigt, wie in derselben Situation gleich mehrere

Abwehrmechanismen zum Einsatz kommen können, um sich unangenehme Emotionen vom Leib zu halten. Wenn Menschen sich etwa einreden, dass mit der Person, die sie zurückgewiesen hat, etwas nicht stimmt, können sie daraus logisch ableiten, dass bei ihnen selbst alles stimmt. Das verhindert, dass sie die Scham oder Unzulänglichkeitsgefühle empfinden müssen, die oft mit einer Zurückweisung verbunden sind. Das ist ein Beispiel für Rationalisierung. Indem sich die Betroffenen so sehr auf das intellektuelle Unterfangen ausrichten, den anderen zu analysieren, statt die Gefühle zu erleben, die in ihnen angesichts der Zurückweisung aufsteigen, greifen sie auf die Strategie der Intellektualisierung zurück. Eine andere Weise der Intellektualisierung sind spirituelle Aussagen wie: »Gott liebt alle gleichermaßen, und das immer. Deshalb wird nie jemand zurückgewiesen, zu keiner Zeit. Gott ist Liebe. Ich bin eins mit Gott. Also bin ich Liebe.«

Kompartmentalisierung: Wenn Menschen in einer bestimmten Situation Mitgefühl für eine bestimmte Gruppe empfinden, nicht jedoch für eine andere Gruppe in derselben Situation, greifen sie auf die Strategie der Kompartmentalisierung zurück. Hierbei kann die Logik bemüht werden. Etwa die Vorstellung, dass andere Gruppen ja schließlich nicht an denselben Gott glauben, um Rationalisierungen dafür zu finden, warum sie kein Mitgefühl verdienen. Sklavenbesitzer nutzten Rationalisierung, indem sie sich sagten, dass die Versklavten keine richtigen Menschen seien, um kein Mitgefühl ihnen gegenüber zu empfinden. Ein anderes Beispiel für Kompartmentalisierung haben wir, wenn Menschen es blockieren, Gefühle im Hinblick auf Geschehnisse am Arbeitsplatz zu haben, sich aber zugestehen, Gefühle zu dem zu haben, was ihnen zu Hause geschieht. Mit einer Kompartmentalisierung haben wir es auch zu tun, wenn sich jemand erlaubt, in einer Situation durchaus Gefühle zu haben, was das Agieren eines der Beteiligten anbelangt, nicht aber im Hinblick auf eine andere Person.

Etwa wenn das Kind wütend auf den Vater ist, der es körperlich misshandelt hat, nicht aber auf die Mutter, die dabei war und dem Kind nicht half. Die Rationalisierung lautet hier: Die Mutter hätte zu große Angst gehabt, um einzugreifen.

Konversion: Mit einer Konversionsdynamik haben wir es zu tun, wenn unbehagliche Gefühle in körperliche Symptome wie Schmerz umgewandelt werden. Physische Konversionssymptome können schwere medizinische Symptome wie etwa eine Lähmung imitieren. Psychophysiologische Symptome sind körperliche Symptome, die entstehen, wenn jemand mit psychologischen Erfahrungen wie eben Emotionen nicht zurechtkommt. Psychophysiologische Symptome entstehen nicht immer, um schwierige Emotionen in einer bestimmten Situation nicht fühlen zu müssen. Es könnte einfach so sein, dass die Betroffenen physiologisch nicht in der Lage sind, das Ausmaß an Stress zu bewältigen, das mit der Situation verbunden ist, und das allein kann dann zu psychophysiologischen Symptomen führen. Außerdem kann es sein, dass psychophysiologische Symptome aus den physiologischen und energetischen Abwehrmechanismen heraus entstehen, die jemand einsetzt, um in der angesprochenen Situation mit unangenehmen oder inakzeptablen Emotionen umzugehen (wie wir in Kapitel 7 zur physiologischen Abwehr von Emotionen sehen konnten). Wenn ein Kind zum Beispiel regelmäßig die Atemmuskulatur blockiert, um die Wut auf seinen gewalttätigen Vater nicht spüren zu müssen, kann das zur Entstehung gravierender Probleme mit der Atmung führen, bei denen sich medizinische Abhilfeversuche als unwirksam erweisen – etwas, womit ich selbst in meiner Kindheit Bekanntschaft machen konnte!

Die Idee der Konversion als Abwehrmechanismus lässt sich auch auf Situationen anwenden, in denen eine Emotion als Abwehr eingesetzt wird, um eine andere zu bewältigen, die noch unerträglicher oder inakzeptabler ist. Die Energie der unerträglicheren oder inakzeptableren Emotion fließt dann ebenfalls in die Emotion ein, die der Abwehr dient. Ein gutes Beispiel hierfür ist die Mobilisierung von Wut als Schutz vor vulnerableren Emotionen wie Verletztheit und Scham. Ein weiteres Beispiel für eine emotionale Konversion ist das Empfinden von Traurigkeit statt Wut als Abwehrmechanismus, vor allem bei Frauen. Da hier eine Emotion regelrecht durch eine andere ersetzt wird, könnte man diese Abwehrstrategie auch als Substitutionsabwehr bezeichnen. Der Unterschied zwischen Konversion oder Substitution und Verschiebung besteht darin, dass bei der Verschiebung die Emotion, die sich eigentlich gegen eine bestimmte Person richtet, gegen jemand anderen gerichtet wird. Bei der emotionalen Konversion oder Substitution dagegen wird eine Emotion gegen eine andere ausgetauscht, bezieht sich aber nach wie vor auf dieselbe Person. Die Konversion kann auch darin bestehen, dass sich der Schwerpunkt vom Fühlen einer Emotion dazu verlagert, sie auszudrücken. Etwa wenn eine Person weint, wann immer sie traurig oder wütend ist, und sich so entlastet. Wenn die Energie hinter einer Emotion in die gegenteilige Emotion umgewandelt wird, Hass also etwa in Liebe, ist das auch ein Fall von Reaktionsbildung.

Regression: Stellen Sie sich einen erwachsenen Menschen vor, der in der Kindheit schlimme Erfahrungen mit dem Verlassenwerden gemacht hat, die nie wirklich aufgearbeitet wurden und mit denen er sich noch nicht abfinden konnte. Immer wenn dieser Erwachsene jemanden verliert, sind die Emotionen, die er in Verbindung mit dem heutigen Verlust erlebt, einfach zu viel für ihn. Durch die getriggerten unaufgelöst gebliebenen Emotionen in Verbindung mit dem in der Kindheit erlebten Verlust landet er in einem kindlichen Ich-Anteil, aus dem heraus es dann noch schwieriger ist, all die Emotionen zu ertragen, die mit dem aktuellen Verlust in seinem Erwachsenenleben einhergehen. In diesem Zustand verschafft er sich dann vielleicht über Tränen oder dadurch Erleichterung, sich ganz klein zusammenzurollen. Man könnte es damit vergleichen, dass ein Kind, das sich als Kleinkind immer durch Daumenlutschen beruhigt hat, nach einer traumatischen Erfahrung vielleicht wieder am Daumen zu lutschen beginnt. Diese Art der Bewältigung unerträglicher und inakzeptabler Emotionen wird auch als Abwehr durch Regression bezeichnet.

Deflektion (Ablenkung): Ein weniger bekannter Abwehrmechanismus aus der Gestalttherapie, die Deflektion, besteht darin, dass sich jemand durch Humor, Verallgemeinerungen, Theoretisieren, Debattieren, Fragenstellen und andere Ablenkungen von den eigenen Emotionen distanziert.

Konfluenz (Verstrickung, Verschmelzung): Eine Konfluenz (auch dieser Begriff stammt aus der Gestalttherapie) liegt dann vor, wenn Kinder sich mit emotionalen Zuständen ihrer Eltern identifizieren und außerstande sind, ihre eigenen Emotionen von denen ihrer Eltern zu unterscheiden, da sonst Konflikte und unangenehme Erfahrungen diverser Art drohen würden. Als Erwachsene sind sie aus der gleichen Angst heraus vielleicht außerstande, mit ihren eigenen Emotionen in Kontakt zu kommen und sie von denen des Partners oder der Partnerin zu unterscheiden (etwa in der Paartherapie).

Dissoziation: Ein weiterer Abwehrmechanismus, der zum Einsatz kommt, um überwältigende emotionale Erfahrungen zu bewältigen, ist Dissoziation. In der Psychiatrie hat man drei Arten von Dissoziation identifiziert.[5] Bei der primären Dissoziation werden kognitive Elemente wie etwa Bilder zum Trauma aus dem Bewusstsein ausgefiltert, um die emotionale Überforderung zu bewältigen, die von ihnen ausgelöst werden kann. Das ist etwa dann der Fall, wenn visuelle Erinnerungen an sexuellen Missbrauch in der Kindheit unterdrückt werden. Bei der sekundären Dissoziation wird das Bewusstsein der Person von den unerträglichen Emotionen abgeschnitten, die mit dem Trauma verbunden sind –

etwa wenn sich jemand während eines sexuellen Missbrauchs betäubt fühlt oder außerkörperliche Erfahrungen durchlebt. Eine sekundäre Dissoziation, die oft mithilfe körpereigener chemischer Substanzen wie Analgetika und Opioide zustande kommt, die bei Stress ausgeschüttet werden, kann auch mit veränderten Bewusstseinszuständen einhergehen – etwa einer paradoxen Euphorie bei einer Verletzung. Bei der tertiären Dissoziation wird die traumatische Erfahrung kompartmentalisiert, etwa bei einer dissoziativen Identitätsstörung (ehemals unter dem Namen »multiple Persönlichkeitsstörung« bekannt), bei der ein kompartmentalisierter Persönlichkeitsanteil oder mehrere die kognitiven, emotionalen und verhaltensbezogenen Erinnerungen an das Trauma tragen und andere Anteile sich derer scheinbar nicht gewahr bleiben oder sich ihrer zwar gewahr sind, aber von ihnen unberührt.

Die verschiedenen psychologischen Bewältigungs- oder Abwehrmechanismen gegen unangenehme oder unannehmbare Emotionen sind keine per se wasserdichten Kategorien. Ein Abwehrmechanismus oder gleich mehrere Abwehrmechanismen können im Dienste eines anderen eingesetzt werden. So zum Beispiel kann die Unterdrückung einer emotionalen Erfahrung durch Sublimierung, Deflektion, Rationalisierung oder Intellektualisierung unterstützt werden. Rationalisierung, der Einsatz von Logik zur Abwehr von Emotionen, kann man sich als Sonderfall von Intellektualisierung vorstellen – einen Rückgriff auf die eigenen Verstandeskräfte, um sich ein Gefühl vom Leib zu halten. Eine Kompartmentalisierung von Erfahrungen ist bei der tertiären Dissoziation im Rahmen der dissoziativen Identitätsstörung beteiligt. Es kann auch vorkommen, dass jemand in ein und derselben Situation gleich mehrere Abwehrmechanismen anwendet, um mit der Massivität des unerträglichen Leidens zurechtzukommen. So zum Beispiel kann Intellektualisierung wie auch Projektion zum Tragen kommen, um eine schwierige Erfahrung zu bewältigen. Etwa wenn jemand in Verbindung mit der Pandemie sagt, es gäbe keinen Grund dafür, dass alle bei der Vorstellung, sich mit dem Coronavirus anzustecken, eine existenzielle Todesangst erleben sollten, sie sähen aber, dass dies bei einigen vielleicht unvermeidbar sei.

Die Arbeit mit der psychologischen Abwehr von Emotionen

Neben psychologischen Abwehrmechanismen in Bezug auf Emotionen kommen auch physiologische und energetische Mechanismen dieser Art zum Tragen. Auf die physiologische Abwehr von Emotionen und darauf, wie diese bearbeitet werden können, gehen wir im nächsten Kapitel näher ein. Dort geht es um den nächsten Schritt bei der angeleiteten Verkörperung von Emotionen, die Expansion. Fürs Erste gilt es einige wichtige Punkte im Sinn zu behalten, was die Beziehungen zwischen psychologischen, physiologischen und energetischen Abwehrmechanismen anbelangt.

Die sogenannten psychologischen Abwehrmechanismen basieren oft, wenn nicht sogar immer, auf physiologischen und energetischen Abwehrmechanismen. So zum Beispiel steckt hinter Erfahrungen, die in Richtung einer sekundären Dissoziation gehen – etwa sich wie betäubt zu fühlen oder außerkörperliche Erfahrungen zu machen – oft ein jäher Anstieg des Spiegels an biochemischen Substanzen im physiologischen System, die Abwehrmechanismen fördern. Leichter ist es, in der therapeutischen Arbeit bei simplen physiologischen Abwehrmechanismen anzusetzen – etwa dem Luftanhalten, mit dem die Intensität einer unangenehmen Emotion reduziert wird. Hier geht es darum, dass die Person einfach wahrnimmt, dass sie die Luft anhält, und die Atmung wieder fließen lässt. Komplexere physiologische Abwehrmechanismen anzugehen, etwa Anspannung und Kontraktion – ist aus verschiedenen Gründen schon schwieriger. Sich ihrer einfach nur gewahr zu werden (mit der Absicht, etwas hieran zu verändern), reicht oft nicht aus, damit diese Veränderung auch wirklich angestoßen wird. Sie erfordert vielleicht noch aktivere Interventionen: Sich-Strecken, Selbstberührung, Berührung durch den Therapeuten, Yoga, Körperarbeit, Energiearbeit oder sogar Medikamente. Physiologische Abwehrmechanismen laufen oft auch unbewusst ab und werden weder von den Klient*innen noch den Therapeut*innen als solche wahrgenommen – anders als psychologische Abwehrmechanismen wie Realitätsleugnung und Verschiebung, die sich leichter am Verhalten ablesen lassen.

Zudem sollten wir nicht vergessen, dass es mitunter angezeigt sein kann, sich bei der Arbeit zunächst einmal komplexen physiologischen und energetischen Abwehrmechanismen zuzuwenden, um diese etwas zu lösen, bevor man sich mit den Emotionen beschäftigt. Ausgeprägte physiologische und energetische Abwehrmechanismen können die Auflösung psychologischer Abwehrmechanismen und den Zugang zu Emotionen nämlich enorm erschweren. Das heißt, es gilt beim emotionalen Verkörperungsprozess, vielleicht zuerst einmal den dritten Schritt (die Expansion) anzugehen – bevor man zum zweiten Schritt (der Emotion) übergeht, oder gleichzeitig mit ihm. Die Arbeit mit komplexeren physiologischen Abwehrmechanismen mit dem Ziel, eine größere physiologische Ausdehnung der emotionalen Erfahrung in Gehirn und Körper zu erreichen, ist Bestandteil des nächsten Schrittes, der Expansion, Gegenstand von Kapitel 12.

Es gibt viele Möglichkeiten, mit psychologischen wie auch physiologischen Abwehrmechanismen zu arbeiten. Die wirksamste besteht darin, Klient*innen die nötige emotionale Unterstützung zur Verfügung zu stellen, um ihnen zu helfen, Zugang zu ihren emotionalen Erfahrungen zu finden und sie zu regulieren, sodass sich ihre

Abwehr erübrigt. Dabei können wir auch auf die konkreten psychologischen und physiologischen Abwehrmechanismen hinweisen, sobald sie im Prozess auftauchen, und mit ihnen arbeiten. Wir können die Person darüber aufklären, wie sich die Abwehrmechanismen einschalten, um sie vor Leidenserfahrungen zu bewahren, um dann weiter auf die verletzlichen Aspekte einzugehen, die die Abwehr triggern, und um sie zu unterstützen und zu regulieren. Auf diese Weise kann sich unser Gegenüber der eigenen Abwehrmechanismen immer stärker gewahr werden und sie auch dann durchschauen, wenn es sich selbst überlassen ist. Je nach Therapieansatz wird die Arbeit mit psychologischen Abwehrmechanismen unterschiedlich angegangen und bei einigen Verfahren fällt die Arbeit komplexer aus als bei anderen. Fachinformationen zu derartigen komplexen Strategien für die Arbeit mit psychologischen Abwehrmechanismen würden den Rahmen dieses Buches sprengen.

Simple Selbstergründung zu Selbsthilfezwecken

Einigen unter Ihnen – insbesondere denen ohne entsprechenden fachlichen Hintergrund – könnten die bislang präsentierten Informationen zur Ermittlung einer konkreten Situation, die als Ausgangspunkt dienen wird, und der Arbeit mit der mobilisierten Emotion zu theoretisch gewesen sein. Hier also einige Fragen, die Sie sich stellen können, um eine solche Ausgangssituation zu finden und eine an ihr beteiligte Emotion zu unterstützen:

- Wann bin ich zum ersten Mal auf das Symptom, unter dem ich leide, aufmerksam geworden?
- Was tat sich in etwa zu dieser Zeit in meinem Leben? Privat? Beruflich?

- Welche wichtigen Veränderungen gab es damals? Bin ich umgezogen oder habe ich eine neue Stelle angetreten? Ist eine Beziehung in die Brüche gegangen oder begann gerade eine neue Beziehung? Gab es vermehrt Stress bei der Arbeit oder zu Hause?
- Was nehme ich als Reaktion in meinem Gehirn oder in meinem Körper wahr, wenn ich die Situationen durchgehe?
- Welche Situation scheint stärkere Reaktionen auszulösen?
- Welcher Aspekt oder welche Details an der von mir gewählten Situation hat/haben für mich mehr Ladung?
- Was fühle ich?
- Verstärkt sich beim Gedanken an die Situation mein Stress?
- Fühle ich mich schlecht oder sogar furchtbar, wenn ich an die Situation denke?
- Erkenne ich in dem schlechten Gefühl noch etwas Konkreteres? Traurigkeit oder Angst zum Beispiel?
- Wenn ich Wut verspüre – ist das eine typische Reaktion von mir, wenn ich vor unangenehmen, unbehaglichen oder frustrierenden Situationen stehe? Falls ja, auf welche Weise fühle ich mich vielleicht schlecht oder verletzlich, und meine Wut überdeckt das nur?
- Bei wem suche ich emotional Unterstützung, wenn ich mich schlecht fühle?
- Was geschieht, wenn ich mir vorstelle, dass diese Menschen hier bei mir sind und mir zeigen, dass ihnen mein Leid am Herzen liegt?
- Was passiert, wenn ich mir vorstelle, wie ich ihnen gegenüber ausdrücke, was ich gerade empfinde? Hilft es mir, mit meinem Gefühl in Kontakt zu kommen und es eingehender wahrzunehmen? Macht die Unterstützung ihrerseits, die ich mir vorstelle, die Emotion für mich erträglicher?
- Was kann ich sonst noch tun, wenn ich an eine bestimmte emotionale Erfahrung nicht herankomme?

- Was geschieht, wenn ich mir vorstelle, wie eine andere Person mein schlechtes Gefühl in Bezug auf die Situation mit ihrer Mimik oder Stimme ausdrückt?
- Was ändert sich, wenn ich versuche, dieses schlechte, dieses furchtbare Gefühl oder diesen Schmerz über mein Gesicht oder meine Stimme auszudrücken? Wenn ich mir das nur vorstelle? Oder wenn ich es tatsächlich tue?

Fazit

Wenn uns die Arbeit mit der Situation (Schritt 1) und die Arbeit mit der Emotion (Schritt 2) zu einer Emotion führt, mit der wir arbeiten können, kann es zum nächsten Schritt weitergehen: der möglichst großflächigen physiologischen Ausdehnung der emotionalen Erfahrung in Gehirn und Körper. Was, wenn wir damit scheitern? Dann können wir uns mit der Möglichkeit befassen, dass die Situation, die wir uns vorgenommen haben, vielleicht nicht ausreichend relevant, emotional geladen oder konkret ist, und versuchen, hier Abhilfe zu schaffen. Wir können uns auch fragen, ob vielleicht mehr emotionale Unterstützung und mehr Arbeit an den uns Menschen angeborenen sowie den psychologischen Abwehrmechanismen erforderlich sein mag, um an diesen Punkt zu kommen.

Es gibt aber auch noch andere Möglichkeiten. So zum Beispiel können die physiologischen Abwehrmechanismen gegenüber Emotionen eventuell zu stark sein, als dass sich die Emotion noch Bahn brechen könnte. In diesem Fall müsste man sich gegebenenfalls mit den physiologischen Abwehrmechanismen beschäftigen, um mehr Raum in Gehirn und Körper zu schaffen – sei es vor der Arbeit mit der Emotion oder gleichzeitig damit.

Eine weitere Möglichkeit ist die, dass es in der affektiven Entwicklung der Person gravierende Defizite gibt. Das würde sie in ihren Möglichkeiten einschränken, emotionale Erfahrungen zu generieren und zu identifizieren, zwischen ihnen zu unterscheiden oder sie auszudrücken. In diesem Fall können wir wie folgt vorgehen: (1) Wir können die Person über die verschiedenen Arten von Emotionen aufklären, die in einer solchen Situation denkbar wären, vor allem simple sensomotorische Emotionen (sich einfach schlecht oder unwohl zu fühlen). (2) Wir können der Person auftragen, sich vorzustellen, wie sie selbst oder jemand anderes die Emotion, sich auf der physiologischen Ebene in Gehirn oder Körper schlecht beziehungsweise furchtbar zu fühlen, zum Ausdruck bringt – über die Stimme oder den Gesichtsausdruck. Bei Bedarf kann der Person aufgetragen werden, das Gefühl tatsächlich stimmlich und mimisch auszudrücken. (3) Danach wird zur Verkörperung der simplen sensomotorischen Emotion (empfundene innere Not oder Schmerz) in möglichst weiten Arealen des physiologischen Systems von Gehirn und Körper übergegangen. (4) Wir spiegeln das, was die Person ausdrückt, gehen in Resonanz mit dem von ihr Erlebten und halten Ausschau nach simplen, elementaren, universellen Emotionen wie Angst oder Traurigkeit, und von dort aus geht es dann weiter.

Oft erweist sich dieses Vorgehen als wirksam, und zwar aus zwei Gründen. Erstens kommen Klient*innen ja schließlich Hilfe suchend auf uns zu, weil sie leiden. Sie können also für sich zumindest das Gefühl identifizieren, sich physiologisch in Gehirn oder Körper »schlecht« zu fühlen. Zweitens hilft das Ausdrücken simpler sensomotorischer Emotionen über die Stimme und den Gesichtsausdruck fast immer, emotionale Erfahrungen differenzierter wahrzunehmen und an Basisemotionen heranzukommen. Das liegt, wie in vorherigen Kapiteln aufgezeigt, an der vielschichtigen Rolle, die das Gesicht und der Kehlbereich physiologisch bei emotionalen Erfahrungen spielen.

In Kapitel 10 wurde dargelegt, wie wir bei den Einzelheiten zu einer Situation ansetzen können, um die relevanten Emotionen zutage zu fördern. In diesem Kapitel konnten wir sehen, wie wir die Emotionen von Klient*innen auf verschiedene Weisen unterstützen können. Aufgezeigt wurde auch, wie wir an ihren allgemein menschlichen, von Geburt an vorhandenen Abwehrmechanismen und ihren psychologischen Abwehrmechanismen arbeiten, um ihnen zu helfen, Zugang zu ihren Emotionen zu finden. Im nächsten Kapitel sehen wir uns an, wie die Arbeit an physiologischen und energetischen Abwehrmechanismen gegenüber Emotionen aussieht, mit der wir in Gehirn und Körper physiologisch mehr Raum und Regulation schaffen, damit die Emotion dort möglichst umfassend erfahrbar wird. In dem Kapitel danach wird es um die Frage gehen, wie sich die Intensität der emotionalen Erfahrung beim Expansionsprozess steuern lässt und wie sich die vermehrte Fähigkeit, sich emotionalen Erfahrungen auszusetzen, dazu nutzen lässt, die Auflösung von Symptomen voranzutreiben.

12

Die Expansion

In diesem Kapitel werden verschiedene Methoden der Expansion unterschiedlicher Körperareale mit dem Ziel vorgestellt, eine emotionale Erfahrung in möglichst weiten Teilen des Körpers erlebbar zu machen, was in der Folge erlaubt, sich der Emotion länger auszusetzen.

In Kapitel 7 ging es um die verschiedenen Weisen, wie Abwehrmechanismen gegen überwältigende emotionale Erfahrungen physiologisch im Gehirn und im Körper entstehen. Und wir sahen auch, wie uns diese Abwehrmechanismen in den Weg geraten können, wenn wir einen Zugang zu unbewältigten emotionalen Erfahrungen finden und sie verarbeiten wollen. In Kapitel 8 wurde dargelegt, wie uns die Auflösung einer solchen physiologischen Abwehr von Emotionen helfen kann, emotionale Erfahrungen in weitere Teile des physiologischen Systems hinein auszudehnen, und wie das die Belastbarkeit im Hinblick auf die schwierige emotionale Erfahrung erhöhen kann: sie auszuhalten, sich ihr auszusetzen und sie zu verarbeiten. Wir konnten in Kapitel 6 sehen, wie die Schaffung einer größeren Kapazität dafür, uns einer Emotion auszusetzen, indem wir die an der Erfahrung beteiligten physiologischen Areale ausdehnen, nicht nur das emotionale, sondern auch das kognitive und verhaltensmäßige Ergebnis verbessern kann.

Wie schon an früherer Stelle erwähnt, benutzen wir den Ausdruck »physiologische Expansion« im Sinne von: »Auflösen der Abwehr von Emotionen, um größere Bereiche des physiologischen Systems in die emotionale Erfahrung einzubeziehen«. Geht es bei der physiologischen Expansion darum, eine unangenehme Emotion in weiteren Arealen erfahrbar zu machen, wäre es optimal, wenn wir die Schwierigkeiten beim Erleben der unangenehmen Emotion minimieren könnten. In den Weiterbildungen in Integraler Somatischer Psychologie (ISP) benutzen wir ein Modell der physiologischen Regulation, ein Modell zur energetischen Regulation und diverse Strategien und Tools, um den Expansionsprozess zu optimieren sowie den Stress, die Dysregulation und die innere Not möglichst gering zu halten, auch wenn sie fest zum Erleben unangenehmer Emotionen dazugehören. Eine vollständige Diskussion der beiden Regulationsmodelle sowie aller Strategien und Tools, die beim Expansionsprozess zur Anwendung kommen, würde den Rahmen dieses Buches sprengen. In diesem Kapitel betrachten wir einige simple, essenzielle und wirksame Strategien und Tools für die Auflösung von Abwehrmechanismen auf der physiologischen Ebene des Gehirns und des Körpers, mit deren Hilfe sich der Expansionsprozess optimieren lässt und die Sie sofort umsetzen können, wenn es um die Verkörperung eigener Emotionen und die ihrer Klient*innen geht.

Allgemeine Expansionsstrategien

Aus Kapitel 5 wissen wir, dass bei einer emotionalen Erfahrung (vor allem einer überwältigenden) potenziell das gesamte physiologische System des Gehirns und des Körpers in Mitleidenschaft gezogen werden kann. Wir wissen: Wenn die Emotion unter solchen Umständen physiologisch nur in einer bestimmten Region von Gehirn und Körper erlebt wird, müssen physiologische Abwehrmechanismen wirksam sein, die verhindern, dass die anderen Regionen in vollem Umfang an der emotionalen Erfahrung beteiligt sind. Wenn eine Emotion in einer Region präsent ist, können wir versuchen, sie bis in die unmittelbar benachbarte Region auszudehnen. Wir werden diese Strategie als »lokale Expansion« bezeichnen. Oder wir können versuchen, eine Expansion in andere Regionen hinein anzustoßen, was wir als Expansionsstrategie »von Region zu Region« bezeichnen werden. Beides spiegelt unsere generellen Strategien für die Expansion von Emotionen im physiologischen System.

Teile und Schichten des Körpers

Um ein einfaches Grundgerüst für die Umsetzung lokaler Expansionsstrategien und solcher von Region zu Region zu erhalten, können wir eine simple physiologische Aufteilung des Körpers vornehmen: Kopf, Hals/Nacken, Arme, Brusthöhle (von den Schultern bis zum Zwerchfell), Bauch- und Beckenhöhle (vom Zwerchfell bis zum Beckenboden) und Beine. Eine weitere simple Klassifizierung des physiologischen Systems besteht in seiner Untergliederung in drei Schichten. Die äußere Schicht besteht aus Haut, Faszien, Muskeln, Membranen, Knochen, Bändern und Sehnen. Wir betrachten die Muskeln, gesteuert vom somatischen Nervensystem, als die dynamischste Komponente der äußeren Schicht. Die mittlere Schicht besteht aus den Organen, den Drüsen und den Blutgefäßen, die vom autonomen Nervensystem kontrolliert werden. Die dritte und innere Schicht besteht aus den zum Zentralnervensystem gehörigen Arealen von Gehirn und Rückenmark sowie dem peripheren somatischen und autonomen Nervensystem.

Simple Tools für die Expansion

Es gibt eine Reihe von Hilfsmitteln, die wir dazu benutzen können, physiologische und energetische Abwehrmechanismen anzugehen, um die emotionale Erfahrung lokal oder von einer Region zur nächsten auszudehnen. Wahrnehmung, Intention, visuelle Vorstellungskraft, detailliertes Verfolgen physiologisch geprägter Körperempfindungen in Gehirn und Körper, Bewegung, Atmung, Selbstberührung, imaginierte Berührung durch den Therapeuten, tatsächliche Berührung durch den Therapeuten, Körperarbeit und Energiearbeit – das alles kommt als Hilfsmittel infrage. In diesem Kapitel beschränken wir unsere Erörterungen auf den Einsatz simpler Tools wie Wahrnehmung, Intention und Selbstberührung, die sich problemlos für die Selbsthilfe anbieten sowie dafür, anderen zu helfen. Ich hoffe, dass diejenigen, die im Rahmen ihrer Behandlungen mit Berührung arbeiten, die hier präsentierten Informationen zur Selbstberührung entsprechend darauf übertragen können, mit Klient*innen therapeutische Berührung einzusetzen.

Die detaillierte Beobachtung körperlicher Empfindungen – ein wirksames, evidenzgestütztes Instrument, das heute in der Psychologie weithin gebräuchlich ist – wird hier nicht als Tool vorgeschlagen. Sie ist in ihrer Anwendung komplex und leidet darunter, dass sie schwierige emotionale Erfahrungen womöglich just in dem Moment, wo wir versuchen, eine größere Kapazität für sie herzustellen, neutralisiert oder wegreguliert. Sollte es Sie interessieren, noch mehr zu diesem Thema zu lesen, können Sie sich meinen Artikel »Wie vermeidet man beim Verfolgen von Körperempfindungen, dass Emotionen sich auflösen?«[6] durchlesen. Bewegung und Atem – wirksame Tools, die auch beim Expansionsprozess eine Rolle spielen können – werden hier aus genau demselben Grund ebenfalls ausgeklammert. Falls Sie bei Ihrer Arbeit von diesen großartigen Tools – Atem, Bewegung und detailliertes Verfolgen körperlicher Wahrnehmungen – Gebrauch machen, achten Sie bitte darauf, Emotionen nicht »wegzuregulieren«, wenn Sie diese verkörpern wollen.

Intention: Die Intention ist ein ganz wichtiges Instrument. Wenn wir Tools wie Wahrnehmung oder Selbstberührung einsetzen, entscheidet die Intention darüber, was dabei herauskommt. Generell ist beim Einsatz solcher Tools eine von vier Intentionen (oder auch mehrere) denkbar:

- Ein Tool kann in einer Region einfach eingesetzt werden, um physiologische Abwehrmechanismen zum Schweigen zu bringen, zu beruhigen, zu neutralisieren und wegzuregulieren, ebenso wie emotionale Erfahrungen, gegen die eine Mobilisierung der Abwehrmechanismen erfolgt.
- Es lässt sich dazu einsetzen, die Abwehrmechanismen in einer Region aufzulösen, um aufzudecken, gegen welche emotionale Erfahrung sich die Abwehr richtet.
- Es kann das Erleben einer unangenehmen Erfahrung in einer Region unterstützen und erträglicher machen.
- Es kann das Erleben einer angenehmen Erfahrung in einer Region unterstützen und diese dauerhafter und genussvoller machen.

Hinter jedem Einsatz eines solchen Tools steht eine Intention, ob bewusst oder unbewusst. Es ist wichtig, diese Intention bewusst zu machen, sodass sie nicht im Widerspruch zu dem steht, was wir zu erreichen versuchen. Sagen wir zum Beispiel, wir laden die Person ein, mit Selbstberührung einen Abwehrmechanismus in einer bestimmten Region aufzulösen, um aufzudecken, welche verletzlichen Punkte bei ihr abgewehrt werden. Machen wir nicht explizit klar, welche Absicht wir dabei verfolgen, könnte die Selbstberührung einfach dazu benutzt werden, die Region zu beruhigen und sie nicht nur von dem Abwehrmechanismus, sondern auch von der Vulnerabilität zu befreien. Die Intention (im Sinne einer erklärten Absicht) kann in Verbindung mit einem Tool zum Einsatz kommen, um zu bestimmen, was bei der Anwendung dieses Tools herauskommen soll, wie auch, um die emotionale Erfahrung auf direktem Wege auszudehnen. So zum Beispiel könnten wir Selbstberührung in einer Region mit der Intention einsetzen, dort anzutreffende physiologische Abwehrmechanismen aufzulösen, begleitet von einer Aufforderung wie: »Legen Sie sich die Hand auf die (von der Person zuvor beschriebene) Enge in Ihrem Brustkorb, um aufzudecken, was sich hinter dieser Enge verbirgt.« Oder wir erwähnen die Intention, um die emotionale Erfahrung lokal in einer Region oder von einer Region zur nächsten auszudehnen, indem wir sagen: »Während Sie die (von der Person angesprochene) Angst in Ihrer Brust spüren, versuchen Sie sie bitte weiter in Ihrer Brust oder in Ihrem Bauchraum auszudehnen.«

Wahrnehmung: Die gezielte Lenkung der Wahrnehmung ist ein Tool, das auch immer in Verbindung mit einer bestimmten Intention eingesetzt wird. Wenn wir eine Erfahrung achtsam verfolgen, besteht die Intention dieser Wahrnehmung darin, die Erfahrung zu akzeptieren und möglichst wenig auf sie zu reagieren. Die Wahrnehmung wirkt auf verschiedene Weisen. Wenn wir sie auf ein bestimmtes Körperareal richten, mobilisiert das Gehirn mehr neurologische Ressourcen, um weitere Informationen zum Zustand dieser Region zusammenzutragen und Befehle zu verschiedenen Teilen des physiologischen Systems von Gehirn und Körper zu senden und so die Region zu regulieren, sofern sie dysreguliert ist. Außerdem: Sobald wir die Wahrnehmung auf eine Region lenken, steigert dies dort die Energie, was die Möglichkeit erhöht, dass an dieser Stelle eine Erfahrung stattfindet. Hier gilt das erste Prinzip der Energiepsychologie, das da lautet: »Die Energie folgt der Wahrnehmung, und die Erfahrung folgt der Energie.«

Das zweite Prinzip der Energiepsychologie, das uns sehr gelegen kommt, wenn unsere Aufgabe darin besteht, eine emotionale Erfahrung von einer Region bis in eine andere hinein auszudehnen, lautet: Wenn zwei Körperregionen über Tools wie Wahrnehmung, Selbstberührung, Berührung des Therapeuten oder auch Nadeln verbunden sind, werden diese beiden Regionen damit energetisch verbunden. Da die Erfahrung der Energie folgt, können wir davon ausgehen, dass sich eine emotionale Erfahrung von einer Region zur nächsten ausbreitet, wenn diese Zonen energetisch verbunden sind. Wenn wir darauf hinarbeiten, eine Erfahrung über die Wahrnehmung von einem Areal des Körpers zum nächsten auszudehnen, können wir entweder beide Regionen gleichzeitig wahrnehmen oder aber wir wechseln immer zwischen ihnen hin und her.

Diese beiden Prinzipien der Energie, die die Wahrnehmung, die Energie und die Erfahrung verbinden, sind leicht zu überprüfen. Probieren Sie es doch gleich einmal, bevor Sie weiterlesen. Wenn Sie zum Beispiel eine intensive Emotion in der Brust verspüren, legen Sie sich eine Hand auf den Brustkorb und die zweite auf den Bauch. Die Intention dabei lautet, die beiden Bereiche energetisch und emotional miteinander zu verbinden. Sie können mit Ihrer Wahrnehmung zwischen dem Brust- und dem Bauchraum hin und her wechseln oder Sie können die Wahrnehmung auf beide gleichzeitig richten. Welche Veränderungen nehmen Sie in Ihrem Erleben der Emotion wahr? Ist sie im Brustraum weniger intensiv? Nehmen Sie wahr, dass Qualitäten der Emotion, die Ihnen zunächst einmal in der Brust aufgefallen waren, nun im Bauch sind? Ist die Erfahrung der Emotion jetzt erträglicher oder ist sie weniger erträglich?

Selbstberührung: Verschiedene Teile unseres physiologischen Systems – etwa Gehirn und Herz – erzeugen bioelektrische und biomagnetische Energiefelder. Diese Informationsfelder erstrecken sich über die Systeme hinaus, aus denen sie hervorgehen. Sie können zusammenkommen, um größere Energiefelder zu ergeben, die weiterreichen als die individuellen Felder, selbst über unsere Haut als Grenze hinaus. Diese Informationsfelder fungieren als weiteres physiologisches Regulationssystem für unser Gehirn und unseren Körper, zusätzlich zum Nervensystem. Sie können nicht nur das physiologische System von Gehirn und Körper regulieren, sondern auch die entsprechenden Systeme anderer Menschen, mit denen sie interagieren. Unsere Hände sind gute Leiter für diese bioelektrischen und biomagnetischen Energiefelder. Ihre Eigenschaften stellen die wissenschaftliche Grundlage dafür dar, warum Berührung durch die therapeutische Begleitperson in der heilenden Körper- und Energiearbeit so wirksam ist.[7] Mit diesem Thema befassen wir uns eingehender in Kapitel 14, in dem es um interpersonelle Resonanz gehen wird.

Wir können Selbstberührung an verschiedenen Stellen des physiologischen Systems von Gehirn und Körper mit einer Hand oder mit zweien einsetzen, mit variierender Intention, um bei einzelnen Schritten der Verkörperung von Emotionen zu unterstützen. Selbstberührung kann bei Schritt 2 zur Unterstützung der Emotionen zum Einsatz kommen, bei Schritt 3, um deren Expansion voranzutreiben, oder bei Schritt 4 als Hilfe bei der Integration. Generell kann man davon ausgehen, dass die Berührung durch die therapeutische Begleitung wirksamer ist als Selbstberührung, da hier die Ressourcen von gleich zwei Systemen genutzt werden können – die des Klienten und die des Therapeuten. Allerdings hat auch die Selbstberührung gewisse Vorteile. Sie bietet sich für die häusliche Selbsthilfe an. Sie kann im Rahmen verschiedenster Therapieansätze recht freizügig eingesetzt werden, in unterschiedlichen Kulturen, über die Geschlechtergrenzen hinweg, bei Menschen in unserer Praxis, die sich mit Berührung schwertun, und auch vonseiten derer, die Therapie anbieten und Probleme damit haben, Klient*innen zu berühren. Hinzu kommt, dass sie leicht zu lernen ist. Aus all diesen vorteilhaften Gründen hat sich die Selbstberührung bei der emotionalen Verkörperungsarbeit als wahres Arbeitspferd erwiesen. Wir werden im Folgenden noch viele Beispiele für den Einsatz von Selbstberührung sehen.

Simple Strategien für eine lokal begrenzte Expansion

Lassen Sie uns zunächst ein paar simple Strategien betrachten, um Emotionen lokal begrenzt in einem bestimmten Bereich auszudehnen. Nehmen wir das physische Herz als Beispiel. Es ist generell sinnvoll, die emotionale Erfahrung bis in die unmittelbare Umgebung der Region auszudehnen, wo sie bereits präsent ist. Das Vorliegen der Emotion in einer Region signalisiert, dass diese Region entweder über ausreichende Ressourcen verfügt, um die Erfahrung dort zuzulassen, oder dass die Abwehrmechanismen es nicht schaffen, sie bezogen auf diese Region komplett zu blockieren.

Unsere Wahrnehmung neigt dort, wo uns eine emotionale Erfahrung besonders zu schaffen macht, zur Dysfunktionalität. Entweder wir versuchen, diese Region weniger zu beachten, oder aber wir richten unsere konzentrierte Aufmerksamkeit auf sie in der Hoffnung, dass die Erfahrung einfach weggeht. Damit reduzieren wir die Unterstützung, die wir der von uns durchlebten Erfahrung durch eine besser funktionierende Wahrnehmungsstrategie hätten bieten können. Wenn wir unsere Aufmerksamkeit auf einen Bereich konzentrieren, nimmt die Energie dort tendenziell zu, so das erste Prinzip der Energie. Wenn die Energie in dieser Region zunimmt, kann die emotionale Erfahrung mit Energie angereichert werden oder die Abwehr gegen diese oder auch beides. Das wiederum dürfte das Ausmaß an Stress und Dysregulation dort erhöhen und dafür sorgen, dass die emotionale Erfahrung noch schwerer auszuhalten ist als zuvor. Unter dieser Art von Dynamik leiden chronische Schmerzpatient*innen. Sie können nicht anderes: Sie müssen immerzu auf den Schmerz achten. Je mehr Aufmerksamkeit sie dem Schmerz schenken, desto schlimmer wird er, bis sich physiologische Abwehrmechanismen wie etwa Selbstbetäubung einschalten und ihnen eine gewisse Erleichterung verschaffen.

Um die lokale Expansion in eine Region ohne solche Dynamiken zu fördern, können wir Vorschläge machen wie: »Während Sie die Trauer in Ihrer Herzregion spüren, lassen Sie bitte zu, dass Ihre Wahrnehmung sich über Ihr Herz hinaus ausdehnen kann. Erlauben Sie ihr, mehr von Ihrem Brustraum zu erfassen, sodass sich diese zusätzlichen Regionen dort – zum Beispiel Ihre Lunge – körperlich und emotional mit Ihrer Trauer ausdehnen können, damit die physischen und emotionalen Schwierigkeiten in Ihrer Herzregion gelindert werden.«

Hier benutzen wir das Instrument der Wahrnehmung mit der Intention, die lokale Ausdehnung der Emotion im Herzen bis in den Brustraum hinein, zwischen den Schultern und dem Zwerchfell fortzusetzen. Da viele Menschen Schwierigkeiten damit haben, Wahrnehmung gezielt als Tool einzusetzen, und da die Wahrnehmung allein oft nicht zielführend ist, wenn die Abwehrmechanismen stark sind, kann man zusätzlich noch Selbstberührung ins Spiel bringen. Hierzu könnten wir zum Beispiel vorschlagen: »Legen Sie sich doch einmal die Hand auf die Herzregion, um ihr zu helfen, sich physisch und emotional etwas auszudehnen. So hat die Trauer, die Sie im Herzen erfahren, mehr Raum. Sie kann sich auch noch bis in die Umgebung des Herzens hinein ausdehnen und dürfte so besser auszuhalten sein.«

Wir könnten uns auch das zweite Prinzip der Energie zunutze machen: Energie fließt tendenziell zwischen zwei Regionen, die irgendwie verbunden sind. Wir können vorschlagen: »Legen Sie sich eine Hand auf die Herzgegend und die andere auf die Lungenregion. Ihre Absicht dabei ist, dass Sie beiden Regionen helfen möchten, sich weiter auszudehnen und sich körperlich und emotional zu verbinden. Bitte beachten Sie, ob sich Ihre Erfahrung von Trauer in der Herzregion ausdehnt und dann vom Herzen zur Lunge. Nehmen Sie außerdem irgendwann auch einmal gezielt wahr, ob Sie körperlich eine gewisse Erleichterung in der Herzregion verspüren und ob Ihre Trauer im Vergleich zu vorher erträglicher geworden ist.« Diese letzte Aussage gehört zum vierten Schritt des Verkörperungsprozesses, der Integration, um die es im nächsten Kapitel gehen soll. Ein Aspekt der Integration besteht darin, auf Verbesserungen physiologischer und energetischer Art sowie in Sachen Affekttoleranz zu achten. Derartige Verbesserungen sind theoretisch zu erwarten, wenn Emotionen stärker verkörpert werden, wie wir in Kapitel 8 sehen konnten. Integration kann von Zeit zu Zeit als Ressource im Expansionsprozess eingesetzt werden, um die emotionale Erfahrung erträglicher zu machen.

Simple Strategien für die Expansion von einer Region zur nächsten

Mitunter ist es schwierig, eine lokale Expansion anzuvisieren. Es könnte sein, dass die Intensität der emotionalen Erfahrung hierbei schlichtweg zu viel ist. Vielleicht konzentriert sich dort lokal einfach zu viel Energie oder Emotion und bringt die Person in extreme Bedrängnis. Oder die lokale Expansion funktioniert einfach aus dem einen oder anderen Grund nicht. In solchen Fällen heißt es, auf Strategien auszuweichen, mit denen die Emotion in andere Regionen hinein ausgedehnt werden kann. Außerdem gehört es mit zur Verkörperung von Emotionen, dass die emotionale Erfahrung auf weitere Teile des Körpers ausgedehnt wird.

Betrachten wir nun simple Strategien, auf die wir zurückgreifen können, um zwei beliebige Teile des Körpers miteinander zu verbinden. Hierzu nehmen wir als Beispiel den Brust- und Bauchraum. Wir können diverse Vorschläge machen, die damit verbunden sind, die Wahrnehmung, die Intention und Selbstberührung einzusetzen: »Während Sie jetzt die Beklommenheit in Ihrer Brust wahrnehmen (die ja verständlich ist angesichts der Situation mit dem drohenden Verlust Ihres Arbeitsplatzes, in der Sie gerade stecken), dehnen Sie Ihre Wahrnehmung doch bitte einmal bis in Ihren Bauchraum hinein aus. Bleiben Sie mit Ihrer Wahrnehmung sowohl bei Ihrem Brust- als auch Ihrem Bauchraum. Oder richten Sie die Aufmerksamkeit abwechselnd auf die Angst in Ihrer Brust und Ihrem Bauch, um zu sehen, ob Sie diese Angst auch bis in den Bauch hinein ausdehnen können. Die Erfahrung fühlt sich in der Brust vielleicht nicht exakt genauso an wie im Bauch. Aber suchen Sie doch einmal in Ihrem Bauchraum, ob Sie dort irgendetwas von den Qualitäten der Angst, die Sie zunächst in der Brust wahrgenommen haben, finden. Legen Sie sich eine Hand auf die Brust und die andere auf den Bauch – und zwar nicht, um Ihre Angst wegzuregulieren, sondern um beide Regionen auszudehnen und miteinander zu verbinden und die Angst zu erleben, die mit dem Verlust Ihres Jobs zusammenhängt.«

Wenn wir Wahrnehmung und Selbstberührung in zwei Zonen gleichzeitig einsetzen, machen wir uns das zweite Prinzip der Energie zunutze: Zwei Punkte, die miteinander auf irgendeine

Weise verbunden sind, werden sich tendenziell energetisch einander annähern. Wenn wir die Person immer wieder an die Situation und die Emotion erinnern und damit fortfahren, die emotionale Erfahrung bei Bedarf zu validieren und zu unterstützen, dürften diese beiden Regionen auch im Hinblick auf die emotionale Erfahrung weiter zusammenrücken. Diese simplen Strategien zur Unterstützung der Expansion von Emotionen von einer Region zur nächsten lässt sich bezogen auf zwei Regionen einsetzen, die nebeneinander liegen (etwa Brust und Bauch) oder weiter voneinander entfernt (zum Beispiel Kopf und Beine).

Als Nächstes wenden wir uns speziellen Selbstberührungsstrategien für die Expansion spezifischer Regionen zu (lokale Expansion) – der Brust, dem Bauch und so weiter – und für die Verbindung zweier Partien des Körpers miteinander (Expansion von einer Region zur anderen), vor allem bei benachbarten Regionen.

Spezifische Selbstberührungsstrategien für die einzelnen Körperregionen

Wir beginnen mit den Armen, den Beinen sowie dem Kopf- und Halsbereich. Sie sind die Aktionsorgane des Körpers, mit denen wir in dieser Welt für uns sorgen. Wenn wir uns Ausdruck verleihen, tun wir das in erster Linie über den Kopf- und Kehlbereich. Und wir agieren hauptsächlich mit den Armen und Beinen, wenn es darum geht, das Leben in der Welt zu meistern. In diesen Regionen können wir Abwehrmechanismen ausbilden, die uns davon abhalten sollen, das eine oder andere auszudrücken beziehungsweise zu tun. Oder wir entwickeln eine Blockade in den entsprechenden Regionen, um emotionale Erfahrungen dort oder anderswo im Körper nicht zu fühlen.

Die Beine

Die Beine lassen sich in drei Abschnitte untergliedern: Fuß, Unterschenkel und Oberschenkel. Die Übergänge zwischen diesen Abschnitten befinden sich am Fuß- und am Kniegelenk. Der Oberschenkel und damit das gesamte Bein sind mit dem restlichen Körper über das Hüftgelenk verbunden. In der Osteopathie weiß man schon seit Langem, dass Abwehrmechanismen im Bereich dieser drei Gelenke die Reizweiterleitung im Nervensystem, die Durchblutung, den Transport der Interstitialflüssigkeit und der Lymphe sowie die Energieströme zwischen ihnen blockieren. Das wiederum kann durch Dysregulation einzelner Segmente (lokal) oder auch im Hinblick auf das gesamte Bein (global) funktionelle Störungen nach sich ziehen. Die Verbindung zwischen dem Bein und dem restlichen Körper kann am Hüftgelenk beeinträchtigt werden. Eine Folge davon können Probleme im restlichen (schließlich ja integrierten) physiologischen System des Körpers und des Gehirns sein. Um mit den Beinen zu arbeiten, so die Erkenntnis der Osteopathie, ist es am effizientesten, sich die drei besagten Gelenke vorzunehmen.[8] Zudem hat man dort herausgefunden, dass es wirksamer ist, jeweils an zweien dieser Gelenke gleichzeitig mit Berührung zu arbeiten, statt immer nur an einer Stelle – also mit dem Hüft- und dem Kniegelenk, dem Knie- und Fußgelenk oder dem Hüft- und dem Fußgelenk.

Wir können mit den Beinen arbeiten, indem wir dort auf eine lokale Expansion hinwirken. Wir können die Beine aber auch mit dem restlichen Körper verbinden, vor allem mit den benachbarten Bereichen: der Bauch- und der Beckenregion. Wir können auf einem Stuhl sitzende Klient*innen bitten, ein Bein hochzunehmen, den Unterschenkel auf dem Oberschenkel des anderen Beines abzulegen und dann über Berührung an je zwei Gelenken gleichzeitig zu arbeiten. Die Berührung der Gelenke kann von oben oder von unten erfolgen. Um mit einem Hüftgelenk zu arbeiten, kann eine Hand flach auf den Hüftknochen gelegt werden, wobei die Finger in Richtung Leiste zeigen und der Fokus der Aufmerksamkeit auf das Hüftgelenk unter den Fingerspitzen gerichtet wird. Welche beiden Gelenke man für die Arbeit mit Berührung auswählt, hängt davon ab, welche Abschnitte des Beines bei der emotionalen Erfahrung nicht beteiligt sind. Wir können davon ausgehen, dass in diesen unbeteiligten Segmenten eine Abwehr der emotionalen Erfahrung stattfindet. Scheinen zum Beispiel der Unterschenkel und das Fußsegment Anteil am Erleben der emotionalen Erfahrung zu haben, wäre es sinnvoll, mit dem Knie- und dem Fußgelenk zu arbeiten. Es kommt gar nicht selten vor, dass sich herausstellt, dass beide Beine bei einer emotionalen Erfahrung nicht einbezogen sind.

Die Arbeit mit den Beinen im Allgemeinen und den Hüftgelenken im Besonderen ist für die Verkörperung von Emotionen enorm wichtig. Ein Grund dafür ist der, dass der Abwehrmechanismus am Hüftgelenk dafür sorgen kann, dass die Beine und der restliche Körper bei emotionalen Erfahrungen voneinander abgeschnitten werden. Ein weiterer Grund besteht darin, dass die meisten Menschen dazu neigen, ihre emotionale Energie oberhalb des Zwerchfells zu konzentrieren. Ebenfalls häufig kommt eine Konzentration von emotionaler Energie im Kopf vor. Diese typische kopflastige Konzentration macht das Erleben von Emotionen unnötig belastend, was an den Abwehrmechanismen liegt, die im restlichen Körper entstehen und dafür sorgen sollen, dass diese Emotionen ausgesperrt bleiben. Außerdem wegen der Abwehrmechanismen in jenen begrenzten Regionen, in denen die Emotionen präsent sind und wo ein Umgang mit ihnen gefunden werden muss.

In der Energiepsychologie haben verschiedene Arten von Energien ihre Basis in verschiedenen Bereichen der Beine. Jede Arbeit an den Beinen löst also tendenziell einen Abwärtsstrom von Energie und Emotionen aus und macht es einfacher, eine Emotion oberhalb des Zwerchfells im Körper zu erleben. Selbstberührung mit beiden Händen an den Hüftgelenken sowie Selbstberührung mit einer Hand an einem Hüftgelenk und der anderen auf der gleichen Seite am Fußgelenk sind zwei wirksame Strategien für eine Expansion der Beine und ihre Anbindung an den restlichen Körper im Hinblick auf emotionale Erfahrungen, vor allem eine Anbindung an die benachbarte Becken- und Bauchregion.

Konzentriert sich zum Beispiel ein Gefühl von Trauer stark in der Brust oder aber im Brustraum, kommt es zu größeren Schwierigkeiten, weil dort ein Konflikt zwischen der hoch konzentrierten Trauer und den Abwehrmechanismen besteht, mit denen versucht wird, die Trauer zu bewältigen. Wir könnten dann etwa sagen: »Bitte legen Sie sich einmal für eine Weile beide Hände auf die Hüftgelenke und beobachten Sie, inwieweit das Ihrem Brustraum und auch Ihren Beinen vielleicht hilft, sich physisch auszudehnen. Vielleicht löst sich ja auch etwas. Schauen Sie sich an, ob sich die Trauer in Ihrer Brust dort weiter ausdehnt und ob es Ihnen jetzt leichter fällt, sich Ihrer Trauer dort länger auszusetzen. Achten Sie darauf, ob sich Ihre Trauer weiter nach unten ausdehnt, in Ihren Bauch- und Beckenbereich hinein, ja sogar in die Beine.«

Wenn die Emotion Angst stark im Bauch- oder Beckenraum erlebt wird, könnten wir etwa vorschlagen: »Bitte legen Sie doch einmal den angewinkelten rechten Unterschenkel auf den Oberschenkel Ihres linken Beins. Und nun legen Sie Ihre rechte Hand auf Ihr rechtes Hüftgelenk und die linke Hand auf Ihr rechtes Fußgelenk. Erleben Sie, was geschieht. Nehmen Sie wahr, wie sich das rechte Bein physisch ausdehnt? Beobachten Sie eine Expansion der Angst in der Bauch- oder Beckenregion? Beobachten Sie, wie das rechte Bein die Erfahrung von Angst mitzuerleben beginnt?«

Bitte denken Sie daran, dass wir auch simple Expansionsstrategien von einer Region zu einer anderen einsetzen können. Wir können die Trauer in der Brust zu den Beinen hin ausdehnen, indem eine Hand auf den Brustkorb gelegt wird und die andere auf eine beliebige Stelle des einen Beines – mit der Intention, die beiden Regionen energetisch und im Hinblick auf die Erfahrung zu verbinden. Analog hierzu könnten wir die Angst, die im Bauch erlebt wird, zu den Beinen ausdehnen, indem wir eine Hand auf den Bauch legen lassen und die andere Hand auf einen sich dafür anbietenden Teil des Beines.

Wir könnten auch einfach Wahrnehmung und Intention ohne Selbstberührung einsetzen. Sie könnten zum Beispiel vorschlagen: »Während Sie die Trauer in Ihrer Brust erfahren, beziehen Sie bitte auch Ihre Beine in die Wahrnehmung mit ein. Sie können parallel zu Ihrer Trauer beide Orte im Fokus Ihrer Aufmerksamkeit behalten, oder Sie wenden sich immer abwechselnd einer dieser beiden Regionen zu. Nehmen Sie wahr, welche Veränderungen in Ihrer Brust und Ihren Beinen stattfinden. Wie verändert sich hierdurch die Trauer in Ihrer Brust? Haben Sie das Gefühl, Ihre Brust wird körperlich weiter? Dehnt sich die Trauer in Ihrer Brust aus? Ist es jetzt leichter als zuvor, sich der Trauer in Ihrer Brust auszusetzen? Nehmen Sie irgendetwas von den Qualitäten, die die Trauer anfangs in Ihrer Brust hatte, auch in Ihren Beinen wahr?«

Die Arme

Die Armmuskulatur ist zu einer Vielzahl fein- und grobmotorischer Bewegungen imstande. Es gibt in den Armen zahlreiche Muskeln unterschiedlicher Größe, um diese Abläufe zu vollziehen. Neurophysiologisch betrachtet, liegt es von daher nahe, dass die Arme eine größere Komplexität aufweisen als die Beine. Angesichts dessen, dass die Arme von Geburt an in den unterschiedlichsten Situationen an einer immensen Vielzahl von Handlungen beteiligt sind (vor allem bei psychomotorischen Akten wie dem, einen geliebten Menschen an uns heranzuziehen und zu umarmen), gibt es viele Gründe dafür, dass dort auch Abwehrmechanismen entstehen. Physiologische Abwehrmechanismen in den Armen können auch ausgebildet werden, um emotionale Erfahrungen in benachbarten Körperregionen abzuwehren, etwa in der Brusthöhle.

Wie für die Beine gilt auch für die Arme, dass die drei zentralen Gelenke dort (Schulter-, Ellbogen- und Handgelenk) die wirksamsten Stellen sind, an denen wir arbeiten können, um eine lokale Expansion herzustellen und die Arme mit dem restlichen Körper zu verbinden – vor allem mit der benachbarten Brusthöhle zwischen Schultern und Zwerchfell. Wenn es darum geht, durch Selbstberührung zwei Armgelenke miteinander zu verbinden, sind unsere Möglichkeiten bei den Armen eingeschränkter als bei den Beinen. Hier können wir kreativ werden, indem wir einen Arm dazu benutzen, eines der drei Gelenke am anderen Arm durch Aufstützen zu »halten« und dann eines der beiden anderen Gelenke bewegen oder die Wahrnehmung darauf richten, um die beiden Gelenke auf diesem Weg zu verbinden. Oder wir können die beiden Gelenke einfach in unserer Wahrnehmung präsent halten, um sie zu verbinden. Wir können auch das Kniegelenk auf der gleichen Seite als Kontaktpunkt für das andere Gelenk nutzen. Dazu wird der Unterschenkel eines Beines auf dem Oberschenkel des anderen Beines abgelegt. Danach kann man den Ellbogen oder das Handgelenk auf das Knie legen, während eines der beiden anderen Gelenke mit der Hand berührt wird. Zum Beispiel können wir das linke Schultergelenk mit der rechten Hand berühren und den linken Ellbogen oder das linke Handgelenk mit dem linken Knie zusammenbringen.

Wie auch bei den Beinen entscheidet sich die Frage, ob man an einem Gelenk oder an zweien arbeiten will und an welchen, danach, wo jemand die Emotion erlebt und wo nicht und ob benachbarten Regionen durch die Arbeit mit den Armen geholfen werden könnte. So zum Beispiel kann es sein, dass das Unterarmsegment an der emotionalen Erfahrung nicht beteiligt ist. Das würde darauf verweisen, dass wir zunächst mit dem Ellbogen- und Handgelenk arbeiten müssen. Es ist auch ganz und gar nicht ungewöhnlich, dass ein ganzer Arm nicht beteiligt ist. Mit ihm zu arbeiten, hilft oft, eine Ausdehnung im benachbarten Brustraum zu erreichen, der über das Schultergelenk mit dem Arm verbunden ist.

Mit Schulter- und Handgelenk zu arbeiten, ist eine großartige Möglichkeit, den Arm auszudehnen und mit dem restlichen Körper zu verbinden, vor allem mit der Brustregion, vorausgesetzt es existiert keine größere Blockade am Ellbogengelenk. Einfach mit der anderen Hand am Schultergelenk zu arbeiten, ist in einigen Fällen schon genug, um das Erreichen des gleichen Ziels zu unterstützen. Wenn Klient*innen ein großes Ausmaß an Angst im Brustraum erleben, können wir ihnen auftragen, sich auf einen Stuhl zu setzen, und ihnen Vorschläge machen wie: »Bitte legen Sie Ihren linken Unterschenkel auf Ihren rechten Oberschenkel. Nun legen Sie Ihre rechte Hand auf Ihre linke Schulter und Ihr linkes Handgelenk auf Ihr linkes Knie. Während Sie mit Ihrer Erfahrung von Angst in Kontakt bleiben (die ja nachvollziehbar ist angesichts der Situation, vor der Sie stehen), nehmen Sie nun wahr, inwiefern Sie den linken Arm und die Brustregion ausdehnen können. Beobachten Sie dann, ob sich Ihre Angst mehr im Brustraum ausdehnt und ob sie sich auch in Ihren Arm hinein fortsetzt. Und nehmen Sie wahr, ob es nun leichter ist als zuvor, die Angst im Brustraum zu erleben.«

Ich habe mich dafür entschieden, die Arbeit mit den Armen exemplarisch in Verbindung mit der Emotion Angst zu erklären, da sie bei Panikattacken hilfreich sein kann – die ja immerhin ein häufiges Symptom darstellen. Bei der Entstehung von Panikattacken haben wir es in der Regel mit massiver Angst im Hinblick auf etwas zu tun und mit einer Kontraktion der Atemmuskulatur, um diese Angst abzuwehren. Das beschränkt die Angst auf den Brustraum. Wenn die Quelle der Angst weiter präsent ist, werden die Atemmuskeln noch mehr angespannt, was das Atmen zunehmend erschwert und so Panik im Gehirn erzeugt, das mit Sauerstoffmangel ringt. Man kann sagen, dass eine Panikattacke ein Versuch vonseiten des Gehirns ist, die Abwehrmechanismen in den Atemmuskeln alle gleichzeitig aufzulösen, um zu überleben. Bei einer drohenden Panikattacke ist es also außerordentlich wichtig, schnell eine Expansion in die benachbarten Regionen vorzunehmen (die Arme, den Kopf und den Hals), um die Erfahrung der Angst auszudehnen. So können sich die Atemmuskeln – vor allem jene im Brustbereich – nicht zu stark verengen und dem Gehirn solche Angst machen, dass eine Panikattacke entsteht. (Bei der Arbeit mit Panikattacken ist es auch wichtig, die Energie und die Angst über das Zwerchfell hinweg nach unten in den Bauchraum wandern zu lassen.)

Wir können auch lediglich über die Wahrnehmung und Intention simple Expansionsstrategien von einer Region zur anderen anwenden. Sie könnten sagen: »Während Sie die Angst in Ihrer Brust spüren, erweitern Sie bitte Ihre Wahrnehmung so weit, dass Sie die Arme miteinbeziehen. Sie können Ihre Aufmerksamkeit abwechselnd auf Ihre Brust und Ihre Arme richten oder auf beides gleichzeitig. Wie verändert sich dadurch die Art und Weise, wie Sie die Angst in Ihrer Brust erleben? Fühlt sich der Brustraum jetzt etwas weiter an oder etwas weniger eng? Dehnt sich die Angst mehr im Brustraum aus? Ist sie eher auszuhalten als zuvor? Was ist mit Ihren Armen? Fühlen sie sich weiter an? Fühlen Sie jetzt in Ihren Armen irgendetwas von den Qualitäten der Angst, die Sie in Ihrer Brust fühlen?«

Kopf, Gesicht und Hals

Für die Verkörperung von Emotionen haben wir es hier aus etlichen Gründen mit einer überaus wichtigen Region zu tun. Erstens beherbergt sie das Gehirn. Das Gehirn kann eigenständig emotionale Erfahrungen erzeugen, ohne dass der restliche Körper beteiligt ist. Außerdem kann das Gehirn Emotionen auch aus Informationen zur Auswirkung der vorliegenden Situation auf das Wohlbefinden der Person konstruieren, die vom Körper registriert werden. Zweitens ist die Halsmuskulatur, vor allem die Muskulatur des Nackens, dafür bekannt, den Informationsfluss zwischen Kopf und Körper zu gewährleisten. Ein blockierter Halsbereich kann den Informationsfluss zwischen den beiden Regionen beeinträchtigen. Drittens wissen wir von den Muskeln und anderen Strukturen im Bereich des Kopfes, Gesichtes und Halses (Zunge und Kehlkopf), dass sie im Hinblick auf Emotionen eine ganze Reihe wichtiger Funktionen erfüllen. Sie spielen eine bedeutende Rolle beim Generieren, Ausdrücken, Regulieren und Abwehren von Emotionen; beim Verstehen der emotionalen Verfassung anderer durch Spiegeln und dabei, die Verarbeitung emotionaler Erfahrungen im Gehirn wie auch im restlichen Körper zu erleichtern. Abwehrmechanismen in diesen Regionen können daher die Ausdehnung und Verkörperung emotionaler Erfahrungen im Gehirn wie auch im restlichen Körper erheblich beeinträchtigen.

Die Polyvagaltheorie des autonomen Nervensystems benennt sieben Muskelgruppen in der Kopf-, Gesichts- und Halsregion als Teil des sogenannten sozialen Nervensystems (Social Engagement System).[9] Es handelt sich um: a) die Kiefermuskeln; b) die Augenmuskeln; c) die Innenohrmuskeln; d) die sonstigen Gesichtsmuskeln; e) die bei der Nahrungsaufnahme und beim Würgereflex im Kehlbereich beteiligten Muskeln; f) die bei der Stimmbildung beteiligten Muskeln und g) die Muskeln, mit deren Hilfe Hals und

Kopf bewegt werden. Das ist ein Bereich, in dem wir Bewegung wirksam einsetzen können, um Abwehrmechanismen gegen Emotionen aufzulösen und so Zugang zu emotionalen Erfahrungen zu finden, um sie in weitere Areale auszudehnen. Um mit diesen Muskeln über Bewegung zu arbeiten, können wir den Kiefer öffnen und schließen; die Augen öffnen und schließen; die Augen in verschiedene Richtungen bewegen; die »Ohren spitzen«, um leise Geräusche im Hintergrund wahrzunehmen und dabei den Fokus weg von lauten Geräuschen im Vordergrund zu verlagern; die Innenohrmuskeln aktivieren; Grimassen schneiden; schlucken, husten oder so tun, als würden wir uns übergeben; verschiedene Töne machen; und Kopf und Hals in verschiedene Richtungen bewegen (nach vorn, nach hinten und zur Seite).

Zusätzlich dazu, Abwehrmechanismen über Bewegung aufzulösen, können wir mit diesen Regionen auch arbeiten, indem wir einfach unsere Wahrnehmung dorthin lenken oder bestimmte Bereiche sanft berühren oder massieren, um (a) eine emotionale Erfahrung lokal auszudehnen oder (b) Vorbereitungen dafür zu treffen, im Gehirn oder in anderen Teilen des Körpers eine Verbindung zu einer emotionalen Erfahrung herzustellen.

Mit der Kopf-, Gesichts- und Halsregion zu arbeiten und dabei eine oder mehrere der obigen Methoden einzusetzen, kann Abwehrmechanismen entgegenwirken und dabei helfen, die Region in das Generieren, Erfahren und Ausdrücken von Emotionen einzubinden. Das Gehirn und andere Teile des Körpers mit dieser »Brücke«, dem Kopf-, Gesichts- und Halsbereich zu verbinden, kann es ermöglichen, dass die Emotionen in diesen Regionen regulierter und klarer werden und sich physiologisch gleichmäßiger in Gehirn und Körper verteilen. Wenn die Gesichtsmuskeln bei emotionalen Erfahrungen blockiert werden, ist die Verarbeitung der Emotion und der Situation im Gehirn ernsthaft beeinträchtigt.[10] Wenn das Gesicht und die Kehle durch den mimischen und stimmlichen Ausdruck bei emotionalen Erfahrungen im restlichen Körper auf der physiologischen Ebene beteiligt werden, ermöglicht das größere Klarheit in Bezug auf die eigene emotionale Erfahrung. Da der stimmliche und mimische Ausdruck von Emotionen eng mit ihrem nonverbalen Ausdruck im ganzen Körper verknüpft ist, können diese Formen des Ausdrucks bei der weiteren Expansion der emotionalen Erfahrung im ganzen Körper helfen. Wenn wir die Emotion ins Gesicht treten lassen, kommt es außerdem eher dazu, dass andere unterstützend mit uns umgehen. Und das dürfte es leichter machen, die emotionale Erfahrung auszuhalten.

Um diese Region mit der emotionalen Erfahrung im Gehirn oder in anderen Teilen des Körpers zusammenzubringen, können wir Vorschläge machen wie: »Stellen Sie sich vor, jemand gibt Laute von sich, die zu der emotionalen Erfahrung in Ihrem Gehirn oder Körper passen oder macht ein entsprechendes Gesicht«; »Stellen Sie sich vor, wie Sie einen Laut oder Gesichtsausdruck machen, der sich mit der emotionalen Erfahrung in Ihrem Gehirn oder Körper deckt« oder »Versuchen Sie, die Emotion, die Sie in Ihrem Gehirn oder Körper fühlen, mit Ihrem Gesicht oder Ihrer Stimme auszudrücken.« Wenn im Gehirn oder Körper keine eindeutige Emotion zu ermitteln ist, können wir auch bei der erlebten inneren Not oder Bedrängnis ansetzen, die eine Situation oder ein psychophysiologisches Symptom an einem dieser beiden Orte auslöst, um zu prüfen, ob es sich hierbei vielleicht um eine emotionale Reaktion auf die Situation handeln könnte. Dazu können wir Vorschläge benutzen wie: »Während Sie wahrnehmen, wie schlimm sich diese Situation für Sie anfühlt (oder wie sich die Bauchschmerzen, der Kopfschmerz für Sie anfühlen), versuchen Sie bitte, Ihre innere Not durch einen entsprechenden Gesichtsausdruck oder über Ihre Stimme auszudrücken. Ich mache es mit Ihnen zusammen.«

Die Polyvagaltheorie des autonomen Nervensystems bietet uns auch ein Verständnis davon, wie die oben aufgezählten sieben Muskelgruppen in Kopf, Gesicht und Hals diese Bereiche und gleichzeitig auch den oberen Brustraum ausdehnen und helfen, die beiden Regionen energetisch und im emotionalen Erleben zu verbinden. Die Evolution hat eine außerordentlich fein abgestimmte Koordination zwischen den sieben Muskelgruppen und einem parasympathischen Nerv mit Namen »ventraler Vagus« hervorgebracht. Die Absicht, eine der sieben Muskelgruppen zu bewegen, triggert sofort den ventralen Vagusnerv. Schließlich gilt es, das Herz und die Lunge dahingehend zu stimulieren, dass Puls und Atemfrequenz erhöht und so die kardiovaskuläre Leistung gesteigert wird, um die Muskelgruppe mit der für die Bewegung benötigten Energie zu versorgen. Wenn man also eine emotionale Erfahrung im Brustraum in die Kopf-, Gesichts- und Halsregion ausdehnen möchte oder umgekehrt, kann es hilfreich sein, die sieben Muskelgruppen zu betätigen (inklusive der Mimik- und Stimmmuskulatur).

Um zum Beispiel eine emotionale Erfahrung vom Brustraum zur benachbarten Hals- und Kopfregion auszudehnen, können wir Vorschläge machen wie: »Während Sie die Angst in der Brust spüren, öffnen und schließen Sie doch einmal den Mund, um die Kiefermuskeln zu lockern. Öffnen und schließen Sie die Augen, um die Augenmuskeln zu auszudehnen. Drehen Sie den Kopf in verschiedene Richtungen. Oder drücken Sie die Angst durch Ihre Mimik oder Stimme aus. Führen Sie etwas oder alles hiervon durch und nehmen Sie wahr, was daraufhin in Ihrem Brust-, Kopf- und Halsbereich geschieht. Nehmen Sie eine physische Ausdehnung in einer dieser Regionen wahr? Wie erleben Sie jetzt die Angst in der Brust? Hat sie sich dort weiter ausgedehnt? Ist sie jetzt erträglicher als zuvor? Erfahren Sie etwas von der Angst in Ihrem Kopf-, Gesichts- oder Halsbereich?«

Um die Kopf-, Gesichts- und Halsregion mit einer bestimmten anderen Region des Körpers zu verbinden, können wir auch die simplen Expansionsstrategien von einer Region zur nächsten anwenden und dabei Wahrnehmung, Intention und Selbstberührung einsetzen. Würden wir zum Beispiel die Erfahrung von Traurigkeit im Gesichts- und Kehlbereich mit dem Bauch verbinden wollen, könnten wir Vorschläge machen wie: »Während Sie die Traurigkeit in Ihrem Gesicht und in Ihrer Kehle wahrnehmen, lenken Sie Ihre Aufmerksamkeit doch bitte einmal auch auf Ihren Bauch. Verweilen Sie bei beiden Regionen gleichzeitig oder achten Sie abwechselnd auf die eine oder die andere. Sehen Sie sich an, ob Sie die Traurigkeit mit Ihrer Intention in Ihren Bauch hinunterbringen können. Was geschieht in Ihrem Bauch? Entsteht mehr Raum dort? Erleben Sie die Qualitäten der Traurigkeit, die Sie in Ihrem Gesicht erfahren, nun auch dort? Finden Sie Ihre Traurigkeit erträglicher als zuvor?«

Sie können auch Selbstberührung einführen, um die Emotion in eine andere Region hinein auszudehnen: »Legen Sie, während Sie die Traurigkeit in Ihrem Gesicht und Ihrer Kehle spüren, doch einmal eine Hand bequem an Ihr Gesicht und die andere auf Ihren Bauch. Die Intention dabei ist, diese beiden Regionen zu verbinden. Nehmen Sie wahr, ob sich die Traurigkeit oder eine bestimmte Qualität, die sie in Ihrem Gesicht und Ihrer Kehle hat, bis in Ihren Bauch hinein ausdehnt. Ist die Traurigkeit nun eher auszuhalten als zuvor? Haben Sie das Gefühl, Ihr Gesicht, Ihre Kehle und Ihr Bauchbereich hätten sich ausgedehnt?«

Das Körperpsychotherapiesystem Bodynamic Analysis hat empirisch ermittelt, dass die Halsmuskeln, vor allem die Nackenmuskulatur, eine Blockade veranlassen können, die den Informationsfluss zwischen dem Kopf und dem restlichen Körper beeinträchtigt.[11] Darüber hinaus wurde dort festgestellt, dass die Nackenmuskeln enorm viel Energie, Stress, Angst und Schock bewältigen oder abwehren können. Um auf den Hals dahingehend einzuwirken, ihn bei der emotionalen Erfahrung lokal auszudehnen wie auch den Kopf mit dem restlichen Körper zu verbinden, können wir einfach die Aufmerksamkeit auf ihn lenken – mit der Intention, ihn besser zugänglich zu machen. Wir können auch den Hals in verschiedene Richtungen bewegen oder eine Hand in den Nacken legen mit der Absicht, die Abwehrmechanismen in dieser Region aufzulösen.

Ich fragte einmal eine Frau, die unter Ängsten litt, wo sie die Angst erlebte (die immer von Gedanken an eine bestimmte Situation getriggert wurde). Sie sagte, die Angst konzentriere sich komplett in ihrem Gehirn. Daraufhin bat ich sie um Erlaubnis, sachte meine Hand auf ihren Nacken zu legen, um dadurch zu helfen, die Angst mit ihrem Körper zu verbinden. Sie ließ sich darauf ein. Was dann kam, demonstrierte auf geradezu dramatische Weise, wie wirksam der Nacken die Ausbreitung emotionaler Erfahrungen vom Gehirn in den Körper hinein blockieren kann: Kaum eine Minute später berichtete die Frau nämlich, dass die Angst jetzt überall in ihrem Körper sei. Daher prüfe ich bei Verkörperungssitzungen immer, was im Nacken vor sich geht. Gibt es dort Abwehrmechanismen, die sich dem in den Weg stellen, Emotionen vom Kopf bis in den Körper auszudehnen oder umgekehrt? Das gilt generell für Emotionen, umso mehr aber für Angst, Terror und Trauer. Warum für Trauer? Weil wir unsere Trauer oft unterdrücken, indem wir ihren Ausdruck im Kehlbereich zurückhalten. Berührung im Nacken scheint zu helfen, die Blockade in der Kehle zu lösen.

Brust-, Bauch- und Beckenregion

Der Rumpf, der von den Schultern bis zum Beckenboden reicht, umfasst die Brust-, Bauch- und Beckenhöhle. Die Eingeweide (die Organe, Drüsen und Blutgefäße im Inneren des Rumpfes) werden außen von Muskeln, Knochen, Faszien und der Haut geschützt. Ihr reibungsloses Funktionieren steht und fällt mit dem einwandfreien Funktionieren der Rumpfmuskulatur. So zum Beispiel benötigt die Lunge für die Atmung die Atemmuskulatur des Rumpfes. Die Eingeweide bilden die zentrale Stoffwechselmaschinerie hinter der Atmung, Verdauung und Durchblutung, über die Energie produziert und verteilt wird, um die uns begegnenden Lebenssituationen zu bewältigen, von den alltäglichen bis zu den außergewöhnlichen. Die Entstehung emotionaler Erfahrungen (ein Urteil, wie sich Situationen auf unser Wohlbefinden auswirken) hängt daher stark mit diesen zentralen physiologischen Voraussetzungen zusammen. Rumpfmuskeln wie das Zwerchfell, die Zwischenrippenmuskeln sowie die Bauchmuskeln – die allesamt unter die Kategorie »primäre Atemmuskulatur« fallen – wurden zudem in der Körperpsychotherapie als die primären Muskeln identifiziert, die für das Management von Emotionen zuständig sind. Wir können das ohne Weiteres überprüfen: Durch Luftanhalten können wir die Intensität der meisten emotionalen Erfahrungen reduzieren. Diese Verbindungen zeigen, wie eng verflochten die Eingeweide und die Rumpfmuskulatur im Hinblick auf ihre physiologischen und psychologischen Funktionen sind. An uns selbst und mit anderen können wir auch feststellen, wie unsere Arbeit an einem dieser Aspekte an anderer Stelle Veränderungen bewirkt.

Bei der Verkörperung von Emotionen geht es uns oft darum, die emotionale Erfahrung lokal in der Brusthöhle (zwischen den Schultern und dem Zwerchfell) oder auch in der Bauch- und Beckenhöhle (zwischen Zwerchfell und Beckenboden) auszudehnen. Oft haben wir ein Interesse daran, den Rumpfbereich oberhalb des Zwerchfells mit der Region darunter zusammenzuführen und so die Brusthöhle mit dem darüber liegenden Kopf und Hals zu verbinden. Oder es geht darum, den Bauch- und Beckenbereich mit den darunter beginnenden Beinen zu verbinden. Es gibt viele

Wege, bei der angeleiteten Verkörperung von Emotionen mit dem Rumpf zu arbeiten. Wie schon bei unserer Arbeit mit den Armen und Beinen, borgen wir uns auch für die Arbeit mit dem Rumpf bestimmte Methoden aus der Osteopathie.

Die Osteopathie kennt innerhalb der Rumpfregion drei Diaphragmen: eines an der Schulter, eines in Höhe des Zwerchfells, ein drittes in Höhe des Beckenbodens. Ein Diaphragma ist ein horizontales Gebilde im Körper, das bei gestörter Funktion die Regulation des Körpers reduzieren kann, indem es lebenswichtige biologische Ströme reduziert (etwa den Blutfluss und das ungehinderte Fließen der Interzellularflüssigkeit von einer Region zur nächsten). In der Osteopathie ist man darauf gestoßen, dass die Arbeit an den Rumpfdiaphragmen wirksam ist, um mit den Strukturen innerhalb des Rumpfes zu arbeiten, etwa den dort gelegenen Organen, wie auch mit äußeren Strukturen, zum Beispiel den Muskeln dort.[12]

Wir können mit dem Schulterdiaphragma über die gezielte Lenkung der Wahrnehmung dorthin arbeiten oder mit Selbstberührung. Eine Hand wird auf die ihr gegenüberliegende Schulter gelegt oder mittig auf den oberen Brustbereich – dorthin, wo Brustbein und Schlüsselbein aufeinandertreffen. Die Selbstberührung kann mit der Intention erfolgen, dass wir der Brusthöhle helfen wollen, sich lokal nach unten auszudehnen oder aber die Brustregion mit dem darüber gelegenen Kopf- und Nackenbereich zu integrieren.

Mit dem Zwerchfellmuskel können wir über die Wahrnehmung arbeiten oder aber mit Selbstberührung. Für Letztere legen wir eine Hand auf die Mitte des Solarplexus, unmittelbar unterhalb des Brustbeins, oder wir platzieren zwei Hände vorn auf dem Brustkorb. Die Intention kann hier darin bestehen, die Brusthöhle lokal nach oben zu weiten, die Bauch- und Beckenhöhle nach unten auszudehnen oder die Brusthöhle in Verbindung mit emotionalen Erfahrungen mit der Bauch- und der Beckenhöhle zu integrieren.

In Bezug auf das Beckendiaphragma (in Höhe des Beckenbodens) bieten sich gleich etliche Arbeitsweisen an. Wir können eine Hand auf das Schambein legen oder aber eine Hand auf das Schambein und die andere auf das Kreuzbein. Wir können auch je eine Hand beidseits auf den Hüftknochen legen, wobei die Finger in Richtung Leiste zeigen, wie bereits bei der Arbeit mit dem Hüftgelenk praktiziert. Nur dass sich die Aufmerksamkeit jetzt auf den Beckenboden konzentriert anstatt auf das Hüftgelenk. Wir können auf alle oben beschriebenen Weisen mit Selbstberührung am Beckendiaphragma arbeiten. Wir können die Wahrnehmung gezielt auf den Beckenboden richten, um seine Funktionsfähigkeit zu verbessern. Und wir können mit unserer Intention arbeiten, um die Becken- und Bauchhöhle lokal nach oben auszudehnen oder sie bei emotionalen Erfahrungen mit den etwas tiefer beginnenden Beinen integrieren.

Wenn wir jeweils mit zwei Diaphragmen gleichzeitig arbeiten, können wir davon ausgehen, dass sich die Region dazwischen ausdehnt und dass die Region oberhalb des oberen Zwerchfells und die unterhalb des unteren Zwerchfells integriert wird. Wenn wir zum Beispiel mit unserer Wahrnehmung oder mit beiden Händen an der Schulter und am Zwerchfell arbeiten, können wir erwarten, dass sich die Brustregion lokal erweitert und mit dem darüber liegenden Kopf- und Nackenbereich sowie dem Bauch- und Beckenbereich darunter integriert wird (vorausgesetzt, es liegt keine nennenswerte Blockade im Nacken vor). Wenn wir mit unserer Wahrnehmung oder beiden Händen am Zwerchfell und Beckendiaphragma arbeiten, können wir davon ausgehen, dass sich der Bauch- und Beckenbereich ausdehnt und mit der darüber liegenden Brustregion und den darunter liegenden Beinen integriert (vorausgesetzt, es gibt kein größeres Problem an den Hüftgelenken). Wir können auch mittels der Wahrnehmung oder mit beiden Händen mit dem Schulterdiaphragma und dem Beckendiaphragma arbeiten, um den ganzen Rumpf innerlich wie auch außen von den Schultern bis zum Beckenboden auszudehnen (sofern keine größere Blockade im Zwerchfell besteht), und diesen Bereich mit den Beinen darunter und darüber mit Kopf sowie Nacken/Hals zu verbinden (sofern keine größere Störung in Nacken oder an den Hüftgelenken besteht).

Wir können auch an anderen Stellen des Rumpfes simple Strategien für die lokale Expansion wie auch für die Expansion von einer Region in die nächste anwenden – sei es über die Wahrnehmung oder über Selbstberührung mit gezielter Intention. In den vorangestellten Abschnitten über simple Strategien der lokalen Expansion und der Expansion von einer Region zur nächsten haben wir bereits illustriert, wie das aussehen könnte.

Das physiologische System des Gehirns

In der ISP-Weiterbildung wird unter anderem vermittelt, wie sich emotionale Erfahrungen physiologisch über verschiedene Schichten des Gehirns und Körpers hinweg ausdehnen lassen: das Muskelsystem, die Eingeweide und das Zentralnervensystem (Gehirn und Rückenmark). Eine ausführliche Darstellung sämtlicher Strategien, die hier zum Einsatz kommen könnten, ist an dieser Stelle nicht machbar. Angesichts der Wichtigkeit speziell des Gehirns sollen hier aber dennoch einige Möglichkeiten vorgestellt werden, auf das Gehirn einzuwirken, um emotionale Erfahrungen besser zu regulieren und im Gehirn wie auch im Körper mehr Raum für sie zu schaffen. Außerdem soll es darum gehen, wie im Gehirn angesiedelte emotionale Erfahrungen zu den anderen Schichten des Körpers, der Eingeweide und des Muskelsystems hin ausgedehnt werden können.

Das Gehirn reguliert den Körper. Im Gehirn oder in den beiden äußeren Schichten des Körpers generierte emotionale Erfahrungen können das Gehirn überwältigen und seine Regulation stören. In der Folge können in Gehirn und Rückenmark physiologische Abwehrmechanismen in Bezug auf die dortige Dysregulation in Gang gesetzt werden. Ist das Gehirn derart überfordert, kann entweder die emotionale Erfahrung urplötzlich verschwinden, oder es entstehen in kürzester Zeit Symptome wie Migräne, Verwirrungszustände, Verlust der Sprache und Bewusstlosigkeit. Die Arbeit mit dem Gehirn wie auch mit den Eingeweiden allein über die Wahrnehmung und Intention ist nicht so wirksam wie eine Arbeit mit Selbstberührung. Das liegt daran, dass wir im Gehirn, im Rückenmark und im viszeralen Bereich nicht über detaillierte, uns bewusste physiologische Empfindungen zu dem verfügen, was dort vorgeht. Bezogen auf das Muskelsystem und die Haut sind wir hierzu schon viel besser in der Lage.

Zwei Areale des Gehirns, die bei emotionaler Überwältigung eine große Rolle spielen, sind der Hirnstamm und der präfrontale Kortex. Der Hirnstamm steuert lebenswichtige Funktionen wie die Atmung und den Blutkreislauf, und zwar über das autonome Nervensystem, das dem Hirnstamm entspringt. Von ihm hängt unser Überleben ab. Ein Hirnstammtrauma durch stumpfe Gewalteinwirkung kann auf der Stelle zum Tod führen. Der präfrontale Kortex – vor allem der orbitopräfrontale Kortex, auch limbischer Kortex genannt – ist der Kreuzungspunkt, an dem die höheren Hirnstrukturen, die für das Emotionsmanagement zuständig sind, mit den unteren Hirnstrukturen zusammentreffen, die damit zu tun haben, Emotionen zu generieren. Bei emotionaler Überwältigung, an der das Gehirn beteiligt ist, dürften sowohl der Hirnstamm als auch die Regionen des präfrontalen Kortex überfordert sein. Nun sind einige von uns leichter von Dingen überwältigt als andere. Sich emotional überwältigt oder überfordert zu fühlen, kommt außerdem selbst bei Menschen mit großer Affekttoleranz nicht selten vor. Vor diesem Hintergrund konnte ich feststellen, dass etwas Wissen darum, wie wir durch Selbstberührung unmittelbar auf das Gehirn einwirken können, bei der angeleiteten Verkörperung von Emotionen ziemlich oft nützlich ist. Die von mir genutzten Selbstberührungsstrategien sind von der Craniosakral-Therapie inspiriert.[13]

Um mit Selbstberührung an den Hirnstamm heranzukommen, legt man eine Hand auf das Hinterhauptbein, den untersten Abschnitt der Rückseite des Schädels – Daumen und Zeigefinger befinden sich dabei unterhalb des Hinterhaupts auf dem Nacken. Entscheidend ist dabei die Intention: Wir wollen tief genug vordringen, um den Hirnstamm zu erreichen, der sich vor dem Hinterhauptslappen und dem Kleinhirn befindet. Um mit einer tiefer liegenden Struktur im Gehirn wie etwa dem Hirnstamm zu arbeiten – oder auch mit einer tieferliegenden Struktur im Körper wie etwa dem Herzen – legen wir die Hand oberflächlich auf die Region darüber und vergegenwärtigen uns gezielt die Intention, diese im Inneren gelegene Stelle zu erreichen, um bioelektrische, biomagnetische und Quantenenergien durch unsere Hände dorthin zu lenken. Der präfrontale Kortex ist leichter zu verorten und zu bearbeiten: Wir können uns hierzu einfach eine Hand auf die Stirn legen und dabei die Intention verfolgen, tief genug zu gelangen, um hierüber den präfrontalen Kortex zu regulieren.

Wenn wir bei Klient*innen auf eine Situation mit überwältigend heftigen Emotionen stoßen oder es durch Überwältigung zu einem plötzlichen Verschwinden von Emotionen kommt, können wir Vorschläge machen wie: »Bitte legen Sie sich die Hand auf Ihren Hirnstamm oder Ihre Stirn oder auch beides gleichzeitig. Ihre Absicht dabei ist, an die Hirnstrukturen tief im Innern unter Ihren Händen heranzukommen und sie zu regulieren. Wenn Sie sich diese bildlich vorstellen können, umso besser. Falls nicht, keine Sorge. Beobachten Sie, was in Ihrem Körper in Gang kommt. Nehmen Sie wahr, wie es in Ihrem Gehirn und Ihrem Körper nun regulierter zugeht und wie eine größere Ausdehnung entsteht. Beobachten Sie, ob zwischenzeitlich verloren gegangene Emotionen wieder zurückkommen. Oder ob Sie mit Emotionen, die gerade noch so überwältigend waren, besser zurechtkommen beziehungsweise ob sie erträglicher werden. Sehen Sie sich an, ob Ihr Gehirn regulierter wird, ob dort mehr Raum entsteht, ob es sich beruhigt und so weiter, obwohl Sie gerade damit beschäftigt sind, Ihre Angst vor dem Tod zu verarbeiten.«

Bei unserer Arbeit mit Überlebenden des Tsunami im Indischen Ozean 2004 in indischen Dörfern erwies sich gleichzeitige Selbstberührung am Hirnstamm und präfrontalen Kortex als ziemlich wirksam, wenn es darum ging, die massive Aktivierung zu regulieren und auf ein größeres Areal zu verteilen. Ich erinnere mich noch, wie die Frauen, die schon von uns behandelt worden waren, den noch Wartenden zeigten, wie sie sich selbst am Hirnstamm und am präfrontalen Kortex die Hände auflegen konnten – etwas, das wir ihnen gerade als Selbsthilfe-Tool für sich selbst und andere beigebracht hatten.

Expansion über die physiologischen Schichten von Gehirn und Körper hinweg

Wir können entweder den Hirnstamm oder den präfrontalen Kortex mit einer Hand berühren und einen weiteren Teil des Körpers innerhalb der gleichen Schicht (etwa das Rückenmark) mit der anderen, um eine Expansion innerhalb des Zentralnervensystems zu fördern. Mit einer Hand auf dem Hirnstamm oder dem präfrontalen Kortex und der anderen auf einem Teil des viszeralen Systems oder des Muskelsystems lässt sich die emotionale Erfahrung über verschiedene Schichten des physiologischen Systems hinweg ausdehnen. Wir könnten zum Beispiel vorschlagen: »Während Sie die überwältigende Trauer in Ihrem Herzen fühlen, legen Sie bitte eine Hand auf Ihren Hirnstamm oder den präfrontalen Kortex und die andere Hand auf Ihr Herz. So können Sie das Herz und den Hirnstamm miteinander verbinden. Die Intention dabei ist, das Herz zu erreichen, zu regulieren und auszudehnen. Beobachten Sie die Veränderungen. Bewirkt es, dass sich die Trauer in Ihrem Herzen oder im Gehirn weiter ausdehnen und regulieren kann? Hilft es, die Trauer an einer Stelle, wo sie vorher nicht präsent war, stärker präsent zu machen? Macht das die Art, wie Sie die Trauer erleben, alles in allem erträglicher als zuvor?« Wenn die überwältigende Trauer plötzlich verschwindet, können Sie vorschlagen: »Bitte legen Sie sich eine Hand auf den Hirnstamm oder den präfrontalen Kortex und die andere auf Ihr Herz. Und wenn Sie sich noch einmal in die Situation zurückversetzen, die diese große Trauer in Ihnen ausgelöst hat, beobachten Sie bitte, ob die Trauer in Ihrem Gehirn aufsteigt oder in Ihrem Herzen. Ist sie erträglicher als zuvor?«

Wir können simple Expansionsstrategien von einer Region zur nächsten anwenden, um Emotionen über die Eingeweide und das Muskelsystem hinweg auszudehnen, und zwar über die Wahrnehmung, die entsprechende Intention und Selbstberührung. Um die beiden Regionen zum Beispiel während der emotionalen Erfahrung auszudehnen und miteinander zu verbinden, könnten wir vorschlagen: »Bitte legen Sie sich die Hand auf den Dickdarm, also auf Ihren Bauch unmittelbar oberhalb Ihres Nabels. Stellen Sie sich vor, wie Sie den Dickdarm durch ihre Haut und Muskeln in dieser Region hindurch berühren, um eventuelle Abwehrmechanismen dort aufzulösen. Legen Sie die andere Hand auf Ihre Oberschenkelmuskulatur, um Abwehrmechanismen aufzulösen, die dort vielleicht bestehen. Achten Sie jetzt darauf, wie sich die beiden Regionen eventuell energetisch und im Hinblick auf die Emotion zu verbinden beginnen. Breitet sich die Spur von Angst, die im Dickdarmbereich präsent war, mehr im ganzen Bauchraum aus? Verbindet sich die Angst im Bauch mit dem Oberschenkel und dehnt sich dort aus? Halten Sie nach derselben Qualität von Angst, die Sie im Bauch erleben, auch im Bereich der Oberschenkel Ausschau. Versuchen Sie bitte, die Angst, die Sie im Bauch fühlen, über Ihren Gesichtsausdruck und Ihre Stimme auszudrücken. Damit können Sie helfen, sie weiter im Körper auszudehnen. Ist Ihre Erfahrung der Angst jetzt eher zu bewältigen als zuvor?«

Einige Überlegungen zur Expansion

Wenn wir physiologische Abwehrmechanismen in Gehirn und Körper auflösen, wird das physiologische System dadurch tendenziell regulierter werden. Das gilt umso mehr, wenn wir mithilfe von Regulationsmodellen für mehr Expansion sorgen. Damit könnten wir allerdings die Emotion wegregulieren, wenn wir den Fokus nicht auf die Emotion und die Situation gerichtet halten, die der Auslöser für dieses Gefühl ist. Das ist in Ordnung, sofern es das ist, was wir vorhaben. Wenn unsere Intention aber die ist, mehr Raum dafür zu schaffen, die Emotion auszuhalten, müssen wir die Person hierbei immer wieder an die Situation erinnern. Vor allem an die konkreten Details, die mit der Emotion verknüpft sind, etwa: »Als sich der Tsunami zurückzog, sahen Sie also, dass Ihre Frau noch lebte, aber Ihr Kind war nicht mit dem Leben davongekommen.« An dieser Stelle gilt es die Person emotional auf alle erdenklichen Weisen weiter zu unterstützen, mit empathischen Bemerkungen wie: »Von allen Formen von Trauer, die ich kenne, ist die Trauer um den Verlust eines Kindes die allerschlimmste. Etwas Härteres als ein Kind zu verlieren, ist kaum vorstellbar.« Ansonsten könnte die Emotion einfach verschwinden, da sie von unserem ausschließlichen Fokus auf die Expansion, bei dem die Emotion und die Situation außer Acht bleiben, reguliert wurde.

Oft kommen Fragen dazu, in welche Richtung eine Emotion im Idealfall von einer Region des Körpers bis in eine andere ausgedehnt werden soll. Eine gute Faustregel lautet, hierfür die jeweils benachbarten Regionen zu nehmen. Ist die Emotion zum Beispiel im Brustraum präsent, könnte man sie von der Brust aus in die Arme hinein ausdehnen, über das Schultergelenk hinweg. Oder über das Zwerchfell hinweg in den Bauchraum. Oder über das Schulterdiaphragma hinweg zum Kopf- und Hals-/Nackenbereich. Oder über den Hals/ Nacken zum Kopf. Ist die Emotion anfänglich zunächst einmal im Bauch angesiedelt, könnte man ihre Expansion über das Zwerchfell bis in die Brusthöhle vorantreiben. Oder nach unten zu den Beinen, über die Hüftgelenke oder das Beckendiaphragma hinweg. Mitunter, wenn sich die emotionalen Schwierigkeiten allzu sehr in Richtung eines Körperendes konzentrieren, heißt es vielleicht am anderen Ende des Körpers zu arbeiten, in einem nicht unmittelbar angrenzenden Körperareal, um die Energie zu verteilen und die emotionale Erfahrung erträglicher zu machen. Wenn sich die schwierige emotionale Erfahrung zu sehr im Kopf oder in der Brust konzentriert, hilft es oft, mit den Beinen zu arbeiten, um die emotionale Erfahrung nach unten und bis in die Beine hinunter auszudehnen.

Zu den weiteren Fragen, die oft gestellt werden, gehört: Wie viel Expansion braucht es? Eine enge Expansion, beschränkt auf die lokale Expansion in der entsprechenden Region, oder eine Expansion zu nur ein oder zwei weiteren Bereichen? Eine ausgedehnte Expansion, unter Einbeziehung vieler weiterer Bereiche? Bleiben wir bei der Arbeit an der lokalen Expansion in einer bestimmten Region an der Oberfläche oder gehen wir in die Tiefe? Und wie viel Zeit widmet man der Expansion? Die Antwort auf all diese Fragen ist frustrierend: Nun, es kommt darauf an. Es hängt davon ab, was erforderlich ist, um das Symptom aufzulösen. Es hängt auch von den Möglichkeiten von Klient*innen ab sowie von denen der Therapeut*innen.

Generell gilt: Je geringer die Affekttoleranz von Klient*innen, desto mehr heißt es, bei der lokalen Expansion an der Oberfläche zu bleiben. Je länger wir den Fokus darauf gerichtet halten, eine Region lokal auszudehnen, desto tiefer die Öffnung. Und je tiefergehender die physiologische Öffnung, desto schwieriger wird eine unangenehme Erfahrung, vor allem wenn der Rest des Körpers diesbezüglich in der Abwehr ist. Unter solchen Umständen ist es besser, nicht viel Zeit darauf zu verwenden, die Emotion lokal in der Region auszudehnen, in der die Emotion anfangs anzutreffen ist. Stattdessen wird eine andere Region miteinbezogen, in die hinein die Emotion ausgedehnt wird, sodass sich die Bürde, die diese Emotion bedeutet, zwischen den beiden Regionen aufteilt und so erträglicher wird.

Mitunter, wenn die Affekttoleranz wirklich niedrig ist, besteht die beste Strategie darin, die emotionale Erfahrung möglichst schnell oberflächlich in möglichst viele Regionen auszudehnen. Oft haben wir es bei der Arbeit ja mit Symptomen in Form von Angstattacken oder Migräne zu tun, die von Emotionen auf diese Weise ausgelöst werden. Es gibt Anlässe, wo eine tiefgehende Arbeit an einer bestimmten Stelle gefragt ist (etwa im Herzen), um ein Symptom aufzulösen. In solchen Fällen empfiehlt es sich, bevor wir zu der tiefen lokalen Arbeit in einer Region übergehen, bei früheren Zyklen der emotionalen Verkörperungsarbeit zunächst einmal durch oberflächliche Expansion weitere Teile des Körpers einzubeziehen. An einer Stelle ohne eine gewisse Unterstützung von anderen Regionen tiefzugehen, kann die Erfahrung der Emotion unerträglicher machen als nötig.

Wie viel Expansion sein muss, in wie viele Zonen eine emotionale Erfahrung ausgedehnt werden muss und wie tief die Expansion an einer Stelle gehen muss, damit ein Symptom verschwindet, sind letztlich allesamt Fragen, die nur die empirische Erfahrung beantworten kann. Die Antwort kann je nach Person und selbst bei ein und derselben Person je nach Situation unterschiedlich ausfallen.

Als Nächstes betrachten wir nun den letzten Schritt des Prozesses der Verkörperung von Emotionen: die Integration.

13

Die Integration

Dieses Kapitel erörtert, wie sich eine verbesserte physiologische und energetische Regulation durch vermehrte Verkörperung von Emotionen dazu nutzen lässt, die Verkörperungsarbeit bei Bedarf an verschiedenen Stellen innerhalb einer Sitzung zu stabilisieren.

Was ist Integration?

Integration meint in der Regel, verschiedene Aspekte zusammenzubringen. Im Allgemeinen verstehen Therapeut*innen unter Integration etwas, das nach einer Sitzung zustande kommt, ganz von allein, und den Prozess weiter voranbringt. So zum Beispiel könnte Integration in Form eines Traums in Erscheinung treten, in dem ein anderer Aspekt der problematischen Situation durchgearbeitet wird. Sie kann darin bestehen, dass sich etwas am Symptom einer Person ändert, oder ihr Denken entwickelt sich in eine Richtung, die hilfreich für die Heilung ist. Bei der emotionalen Verkörperungsarbeit versteht sich Integration als spontane positive Entwicklung, die daraus folgt, dass jemand eine größere Kapazität für emotionale Erfahrungen entwickelt. Eine solche Integration kann selbst während der Sitzung zustande kommen. Eine größere Belastbarkeit im Hinblick auf eine emotionale Erfahrung durch deren Expansion kann zu greifbaren Verbesserungen der physiologischen und energetischen Regulation führen. Sie kann das Gehirn und den Körper physiologisch zugänglicher machen für optimale Veränderungen auf der Ebene der Kognition und des Verhaltens. Sie kann zudem den Zugang zu kollektiven Ressourcen erleichtern.

Integration ist ein kontinuierlicher Prozess. Man kann sie damit gleichsetzen, von einer Krankheit wie etwa einer Grippe zu genesen. Wenn die Heilung weiter fortgeschritten ist, verbessert sich unser Zustand körperlich, energetisch, kognitiv und verhaltensmäßig unablässig, ebenso wie wir mehr und mehr in der Lage sind, uns auf unsere Umgebung – die lebendige und nicht lebendige – einzulassen. Beim Schritt der Integration nutzen wir solche vorteilhaften Konsequenzen der Verkörperung von Emotionen als Ressourcen, um eine weitergehende Verkörperung von Emotionen und die Auflösung von Symptomen zu fördern.

Einsatzmöglichkeiten der Integration

Wenn wir an einer Problemsituation zu arbeiten beginnen, setzen wir damit einen Zyklus der Verkörperung von Emotionen in Gang. Nachdem wir eine Emotion identifiziert, unterstützt und in dem Maße verkörpert haben, in dem es möglich ist, könnten wir den Zyklus einfach an diesem Punkt beenden, ohne sonderlich auf Integration zu achten. Eine Sitzung in emotionaler Verkörperungsarbeit kann einen Zyklus oder auch mehrere Zyklen der Verarbeitung einer Emotion oder auch mehrerer Emotionen umfassen. Integration kann als letzter Schritt in einem Zyklus der Verarbeitung von Emotionen eingesetzt werden oder am Ende einer aus vielen Zyklen bestehenden Sitzung, um am mehr Stabilität oder Veränderung in den Prozess zu bringen. Integration kann jedoch auch zu anderen Zeiten zum Einsatz kommen, etwa innerhalb eines Zyklus, um das Gehirn und den Körper physiologisch zu unterstützen und zu stabilisieren. Sie kann auch einbezogen werden, um die emotionale Erfahrung innerhalb des Toleranzfensters einer Person zu halten.

Beim Verkörpern einer Emotion müssen wir von Zeit zu Zeit eventuell eine Pause einbauen, um die Emotion in vielen kurzen Zyklen zu verarbeiten statt in einem langen, damit die Erfahrung erträglich bleibt. In solchen Fällen kann Integration helfen, den Prozess auf stabile Weise in kürzere Zyklen aufzusplitten. Bitte beachten Sie, dass der bewusste Einsatz von Integration bei der emotionalen Verkörperungsarbeit ein optionaler Schritt ist. Das heißt, sie ist innerhalb einer Sitzung nicht notwendig.

Da Integration ohnehin ständig stattfindet, könnte sie Klient*innen auch eigenständig bewusst werden. Hier aber soll es darum gehen, sie aktiv einzusetzen. Betrachten wir daher diverse positive Entwicklungen, die die Verkörperung von Emotionen nach sich ziehen kann. Sehen wir, wie sie zustande kommen, worin sie sich äußern, wonach es Ausschau zu halten gilt und auf welche Weisen sie sich als Ressourcen verwenden lassen, um die Verkörperung und die Auflösung von Symptomen zu verbessern.

Positive Entwicklungen durch die Verkörperung von Emotionen

Verbesserung der physiologischen und energetischen Regulation: Eine unangenehme emotionale Erfahrung ist ein Zustand von Stress und Dysregulation. Wie wir in Kapitel 8 über Affekttoleranz sehen konnten, nehmen Stress und Dysregulation im

Körper bei einer unangenehmen emotionalen Erfahrung mit der Mobilisierung physiologischer und energetischer Abwehrmechanismen zu, wenn wir aktiv versuchen, Zugang zu der emotionalen Erfahrung zu finden, um sie aufzulösen. Eine angenehme emotionale Erfahrung ist ein Zustand, der von wachsender Regulation und weniger Stress gekennzeichnet ist. Wenn die angenehme emotionale Erfahrung – etwa sexuelle Lust – durch physiologische und energetische Abwehrmechanismen gehemmt wird, nimmt auch der Stress- und Dysregulationspegel im Körper zu. Wenn wir physiologische und energetische Abwehrmechanismen gegen die emotionale Erfahrung lockern, um eine emotionale Erfahrung auf ein größeres Areal auszudehnen und die Person dabei zu unterstützen, mehr von der Emotion zu erfahren, geht es für ihren Körper und ihre Energie in Richtung größerer Regulation oder geringerer Dysregulation, selbst während unangenehme Emotionen durchlebt werden. Tatsache ist, dass genau diese relative Verbesserung in Sachen Regulation des Körpers und der Energie bei der gezielten Verkörperung der Emotionen eine große Rolle dabei spielt, dass die unangenehme Emotion irgendwann als weniger schmerzhaft beziehungsweise erträglicher erlebt wird.

Mit der Auflösung physischer und energetischer Abwehrmechanismen, bei der Gehirn und Körper physiologisch erweitert werden, entsteht mehr Raum für die emotionale Erfahrung. Die Durchblutung verbessert sich, die Reizweiterleitung im Nervensystem, der interstitielle Flüssigkeitstransport, der Transport der Lymphflüssigkeit und der Energieströme, die den Körper regulieren. Regulation und Wohlbefinden im physiologischen System nehmen zu, selbst noch während wir eine unangenehme emotionale Erfahrung verarbeiten. Bei der Integration geht es allgemein darum, Ausschau nach Veränderungen im Körper und in der Energie zu halten, die als erhöhtes Wohlbefinden oder als Abnahme von Stress und innerer Not erlebt werden.

Man kann diesen Aspekt der Integration im Körper auf viele Weisen erfahren: weniger Blockaden, weniger Enge, mehr Freiheit, mehr Raum, mehr Behagen, weniger Unbehagen, weniger Schmerzen, leichteres Atmen, Erleichterung, mehr Gelassenheit und so weiter. Und das alles, obwohl man vielleicht gerade eine so schreckliche Emotion wie Todesangst verarbeitet. Betrachten wir den Aspekt der Energie, so wird Integration vielleicht als Abnahme von Unbehagen oder Unwohlsein in ihrem Erleben erfahren, als mehr positive Energie, mehr Wohlbefinden, mehr Fließen, Expansion, Balance im Hinblick auf die Verteilung der Energie im Körper und so weiter.

Auf Veränderungen im körperlichen und energetischen Erleben zu achten, die in Richtung weniger Unbehagen oder mehr Behagen gehen, kann hilfreich dabei sein, die emotionale Erfahrung während eines Zyklus, am Ende eines solchen oder am Ende einer Sitzung regulierter, stabiler und aushaltbarer zu machen. Man kann die Aufmerksamkeit abwechselnd auf Verbesserungen im Erleben des Körpers und der Energie einerseits und die emotionale Erfahrung andererseits richten oder es kann beides gleichzeitig wahrgenommen werden.

Zunehmende Stabilität, Regulation und Toleranz der emotionalen Erfahrung kann sich auf mindestens drei Weisen einstellen. Erstens kann die zunehmende Regulation angesichts der unangenehmen Emotion bewirken, dass sie sich besser aushalten lässt. Man kann es damit vergleichen, dass es die Beimischung von etwas Zucker erleichtert, eine bittere Medizin zu schlucken. Zweitens unterstützt die gezielte Beachtung der Regulation ihr Wachstum. Wenn wir das nun im gleichen physiologischen System tun, innerhalb dessen wir an einer unangenehmen emotionalen Erfahrung arbeiten, kann dieser Fokus auf die Regulation der unangenehmen Erfahrung entgegenwirken. Ihr Ausmaß und ihre Intensität nehmen ab, das System wird stabiler und die Erfahrung erträglicher. Drittens gilt: Je mehr Aufmerksamkeit wir einer Erfahrung schenken, desto intensiver kann sie werden. Schließlich versehen wir die Erfahrung hierdurch – so das erste Prinzip der Energie – mit mehr Energie. Wenn wir also die Aufmerksamkeit des Gehirns aufteilen zwischen der unangenehmen emotionalen Erfahrung einerseits und der unterschwelligen Verbesserung auf der Ebene des Körpers und der Energie andererseits, schwächen wir damit die Aufmerksamkeit, die sich noch auf die unangenehme emotionale Erfahrung richtet. Wir lenken uns von dieser ab, was den mit ihr verbundenen Leidensdruck reduzieren und die Erfahrung stabilisieren und erträglicher machen kann.

Verbesserungspotenzial im Hinblick auf Kognition und Verhalten: Wie wir in Kapitel 6 sehen konnten, hängen Kognition, Emotion und Verhalten nicht nur vom Gehirn ab, sondern auch vom Körper und von der Umgebung. Und wie wir in Kapitel 8 sahen, sind Abwehrmechanismen, die überwältigende Emotionen in den Griff bekommen sollen, dazu angetan, den körperlichen Zugang zu Kognitionen und Verhaltensweisen einzuschränken. Beides beeinträchtigt uns dann in einer gegebenen Situation und beschneidet uns in unseren Möglichkeiten, effektiv mit der Situation umzugehen. Wenn wir durch Ausdehnung des Körpers belastbarer dafür werden, uns Emotionen auszusetzen, wird der Körper wie auch sein Kontakt mit seinem Umfeld offener für optimale kognitive und verhaltensmäßige Veränderungen. Erschließen sich uns im Hinblick auf eine Situation optimalere Kognitionen und Verhaltensweisen, verbessern sich unsere kognitiven und verhaltensmäßigen Möglichkeiten, mit der Situation umzugehen.

Es gibt Situationen, wo kognitive oder verhaltensbezogene Veränderungen womöglich zur Auflösung einer emotionalen Schwierigkeit führen. So ist es etwa, wenn ich verarbeite, wie verletzt ich in dem Moment war, als ich mich von meiner Frau zurückgewiesen fühlte (und die Schwierigkeiten, die ich danach damit hatte, auf sie zuzugehen, wenn ich sie dringend brauchte). Mein Verletztsein wie auch mein Abgeschnittensein von meiner Frau können sich auflösen, indem mir klar wird, dass die Verletztheit, die ich in Verbindung mit meiner Frau empfinde, mit meiner Mutter zu tun haben mag (Kognition). Oder beides löst sich auf dem Weg auf, dass ich den Impuls verspüre, mich meiner Frau erneut anzunähern (Verhalten). Es gibt auch Situationen, in denen kognitive oder verhaltensbezogene Veränderungen helfen können, die Emotion auszuhalten. Zu erkennen, dass die Verletztheit, die ich empfinde, womöglich mehr mit meiner Mutter zu tun hat als mit meiner Frau (Kognition), kann zum Beispiel helfen, mich weniger verletzt zu fühlen und die Erfahrung so besser zu verarbeiten. Oder, um ein weiteres Beispiel zu nennen: Die Erkenntnis, dass sich meine pandemiebedingte Angst, an Corona zu erkranken und zu sterben, mit der Angst zu sterben mischt, die ich in Verbindung mit einem Kindheitstrauma erfahren habe, kann beide Ängste erträglicher machen und ihre abschließende Verarbeitung erleichtern. Allein schon ein Gefühl zu benennen (Kognition), kann mitunter dazu beitragen, die Erfahrung erträglicher zu machen. Die Erkenntnis, dass einem mehr Möglichkeiten offenstehen, auf eine Situation zu reagieren (Verhalten), kann die Verarbeitung von Emotionen in einer bestimmten Situation – etwa Angst und Frustration – erträglicher machen.

Bei der Integration können wir nach hilfreichen kognitiven und verhaltensmäßigen Veränderungen suchen, die bei der emotionalen Verkörperungsarbeit zustande kommen – sei es während eines Zyklus, am Ende eines Zyklus, am Ende einer viele Zyklen umfassenden Sitzung oder zwischen Sitzungen. Sie sorgen dafür, dass die emotionale Erfahrung eher auszuhalten und stabiler ist und sich leichter auflösen lässt. Diese Veränderungen tauchen oft eigenständig als Bestandteil des Prozesses auf. Wenn nicht, können wir sie unterstützen, indem wir Fragen stellen wie: »Wie denken Sie jetzt über die Situation?« oder »Was können Sie in der Situation anders machen – was meinen Sie?« Jemanden inmitten einer überwältigenden emotionalen Erfahrung auf kognitive und verhaltensbezogene Aspekte der Erfahrung zu stoßen, indem seine Aufmerksamkeit zwischen den verschiedenen Seiten der Erfahrung gesplittet wird, kann helfen, die Intensität der emotionalen Seite des Erlebten zu reduzieren und die emotionale Erfahrung so inmitten eines Zyklus oder an dessen Ende aushaltbarer zu machen und zu stabilisieren.

Sie können fragen: »Wo Sie es nun ja ein Stück weit geschafft haben, sich Ihren Emotionen auszusetzen und sie zu regulieren, frage ich mich, ob sich vielleicht etwas verändert hat im Hinblick auf die Gedanken, die Sie zu der Situation haben. Ist etwas anders geworden im Hinblick auf Einzelheiten dieser Situation, an die Sie sich erinnern? Haben sich Ihre Vorstellungen davon verändert, was Sie in dieser Situation tun können und was nicht (oder was Sie hätten tun können und was nicht)?« Sie können die Person bitten, sich während der Sitzung mit Ihnen auf solche Erkundungen einzulassen, oder Sie können ihr auftragen, sich zwischen den Sitzungen selbst solche Fragen zu stellen.

Die Integration der emotionalen Verkörperungsarbeit dürfte – wie jede andere psychologische Arbeit – im Wach- wie auch im Traumzustand weitergehen. Vor diesem Hintergrund können wir unseren Klient*innen auch sagen: »Sie haben erfolgreich ein wichtiges und hartes Stück Arbeit hinter sich gebracht. Der Prozess dürfte noch eine Zeit lang weitergehen – im Wachzustand und auch während Sie schlafen. Bitte behalten Sie Veränderungen in Ihrem Denken und in Ihrer Erinnerung an die Situation im Blick. Achten Sie außerdem auf Ihre Emotionen in Bezug auf die Situation (einschließlich der Emotionen, um die es bei unserer heutigen Arbeit ging). Beobachten Sie auch, was Sie nach Ihrem Dafürhalten an der Situation ändern können und was nicht. Bitte verfolgen Sie auch Ihre Träume und reflektieren Sie darüber, wie diese im Anschluss an die Sitzung vielleicht kognitive, emotionale und verhaltensbezogene Veränderungen im Hinblick auf die Situation spiegeln, an der Sie gearbeitet haben.«

Verbesserter Zugang zu kollektiven Ressourcen: Wenn eine größere Kapazität für eine unerträgliche Emotion geschaffen wird, können Geist und Körper offener für ihr Umfeld sein, was ihnen erlaubt, mehr an die kollektiven Energien des Universums angeschlossen zu sein. Wenn ich zum Beispiel auf mehr Menschen in meiner Umgebung zugehen kann, nachdem ich meine Angst vor Blickkontakt mit anderen aufgearbeitet habe (eine Angst, die auf meine Kindheit zurückgeht), kann mir die zusätzliche Unterstützung, die ich jetzt von anderen in meinem kollektiven Umfeld annehmen kann, helfen, tiefere Ebenen meiner Kontaktangst zu bearbeiten. Meine Affekttoleranz dabei ist größer geworden. Wir können diese interpersonelle Ressource während eines Zyklus oder am Ende eines Zyklus oder einer Sitzung einsetzen, um die emotionale Erfahrung stabiler, regulierter und aushaltbarer zu machen sowie Symptome aufzulösen.

In jeder Phase der emotionalen Verkörperungsarbeit auf positive Veränderungen energetischer Art zu achten (ob von innen oder außen – das eine lässt sich vom anderen im Körper nicht immer trennen), kann helfen, mehr Stabilität und Regulation in die emotionale Erfahrung zu bringen und dafür sorgen, dass sie eher zu ertragen ist, und hartnäckige körperliche und energetische Muster zu erkennen, um Symptome aufzulösen. Das gilt besonders am Ende einer Sitzung, wenn wir davon ausgehen können, dass die kollektiven Energien nach mehreren Zyklen der Verkörperung von Emotionen zugänglicher geworden sind. Ich erinnere mich noch, wie ich einmal mit einer Frau zusammensaß, nachdem sie daran gearbeitet hatte, die Traurigkeit in ihrer Brust zu verkörpern. Sie war in Resonanz mit einer wirbelnden Energie, die in ihre Lunge trat, und die sie in Zeitlupe von innen ausgehend ausgedehnt hatte – die Art von tiefer Integration, die ich im Vorfeld der Auflösung von Symptomen immer wieder gesehen habe. Die besagte Klientin berichtete, dass sie kurze Zeit später eine enorme Linderung ihres langjährigen Symptoms beobachtete: häufige Episoden, bei denen sie keine Luft mehr bekam.

Integration in verschiedenen Stadien der emotionalen Verkörperung

Innerhalb eines Zyklus: Ein Zyklus der Verkörperung von Emotionen besteht aus vier Schritten – Situation, Emotion, Expansion und Integration. An jedem Punkt innerhalb des Zyklus, vor allem bei den ersten drei Schritten, gibt es Zeitpunkte, wo die Emotion zu viel werden kann, kaum auszuhalten ist, und die Abwehrmechanismen stärker werden. Es kann im Körper und energetisch zu einer Zunahme von Stress, Dysregulation und Instabilität kommen. In diesem Fall können wir uns physiologische und energetische Phänomene bei der Integration zunutze machen, um den Prozess so zu steuern, dass die Erfahrung innerhalb des gegebenen Toleranzfensters bleibt.

Sie können dies tun mit Aussagen wie: »Sie machen das wirklich großartig. Es ist richtig Schwerarbeit gewesen, Ihre Trauer zu verkörpern. Jetzt sieht es so aus, als wäre es erst einmal genug, sonst wird es zu viel für Sie. Trauer ist heftig. Ich weiß aus eigener Erfahrung, wie heftig sie sein kann. Verlagern Sie Ihre Aufmerksamkeit doch einmal ein wenig und nehmen Sie wahr, wie Sie sich körperlich und energetisch vielleicht ein wenig besser fühlen als vor unserer Arbeit. Vor allem könnte es sein, dass Sie nun ein klein wenig freier atmen können. Der Körper fühlt sich irgendwo vielleicht etwas weniger beengt an, vor allem an Stellen, zu denen

Sie die Trauer schon ausgedehnt haben. Vielleicht fühlen Sie sich an manchen Stellen (oder auch im ganzen Körper) sogar auf eine gute Weise etwas energiegeladener. Ihr Gehirn fühlt sich vielleicht weniger unter Stress. Bitte lenken Sie Ihre Aufmerksamkeit von Zeit zu Zeit für eine kleine Weile auf derartige winzige Verbesserungen in Ihrem Körper und Ihrer Energie, während Sie weiter Ihre sich ausbreitende Trauer beobachten. Sie können entweder abwechselnd auf Ihre Trauer und die kleinen Verbesserungen in Ihrem Körper und Ihrer Energie achten, oder Sie richten die Wahrnehmung auf beides gleichzeitig. Nehmen Sie wahr, inwiefern Sie sich hierdurch besser dabei fühlen, sich Ihrer Trauer auszusetzen, und machen Sie weiter damit, sie in Ihrem Körper auszudehnen.«

Wenn es innerhalb des Zyklus hart auf hart kommt, können wir auch kognitive und verhaltensbezogene Aspekte der Integration ins Spiel bringen, um den Leidensdruck zu lindern und Stress, Dysregulation und Instabilität zu reduzieren. Wie wir an früherer Stelle sehen konnten, macht es das vielleicht leichter, sich der Trauer auszusetzen, da die Aufmerksamkeit von der emotionalen Erfahrung abgelenkt oder zwischen der emotionalen Erfahrung einerseits und kognitiven und verhaltensbezogenen Aspekten der Erfahrung andererseits aufgeteilt wird. Oder es gelingt uns vielleicht, das Verbesserungspotenzial im Hinblick auf Kognitionen und Verhalten anzuzapfen, um zu helfen, den bei dem Prozess involvierten Schmerz zu lindern und die Instabilität zu reduzieren.

Wir können zu Klient*innen sagen: »Es ist großartig, dass Sie es geschafft haben, Ihre Trauer in diesem Umfang zu erfassen. Es ist nicht das Leichteste auf der Welt, sich einem so schlimmen Gefühl wie Trauer auszusetzen. Wenn wir belastbarer für eine Emotion werden, indem wir sie weiter im Körper ausdehnen, kann es bestimmten Untersuchungen zufolge etwas daran ändern, wie wir über eine Situation denken und was wir in der Situation tun können, damit sich die Dinge zum Besseren wenden. Nehmen wir uns nun einen Moment Zeit dafür, einzuschätzen, wie Ihre Arbeit bis zu diesem Punkt vielleicht etwas zum Positiven verändert hat: bezogen auf Ihre Gedanken zu der Situation und Ihre Erinnerungen an sie; bezogen auf Ihre Ideen, was Sie in der Situation anders machen könnten oder besser hätten machen sollen. Sie hätten zum Beispiel etwas Bestimmtes sagen oder nicht sagen können. Sie hätten etwas tun können oder hätten es besser nicht getan. Heute ist all das machbarer für Sie geworden. Erinnert Sie die Trauer, die Sie jetzt in dieser Situation empfinden, außerdem an andere Situationen in Ihrem Leben, vor allem aus Ihrer Kindheit?« Mit dem letzten Satz zapfen wir eine potenzielle Ressource an: die Möglichkeit, dass kognitive Erkenntnisse zum Einfluss der Vergangenheit auf die Gegenwart vielleicht helfen, die gegenwärtige Emotion auszuhalten.

Wenn Sie während des Zyklus feststellen, dass Ihr Gegenüber nun eher in der Lage ist, Kontakt herzustellen und Unterstützung von Ihnen oder von der Gruppe anzunehmen (wenn Sie mit der Person in einer Gruppe arbeiten), können Sie das nutzen. Es kann dazu beitragen, mehr Stabilität in die emotionale Erfahrung zu bringen, und die Person belastbarer für sie machen. Sie können einen solchen Kontakt unterstützen, indem Sie sagen: »Bitte schauen Sie mich oder die Gruppe an, und sehen Sie, ob Ihnen ein Unterschied im Hinblick darauf auffällt, wie Sie jetzt Kontakt herstellen und Unterstützung an sich heranlassen. Es ist völlig in Ordnung, wenn Sie das nur in begrenztem Umfang können. Selbst ein wenig kann hier schon eine Menge bewirken. Nehmen Sie so viel Unterstützung an, wie Sie können. Hilft es Ihnen, sich zu stabilisieren? Hilft es Ihnen, physiologisch oder energetisch regulierter zu werden und Ihre Trauer gefühlsmäßig eher zu ertragen?«

Am Ende eines Zyklus: Die Dauer, für die sich jemand einer schwierigen Emotion aussetzen kann, ist begrenzt. Entweder der Zyklus führt zur Auflösung der Emotion oder zum Verschwinden der physischen, energetischen, kognitiven, emotionalen, verhaltensbezogenen oder beziehungsmäßigen Symptome. Noch größer ist die Wahrscheinlichkeit, dass die Emotion verschwindet, weil die Person sie nicht mehr erträgt oder erst einmal genug unternommen hat und eine Auszeit braucht, bevor die Emotion in einem anderen Zyklus dann wieder aktiv angegangen werden kann. Es ist auch möglich, dass die Psyche erst einmal innehält, um die kognitiven und verhaltensbezogenen Implikationen zu integrieren, die mit dem Verkörpern einer Emotion verbunden sind.

In solchen Fällen können wir auf den Integrationsmodus umschwenken und physiologische, energetische, kognitive, verhaltensbezogene und Umweltaspekte der Integration einbringen. Dabei können wir die Person auf ähnliche Weise ansprechen wie an früherer Stelle dieses Kapitels (im Abschnitt über die Integration innerhalb eines Zyklus) beschrieben, nur mit einem Unterschied. Einleitend könnten Sie sagen: »Nun, wo Sie bei der Verarbeitung einer ganz schön schwierigen Emotion erfolgreich einen Zyklus beendet haben, lassen Sie uns doch einmal schauen, was Ihnen die harte Arbeit alles gebracht hat. Bitte denken Sie nicht, dass es ein Versagen Ihrerseits ist, wenn Sie an der Emotion nicht länger festhalten können. Es ist ganz natürlich, dass Emotionen kommen und gehen. Wir können nur für eine gewisse Zeit bei einem Gefühl verweilen. Ihr Körper, Ihre Energie, wie Sie die Situation sehen, und Ihre Wahrnehmung von dem, was Sie in der Situation tun können oder hätten tun können, dürften aber nun anders sein, wenn nicht sogar besser.«

Wenn wir am Ende eines Zyklus versuchen, die vorteilhaften Auswirkungen zu integrieren oder den Prozess zu stabilisieren, ist es im Allgemeinen nicht produktiv, immer wieder an die Details der Situation zu erinnern, die die Emotion wachgerufen haben, oder die Emotion weiter zur Sprache zu bringen und sie zu unterstützen. Zum Beispiel würden wir uns nicht abwechselnd der Emotion und den physiologischen und energetischen Verbesserungen zuwenden, die mit der emotionalen Verkörperung verbunden sind. Wir könnten jedoch beide gleichzeitig präsent sein lassen, um die Person in der Emotion zu stabilisieren, bevor wir zu den kognitiven und verhaltensmäßigen Aspekten der Integration kommen. Auch ist das Ende eines Zyklus ein guter Punkt, um potenzielle Verbesserungen im Hinblick darauf anzusprechen, inwieweit die Person nun in der Lage ist, Kontakt zu anderen herzustellen und ihre Unterstützung an sich heranzulassen. Dabei können Aussagen wie die zuvor erwähnten gebraucht werden, als Ressource, die die Konsolidierung der geleisteten und noch bevorstehenden Arbeit vorantreibt.

Zum Verkürzen oder Beenden von Zyklen: Es gibt Gelegenheiten, wo wir die Zyklen kurzhalten müssen, da die Affekttoleranz so gering ist, dass unser Gegenüber vielleicht nicht in der Lage ist, mit längeren Zyklen umzugehen. Dann wiederum gibt es Fälle, wo die emotionale Erfahrung einfach so überwältigend ist, der Stress, die Dysregulation und die innere Not so enorm, der Prozess so instabil, dass wir einen Zyklus notfallmäßig abbrechen müssen. In solchen Fällen können wir Integration gezielt benutzen, um den Zyklus abzukürzen oder zu beenden. Hierzu müssen wir als Therapeut*innen unseren Fokus bis auf Weiteres von der Situation und der Emotion lösen und auf physiologisch und energetisch vorteilhafte Auswirkungen verlagern, die sich aus der Verkörperung der Emotion ergeben haben. Eine Integration kognitiver und verhaltensmäßiger Veränderungen ist nach einem kurzen Zyklus wohl eher nicht von Vorteil – sie dürfte nach einer ganzen Reihe von kurzen Zyklen oder nach einem langen Zyklus oder am Ende einer Sitzung sinnvoller sein – sollte aber auch nicht komplett ausgeschlossen werden. Klient*innen wie hier geschildert aufzufordern, Kontakt mit uns oder der Gruppe aufzunehmen, kann hilfreich sein, um sie von ihrem Prozess abzulenken, sodass Sie einen Zyklus beenden können. Es kann zudem auch hilfreich dafür sein, für die Stabilisierung des Prozesses Unterstützung von anderen zu erhalten, wenn der Zyklus am Ende auf wackligen Füßen stand, oder für den Einsatz als Ressource für den nächsten Zyklus.

Bewältigung extremer emotionaler Zustände: Wenn eine emotionale Erfahrung zu stark dysreguliert wird oder eine Regression in unerträgliche Kindheitszustände stattfindet, könnte Integration wie bislang vorgeschlagen unzureichend sein, um den Zyklus zu beenden, die Emotion zu bewältigen und auf eine physiologische Stabilisierung hinzuwirken. In solchen Fällen brauchen wir Maßnahmen für den Umgang mit Überforderungssituationen, durch die der Zyklus beendet werden kann. Betrachten wir einige simple Möglichkeiten, die wir nutzen können, um mit extremer Aktivierung umzugehen. So müssen wir als therapeutisch Tätige in einem solchen Fall aufhören, auf die Situation Bezug zu nehmen und die Emotion zu unterstützen, da sie das weiter befeuern kann. Außerdem dürfen wir keine übermäßige Sorge zeigen – stattdessen müssen wir unser Gegenüber darin bestärken, dass die überwältigende Erfahrung in den Griff zu bekommen ist. Wir können Sätze sagen wie:

»Sie haben sich wirklich auf die Emotion eingelassen und es wirkt so, als würden sich Ihr Gehirn und Ihr Körper schwertun, damit umzugehen. Es wäre gut, sich jetzt bis auf Weiteres erst einmal komplett davon zu lösen. Wir können ja später wieder darauf zurückkommen. Wir erleben alle von Zeit zu Zeit, dass wir uns erst einmal wieder davon lösen müssen. Vor allem, wenn wir wirklich bereit sind, um der Heilung willen tiefer zu schürfen und uns tiefer auf das Leiden einzulassen. Bitte öffnen Sie also die Augen (falls die Person die Augen geschlossen hält) und richten Sie Ihre gesamte Aufmerksamkeit auf die Außenwelt. Oder richten Sie so viel Aufmerksamkeit auf die Außenwelt, wie für Sie nötig ist, damit Ihre Erfahrung erträglicher wird. Bitte bewegen Sie Kopf und Hals in verschiedene Richtungen – das wird Ihnen helfen, in die Gegenwart zurückzukehren und sich zu orientieren. Bitte lösen Sie sich davon, an die Situation zu denken und daran, was Sie in der Situation getan haben oder nicht tun konnten. Hören Sie jetzt auf damit, Ihr Gefühl dabei zu beachten. Wir kommen später darauf zurück. Um sich dabei zu unterstützen, sich mehr auf die Gegenwart auszurichten, richten Sie Ihre Wahrnehmung doch bitte einmal auf Ihre Umgebung. Nutzen Sie dabei Ihre fünf Sinne. Was sehen Sie? Welche Farben sind da? Was riechen Sie hier? Was hören Sie? Hören Sie den Wind in den Bäumen oder den Straßenverkehr? Welchen Geschmack haben Sie auf der Zunge? Wie fühlt sich Ihre Kleidung jetzt auf Ihrer Haut an? Wenn es Ihnen hilft, aufzustehen, statt länger auf dem Stuhl zu sitzen, tun Sie es gern.

Bitte bewegen Sie sich körperlich. Bewegen Sie Ihre Arme, Ihre Beine, Ihren Rumpf, Kopf und Hals, damit Sie sie stärker spüren können. Kommen Sie mithilfe der Wahrnehmung mehr in Ihre Muskeln. Bewegung kann Ihnen helfen, übermäßige Emotionen zu dämpfen, vor allem, wenn Sie in kindliche Zustände geraten. Bitte halten Sie die Tränen zurück, da sie dafür sorgen können, dass Sie in der Regression, in kindlichen Anteilen und hilflos bleiben. Bitte sehen Sie mich an. Beobachten Sie, ob Ihnen dieser Kontakt hilft, sich Ihrer emotionalen Erfahrung auszusetzen und sie eher zu bewältigen.

Es gibt bestimmte Dinge, die wir gemeinsam tun können, damit Sie mit der emotionalen Erfahrung eher zurechtkommen. Pressen Sie beim Sitzen auf Ihrem Stuhl die Beine gegeneinander. Oder legen Sie sich die Hände seitlich an die Knie und dann versuchen Sie die Oberschenkel zu spreizen, während Sie mit den Händen gleichzeitig einen Widerstand dagegen schaffen. Das aktiviert die Faszien an den Außenseiten der Oberschenkel, die die Funktion erfüllen, Erfahrungen in sich halten zu können, vor allem solche schwieriger Art. Das Ganze können Sie auch im Stehen tun. Bitte stehen Sie doch einmal auf und versuchen Sie sich vorzustellen, wie Sie beide Beine zur Seite anheben wie ein Hampelmann, während Sie die Bewegung der Beine gleichzeitig blockieren, indem Sie die Füße in den Boden pressen. Auch das aktiviert wieder die Faszien an den seitlichen Oberschenkeln und hilft Ihnen, Ihre Erfahrung in sich zu halten. Fühlen Sie sich gefasster und weniger hilflos, wenn Sie das tun? Strecken Sie die Brust heraus, indem Sie den Brustkorb von der Mitte Ihres Rückens aus herausdrücken, um mehr Raum zu erfahren. Spielen Sie damit, den Brustkorb einzuziehen oder in die entgegengesetzte Richtung anzuheben, um ein Gefühl dafür zu bekommen, dass Sie ihn öffnen und schließen können, um mit Verletzlichkeit verbundene Emotionen dort zu bewältigen. Heben Sie die Arme seitwärts an und führen Sie sie über dem Kopf zusammen. Bitte tun Sie das ein paar Mal, um zu sehen, ob Sie dabei das Gefühl haben, mehr Platz um sich herum zu haben. Hat es etwas Schützendes für Sie? Beobachten Sie, wie es Ihnen hierdurch möglicherweise leichter fällt, sich der Erfahrung auszusetzen.«

Am Ende einer Sitzung: Das Ende einer Sitzung mit einem Zyklus oder auch bestehend aus mehreren Zyklen der Verkörperung von Emotionen ist ein wirklich guter Zeitpunkt für die Integration. Es kann helfen, den Prozess und das physiologische System des Klienten zu stabilisieren, bevor er sich wieder in die Welt hinaus begibt. Es kann auch helfen, die emotionale Erfahrung einzudämmen und aushaltbar zu machen, wenn sich die Person am Ende der Sitzung noch sehr stark inmitten der Erfahrung befindet. Und es kann helfen, den Zugewinn von diversen Formen der Integration aus vielen Zyklen der emotionalen Verkörperung (erhöhte physiologische und energetische Regulation, größeres Potenzial für kognitive und emotionale Veränderungen sowie mehr Zugang zu kollektiven Ressourcen) dazu zu nutzen, Symptome aufzulösen. Viele Aussagen, die wir an früheren Stellen in Verbindung mit der Integration am Ende eines Zyklus vorgeschlagen haben, lassen sich auch am Ende einer Sitzung einsetzen.

Wir können physiologische, energetische und kollektive Aspekte der Integration am Ende der Sitzung nutzen – und wir können dazu ermutigen, auf diesen Ebenen stärker auf globale oder generelle Verbesserungen, statt auf lokale oder spezifische Verbesserungen zu achten. Derartige globale Veränderungen in den Blick zu nehmen ist daher von Vorteil, weil man den Prozess damit vor dem Ende der Sitzung noch einmal stabilisiert. Zudem kann es zusätzliche Unterstützung und tiefere Ressourcen bieten, die eine schnellere Auflösung von Symptomen ermöglichen. Wir können Aussagen einflechten wie: »Nun, wo wir so richtig hart gearbeitet haben, lassen Sie uns doch einmal wahrnehmen, inwiefern Sie jetzt vielleicht körperlich und energetisch ein besseres Gefühl haben, statt dass wir auf Verbesserungen an bestimmten Stellen achten, etwa an den Armen oder Beinen. Nehmen Sie wahr, wie sich Ihr vielleicht ganzer Körper oder Ihre Energie regulierter anfühlen, positiv verändert, freier, angenehmer, weniger schmerzgeplagt und so weiter. Sollten Sie noch mit der Emotion beschäftigt sein, mit der wir gearbeitet haben, nehmen Sie bitte wahr, ob es Ihnen jetzt leichter fällt als zuvor, sich diesem Gefühl auszusetzen, während Sie diese globalen Veränderungen in Ihrem Körper und Ihrer Energie wahrnehmen.«

Um eine erreichte bessere Anbindung an die kollektive Ebene zu nutzen (die nach mehreren Zyklen rund um die Emotion vermehrt und deutlicher wahrzunehmen sein dürfte), können wir zum Beispiel sagen: »Nach Ihrer wirklichen Schwerarbeit an Ihrer Scham, die ja tatsächlich ein schwieriges Gefühl ist, lassen Sie uns doch einmal sehen, wie diese Arbeit Ihnen vielleicht geholfen hat, eine stärkere Anbindung an die Welt zu erfahren. Bitte schauen Sie mich oder die Gruppe (sofern Sie mit jemandem in einem Gruppensetting arbeiten) doch einmal an und finden Sie heraus, ob es Ihnen leichter fällt, Kontakt mit anderen herzustellen. Fühlen Sie sich mehr in Kontakt und besser unterstützt als zuvor? Haben die Angst und die Scham, die Sie bei der Kontaktaufnahme hemmen, Sie noch genauso sehr im Griff?«

Wir können auch sagen: »Wenn es auszuhalten ist, sich einer schwierigen Emotion wie Angst oder Scham auszusetzen, die damit einhergeht, mit anderen in Kontakt zu treten, muss der Körper sie nicht abwehren. Der Körper ist dann mehr mit der Umgebung und den elementaren Schöpfungsenergien verbunden. Wenn Ihr Körper und Ihre Energie offener sind für die kollektiven Energien der Umgebung und die elementaren Schöpfungsenergien, haben sie eher Zugang zu Ihrem Inneren. Sie können auf Ihren Körper und Ihre Energie einwirken und etwas an Ihren schon seit Langem bestehenden Mustern und Symptomen ändern. Diese Energien werden im Körper auf verschiedene Weisen erfahren. Sie können das Gefühl vermitteln, dass neue Energie in Sie einströmt. Sie können sich so anfühlen, als würden sie Teile des Körpers oder auch den ganzen Körper anreichern. Sie können das Gefühl vermitteln, als würden sie Teile des Körpers oder den ganzen Körper ausdehnen. Wie sie fließen, kann auf verschiedene Weisen erfahren werden. Sie können von oben nach unten oder von unten nach oben wandern. Sie können in spiralförmigen Mustern auftreten, wobei sich die Spirale von links nach rechts oder von rechts nach links drehen kann, von oben nach unten oder von unten nach oben. Sie können gefühlt Qualitäten und Dynamiken aufweisen wie sich bewegende Luft oder fließendes Wasser. Es ist wichtig, dass wir diese heilenden Energien mit unserem Gewahrsein verbinden, sodass sie uns transformieren können. Wir brauchen nichts weiter zu tun als sie zu beobachten und sie bei ihrem Werk zu unterstützen.«

Zwischen Sitzungen: Nach der Sitzung wird die Heilung der Psyche weitergehen. Sämtliche Aspekte der Integration werden sich fortsetzen. Es heißt, dass uns das Unbewusste, wenn wir auf dem Heilungsweg einen bewussten Schritt tun, helfen wird, weitere Schritte in Richtung unseres Ziels zu tun. Zwischen den Sitzungen kann eine ganze Reihe von Elementen auftauchen, die es zu verarbeiten gilt – im Wachzustand wie auch im Traumzustand. Hierzu zählen etwa weitere Aspekte der Situation, andere Emotionen, die mit ihr zu tun haben, tiefere Ebenen ein und derselben Emotion; andere Situationen, die mit der Situation, an der gearbeitet wird, zusammenhängen, und Emotionen, die mit diesen Situationen zu tun haben. Auch bei allen von uns erörterten Aspekten der Integration (den physiologischen, energetischen, kognitiven, verhaltensbezogenen und kollektiven) ist davon auszugehen, dass sie sich fortsetzen. Und es kann zur Auflösung von Symptomen kommen.

Die meisten Systeme der Psychotherapie verstehen – anders als wir mit unserer engeren Definition – alle obigen Phänomene als Integration. Es ist eine gute Praxis, Klient*innen darüber aufzuklären, dass all diese Möglichkeiten zwischen den Sitzungen zu erwarten sind, und ihnen zu vermitteln, wie sie eigenständig damit arbeiten können, soweit sie dazu in der Lage sind. In der Integralen Somatischen Psychologie gehen wir davon aus, dass sie die Fähigkeit erwerben, Emotionen zu verkörpern, damit sie in ihrem gesamten weiteren Leben darauf zurückgreifen können, um sich selbst und anderen zu helfen. Es ist immer gut, die Sitzung am Ende mit den Betroffenen Revue passieren zu lassen, sodass sie sich die jeweilige entsprechende innere Haltung, die Positionen für die Selbstberührung und andere Skills einprägen können. Sie sollten auch wissen, wie man verschiedene Aspekte der Integration wahrnimmt und nutzt – alle Punkte, die in der Sitzung für die Person gut funktioniert haben. Dementsprechend werden sie später in dem Umfang, in dem sie dazu in der Lage sind, daran denken und darauf zurückzugreifen, um zwischen den Sitzungen an sich selbst zu arbeiten. Zudem ist es eine sinnvolle Praxis, sich zu Beginn der nächsten Sitzung zu erkundigen, was sich seit der letzten Sitzung getan hat, eine kurze Orientierung über die Arbeit zu geben, die noch ansteht, und die neuen Ressourcen zusammenzutragen, die seit der letzten Sitzung aus der Integration hervorgegangen sind.

Gebrauch und Missbrauch von Integration: Die Arbeit an der Integration ist in einem Zyklus der Verkörperung von Emotionen ein optionaler Schritt. Kognitive und verhaltensbezogene Aspekte der Integration spielen sich während der Sitzung oder danach in der Regel ganz natürlich ab. Sie stabilisieren den Prozess, tragen zur Heilung bei oder bringen neue Situationen ins Spiel, an denen im Sinne einer Symptomauflösung weitergearbeitet werden kann. Es kann jedoch geboten sein, darauf hinzuarbeiten, kognitive und Verhaltensaspekte der Integration gezielt zu generieren, wenn sie nicht von selbst zustande kommen, aber erforderlich scheinen, um den Prozess zu stabilisieren und die Erfahrung erträglicher zu machen. Oder Sie tun es mit Blick auf Ideen für die weitere Arbeit, die ansteht, um Symptome aufzulösen. Eine bewusste Arbeit an anderen Aspekten der Integration, wie etwa Verbesserungen auf der Ebene des Körpers, der Energie und des Zugangs zu kollektiven Ressourcen, mag nicht immer notwendig sein. Diese Aspekte der Integration spielen sich meist im Hintergrund ab, stabilisieren den Prozess, machen die Erfahrung erträglich und tragen zur Auflösung von Symptomen bei. Wir müssen sie nicht bewusst machen und nicht auf sie zurückgreifen, solange die emotionale Erfahrung stabil bleibt und das Erlebte auszuhalten ist.

Wie wir gesehen haben, kann ein bewusster Einsatz aller Aspekte der Integration eine beträchtliche Hilfe sein, wenn es darum geht, überwältigende Erfahrungen bei der emotionalen Verkörperungsarbeit zu regulieren. Hier ist jedoch Vorsicht völlig angebracht, vor allem im Hinblick darauf, sich positive Entwicklungen auf körperlicher, energetischer und im Sinne kollektiver Ressourcen zunutze zu machen. Da diese Aspekte der Integration in der Regel dem Stress und der Dysregulation entgegenwirken, die naturgemäß mit unangenehmen emotionalen Erfahrungen verbunden sind, könnte ihre übermäßige Beachtung auf Kosten der Emotion diese wegregulieren. Hieraus könnte aufgrund des urmenschlichen Widerstands gegen Schmerz und Leid ein erworbener Abwehrmechanismus gegen das Erleben unangenehmer Emotionen werden. Wir sollte also vorsichtig sein, wenn wir positive Entwicklungen dazu einsetzen, überwältigende unangenehme emotionale Erfahrungen zu bewältigen. Es wäre besser, deren Intensität zu bewältigen, indem das Ausmaß an emotionaler Unterstützung als Stellschraube eingesetzt wird, das subjektive Ausmaß der Emotionen, die Tiefe und Breite der Expansion im Körper und die Länge des Zyklus. Wenn alle Stricke reißen, können wir jederzeit auf Integration zurückgreifen. Es ist jedoch wichtig, sich als Ausnahme von der allgemeinen Regel zu merken, dass Integration – vor allem im Hinblick auf Verbesserungen im Zugang zu kollektiven Ressourcen – Wesentliches zur Symptomauflösung am Ende der Sitzung beitragen kann.

Ein Sieben-Schritte-Protokoll zur Verkörperung von Emotionen inklusive Integration

Protokolle mit vorgegebenen Schritten erfreuen sich großer Beliebtheit. Hier kommt daher ein Ablaufprotokoll für einen Zyklus der Verkörperung von Emotionen in sieben Schritten, bis hin zur Integration. Besonders nützlich ist ein solches Vorgehen für die Arbeit mit Menschen, die eine sehr geringe Affekttoleranz haben, da es die Zeit begrenzt, die sich jemand zwischen Perioden der Integration mit einer unangenehmen Erfahrung beschäftigt.

1. Arbeiten Sie mit einer Situation und finden eine Emotion, der Sie sich jetzt zuwenden wollen, und unterstützen Sie diese im erforderlichen Umfang.
2. Lokalisieren Sie die Emotion physiologisch an einer Stelle in Gehirn und Körper. Dehnen Sie sie lokal aus, aber nicht für lange. Bitte vergessen Sie nicht: Je länger Sie an einer Stelle verweilen, desto tiefer gehen Sie dort. Das subjektive Ausmaß und die Intensität der emotionalen Erfahrung dort könnten zu hoch werden. Dann ist sie nicht mehr aushaltbar.
3. Lokalisieren Sie die Emotion an einer weiteren Stelle. Dann wieder lokal ausdehnen, aber nicht für zu lange.
4. Schwenken Sie dann dazu um, den Fokus auf die physiologischen und energetischen Aspekte der Integration zu richten. Lösen Sie sich davon, die Aufmerksamkeit auf die Situation zu richten und die Emotion zu unterstützen. Lassen Sie sie im Hintergrund bleiben.
5. Lokalisieren Sie physiologisch oder energetisch eine Stelle in Gehirn und Körper, wo die Integration leichter fällt, vor allem in einer der Regionen, wo die Emotion präsent war. Dehnen Sie sie lokal aus, aber nicht für lange, sonst würde physiologisch dort mehr Tiefe entstehen, was das Erleben der unangenehmen Emotion im nächsten Zyklus schwieriger machen könnte.
6. Lokalisieren Sie eine andere Stelle, wo die physiologische oder energetische Integration leichter fällt, vor allem an einem der Punkte, wo die Emotion präsent war. Dort heißt es dann, sie auszudehnen, aber nicht für lange.
7. Dehnen Sie Ihr Gewahrsein auf die Gesamtheit Ihres Körpers oder Ihrer Energie aus und achten Sie auf Verbesserungen in Ihrem Körper und Ihrer Energie insgesamt. Verweilen Sie hier etwas länger als bei den anderen Schritten.

Reihenfolge der vier Schritte

Oft wird die Frage gestellt, in welcher Reihenfolge die Schritte beim Prozess der gezielten Verkörperung von Emotionen durchgeführt werden sollten. Da eine Emotion immer mit einer Situation verknüpft ist, beginnt man am besten mit dem ersten Schritt: die Situation zu finden, bei der die Arbeit ansetzen soll. Meist kommen Menschen zu uns, um Schwierigkeiten in konkreten Situationen zu lösen. Deshalb ist es relativ einfach, sich auf eine solche zu konzentrieren. Es gibt jedoch Anlässe, wo die Situation nicht so klar sein mag. Menschen kommen vielleicht wegen eines physischen oder energetischen Symptoms, unter dem sie leiden – wobei es wahrscheinlicher ist, dass sie zuerst medizinische Hilfe suchen oder sich mit Körperarbeit behandeln lassen, ehe sie eine Psychotherapie anvisieren. Alternativ mag sie ein emotionales Symptom wie etwa Depressionen oder Ängste zu uns führen und sie haben nicht die leiseste Ahnung, welche Situationen hier der Auslöser sind. Wenn Menschen mit einem emotionalen Symptom kommen, kann man ihnen helfen, zu erkunden, welche Situationen die Auslöser für ihren Leidensdruck sein könnten. Eine weitere Möglichkeit besteht darin, mit der Emotion zu arbeiten, um sie räumlich auszudehnen und zu unterstützen, mit der Erwartung, dass sich die Situation bei Bedarf offenbart, sobald sich die Leidensfähigkeit der Betroffenen erhöht.

Die vier Schritte der emotionalen Verkörperung folgen einer logischen Abfolge. Die Reihenfolge sollte jedoch nicht als rigides Protokoll betrachtet werden. Man geht nicht schematisch von einem Schritt zum nächsten über und lässt dabei die vorherigen außer Acht. Um die Emotion lebendig und relevant für die Situation zu halten, heißt es, so oft wie nötig den Bogen zurück zu den Einzelheiten der Situation zu schlagen, um die Flammen der Emotion am Lodern zu halten. Es gilt, unentwegt die erforderliche

Unterstützung hierfür zu bieten und mit den angeborenen und psychologischen Abwehrmechanismen zu arbeiten, wenn diese auftauchen. Wie wir an früherer Stelle sehen konnten, kann der optionale vierte Schritt, die Integration – in seinen physischen, energetischen und kollektiven Aspekten sowie seinen kognitiven und verhaltensbezogenen Dimensionen – während eines Zyklus, am Ende eines Zyklus oder einer Sitzung oder zwischen einzelnen Sitzungen erfolgen. Selbst wenn die Situation und die Emotion klar sind und es adäquate Unterstützung für die Emotion und für das Ausräumen der Abwehrmechanismen gibt, können diese unbewussten physischen und energetischen Abwehrmechanismen manchmal so stark sein, dass es schwer ist, Zugang zur Emotion zu finden, geschweige denn die Kapazität für sie im Körper auszudehnen. In solchen Situationen können wir irgendwann in einer Sitzung oder für eine ganze Sitzung an der physischen und energetischen Abwehr arbeiten, um sie vorbereitend zu lockern, bevor sich der Fokus auf eine spezifische Situation richtet.

Die vier Schritte sollten also eher als jeweils anders gelagerte Werkzeuge oder Komponenten betrachtet werden, auf die Therapeut*innen während einer Sitzung mit emotionaler Verkörperungsarbeit zurückgreifen können, und nicht als starre Abfolge, die es in jeder Sitzung einzuhalten gilt. Oft wird der Klient zu mehr als einem Schritt gleichzeitig angehalten. Wir müssen unser Gegenüber durch Empathie und andere Formen von emotionaler Begleitung kontinuierlich unterstützen und auf die Situation verweisen, mit der die Emotion zusammenhängt, und zwar oft genug, um diese am Leben und relevant zu halten. Zudem gilt es, mit den uns Menschen angeborenen sowie den psychologischen, physischen und energetischen Abwehrmechanismen zu arbeiten, sobald diese auftauchen. Der Schritt der Integration mit seinen physischen, energetischen, kollektiven, kognitiven oder verhaltensmäßigen Aspekten erfolgt dann, wenn es zu den unterschiedlichen Zwecken, für die er sich anbietet, erforderlich ist.

Therapeutisch Tätige, die bei der Aufnahme von Klient*innen eine detaillierte Anamnese vorgenommen haben, haben eventuell ausgeprägte Hypothesen zu Situationen in dessen Vergangenheit, die zu der aktuellen emotionalen Schwierigkeit beitragen mögen. Sie möchten den Fokus nun vielleicht auf eine frühere Situation richten. In Supervisionen kommt oft die Frage, ob man mit der Emotion bezogen auf die ursprüngliche Situation arbeiten sollte oder mit Blick auf die aktuelle Situation, auf die die Emotion übertragen wurde. Meine Präferenz geht in die Richtung, sich die aktuelle Situation vorzunehmen, die eine alte emotionale Reaktion getriggert hat. Mein Gedanke dabei ist der, durch die Verkörperung der Emotion mehr Raum für sie zu schaffen, was schließlich kognitiv zu der Erkenntnis führen wird, dass diese Emotion mit einer früheren Situation zu tun hat, wenn eine solche Kognition für eine therapeutisch wichtige Veränderung erforderlich ist. Meist funktioniert das. Dann arbeitet man mit der vergangenen Situation, wenn es nötig ist, um das Symptom aufzulösen.

Die für die Heilung erforderliche spontane Verbindung zu einer früheren Situation tritt jedoch nicht immer zutage, und zwar aus folgenden Gründen: (1) Die Verkörperung der Emotion erhöht die Kapazität, diese bezogen auf die aktuelle Situation zu erleben. Das erlaubt es theoretisch eher, ihren Zusammenhang mit einer relevanten Situation von früher zu begreifen. Dennoch können die psychologischen Abwehrmechanismen stark genug bleiben, um zu verhindern, dass diese kognitive Erkenntnis zustande kommt. (2) Bei einigen Menschen könnte das psychologische Einsichtsvermögen bezogen auf Vergangenes unterentwickelt sein, und das könnte sie bei der Auflösung dessen behindern, worunter sie leiden. (3) Die maßgebliche Situation in der Vergangenheit könnte aus einer frühen Kindheitsphase stammen, zu der keine expliziten Erinnerungen abrufbar sind. (4) Wenn wir die Kapazität für die Emotion in Bezug auf die gegenwärtige Situation ausbauen, ohne dabei Verbindungen zur Vergangenheit herzustellen (aufgrund massiver psychologischer Abwehrmechanismen, eines unentwickelten psychologischen Einsichtsvermögens oder fehlender expliziter Erinnerungen), könnten wir das, worunter die Person emotional leidet, zu Unrecht, aber auf glaubwürdige Art und Weise auf die gegenwärtige Situation zurückführen. Das kann einer Lösung für diese heutige Situation in den Weg geraten.

In jedem dieser Fälle könnte es für die therapeutische Seite besser sein, mit einer früheren Situation zu arbeiten statt mit der gegenwärtigen, selbst wenn der Klient darauf beharrt, dass seine Leidenserfahrung mit der aktuellen Situation zu tun hätte. Schließlich ist die Deutung der unbewussten Wurzeln eines bewussten Problems mithilfe der bekannten, aber nicht persönlich erinnerten Geschichte eines der wichtigsten Elemente der psychotherapeutischen Praxis.

14

Interpersonelle Resonanz

*In diesem Kapitel werden die wissenschaftlichen Hintergründe der interpersonellen Resonanz diskutiert, durch die unser Körper aus unmittelbarer Nähe wie auch über größere Entfernungen Informationen mit anderen Körpern austauschen kann. Sie können sich darüber wechselseitig regulieren. Zudem geht es darum, wie sich interpersonelle Resonanz nutzen lässt, um Klient*innen bei der zunehmenden Verkörperung ihrer Emotionen zu unterstützen, indem wir feine Antennen für den emotionalen Zustand anderer entwickeln und lernen, sie zu regulieren.*

Anderen zu helfen, ihre Emotionen zu verkörpern, bedeutet etwa, sie dazu zu bringen, dass sie ihre Emotionen physiologisch bewusst an mehr Stellen in Gehirn und Körper erfahren als zuvor. Meist haben Menschen aus diversen Gründen Schwierigkeiten, einen Zugang zu ihren emotionalen Erfahrungen zu finden und Emotionen auszudrücken. So zum Beispiel könnten starke psychologische und physiologische Abwehrmechanismen im Weg stehen. Der wahrscheinlichste Grund dafür ist der, dass sie mit wenig oder gar keiner Unterstützung dafür herangewachsen sind, Emotionen zu generieren, zu erfahren, zu identifizieren, zu symbolisieren und auszudrücken.[14] Das bedeutet, dass unsere Fähigkeit, andere bei ihren emotionalen Erfahrungen zu unterstützen, bei der Arbeit mit Emotionen die wichtigste Fähigkeit ist, die wir in die Therapie einbringen.

In Kapitel 11 ging es um eine ganze Reihe von konkreten Möglichkeiten, Emotionen zu unterstützen. In diesem Kapitel betrachten wir noch eine weitere Art der Unterstützung und Regulation emotionaler Erfahrungen bei anderen: Sie erfolgt über die uns allen angeborene Fähigkeit zur physiologischen Resonanz, einem Mitschwingen mit den Emotionen unseres Gegenübers. Diese Fähigkeit wird in der Therapie bislang wenig verstanden und viel zu wenig genutzt. Wir werden sie hier als »interpersonelle Resonanz« oder einfach Resonanz bezeichnen. Dieses Kapitel geht darauf ein, was Resonanz ist, welche Mechanismen bei ihr ablaufen und wie wir sie bewusst einsetzen können, um Zugang zu emotionalen Erfahrungen bei anderen wie auch bei uns selbst zu finden und sie zu regulieren.

Erkenntnissen aus der Bindungstheorie[15] zufolge ist die Fähigkeit einer Mutter, die Gefühlslage ihres Kindes in ihrem eigenen Körper zu empfinden (was wir als die Fähigkeit zu »verkörperter emotionaler Einstimmung« bezeichnen), der Faktor, der am besten absehen lässt, wie weit sie ihr Kind emotional regulieren kann.[16] Um Emotionen bei anderen zu unterstützen, müssen wir wissen, worin diese bestehen, indem wir uns auf die emotionalen Erfahrungen des Gegenübers »einstimmen« oder »Antennen« für sie entwickeln. Der Begriff »emotionale Einstimmung« lässt sich grob als ein Verständnis davon umreißen, was emotional in einem anderen Menschen gerade vorgeht. Zu diesem Verständnis können wir auf verschiedene Weisen gelangen. Wir können das Gegenüber schlichtweg fragen, was es momentan erlebt. Wir können uns in die andere Person hineinversetzen und uns vorstellen, was wir an ihrer Stelle in der Situation, die sie beschreibt, vielleicht gefühlt hätten. Wir können auf Beobachtungen bei anderen zurückgreifen, die ähnliche Situationen durchgemacht haben – sei es im realen Leben, in der Literatur oder in Filmen. Wir können auch auf psychologische Theorien zurückgreifen, um aus ihnen den emotionalen Zustand anderer abzuleiten. Wir können diese ganzen gängigen Methoden einsetzen, um zu verstehen, wo unser Gegenüber emotional gerade steht, und dann versuchen, diese Erfahrung möglichst umfassend am eigenen Leib zu erfahren. So gelangen wir zu einer verkörperten emotionalen Einstimmung auf die emotionale Befindlichkeit des anderen.

Außerdem können wir – wie bei körperpsychotherapeutischen Verfahren oft praktiziert – den stimmlichen, mimischen und körperlichen Ausdruck anderer spiegeln, um das zu erfahren und zu unterstützen, was diese emotional in ihrem Körper erleben mögen. Wir können auf etwas in unserem Gehirn zurückgreifen, was die Neurowissenschaft als »Spiegelneuronen« bezeichnet. Sie sorgen dafür, dass wir die Bewegungen anderer nachvollziehen und so ihre emotionalen Erfahrungen in unserem Gehirn, wenn nicht sogar in unserer Körperphysiologie simulieren können.[17] Zusammengenommen könnten diese Methoden ausreichen, um die emotionalen Reaktionen anderer in unserem eigenen Körper zu erleben. In Fällen, wo sich diese Methoden allesamt als unzureichend erweisen, oder zusätzlich dazu können wir unsere angeborene Fähigkeit zu interpersoneller Resonanz nutzen, um die emotionale Erfahrung anderer in unserem Körper nachzuempfinden.

Betrachten wir nun, was interpersonelle Resonanz ist, welche wissenschaftlichen Belege für ihre Existenz es gibt und was sie von Gegenübertragung unterscheidet. Dann werden wir erkunden, wie wir interpersonelle Resonanz einsetzen könnten, um anderen und uns selbst dabei zu helfen, Emotionen zu verkörpern.

Interpersonelle Resonanz: eine alternative Methode des Informationsaustauschs

In der Psychologie wird generell davon ausgegangen, dass alles an Informationsaustausch zwischen zwei Körpern über unsere fünf Sinne (Seh-, Geruchs-, Hör-, Geschmacks- und Tastsinn) stattfindet. Dass die in einem anderen Körper stattfindenden Erfahrungen über Spiegelneuronen oder das Spiegeln des mimischen, stimmlichen und körperlichen Ausdrucks, den wir bei unserem Gegenüber wahrnehmen, dann auch in unserem eigenen Körper simuliert werden, lässt sich in diesem Betrachtungsrahmen als Informationsaustausch über die fünf Sinne verstehen. Interpersonelle Resonanz hängt mit der Möglichkeit zusammen, dass Gehirn und Körper auf der physiologischen Ebene unmittelbar dazu in der Lage sind, emotionale und sonstige Informationen mit anderen auszutauschen, ohne dass die fünf Sinne beteiligt sind. Unsere Fähigkeit, es im Nacken zu »spüren«, dass uns jemand von hinten anstarrt, verweist darauf, dass auch die physiologische Seite unserer fünf Sinne bei einem derartigen Informationsaustausch vielleicht auf Weisen beteiligt ist, die wir noch nicht ganz verstehen. Unsere Erfahrung, dass Resonanz nicht nur über die kurzen Entfernungen hinweg funktioniert, die in einem typischen Therapieraum vorliegen, sondern auch über größere Entfernungen hinweg (wie etwa bei Online-Video- oder Audio-Sitzungen am Telefon) verweist darauf, dass wir noch weitere physiologische Mechanismen für Resonanz haben, zusätzlich zu den fünf Sinnen.

Welche Implikationen haben solche über Resonanz ablaufenden Möglichkeiten des Informationsaustauschs untereinander? Unsere Einstimmung und Empathie können verkörpert werden. Wir können auf unseren Körper zurückgreifen, um zu ermitteln, was andere gerade in ihrem Körper erleben. Dann können wir anderen helfen, ihre emotionalen Erfahrungen zu verstehen, einzuordnen, zu benennen und auszudrücken. Außerdem können wir direkt in Kommunikation mit dem Körper anderer treten, um sie zu regulieren. Wenn wir spüren können, was andere in ihrem Körper erleben, und das von ihnen Erlebte in unserem Körper regulieren, können wir diese regulierend wirkenden Informationen dann mittels Resonanz wieder mit den anderen teilen. Oder wir können regulatorische Informationen einfach kommunizieren, sobald wir spüren, was das Gegenüber brauchen mag. Spüren wir zum Beispiel die Angst einer anderen Person in unserem Körper, so können wir regulierend wirkende Informationen zu ihr schicken, um sie zu beruhigen. Das ist möglich, sobald wir ihre Angst spüren oder nachdem wir ihre Angst in unserem eigenen Körper beruhigt haben.

Der Kleinianische Psychoanalytiker Wilfred Bion stellte sich vor, dass ein solcher Prozess wohl unablässig zwischen Müttern und ihren Babys abläuft.[18] Ein von Angst geplagtes Baby bringt physiologisch die denkbar schlechtesten Voraussetzungen dafür mit, mit dieser inneren Not umzugehen, also überträgt oder »projiziert« es seine unerträgliche Erfahrung auf die hierfür empfängliche Mutter. Die physiologisch reifere und fähigere Mutter nimmt die Angst des Kindes entgegen oder betreibt eine »projektive Identifikation« mit der kindlichen Angst. Auf der äußeren Ebene geht sie zu tröstend-beruhigenden Verhaltensweisen über, um dazu beizutragen, die Angst des Kindes zu regulieren. Innerlich assimiliert sie die Angst und wandelt sie in Ruhe um, und diesen Zustand der Ruhe und Gelassenheit projiziert sie dann wiederum auf den aufgelösten Säugling. Dieser wiederum identifiziert sich projektiv mit der Ruhe und Gelassenheit der Mutter und lässt sich hierdurch beruhigen. Bion verglich diesen Prozess damit, wie eine Vogelmutter ihr Junges mit vorverdautem Nahrungsbrei füttert, da das Junge physiologisch aufgrund seiner Unreife noch nicht in der Lage wäre, die Nahrung selbst zu verdauen. Allerdings schilderte Bion keine näheren Einzelheiten zu den Mechanismen, über die Projektion und projektive Identifikation ablaufen. Wie wir sehen werden, könnten die Dynamiken bei der interpersonellen Resonanz eine physiologische Grundlage für Bions Theorie bieten.

Die wissenschaftliche Basis der interpersonellen Resonanz

Der Zellbiologe James Oschman entwickelte ein Interesse an bioenergetischen, das heißt von verschiedenen physiologischen Systemen unseres Gehirns und Körpers generierten bioelektrischen und biomagnetischen Feldern. Er wollte wissen, wie diese entstehen, wie weit sie reichen, welche Funktionen sie erfüllen und so weiter. Oschman trug die Ergebnisse seiner Recherchen zu Forschungserkenntnissen unterschiedlicher Fachrichtungen in zwei Bänden zusammen: *Energiemedizin. Konzepte und ihre wissenschaftliche Basis* und *Energy Medicine in Therapeutics and Human Performance.*[19] Bioelektrische und biomagnetische Energiefelder werden von verschiedenen Systemen in unserem Körper generiert. Alle Organe, einschließlich des Gehirns und des Herzens, erzeugen derartige bioenergetische Felder. Diese Felder lassen sich anhand der Frequenzen des elektromagnetischen Spektrums messen. Aus den spezifischen bioenergetischen Feldern, die von individuellen Organen wie dem Gehirn und dem Herzen generiert werden, werden durch das Bindegewebe, das jeden Teil unseres Gehirns und unserer Körperphysiologie durchzieht, integrierte bioenergetische Felder.

Bioenergetische Felder erfassen und übertragen Informationen zu den jeweiligen lokalen physiologischen Gegebenheiten. Elektrokardiogramme (EKGs) und Elektroenzephalogramme (EEGs) zeichnen wichtige Informationen zum physiologischen Zustand des Herzens beziehungsweise Gehirns auf. Im Körperinneren lassen verschiedene Teile des physiologischen Systems von Gehirn und Körper einander über Nervenbahnen und die Blutbahn Informationen zum derzeitigen Status und Regulationszustand zukommen. Außerdem übermitteln und empfangen sie Statusinformationen und Informationen zum Regulationszustand über lokale wie auch globale – oder stärker integrierte – bioenergetische Felder. Die Bindegewebsmatrix, die jede Struktur innerhalb des physiologischen Systems durchzieht, eignet sich ideal für eine schnelle Weiterleitung physiologischer Informationen von einem Teil des Körpers zum anderen. Aus diesem Grund gelangte sie auch in den Genuss des Privilegs, als zusätzliches Nervensystem untersucht zu werden, jenseits des Zentralnervensystems sowie des peripheren autonomen und somatischen Nervensystems.

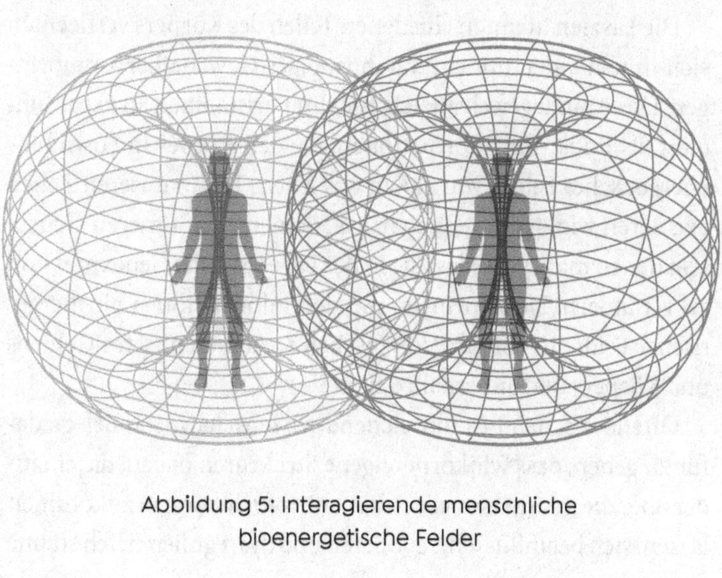

Abbildung 5: Interagierende menschliche bioenergetische Felder

Die bioenergetischen Felder, die physiologisch von Gehirn und Körper ausgehen, sind in der Lage, sich über die Grenzen der Haut bis in die Umgebung hinein auszudehnen. Das bioenergetische Feld des Herzens ist hundertmal kraftvoller als das des Gehirns und noch ein ganzes Stück vom Körper entfernt zu entdecken.[20] Wenn unsere bioenergetischen Felder über den Körper hinausreichen, wie in der Abbildung 5 dargestellt, können sie mit den bioenergetischen Felder anderer sowie mit physiologischen Strukturen in deren Gehirn und Körper interagieren. Auf diese Weise können Körper einander Informationen übermitteln, sich wechselseitig beeinflussen und regulieren wie Vogelschwärme in synchronisierten Flugformationen. Oder sie können einander dysregulieren wie ein aufgehetzter Pöbel. Bioenergetische Felder, die von den Händen Heilender ausgehen, können tief in das physiologische System von Gehirn und Körper anderer vordringen, um eine Transformation in Gang zu setzen, selbst wenn sich die Hände in einer gewissen Entfernung vom Körper des Gegenübers befinden.

Die Faszien in unterschiedenen Teilen des Körpers verflechten sich miteinander, um ein durchgängiges Gewebe hervorzubringen. Diese Bindegewebsmatrix mit ihrer kristallinen Struktur fungiert als Radar für Informationen, die den Körper in Form bioenergetischer Felder von außen erreichen. Tief in unseren Zellen existieren winzige antennenartige Filamente auf unseren Genen, von denen man weiß, dass sie in der Lage sind, die Genexpression zu verändern. Sie schwingen mit den Informationen bioenergetischer Felder in den physiologischen Systemen unseres Gehirns und Körpers und außerhalb davon.[21]

Offenbar scheint es hinreichend wissenschaftliche Belege dafür zu geben, dass wir körpereigene Strukturen haben, die einander über die interpersonelle Resonanz Informationen zukommen lassen, sich beeinflussen, regulieren und dysregulieren. Ich staune nicht mehr über Fälle, die das Phänomen der Resonanz unter Beweis stellen. Etwa wenn ein auf einer Weide grasendes Pferd an einem Tag, an dem mein Herz außerordentlich weit offen ist vor Liebe, geradewegs auf mich zukommt und seine Nüstern gegen mein Herz drückt. Oder wenn meine Frau unmittelbar, nachdem ich in der Zeitung eine berührende Geschichte über einen wieder zustande gekommenen Kontakt gelesen habe und mein Herz zu Tränen gerührt ist, vom dritten Stock zur Küche im Erdgeschoss herunterkommt, mich küsst und mir sagt, dass sie mich liebt. Oder wenn ich aus einem Albtraum aufgeschreckt bin, mir die Hände an den Kopf lege, um mich herunterzuregulieren, und genau dann meine Frau schlafend neben mir, ohne dass wir uns berühren, immer mehr in den Tiefschlaf hinübergleitet und immer tiefere Atemzüge tut.

Bislang haben wir nur physiologische Belege für die Existenz interpersoneller Resonanz über kurze Entfernungen hinweg gefunden, bei der messbare Frequenzen des elektromagnetischen Spektrums beteiligt sind. Etwa zwischen Klient und Therapeut, die sich im selben Raum befinden. Dieses Buch entsteht während der Corona-Pandemie, wo die Therapie zunehmend online verlagert wurde. Vielerorts wird die Sorge laut, ob Therapeut*innen denn online so viel Unterstützung und Kontakt anbieten könnten wie bei der persönlichen Begegnung. Allerdings stellen beide Seiten – Klient*innen wie auch Therapeut*innen – gleichzeitig angenehm überrascht fest, wie viel Verbundenheit und Unterstützung auch in Online-Sitzungen erlebbar sind. Angesichts dieser einmaligen Situation liegt es nahe, die Beweise für interpersonelle Resonanz über größere Entfernungen zu erkunden. Wir werden sehen, dass einige der möglichen Dynamiken, die bei interpersoneller Resonanz aus der Ferne zum Tragen kommen – etwa die Quantenverschränkung – ebenfalls zur Stärke der interpersonellen Resonanz über kurze Distanzen beitragen könnten.

Interpersonelle Resonanz über größere Entfernungen

Gegen vier Uhr früh erwachte ich in Los Angeles aus einem schrecklichen Traum. Ein Mann in Indien war gestorben. Sein Sarg wurde in die Erde herabgelassen, und man erwartete, dass seine Frau lebendig mit ihm begraben würde. Ich notierte mir den Traum auf einem Notizblock, der auf dem Nachttisch lag, um ihn aus meinem System herauszubekommen, und legte mich wieder schlafen. Gegen sechs Uhr morgens klingelte das Telefon. Ein Onkel mütterlicherseits rief mich an, um mir zu sagen, dass mein neunundvierzigjähriger Schwager einem Herzinfarkt erlegen sei und dass man schon eine ganze Zeit lang versucht hätte, mich zu erreichen. Der Traum hatte mir übermittelt, was gerade geschehen war. Jahre später wurde mir klar, dass der Traum auch Informationen aus der Zukunft beziehungsweise über sie enthalten hatte. Er sagte die sehr schwierigen Zeiten vorher, die meine Schwester nach dem Tod ihres Mannes viele Jahre lang durchmachen sollte. Wenn ich in Seminaren in aller Welt von diesem Traum erzähle (als Beispiel für interpersonelle Resonanz), trägt man mir oft ähnliche persönliche Geschichten zu, was mich in meinem Eindruck bestärkt, dass solche Erfahrungen nichts Außergewöhnliches sind und dass es eine wissenschaftliche Erklärung für sie geben muss.

Eine weniger dramatische landläufige Erfahrung ist die, dass uns gerade noch der Gedanke gekommen ist, jemanden anzurufen oder ihm zu schreiben, und schon kontaktiert uns die betreffende Person ihrerseits – ein Phänomen, das Rupert Sheldrake »telepathische Telefonate« nennt. In einer Untersuchung, mit der ermittelt werden sollte, wie häufig dies vorkommt, ermittelten Sheldrake und David Jay Brown, dass unter 200 Befragten 78 Prozent berichteten, dass sie schon einmal die Erfahrung gemacht hätten, jemanden anzurufen, der sagte, er hätte just auch daran gedacht, sie anzurufen.[22] Es stellt sich heraus, dass es wissenschaftliche Erklärungen für derartige Formen von Informationsaustausch oder Resonanz gibt, und zwar aus dem Gebiet der Quantenphysik.

Die Quantenphysik beschäftigt sich mit der Welt der subatomaren Teilchen, also mit den winzigen Partikeln, die übrig bleiben würden, wenn wir alles im Universum so lange spalten würden, bis wir bei dem Stoff angelangt sind, aus dem der Kosmos besteht. Das seltsame Verhalten dieser enorm kleinen Objekte könnte uns eine Erklärung für Resonanz über große Entfernungen liefern. Man spricht von einer »Verschränkung« zweier subatomarer Teilchen, wenn es nicht möglich ist, dass bei einem von ihnen eine Veränderung eintritt, ohne dass dies Veränderungen bei dem anderen auslöst – und zwar gleichzeitig, ohne jede zeitliche Verzögerung, selbst wenn sie sich in einer großen Distanz voneinander befinden. Dieses Verhalten verschränkter Partikel, das Albert Einstein »spukhafte Fernwirkung« nannte, ließ sich experimentell viele Male validieren.[23]

Bedeutet das, dass die Information zu der Veränderung aufseiten des einen Teilchens schneller als mit Lichtgeschwindigkeit (knapp 300 000 Kilometer pro Sekunde) zu dem anderen Teilchen weitergeleitet wird? Einige Wissenschaftler haben die Theorie aufgestellt, dass Geschwindigkeiten oberhalb der Lichtgeschwindigkeit in der Welt der subatomaren Teilchen tatsächlich möglich seien. Einer dieser Theorien zufolge gibt es hier verborgene Variablen, durch die solche Teilchen in der Lage sind, schneller als mit Lichtgeschwindigkeit zu reisen – Variablen, die wir nicht messen können, da sie eben im Verborgenen liegen.[24] Einer anderen (nicht unstrittigen) Theorie zufolge sind subatomare Teilchen in der Lage, durch ein Verhalten so hohe Geschwindigkeiten zu erreichen, das als »Quanten-Tunneling« bezeichnet wird.[25]

Die Standarderklärung für die Quantenverschränkung lautet Nonlokalität. Wir leben in einer Welt, die von Raum und Entfernung gekennzeichnet ist, aber in der Welt der subatomaren Teilchen gibt es keinen Raum und keine Entfernung.[26] Ändert sich also etwas bei einem Teilchen, führt dies zu Veränderungen bei den anderen Teilchen, die mit ihm verschränkt sind. In der Welt, die wir kennen und die definiert ist von Raum und Zeit, ist die Geschwindigkeit unserer Kommunikation miteinander zeitlich messbar. Es fällt uns schwer, eine Welt ohne Raum und Zeit zu begreifen. Aber wir existieren auch auf der Quantenebene, wo wir der Quantenphysik zufolge ohne jede zeitliche Verzögerung miteinander kommunizieren können. Nonlokalität ist also eine andere mögliche Erklärung für interpersonelle Resonanz aus der Ferne, neben einer Kommunikation, die schneller als mit Lichtgeschwindigkeit abläuft.

Sollte Ihnen von alldem der Kopf schwirren, machen Sie sich bitte keine Sorgen. Der Schlüssel liegt in dem Verständnis, dass es möglich ist, dass sich Informationen zwischen zwei verschränkten Teilchen über große Entfernungen ohne jede zeitliche Verzögerung oder schneller als mit Lichtgeschwindigkeit fortbewegen und dass wir (wie alles im Universum) sowohl auf der Quanten- wie auch der Nichtquantenebene der Realität existieren. Auf der subatomaren Ebene sind einige von uns vielleicht stärker verschränkt als andere, da wir der gleichen Spezies, Ethnie, Familie oder engen Beziehung angehören. Quantenverschränkung könnte der Mechanismus sein, über den ich im Traum vom Tod meines Schwagers erfuhr.

Larry Dossey schildert in seinem Buch *One Mind. Alles ist mit allem verbunden* (Pflichtlektüre für die Weiterbildung in Integraler Somatischer Psychologie) viele weitere Beispiele für einen Informationsaustausch über große Entfernungen durch interpersonelle Resonanz.[27] Das Buch ist sehr interessant für alle, die in Erfahrung bringen wollen, was hinter unserem gewöhnlichen Wissen darüber steht, wer wir sind und was Realität ist. Ich lasse die Teilnehmenden das Buch aus einem Grund lesen: damit sie ihre Voreingenommenheit im Hinblick auf einen solchen Informationsaustausch über große Distanzen durch interpersonelle Resonanz einmal beiseitelassen und es mental wenigstens als Möglichkeit zulassen, um es mittels ihrer eigenen Wahrnehmung zu erkunden – was sehr wichtig ist, da Quantenphänomene bekanntlich von unserer Wahrnehmung und Intention beeinflusst werden.

Gegenübertragung und Resonanz

Gegenübertragung gilt in der Therapie generell als enorm bedenklich, und das aus gutem Grund. Wenn der Therapeut eine Reaktion auf den Klienten erlebt, die wenig mit diesem zu tun hat, aber die Reaktion fälschlicherweise als etwas interpretiert, was mit dem Klienten zusammenhängt, kann es die Qualität der Therapie beeinträchtigen und Klient*innen sogar schädigen. Wird in einer Therapeutin zum Beispiel unbewusst ihre unbewältigte Wut auf ihre Mutter getriggert, da die Klientin sie unterschwellig an ihre Mutter erinnert, könnte die Therapeutin darauf bestehen, dass ihre Wut der Klientin gegenüber de facto die unbewusste Wut der Klientin auf die Therapeutin ist.

Frühere Freudianische Psychoanalytiker glaubten fälschlicherweise, dass Therapeuten Gegenübertragungsreaktionen komplett ausschließen und »abstinent« werden könnten, indem sie sich selbst einer Therapie unterzögen. Unser Verständnis von Gegenübertragung hat sich dahingehend weiterentwickelt, dass wir auch in Betracht ziehen, dass Gegenübertragungsdynamiken durchaus nützlich sein könnten, um Klient*innen zu verstehen und ihnen zu helfen. Zugleich bestehen in manchen Kreisen auch heute noch Bedenken, ihnen durch Gegenübertragung womöglich Schaden zuzufügen. Dieser Kommentar wurde in einem Land nach dem anderen geäußert, wenn ich Therapeut*innen vorschlug, ihre eigenen innerlichen Reaktionen auf Hinweise zu überprüfen, die auf bewusste und unbewusste Vorgänge in ihren Klient*innen verweisen könnten.

Anfangs verstand man Übertragung als Reaktion des Klienten auf den Therapeuten, die nichts mit dem Therapeuten zu tun hatte, und Gegenübertragung war die Reaktion eines Therapeuten auf einen Klienten, die nichts mit dem Klienten zu tun hatte. Später entwickelte sich die Auffassung von Gegenübertragung dann dahingehend weiter, dass man auch die Möglichkeit einbezog, dass das, was der Therapeut bezogen auf einen Klienten erlebt, dabei nützlich sein könnte, den Klienten zu verstehen und zu regulieren. Eine Art von Gegenübertragung namens »konkordante« oder »gleichartige« (spiegelnde) Gegenübertragung räumt die Möglichkeit ein, dass der Therapeut vielleicht mitunter das erfährt, was aufseiten des Klienten gerade vor sich geht. Eine andere Art von Gegenübertragung, die sogenannte komplementäre Gegenübertragung, gibt auch der Möglichkeit Raum, dass das, was im Therapeuten in Bezug auf einen Klienten vorgeht, das genaue Gegenteil von dem sein kann, was der Klient in Bezug auf den Therapeuten erlebt.

Bei einer konkordanten Gegenübertragung verspürt der Therapeut also vielleicht in Gegenwart eines von Ängsten geplagten Klienten (dem seine Angst vielleicht sogar nicht einmal bewusst sein muss) Angst. Bei der komplementären Gegenübertragung fühlt sich der Therapeut in Gegenwart eines von Ängsten geplagten Klienten vielleicht mit einem Mal außerordentlich ruhig und kann ihm so helfen, seine Angst in den Griff zu bekommen. Ein weiteres Beispiel für eine komplementäre Gegenübertragung haben wir dann, wenn der Therapeut plötzlich den Drang verspürt, den Klienten zu schlagen, während der Klient mit seiner Angst in Kontakt ist – hier kommuniziert der Klient dem Therapeuten etwas über die Gewalt, die er erfahren hat. Konkordante und komplementäre Gegenübertragungserfahrungen werden über die Informationen möglich, die auf die bereits beschriebenen Weisen über die fünf Sinne bei uns ankommen. Möglich ist auch, dass sie auf interpersonelle Resonanz zurückgehen und auf unserer Fähigkeit basieren, physiologische Informationen auf direktem Wege weiterzugeben.

Übertragung und Gegenübertragung sind reale Phänomene. Sie können schaden oder von Vorteil sein, je nachdem, wie mit ihnen umgegangen wird. Therapeutisch Tätige mit einem gewissen Ego, die glauben, Gegenübertragung sei ein Zeichen von Unvollkommenheit ihrerseits, und die sie sich deshalb nicht eingestehen, könnten sich selbst und ihre Klient*innen damit in Gefahr bringen. Wie wir gesehen haben, ist auch die Fähigkeit zu interpersoneller Resonanz real. Sie bietet in der Therapie ein tiefgreifendes zusätzliches Mittel, das uns erlaubt, uns bei ihren Erfahrungen an die Seite unserer Klient*innen zu stellen, ihre Erlebniswelt zu verstehen und die Art, wie sie etwas erleben, zu regulieren. Allerdings können Gegenübertragungs- und Resonanzerfahrungen miteinander verwechselt werden. So genau wir in einer Situation vielleicht auch hinsehen – es reicht unter Umständen dennoch nicht, um dies zu entwirren und eines vom anderen zu trennen. Teilweise liegt das daran, dass sich alles, was wir an der Dynamik in einer Situation bewusst machen können, im Verhältnis zu dem, was im Unbewussten anzutreffen ist, als begrenzt erweist. Und teilweise kommt es auch daher, dass es unter Umständen unmöglich sein kann, in einer Beziehung zu einem Gegenüber das eigene Erleben von dem des anderen zu trennen. Intersubjektive Psychoanalytiker wie Robert Stolorow, einer meiner Lehrer, bestreiten die bloße Idee, dass sich unser eigenes Erleben eindeutig von dem eines anderen trennen lässt, wenn wir in Beziehung zueinander treten.[28] Auf Resonanz zurückzugreifen, erfordert neben kritischem Urteilsvermögen eine gewisse Demut – die Demut, sich einzugestehen, dass man sich genauso gut irren könnte wie auch richtig liegen. Resonanz erfordert zudem die Fähigkeit, sich von einer Erfahrung zu lösen, wenn dieser Weg nicht weiterführt.

Resonanz bei sich wechselseitig regulierenden Systemen

In seinem Buch *Wie wir werden, die wir sind. Neurobiologische Grundlagen subjektiven Erlebens* hält Daniel Siegel fest, dass sich dann, wenn zwei Menschen in irgendeiner Form von kooperativer Beziehung zusammenkommen, ihre beiden Systeme zu einem Supersystem zusammenschließen.[29] Ein solches Supersystem verfügt über ein größeres Potenzial, um beide Systeme zu regulieren, als es der Summe der individuellen Möglichkeiten seiner Bestandteile entspricht. In einem solchen Supersystem könnten die individuellen Systeme zu verschiedenen Zeitpunkten an verschiedenen Aktivitäten beteiligt sein. Mitunter könnten diese synchron ablaufen; mitunter mögen sie komplementär sein; mitunter könnten ihre Aktivitäten auch so wirken, als hätten sie nichts miteinander zu tun. Bei sich wechselseitig regulierenden Systemen könnte ein System mitunter vorpreschen und dann wiederum folgen. Dann wiederum wird es Zeitpunkte geben, wo die Systeme den Eindruck vermitteln mögen, nicht in einer offenkundigen Beziehung zueinander zu stehen (»ihr eigenes Ding zu machen«), aber es besteht dennoch eine wechselseitig regulierende Beziehung.

Was bedeutet das für unsere Erfahrungen in der Resonanz – für das, was wir physiologisch in Gehirn und Körper spüren, wenn wir mit jemandem arbeiten? Betrachten wir das Ganze anhand eines Beispiels. Wir sitzen mit einer Klientin zusammen und verspüren plötzlich einen wahren Energieschub in unseren Beinen. Heißt das, dass sich dies dann zum gleichen Zeitpunkt auch bei der Klientin abspielt? Kann sein. Ebenso gut ist es möglich, dass es zuerst in uns vorgeht, um die Klientin zu regulieren, deren Energie sich gerade weiter in Richtung Kopf verlagert, als es ihr guttut. Ihr System könnte damit in Resonanz gehen, wie sich die Energie in uns nach unten verlagert, in Richtung eines ausgewogeneren Verhältnisses. Es ist auch möglich, dass (dem Verständnis der jungschen Psychologie entsprechend) ein dritter Faktor, die Psyche in einem ganz allgemeinen Sinne, bei der Therapeutin und der Klientin eine gleichzeitige Bewegung der Energie in den Beinen triggert. Es kann auch sein, dass man im Prozess der Klientin keinen Grund dafür findet. Aber das bedeutet nicht, dass es nicht auf irgendeine Weise, die wir nicht verstehen können, hilfreich für uns oder unser Gegenüber ist. Auf eine gewisse Weise hat es eine Menge von einem Gespräch unter Freunden. Eine Seite sagt etwas und dann sagt die andere etwas anderes und so weiter, bis beide sich am Ende besser fühlen und mehr Klarheit über die Situation haben, über die sie gesprochen haben.

Die Praxis der interpersonellen Resonanz in drei Schritten

Sehen wir uns nun an, wie wir vorgehen könnten, um bei anderen wie auch bei uns selbst Resonanz zu nutzen, um emotionale Erfahrungen zu spüren, zu interpretieren und zu regulieren.

1. Räumen Sie die Möglichkeit eines direkten physiologischen Informationsaustauschs zwischen zwei Gehirnen und Körpern über bioenergetische Felder oder Quantenfelder ein und erlauben Sie sich, dies zuzulassen.

Intention ist ein wichtiger Punkt – vor allem für Quantenphänomene, da sie der Wahrnehmung und der Intention unterliegen. Beobachten Sie von Zeit zu Zeit die physiologischen Vorgänge in Ihrem Gehirn und Ihrem Körper – Ihre körperlichen Empfindungen, Veränderungen im Hinblick auf Ihren Energiehaushalt und Ihre Emotionen. Achten Sie auf plötzliche Veränderungen in Ihrem Erleben – etwa einen Schmerz im Herzen, Verlust von Energie in den Beinen oder Angst. Akzeptieren Sie Ihre Erfahrung einfach, und falls sie unangenehm ist, versuchen Sie nicht, irgendetwas an ihr zu ändern, um sich besser zu fühlen. Bitte rufen Sie sich in Erinnerung, dass Sie eventuell in Resonanz mit dem Prozess des Klienten sind und die Auswirkungen dieses Prozesses auf Sie spüren. Dies achtsam wahrzunehmen, ohne darauf zu reagieren, und es stattdessen mit dem eigenen Gewahrsein und seiner Intention zu unterstützen, kann helfen, das vom Klienten in der Resonanz Erlebte zu regulieren.

2. Wenn Ihnen das, was Sie erleben, zu viel wird, regulieren Sie sich, auf welche Ihnen bekannte Weise auch immer.

Diese Wende der Ereignisse könnte bedeuten, dass Klient*innen damit zu kämpfen haben, wie überwältigend die Erfahrung für sie ist. Es könnte auch bedeuten, dass die Erfahrung für Ihr System einfach zu viel ist. Wir haben es bei unserer Arbeit häufig mit Erfahrungen eines anderen zu tun, für die wir selbst gar nicht die Kapazität oder zu der wir keinen persönlichen Bezug haben. Etwa bezogen auf Menschen, die Krieg oder bestimmte Formen von körperlichem oder sexuellem Missbrauch erlebt haben.

Regulieren Sie sich in einem solchen Fall, soweit es nötig ist, um die Erfahrung erträglicher zu machen. Seien Sie dabei aber bitte darauf bedacht, sich nicht so weit zu regulieren, dass sie Ihnen entgleitet. Das würde nämlich die Resonanzbeziehung mit dem Klienten gefährden, die ja darauf basiert, die Erfahrung zu teilen. An der Erfahrung eines anderen Menschen teilzuhaben, vor allem mit dem eigenen Körper, ist außerordentlich wichtig, um dem anderen zu helfen, emotionale Erfahrungen zu verarbeiten. Man kann es damit vergleichen, dass eine Person einer anderen hilft, eine schwere Last zu heben. Oder damit, jemandem beim Gehen den Arm als Stütze anzubieten. In der Resonanz wird die emotionale Bürde geteilt und die Person erfährt Unterstützung. Deshalb ist es manchmal das Beste, was wir für Trauernde tun können, uns einfach zu ihnen zu setzen und ihre Trauer in möglichst weiten Teilen unseres Körpers mitzutragen. Ich erinnere mich, wie ich mit einer entfernten Cousine zusammensaß, der ich gerade in der Situation begegnet war, wo sie um ihren Vater trauerte. Wir hatten uns noch nie zuvor gesehen. Sechs Monate zuvor hatte sie auch ihre Mutter verloren. Als ich nahezu eine Stunde lang größtenteils schweigend mit ihr zusammensaß, spürte ich ihr Zittern, ihre Trauer und ihre Verzweiflung am eigenen Leib. Ein paar Monate später schrieb sie mir und sagte, obwohl sie mich an diesem Tag zum ersten Mal in ihrem Leben getroffen hätte und obwohl wir in der kurzen Zeit, die wir miteinander verbrachten, kaum ein Wort gewechselt hatten, hätte sie das Gefühl, dass zwischen uns wirklich etwas geschehen sei. Es sei ein starkes Band zwischen uns entstanden. Mir ging es genauso, und ich habe dieses Gefühl noch immer.

Es gibt diverse Weisen, auf die wir uns regulieren können, wenn wir uns in der Resonanz mit der Erfahrung einer anderen Person oder in Reaktion auf ihre Erfahrung nicht leicht tun, ohne den Kontakt mit unserem Gegenüber zu verlieren. Wir können eine Hand behutsam auf die physiologische Region unseres Körpers legen, wo das Unwohlsein am schwersten auszuhalten ist, um so zu einer Linderung des Leidensdrucks beizutragen. Wir können tief durchatmen, um das Unbehagen erträglicher zu machen. Wir können eine Hand auf die betroffene Stelle legen und die andere auf eine andere Stelle des Körpers, um die Energie zwischen den beiden Punkten zu verteilen. So werden die Schmerzen an dem Punkt, wo wir sie ursprünglich gefühlt haben, wahrscheinlich weniger. Wir können gezielt unsere Beine spüren, um uns selbst zu erden. Oder den Unterbauch, um uns zu zentrieren und der Erfahrung so eher standhalten zu können. Mit unserer Aufmerksamkeit und Intention können wir die schwierige emotionale Erfahrung in weitere Körperregionen hinein ausdehnen, um uns ihr eher aussetzen zu können. Wir können eine Hand beiläufig auf unseren Hirnstamm legen (den untersten Teil des Hinterhaupts) oder auf den präfrontalen Kortex (die Stirn), um dazu beizutragen, uns selbst zu regulieren, während unsere Aufmerksamkeit weiter auf das Leiden des Gegenübers gerichtet bleibt.

Wenn wir uns selbst beim Erleben der Resonanz auf diese Weise regulieren, mobilisieren wir, ohne dass die Person darauf aufmerksam wird, das uns innewohnende Potenzial, anderen zu helfen, ihre Erfahrung zu regulieren und sie durchzuarbeiten. Diese Art der Arbeit in der Resonanz ist besonders hilfreich, wenn wir mit Kindern arbeiten oder mit Menschen, die große Schwierigkeiten haben, bewusst mit ihren Erfahrungen umzugehen, vor allem im Körper.

3. Weitere Nutzung der in der Resonanz gewonnenen Informationen, indem diese mit dem Klienten geteilt werden.
Wir sahen in Kapitel 5, wie die bewusste Wahrnehmung einer emotionalen Erfahrung eine zusätzliche Hilfe bei deren Regulierung sein kann. Außerdem kann sie der betroffenen Person umfassendere Informationen zu den Auswirkungen einer Situation liefern. Sollten wir bei der Arbeit mit Klient*innen zum Beispiel Traurigkeit in der Brust empfinden, könnten wir unser Gegenüber darauf aufmerksam machen, indem wir fragen: »Was erleben Sie gerade in Ihrem Brustraum?«; »Welche Emotion fühlen Sie jetzt in Ihrer Brust?«; »Fühlen Sie sich in Ihrem Brustraum gerade traurig oder glücklich?«; »Empfinden Sie irgendwo in Ihrem Körper Traurigkeit?« Wir könnten auch sagen: »Ich spüre jetzt gerade Traurigkeit in meiner Brust. Ich weiß nicht, was es damit auf sich hat.

Empfinden Sie auch Traurigkeit? Wenn ja, wo in Ihrem Körper erleben Sie sie?« Und so weiter. In diesen Sätzen dürfte die Annahme stecken, dass wir die Emotion erleben, die unser Gegenüber in diesem Moment ebenfalls bewusst mitbekommt. Es könnte aber auch sein, dass die Emotion unbewusst abläuft und im Rahmen der Therapie nach Spiegelung und Unterstützung verlangt, um bewusst und erträglich zu werden. Daneben kann es sein, dass der Klient die unangenehme oder inakzeptable Emotion nach außen projiziert und der Therapeut sich projektiv mit ihr identifiziert, um den Zustand des Klienten zu verstehen.

Es kann auch vorkommen, dass die Traurigkeit die eigene Traurigkeit des Therapeuten selbst ist und eine Reaktion auf die Situation des Klienten darstellt. Oder der Therapeut macht eine Gegenübertragungsreaktion durch, die gar nichts mit dem Klienten zu tun hat. Deshalb ist es wichtig, nicht zu insistieren, wenn die Intervention nicht weiterführt – es sei denn natürlich, der Therapeut ist, da er den Klienten kennt, absolut sicher, dass die Intervention abgewehrt wird, und er will ihr auf der Spur zu bleiben, weil das im besten Interesse des Klienten ist. Wenn bei einer Intervention auf der Basis von Resonanz oder mit anderen Mitteln nichts herauskommt, heißt das nicht, dass die Intervention für den Klienten nicht doch noch auf irgendeine Weise hilfreich sein könnte. Es kann sein, dass der Klient noch nicht an dem Punkt ist, sich damit zu befassen. Die Intervention könnte jedoch eine Saat in seiner Psyche pflanzen, aus der zukünftig dann vielleicht Weiteres erwachsen kann. Der Therapeut könnte die Erfahrung und den Ausdruck von Emotionen für den Klienten modellhaft vorleben. Der Klient könnte auch die Information, dass der Therapeut in Reaktion auf seine Situation traurig wird, als empathische Unterstützung erleben. Und das könnte dazu führen, dass der Klient dem Therapeuten nicht nur Traurigkeit, sondern auch andere mit Verletzlichkeit verbundene Emotionen mitteilt.

Probleme bei der Arbeit in der Resonanz

Zu viel Resonanz: In der Therapie Tätige klagen oft, dass sie darunter litten, zu viel mit ihren Klienten in Resonanz zu gehen. Einige berichten, sie könnten nicht anders. Die unangenehmen Emotionen anderer in sich selbst zu verkörpern, geht durchaus mit Leiden einher. Resonanz mit den Emotionen anderer jedoch heißt nicht, dass der Therapeut genauso viel leiden muss wie sein Klient. Das Muster, zu stark in Resonanz zu gehen, kann auf die Kindheit zurückgehen. Es wurde eventuell von den kindlichen Bezugspersonen erlernt oder man musste es womöglich tun, um den Kontakt zu den Bezugspersonen aufrechtzuerhalten. Durch die therapeutische Tätigkeit wurde dieses Muster vielleicht noch verstärkt, da eine Resonanz dieses Ausmaßes für Klient*innen eine beträchtliche Hilfe sein kann. Einige im Therapiebereich Beschäftigte haben sich vielleicht sogar damit zu identifizieren begonnen und sehen es als Merkmal wirklich guter Therapie – etwas, das ich selbst erst einmal wieder verlernen musste.

Das Erste, was es zu tun gilt, um dieses Muster übertriebener Resonanz zu korrigieren, besteht darin, zu verstehen, dass wir selbst entscheiden können, wie sehr wir mit jemandem in Resonanz gehen und ob überhaupt. Wir gehen ja schließlich nicht mit allen in Resonanz, die uns in unserem Leben über den Weg laufen, ebenso wie wir nicht versuchen, zu jedem Menschen, der uns begegnet, eine wirkliche Beziehung herzustellen. Punkt eins ist zunächst einmal, uns bewusst vorzunehmen, mit einem Gegenüber nicht in Resonanz zu gehen beziehungsweise das Ausmaß zu begrenzen, in dem wir es tun. In gewissem Maße funktionieren solche Intentionen auch. Sich das vorzunehmen, dürfte unbewusste Intentionen aus der Kindheit oder aus späteren Zeiten im Leben zu Bewusstsein bringen, die zu diesem Problem beitragen, unterschiedslos und unbegrenzt mit anderen mitzuschwingen.

An diesen Intentionen können wir dann arbeiten, um sie zu verändern.

Außerdem können wir bestimmte Verhaltensweisen korrigieren, um zu steuern, in welchem Umfang wir uns in der Resonanz auf andere einlassen. Zu den einfachen Maßnahmen, die wir ergreifen können, um den Umfang und die Intensität der Resonanz zu reduzieren, gehört, über den Tonfall, die Mimik und körperliche Ausdrucksformen wie die Körperhaltung, Bewegungen und Gesten weniger zu spiegeln sowie den Blickkontakt zu reduzieren. Falls das Problem dennoch entweder generell oder in Bezug auf bestimmte Klient*innen fortbesteht, können wir in eigenen Therapiesitzungen unbewusste Haltungen, Erfahrungen und Vulnerabilitäten aufdecken und bearbeiten, die sich als veränderungsresistent erwiesen haben, damit wir bei der Arbeit mit anderen in der Resonanz nicht unnötig viel leiden müssen.

Zu wenig Resonanz: Einige therapeutisch Tätige haben das genau entgegengesetzte Problem – ihnen fällt es ganz allgemein schwer, sich in der Resonanz auf ihre Klient*innen einzulassen. Falls sich die Schwierigkeiten auf die Resonanz mit bestimmten Personen beschränken, kann das Problem entweder bei ihnen selbst liegen oder bei ihrem Gegenüber. In beiden Fällen könnten sie alle hier vorgeschlagenen Methoden ausprobieren, die dazu angetan sind, das Ausmaß der Resonanz zu reduzieren, nur in der umgekehrten Richtung. So zum Beispiel könnten sie sich vornehmen, mehr mitzuschwingen oder stärker Stimme, Mimik und Körperhaltung des Gegenübers zu spiegeln. Sollte das fehlschlagen, können Betroffene, denen es entweder generell oder in Bezug auf bestimmte Klient*innen schwerfällt, in Resonanz zu gehen, das Thema in einer persönlichen Therapie angehen, um herauszufinden, was ihnen hier im Weg steht. Ein wichtiger Grund, warum sich manche schwertun, mit anderen mitzuschwingen, besteht darin, dass sie Leidenserfahrungen nicht aushalten, die mit der Resonanz verbunden sein können.

Außerdem ist Resonanz keine Einbahnstraße. Sie ist etwas, das wir bewusst oder unbewusst steuern können. So verhielt es sich mit einem lieben Freund von mir, der Jude war. Gegen Ende des Zweiten Weltkriegs ließen ihn seine jungen Eltern als vier Monate alten Säugling in Frankreich in der Obhut eines Priesters zurück und flohen mit der französischen Resistance in die Berge. Der Priester versteckte ihn in einem dunklen Kellergewölbe zwei Stockwerke tief unter der Erde und kümmerte sich bis zur Rückkehr seiner Eltern um ihn. Als diese ihn vier oder fünf Monate später abholten, war er so abgemagert, dass ihnen klar wurde, dass er wohl nur knapp mit dem Leben davongekommen war.

Obwohl es mir normalerweise gut gelingt, in Resonanz mit Menschen zu gehen, schaffte ich es nie, diesen Freund über die Resonanz zu spüren. Es war so, als hätte er sehr früh in seinem Leben gelernt, dass es gefährlich war, über die Resonanz womöglich entdeckt zu werden. Als bei ihm irgendwann Krebs im Endstadium diagnostiziert wurde, hielt ich es in seiner Nähe kaum aus. Es war einfach mehr Stress, als mein Körper bewältigen konnte. Seine Exfrau und sein Sohn berichteten, dass es ihnen genauso ging. Es war, als sei angesichts seines absehbaren Todes die Mauer eingestürzt, die er während des Krieges um sich errichtet und seitdem aufrechterhalten hatte. Der ganze Stress und die Verletzlichkeiten, die er sich erfolgreich hatte vom Leib halten können, waren mit einem Mal wieder da und überrollten ihn und seine Lieben förmlich.

Auch Einstellungen, die therapeutisch Tätige im Laufe ihrer Aus- und Weiterbildung entwickeln, können ihnen in die Quere kommen, wenn es um ihre Fähigkeit geht, Klient*innen über Resonanz zu helfen. Das betrifft diejenigen unter ihnen, die glauben, sich von Gegenübertragung frei machen zu können. Die nicht wissen, dass sie über die Fähigkeit verfügen, ihren Klient*innen trotz möglicher Gegenübertragungsreaktionen über Resonanz zu helfen. Oder die der Ansicht sind, dass das, was in ihnen vorgeht, wertlos sei im Hinblick darauf, zu verstehen, was in ihrem Gegenüber vorgeht. In der Folge dürften sie Schwierigkeiten haben, in Resonanz mit ihm zu gehen. Ähnliches gilt für diejenigen, die befürchten, Klient*innen zu schaden, indem sie Vorschläge machen, die auf ihrem eigenen Erleben basieren. Oder für jene, die Therapieansätze gelernt haben, die betonen, dass das Gewahrsein von Erfahrungen aufseiten des Klienten von diesem selbst ausgehen sollte, und die Rolle des Therapeuten beschränke sich darauf, ihm diesbezüglich zu folgen und ihn zu bestärken. Auch Therapeut*innen, die ihre eigenen körperlichen Erfahrungen nicht beachten, dürften Schwierigkeiten mit Resonanz haben. Unabhängig vom praktizierten Verfahren sprechen therapeutisch Tätige als ihre Hauptsorge dabei, ihrer Resonanz zu vertrauen, die Angst an, Schaden anzurichten, indem sie Klient*innen womöglich eigene Gegenübertragungsreaktionen überstülpen würden.

Bei körper- und energieorientierten psychologischen Ansätzen besteht mitunter eine übermäßige Sorge, mit dem Klienten zu »verschmelzen«. Dem Anschein nach wird »nicht verschmelzen« manchmal als »keinerlei Austausch von Energien« verstanden. Mit dem Gegenüber zu verschmelzen könnte auch bedeuten, sich mit dessen Erleben so vollständig zu identifizieren, dass die eigene Erfahrungswelt auf der Strecke bleibt. Natürlich ist das nicht wünschenswert, falls es sich hierbei um den Standardmodus bei unseren Interaktionen mit anderen handelt. Oder falls man es dabei mit einem Abwehrmechanismus zu tun hat, der in der Gestalttherapie »Konfluenz« genannt wird. Wenn nicht zu verschmelzen so verstanden wird, dass es bedeutet, keinerlei Energien auszutauschen (oder wenn die völlige Identifikation mit dem, was ein anderer Mensch erlebt, und sei es nur für kurze Zeit, immer als pathologisch betrachtet wird), kann diese Haltung zum Hindernis werden. Das liegt daran, dass es bei dem Informationsaustausch, der an der Resonanz beteiligt ist, immer im größeren oder kleineren Umfang zu einem Austausch oder einer Vermischung von Energien kommt. Und sich selbst für eine kurze Zeit völlig in ein Gegenüber hineinzuversetzen, kann mitunter notwendig sein, um ihm in der Resonanz zu helfen.

Stecken bleiben in der Resonanz: Wenn wir während der Sitzung mit Klient*innen mitschwingen, könnten diverse Effekte eintreten, die dafür sorgen, dass wir uns von dem, was in unserem Gegenüber vorgeht, oder unseren Reaktionen darauf nicht mehr lösen können und es dann unser eigenes Wohlbefinden und unsere Zugänglichkeit für Resonanz mit anderen Klient*innen beeinträchtigt. Lassen Sie uns einige dieser Möglichkeiten anhand von ein, zwei Beispielen betrachten. Wenn wir mit dem mitschwingen, was in unserem Gegenüber vor sich geht, könnte die Erfahrung einfach zu viel sein für unser System. Wir haben vielleicht nicht die Möglichkeiten, die Erfahrung auszuhalten. Entweder sie ist unvertraut oder einfach zu heftig. Oder sie triggert womöglich unerträgliche und unbewältigte Erfahrungen unsererseits. In solchen Fällen könnten sich physiologische Abwehrmechanismen einschalten, um die Funktionsfähigkeit unseres Systems aufrechtzuerhalten und so dem Klienten zu helfen. Es ist vergleichbar damit, dass jemand eine andere Person packt, um zu verhindern, dass sie in die Tiefe stürzt. Erst nachdem sie erfolgreich in Sicherheit gebracht wurde, merkt der Retter, dass er sich bei der Aktion einen Muskelriss zugezogen hat, was er aufgrund des instinktiven physiologischen Abwehrmechanismus der Selbstbetäubung vorher gar nicht gespürt hatte. Auf die gleiche Weise merken Therapeut*innen vielleicht erst nach einer Sitzung (mitunter erst Stunden später), dass in ihrem System noch unabgeschlossene und unaufgelöste Erfahrungen zurückgeblieben sind, mitunter auch in Begleitung von Symptomen.

Bei einer Weiterbildung in Europa arbeitete ich einmal mit einer Frau jüdischen Ursprungs, die in großen Gruppen eine fürchterliche Angst erlebte. Als einzige Tochter zweier Holocaust-Überlebender, die im Zweiten Weltkrieg ihre gesamte Familie in den KZs verloren hatte, fiel es ihr noch immer schwer, den Nachbarn in dem kleinen Dorf, in dem sie lebte, ihre jüdische Identität zu offenbaren. Irgendwann, als sie bereits erwachsen war, nahm ihr Vater sich das Leben, indem er sich erhängte. In einer Demositzung vor einem Kurs nutzten wir die Gegenwart der Gruppe, um die entsetzliche Angst zu triggern, mit der sie lebt. Ziel war, dass wir ihren Körper dazu einsetzen würden, die entsetzliche Angst davor, getötet zu werden, zu verkörpern und auszuhalten. Sie dürfte diese Angst von ihren Eltern geerbt haben und sie aus den kollektiven Erfahrungen des jüdischen Volkes beziehen. Am Ende der Sitzung und während der restlichen Weiterbildung berichtete sie, sie würde sich jetzt stärker präsent fühlen und es fiele ihr leichter, mit anderen in der Gruppe in Kontakt zu treten. Ich sagte zu ihr, dass es mir auch so ginge, und fügte hinzu, dass dies die weise Erkenntnis des Schweizer Psychiaters C. G. Jung illustriere, der sagte, jede Therapiesitzung habe das Potenzial, den Therapeuten wie auch den Klienten zu verändern.

Während der Sitzung verspürte ich allerdings eine leichte Verspannung links in meinem Nacken. Am anderen Morgen wurde ich mit Schmerzen an genau diesem Punkt wach. Ich dachte mir nicht viel dabei, da es für mich ein vertrautes Symptom ist. Ich wusste, dass die Nackenmuskeln viele psychologische Funktionen haben, darunter die Bewältigung eines hohen Energiepegels sowie von Stress, Angst und Schock oder traumatischen Belastungen. Ich wusste auch, dass das vertraute Verspannungsmuster mit Schmerzen im Nacken womöglich mit einigem zu tun hatte, was von dem Trauma rund um meine Geburt, bei der meine Mutter und ich beinahe gestorben wären, noch unbewältigt war. Basierend auf früheren Erfahrungen dachte ich, ich könnte den Schmerzen mit Yoga entgegenwirken und die entsetzliche Angst bei Bedarf allein oder mit meinem Therapeuten bearbeiten. Im Laufe der Zeit machte ich mir zunehmend Sorgen, als keine Methode funktionierte, was auch für die nachfolgenden Körperarbeitssitzungen galt, die ich mir geben ließ. Verspannung und Schmerzen breiteten sich sogar noch von einer Seite des Nackens zur anderen aus und begannen die Schultern zu erfassen – das Ganze wirkte wie ein komplexes regionales Schmerzsyndrom. Ich suchte daraufhin nach simplen medizinischen Gründen für die Schmerzen: Vielleicht hatte ich mir bei einer Yogastellung ja eine Nackenverletzung zugezogen.

In diesem Zustand innerer Bedrängnis kam ich also Anfang letzten Jahres in Indien zu meinem alljährlichen Besuch bei meiner Mutter auf ihrer Farm an. Angesichts des Stresses, der damit verbunden war, wieder bei meiner Herkunftsfamilie zu sein, verschlimmerten sich meine Nackenbeschwerden noch. Ich fühlte mich hilflos und verzweifelt. Aus heiterem Himmel schlug mir meine Frau vor, vor Ort einen Energieheiler zu kontaktieren, der ihr vor einigen Jahren bei einem chronischen Symptom (Hüftschmerzen) geholfen hatte. Widerstrebend rief ich ihn an. Er ist ein etwas merkwürdiger Typ, sogar in den Augen seiner Familie. Als ich ihn das erste Mal traf, sagte er: »Am liebsten ist mir die Gesellschaft der Pflanzen und Bäume in den Wäldern bei mir in der Nähe. Sie haben mich so viel über Energie gelehrt und wie Energieheilung funktioniert.« Im Gegensatz zu den meisten Energieheilern jedoch, die normalerweise Ruhe und etwas Gemessenes ausstrahlen, war er ein wahres Nervenbündel und redete, während er »arbeitete«, wie ein Wasserfall unentwegt über alles Mögliche. Er bearbeitete mich kurze Zeit, wobei sich seine Finger so zart an meinem Nacken vorbeibewegten, als würden sie versuchen, einen Schmetterling zu fangen. Ganz vorsichtig, wie um ihn nicht zu verletzen, während ich mir das Ganze mit meiner gewöhnlichen Skepsis und einer gehörigen Portion Ego ansah. Ich fragte mich, was er denn wohl ausrichten könne, was mir mit all meiner Arbeit daran, das Problem zu beheben, nicht gelungen war.

Ich musste nicht lange warten, um es herauszufinden. In der folgenden Nacht wurde mein ganzer Körper mit einem Mal, während sich mein Nacken entspannte (und mit ihm auch mein restlicher Körper), von enormen Mengen an Energie durchströmt. Mit dieser Energie stellte sich ein riesiges Maß an Terror, Hilflosigkeit und Verzweiflung ein – größtenteils jedoch Terror, eine entsetzliche Todesangst –, was mich in wiederkehrenden Zyklen erschöpfte, es aber auch schaffte, mein regionales Schmerzsyndrom im Nackenbereich dauerhaft aufzulösen. Am anderen Morgen fühlte ich mich wie neu geboren. Ich fragte mich, in welchem Umfang die Emotionen, die ich in der Nacht zuvor gefühlt hatte, mit meinem eigenen Nahtodtrauma rund um meine Geburt zu tun hatten. Oder hatten sie doch eher mit der Jüdin zu tun, mit der ich gearbeitet hatte? Oder mit der Angst und dem Schrecken, denen ihre gesamten Vorfahren ausgesetzt gewesen waren? Ich werde es wohl nie mit Sicherheit sagen können. Was ich aber sicher weiß, das ist, dass ich durch die Sitzung geheilt wurde und dass sie mich mehr in die Lage versetzte, in der Resonanz für andere da zu sein. Die ganze mehrmonatige Episode zeigte mir auch, dass ich, um wirksam auf die Auflösung psychologischer Abwehrmechanismen hinarbeiten zu können, damit ich Menschen helfen könnte, Zugang zu ihren Emotionen zu finden und sie zu verkörpern, auch lernen muss, auf der energetischen, feinstofflichen oder Quantenebene mit physiologischen Abwehrmechanismen zu arbeiten. Der Ebene also, die umso stärker an der Bewältigung unerträglicher Erfahrungen und an deren physiologischer Abwehr beteiligt scheint, je traumatischer sich die Situationen gestalten.

Resonanz und Sekundärtraumatisierung: Wenn sich Therapeut*innen nicht mehr lösen können von manchen Erfahrungen in Resonanz mit ihren Klient*innen und daraufhin Symptome entwickeln, spricht man von einer Sekundärtraumatisierung. In Traumatherapie-Kreisen wird viel darüber diskutiert, wie sich eine solche Traumatisierung durch die Traumen anderer vermeiden lässt. Zu den Vorschlägen gehört unter anderem eine gute Selbstfürsorge: die Arbeitsbelastung überschaubar halten, nicht zu viele besonders fordernde Klient*innen gleichzeitig aufnehmen, genug Zeit zum Ausspannen und für körperliche Bewegung, ausreichend Schlaf, Intervisionen, Supervision und so weiter. Meist gehört zu diesen Tipps auch ein klügerer Umgang mit den eigenen physischen und energetischen Grenzen. Mitunter kann die Beschäftigung mit Sekundärtraumatisierung und soliden Grenzen, mit denen eine solche vermieden werden soll (etwa durch Visualisieren einer schützenden Hülle aus weißem Licht um uns) die Therapie untergraben, indem es die tiefe Beziehung beeinträchtigt, die wir in der Resonanz zu unserem Gegenüber haben könnten. Meiner Ansicht nach besteht der beste Schutz, um das Risiko einer Sekundärtraumatisierung möglichst gering zu halten (zusätzlich dazu, auf die oben beschriebenen Weisen sicherzustellen, dass wir nicht im Übermaß in Resonanz gehen) darin, die eigene Belastbarkeit für eine ganze Bandbreite schwieriger Emotionen zu erweitern. Nutzen wir derartige Fälle als Gelegenheit zu persönlicher Arbeit und als Tor zu unserer persönlichen und fachlichen Weiterentwicklung.

Lernen und Resonanz: Kinder können auch etwas über die Welt lernen und darüber, wie sie auf diese reagieren können, indem sie physiologisch mit dem Gehirn und dem Körper der Erwachsenen um sie herum in Resonanz gehen. Sie sind von allerfrühester Zeit an mit dieser Fähigkeit ausgestattet, sogar schon im Mutterleib. Sie schwingen mit den Vulnerabilitäten der Erwachsenen mit wie auch mit deren Abwehrmechanismen gegen diese. Das ist ein Weg, auf dem Kinder Sekundärtraumatisierungen erfahren können. So können die Folgen kollektiver und individueller Traumen in der Familiengeschichte von einer Generation an die nächste weitergegeben werden.

Wie wir in Kapitel 5 sahen, könnte Resonanz auch eine Rolle dabei spielen, etwas über Emotionen zu lernen. Wenn Erwachsene durch Resonanz physiologische Muster von Kindern wahrnehmen und sie als diese oder jene Emotion benennen, lernen Kinder, die einzelnen physiologischen Muster, die sie als unterschiedliche Emotionen erleben, anhand von Worten zu identifizieren, die die Erwachsenen für sie gebrauchen. Da wir mit physiologischen Vorgängen im Gehirn wie auch im Körper resonieren können, ist es möglich, nicht nur mit Mustern von körperlichen Empfindungen in Resonanz zu gehen, sondern auch mit den abstrakten Mustern, die im Gehirn hierdurch entstehen mögen, bevor sie versprachlicht und so zu kommunizierbaren emotionalen Erfahrungen werden.

Berührung und Resonanz: Unsere Hände sind höchst wirkungsvolle Instrumente, durch die wir bioelektrische und biomagnetische Energien spüren und übertragen können, um andere wie auch uns selbst zu regulieren und zu heilen.[30] Das funktioniert selbst noch in einiger Entfernung von dem Körper, dem sie sich zuwenden, da unsere bioenergetischen Felder über die Grenzen der Haut hinaus reichen. Wenn unsere Hände jedoch in Kontakt mit der Haut sind, ist ihre Wirkung noch deutlicher, was Berührung und Selbstberührung zu überaus wirksamen Werkzeugen der Heilung macht. Da bei Berührung durch Resonanz ermittelte Informationen mit Meldungen vonseiten eines der fünf Sinne (Tastsinn) zusammengebracht werden, können die Resonanzerfahrungen des Therapeuten beim Einsatz von Berührung andere sein als dann, wenn keine Berührung stattfindet.

Hat Resonanz eine archetypische Grundlage?

Wir haben versucht, das Phänomen der interpersonellen Resonanz als Manifestation der komplizierten Mechanismen zu verstehen, die von der Evolution angelegt wurden, um unsere Überlebenschancen zu maximieren, indem sie die Möglichkeiten einer interaktiven Regulation unter unseren Artgenossen erhöhten. Wir haben ferner den Versuch unternommen, ihre konkreten strukturellen Gegebenheiten im Hinblick auf bioelektrische und biomagnetische Felder (Nahbereich) sowie Quantenfelder (Nah- und Fernbereich) zu verstehen. Geht interpersonelle Resonanz auf tiefere Ursprünge in unserer Psyche zurück? Mara Sidoli, eine jungsche Analytikerin mit Schwerpunkt Entwicklungspsychologie, charakterisiert das spontane Hin- und Herschaukeln, das Kleinkinder in seelischer Not zur Selbstberuhigung nutzen, auf eine Weise, die ich sehr berührend finde: Wenn die persönliche Mutter verschwindet, sagt sie, wiegt die archetypische Mutter das Kind von innen.[31]

In der jungschen Psychologie stellt man sich die individuelle Psyche als eine unverwechselbare Kombination von Energiemustern vor (etwa von der guten Mutter und der schlechten Mutter), die uns allen gemein sind.[32] Diese gemeinsamen Energiemuster, Archetypen genannt, leiten ihr zufolge unsere Entwicklung in verschiedenen Stadien unseres Lebens und spielen eine Rolle für unser Wohlbefinden wie auch bei Krankheit. Jeder Archetypus, etwa der der guten Mutter, taucht in verschiedenen Kulturen in Form verschiedener Symbole auf, im Westen etwa in Gestalt der

Jungfrau Maria und im Osten als die Göttin Shakti. Bei näherer Prüfung zeigt sich, dass archetypische Symbole aus verschiedenen Kulturen bestimmte zentrale Qualitäten miteinander teilen (etwa die der guten beziehungsweise schlechten Bemutterung). Die gute Mutter und die schlechte Mutter als Archetypen interagieren mit uns über einzelne Menschen in unserem Umfeld, die für uns zu Müttern werden und uns mütterliche Qualitäten zeigen, die wir uns selbst wiederum zunutze machen können, um sie gegenüber anderen an den Tag zu legen.

Ich denke, die folgende Geschichte ist ein passender Abschluss für dieses Kapitel zu dem faszinierenden Thema interpersonelle Resonanz. Und zwar war ich einmal zu Besuch bei einer guten Freundin, die gerade ihr erstes Kind geboren hatte, ein Mädchen. Das Baby war vielleicht vier bis sechs Wochen alt. Die junge Mutter wirkte erschöpft. Die Kleine war schwer zu regulieren und hielt meine Freundin die ganze Nacht über wach. Während sie das Essen aß, das ich ihr vom Chinesen mitgebracht hatte, hielt ich das Baby für sie und unterhielt mich dabei mit ihr. Schließlich war seit unserer letzten Begegnung in unserem Leben beidseits eine Menge passiert.

Mir fiel auf, dass sich das Baby mehr und mehr an meinen Körper anschmiegte und dass sein Körper eigentümliche Geräusche machte, auf die mein Körper seinerseits mit bestimmten Geräuschen reagierte. Die Kleine versank in einen immer tieferen Schlaf, während ich wie durch einen tranceartigen Dunstschleier, der mich und das Baby zu umhüllen schien, mein Gespräch mit seiner Mutter weiterführte. Irgendwann verabschiedete ich mich von meiner Freundin, übergab ihr das Baby und fuhr zurück zu meiner Wohnung.

Als ich in meinem Apartment ankam, war es etwa vier Uhr nachmittags. Ich fühlte mich völlig erschöpft – erschöpfter, als ich es meiner Erinnerung nach je erlebt hatte. Ich fragte mich, ob das etwas war, das Mütter mit Kindern Tag für Tag leisten mussten. Ich hatte eigentlich vor, um sieben ins Kino zu gehen, und wollte ein langes Nickerchen machen, um mich zu regenerieren und mir dann wie geplant den Film anzusehen. Ich legte mich also hin – und wachte am anderen Morgen um sieben durch das Klingeln meines Telefons auf. Es war die besagte Freundin, die mich anrief, um mir zu sagen, dass sie schon ewig keinen so erholsamen Schlaf mehr erlebt hätte. Auch das Baby hätte die ganze Nacht durchgeschlafen. Sie fragte mich, was ich bloß gemacht hätte, und bemerkte abschließend noch: »Du solltest öfter zu Besuch kommen!«

Meine instinktive körperliche Reaktion auf Ihren Vorschlag war ein entschiedenes Nein – nur verständlich angesichts dessen, wie mein Körper sich am Vorabend gefühlt hatte, als ich wieder in meiner Wohnung war. Mein permanent unsicheres Ego, immer auf der Suche nach etwas, womit es sich schmücken konnte, um sich aufzublasen, fantasierte, dass es ja vielleicht sogar ein noch besserer emotionaler Co-Regulator (um einen Begriff aus der Bindungstheorie zu entlehnen) für das Kind sein mochte als seine Mutter.[33]

Die Psyche duldet solche Mätzchen im Großen und Ganzen nicht. Der Ausgleich folgte auf den Fuß, und zwar schon am allernächsten Morgen – unmittelbar, bevor ich aufwachte. Im Traum besuchte mich meine Großmutter väterlicherseits, eine Matriarchin, Archetypus der bedingungslos liebenden Mutter, von der ich mich als Heranwachsender bedingungsloser geliebt fühlte als von irgendwem sonst. In meinem Traum schlief ich oder war nicht bei Bewusstsein. Sie weckte mich und hatte eine Botschaft für mich: »Raja, es wird Zeit, dass du eine Zeremonie für alle Muttergöttinnen der Welt abhältst. Geh zu deinem Dorf. Dort wirst du eine junge Mutter mit einem Neugeborenen antreffen. Ich nahm sie unter meine mütterlichen Fittiche, als sie ein Kind war. Sage ihr, dass ich dich schicke, und bitte sie, dir für die Zeremonie ihr Baby zu überlassen. Sie wird es dir geben. Nimm das Baby und begib dich zum Himmel hinauf – dorthin, wo alle Muttergottheiten wohnen. Vergiss nicht Maria und ihren kleinen Sohn. Lege ihnen das Baby zu Füßen und bete in aller Demut zu ihnen.«

Ich fühlte mich »so klein mit Hut«, als ich aus diesem Traum erwachte, und Schauer rieselten meine Wirbelsäule hinauf und hinunter. Für mich war die Botschaft laut und klar: Was auch immer ich dem Baby meiner Freundin als »Mutter« zur Verfügung gestellt hatte, war letzten Endes von den archetypischen Muttergottheiten der Welt gekommen. Die junge Mutter im Dorf repräsentierte die mütterlichen Qualitäten, die meine Großmutter in mir genährt hatte, indem sie in ihrem Umgang mit mir zum Sprachrohr aller Muttergöttinnen der Welt wurde. Das Baby aus dem Dorf, das ich im Traum zu Füßen der Göttinnen niedergelegt hatte, interpretierte ich als weitere Frucht der mütterlichen Qualitäten, die ich dadurch erlangt hatte, das Kind meiner Freundin zu regulieren – nichts Geringeres als ein Geschenk der Göttinnen, ein Geschenk für den Bemutternden und die Bemutterte. In meinen Weiterbildungen erzähle ich gern diese Geschichte von der göttlichen oder archetypischen Quelle unserer Fähigkeit, eine Resonanz in der kollektiven Psyche aller Menschen zu hinterlassen – ich erzähle sie, um denen mehr Sicherheit zu geben, die unsicher sind, ob sie imstande sind, mit anderen mitzuschwingen und sie zu regulieren. Oft sehe ich dann ehrfürchtiges Staunen in den Gesichtern – das gleiche ehrfürchtige Staunen, das ich empfand, nachdem der Traum mich demütig gestimmt hatte.

Schlusswort: Die Zukunft

Dieses Buch zu schreiben, hat mein Interesse an Emotionen als Gegenstand näherer Untersuchungen noch gesteigert. Es hat mich mit einer weltweiten Gemeinschaft in Kontakt gebracht, die sich der Aufgabe verschrieben hat, Emotionen in all ihrer Komplexität zu erfassen. Es hat mich inspiriert. Es hat in mir zudem ein Gefühl tiefer Demut hinterlassen. Denn so viel Wissen zu Emotionen unsere Spezies im Laufe ihres Daseins kollektiv auch angesammelt hat – es scheint mit ihnen noch so viel mehr auf sich zu haben, was wir bislang noch nicht wissen. Noch eingeschränkter als dieses Wissen ist die Dauer eines individuellen Lebens und der Beitrag, den es leistet. Bei weiteren Nachforschungen kann man sich also nur auf eine begrenzte Anzahl von Themen konzentrieren, die einen persönlich am meisten interessieren.

Ich werde in diesem Kapitel zwei Themen näher erkunden – für mich selbst wie auch für andere, deren Interessen vielleicht ähnlich gelagert sind:

- Wie erklärt man, basierend auf einem soliden theoretischen Fundament samt entsprechender Evidenz noch besser als in diesem Buch belegt, dass es möglich ist, eine Emotion wie Traurigkeit physiologisch überall in Gehirn und Körper zu »erfahren«? Sollte diese Frage Sie verwundern, beachten Sie bitte, dass die Belege, die uns bislang vorliegen (und die andeuten, dass das Gehirn und der Körper physiologisch in ihrer Gesamtheit bei der Erzeugung einer emotionalen Erfahrung wie Liebe beteiligt sein könnten) nicht unbedingt bedeuten müssen, dass es möglich ist, die Emotion physiologisch überall in Gehirn und Körper bewusst zu erleben.

- Was bringen uns Vorstöße in der Quantenphysik und die Erkenntnisse des Fachgebiets zu tieferen Strukturen und Prozessen in uns, wenn es darum geht, zu ergründen, wie diese Quanten- oder subatomare Ebene unseres physiologischen Systems zu unseren emotionalen Erfahrungen beiträgt? Dabei geht es uns einerseits darum, Emotionen besser zu verstehen und andererseits darum, mit unserem physiologischen System auf der Quantenebene zu arbeiten, um so bessere Ergebnisse auf der emotionalen, kognitiven wie auch verhaltensbezogenen Ebene zu erzielen.

Generieren oder Erfahren von Emotionen

Mein Interesse an Emotionen begann mit der Beobachtung, dass meine Klient*innen und ich beträchtliche Schwierigkeiten hatten, zum einen, Zugang zu Emotionen zu finden, und zum anderen, uns ihnen lange genug auszusetzen, um sie zu verarbeiten. Aus der intersubjektiven Psychoanalyse, jungschen Psychologie, Alchemie und dem Advaita Vedanta wusste ich bereits, dass Affekttoleranz – die Fähigkeit, bei emotionalen Erfahrungen Gegensätze auszuhalten – für das psychische wie auch das spirituelle Wachstum von großer Bedeutung ist. Vor diesem Hintergrund wurde der Ausbau der Affekttoleranz in meiner Psychologen-Laufbahn schon von frühester Zeit an einer meiner Schwerpunkte. Einfach bei der emotionalen Erfahrung zu verweilen, wann immer sie sich physiologisch in Gehirn und Körper zeigte, half nicht immer weiter – es verschlimmerte Symptome sogar oft noch. Also machte ich mich auf die Suche nach besseren Methoden zur Erhöhung der

Affekttoleranz bei meinen Klient*innen und mir selbst, vor allem im Körper, da das oft der Bereich ist, wo sich emotionale Erfahrungen zeigen.

Ich gewöhnte mir auch an, meine Klient*innen zu fragen, wo in ihrem Körper sie die emotionalen Erfahrungen spürten, von denen sie gerade berichteten. Teilweise ging das darauf zurück, dass ich von den allerersten Anfängen meiner Laufbahn an körperorientiert gewesen war. Und teilweise lag es auch daran, dass ich selbst wieder in meinem Körper ankommen musste. Wenn ich betrachte, was ich in meiner Frühzeit über Emotionen und den Körper las, beeinflusste mich vor allem der Gedanke, dass an der Entstehung einer Emotion und daran, sie zu erleben, physiologisch potenziell das ganze Gehirn und der ganze Körper beteiligt sein konnten und dass Basisemotionen möglicherweise mit eindeutigen Mustern im Gehirn einhergehen. Also machte es mich natürlich neugierig, zu überprüfen, ob es bei den emotionalen Erfahrungen meiner Klient*innen wie auch bei mir irgendwelche erkennbaren Muster gab. Mit anderen Worten: Erleben wir alle ein so grundlegendes Gefühl wie Angst oder Traurigkeit an den gleichen Orten im Körper?

Es stellte sich heraus, dass – in Übereinstimmung mit Erkenntnissen früher Untersuchungen zu Emotionen und dem autonomen Nervensystem – kein Muster in die Richtung existierte, dass Menschen Wut immer an einer Stelle empfänden und Traurigkeit an einer anderen. Ihren Berichten zufolge erleben verschiedene Menschen eine Emotion wie etwa Angst an durchaus unterschiedlichen Stellen – im Gehirn, in den Augen, der Brust, dem Bauch und so weiter. Einige Regionen, etwa das Herz und der Brustraum, wurden zwar oft genannt, aber nicht immer. Als ich diese Frage großen Gruppen von Teilnehmer*innen in meinen Weiterbildungen zu stellen begann, stellte sich heraus, dass sich die Körperregionen, wo eine Emotion wie Angst erlebt wurde, im Endeffekt physiologisch über das ganze Gehirn und den ganzen Körper verteilten.

Dennoch fiel mir bei alldem ein Muster auf: Als die Betroffenen dazu gelangten, sich einer Emotion länger aussetzen zu können, ohne zu dekompensieren oder Symptome zu entwickeln, berichteten sie zunehmend, dass sie die emotionale Erfahrung in mehr Arealen ihres Körpers erleben konnten als zuvor. Diese Beobachtungen ließen mich zu der Überzeugung gelangen, dass es nicht nur möglich ist, die Erfahrung von Emotionen zu weiteren Stellen im Körper auszudehnen, sondern auch die Fähigkeit erhöhen mag, die emotionale Erfahrung auszuhalten. Also begann ich Interventionen einzubauen wie: »Und während Sie die Emotion in der Brust erfahren, dehnen Sie Ihre Wahrnehmung auf weitere Teile Ihres Brustraums aus. Die Intention dabei ist, die Erfahrung der Emotion in weitere Teile der Brust auszudehnen«; »Wo in Ihrem Körper erleben Sie die Emotion sonst noch?«; »Gibt es noch andere Stellen in Ihrem Körper, wo Sie diese Emotion oder einige Qualitäten von ihr erfahren?« und so weiter. Es zeigte eine gute Wirkung, was mein Zutrauen zu diesem noch in den Kinderschuhen steckenden Ansatz, der Verkörperung von Emotionen, förderte.

Als ich damit fortfuhr, die Verkörperung von Emotionen bei meinen Klient*innen und mir selbst nach dem oben beschriebenen Prinzip weiterzuentwickeln, las ich auch noch mehr zum Thema auf der Suche nach Ideen, die meine Praxis bereichern und auf eine solide wissenschaftliche Grundlage stellen könnten. Aus der Fachliteratur zur physiologischen Seite von Emotionen lernte ich mehr darüber, wie an dem Prozess, eine Emotion entstehen zu lassen, physiologisch das gesamte Gehirn und der gesamte Körper beteiligt sein konnten. Von körperpsychotherapeutischen Ansätzen bekam ich mit, dass Menschen dazu neigen, starke physiologische Abwehrmechanismen im Körper auszubilden, um emotionale Erfahrungen zu minimieren (vor allem solche unangenehmer Art). Ich leitete daraus ab, dass physiologische Abwehrmechanismen lebenswichtige physiologische Ströme wie den Blutfluss beeinträchtigen und den Stresspegel im physiologischen System erhöhen können, was das Erleben emotionaler Erfahrungen im Körper potenziell schwerer erträglich machen kann, als wenn den emotionalen Erfahrungen der Raum dafür geboten wird, größere Körperareale einzubeziehen.

Ich brachte all das mit meiner Beobachtung zusammen, dass eine Emotion auf der physiologischen Ebene potenziell im gesamten Gehirn und im gesamten Körper erlebt werden konnte. So gelangte ich zu der Theorie: Durch die Auflösung der physiologischen Abwehr von Emotionen, um den Stresspegel zu reduzieren und die Körperregionen zu erweitern, die bei der Entstehung von Emotionen beteiligt sind, können wir das Erleben der Emotion im Körper auf größere Areale ausdehnen und die Fähigkeit erhöhen, sich einer unangenehmen Emotion länger auszusetzen. Das erwies sich als produktiver Weg, der schließlich zu ausgereifteren Versionen der Methode des Verkörperns von Emotionen sowie zu diesem Buch führte, an dessen Ende ich mich frage, wie viel ich wirklich über Emotionen weiß!

Ich hatte das Glück, auf die Idee zu stoßen, dass eine Emotion auf der physiologischen Ebene überall in Gehirn und Körper erfahren werden kann. Sie war für mich Anregung genug, zu beobachten, wo wir verschiedene Emotionen im Körper eigentlich erfahren. Sie begegnete mir bereits ganz früh, als ich anfing, Fachliteratur über Emotionen zu verschlingen. Candace Pert schreibt diese Idee Paul Ekman zu und gibt seine Worte wieder, nach denen jede Emotion im gesamten Körper erfahren wird, nicht nur in Kopf oder Körper, zu ihr gehört außerdem ein entsprechender Gesichtsausdruck.[1] Ich sage »ich hatte das Glück«, weil es mir bislang noch nicht gelungen ist, eine andere wissenschaftliche Quelle zu finden, die die Idee untermauert, dass eine Emotion potenziell physiologisch im gesamten Gehirn und Körper erfahren werden kann, obwohl Emotionen nun generell als ein Urteil über die Wirkung verstanden werden, die eine Situation auf das Wohlbefinden des gesamten Organismus hat. Ekman glaubt (und liefert einige Belege dafür), dass jede Emotion – etwa Angst – durch ein einmaliges physiologisches Muster im Gehirn wie auch im Körper zustande kommt. Vor diesem Hintergrund ist es nachvollziehbar, dass er die Feststellung trifft, dass beim Erleben der Emotion der ganze Organismus beteiligt sein könnte.

Ekmans Theorie, dass Emotionen ein Produkt einer gleichzeitigen Aktivität in Gehirn und Körper sind, wird durch die erst in neuerer Zeit formulierte enaktive Herangehensweise an Emotionen gestützt.[2] Dieser auf dynamischen Systemen basierende Ansatz geht von der Theorie aus, dass Emotionen ein Produkt einer gleichzeitigen – nicht sequenziellen – Aktivität quer durch das physiologische System von Gehirn und Körper darstellen. Im Gegensatz hierzu haben wir beim sequenziellen oder hierarchischen Modell von Damasio und Craig (um das es in Kapitel 5 ging) gesehen, dass zum Beispiel eine Situation zustande kommt, die Auswirkungen auf den Körper hat, und das Gehirn erzeugt dann, basierend auf den Informationen zu diesen Auswirkungen, die ihm der Körper liefert, die entsprechende Emotion.[3] In Ekmans Modell geschieht etwas, und es kommt gleichzeitig zu einer instinktiven Reaktion von Gehirn und Körper hierauf in Form der Emotion.[4] Betrachten wir enaktive Emotionen aus der Warte dynamischer Systeme, so spielen sich alle Erfahrungen – Kognitionen (einschließlich Wahrnehmung), Emotionen und Verhaltensweisen – ständig, ununterbrochen und gleichzeitig ab, und an ihnen sind gleichzeitig das Gehirn, der Körper und das Umfeld beteiligt. Der Unterschied zwischen Ekmans Theorie und dem enaktiven Verständnis von Emotionen ist der, dass Letzteres nicht unmittelbar impliziert, dass es – wie bei Ekmans Modell – für verschiedene Emotionen verschiedene physiologische Muster in Gehirn und Körper gibt.

Ich stellte mir die Frage, wie es kommt, dass die wissenschaftliche Literatur zu Emotionen kaum etwas dazu aussagt, wie Emotionen eigentlich im Körper erfahren werden. Ein möglicher Grund dafür mag in der Skepsis von Wissenschaftlern liegen, wenn es darum geht, in Forschungsstudien von den Befragten selbst berichtete subjektive Erfahrungen als Evidenzmaterial heranzuziehen. Ein weiterer Grund könnte der sein, dass die Emotionsforschung den Fokus bislang mehr auf die Mechanismen gerichtet hat, aufgrund derer Emotionen in Gehirn und Körper generiert werden, und auf die Frage, ob Emotionen eher im Gehirn oder eher im Körper entstehen. Es ging nicht so sehr darum, wo und wie Emotionen erlebt werden. Da die Grundprämisse hinter der Arbeit an der Verkörperung von Emotionen lautet, dass eine Emotion physiologisch potenziell im gesamten Gehirn und Körper erfahren werden könnte, denke ich, dass eine Analyse verschiedener evidenzbasierter Theorien zu den Emotionen angebracht ist. Es wäre zu ermitteln, in welchem Umfang diese Theorien implizieren, dass Emotionen möglicherweise physiologisch überall in Gehirn und Körper erlebt werden.

Theorien, die das Hervorbringen von Emotionen auf das Gehirn reduzieren, implizieren, dass auch die Erfahrung der Emotionen auf das Gehirn beschränkt ist, da sie dem Körper nicht einmal eine Rolle beim Generieren von Emotionen zubilligen. Andere Theorien als die von Ekman und seinen Schülern, die dem Körper durchaus diese Rolle zugestehen, unterscheiden sich im Hinblick darauf, wie sie die Rolle des Körpers hierbei sehen. In den Theorien von Damasio und Craig (beide in der Tradition von William James) verarbeitet das Gehirn vom Körper gelieferte detaillierte Informationen zur Auswirkung der Situation, um Körperlandkarten höherer Ordnung zu erstellen (oder Abstraktionen von detaillierteren Körperinformationen – vergleichbar damit, in einer Wolke ein Gesicht zu erkennen –, die dann irgendwie als Emotionen identifiziert werden). In Barretts konstruktiver Theorie der Emotionen werden sehr allgemeine Informationen zur Auswirkung der Situation auf den Körper, Aspekte wie Valenz (gut oder schlecht) und Erregungspegel (niedrig oder hoch) mit erworbenen linguistischen Konzepten kombiniert, um emotionale Erfahrungen zu erhalten.[5] Allen drei Theorien zufolge werden Emotionen im Gehirn konstruiert. Es findet sich keinerlei Hinweis darauf, dass derartige vom Gehirn konstruierte Emotionen wie Traurigkeit potenziell im gesamten Körper erfahren werden könnten.

Wenn eine emotionale Erfahrung wie Traurigkeit also im Gehirn konstruiert wird, wenngleich vielleicht auf der Grundlage von Informationen, die auf den Körper zurückgehen, wie erklärt man dann Beobachtungen wie die, dass Emotionen wie zum Beispiel Traurigkeit im gesamten Körper erlebt werden – etwas, wovon wir uns mit ein klein wenig Mühe ohne Weiteres persönlich überzeugen können? Entweder diese evidenzbasierten Theorien bieten nur begrenzte Erklärungen dafür, wie Emotionen in Gehirn und Körper generiert und erfahren werden; oder es gibt dort uns noch nicht bekannte Mechanismen, die es ermöglichen, dass im Gehirn konstruierte Emotionen ganzkörperlich erlebt werden.

Die Projektionshypothese und die Informationsweitergabe-Hypothese

Theorien, die besagen, dass Emotionen im Gehirn generiert werden (sei es über instinktive Schaltkreise dort oder durch Abstraktion von Informationen, die auf den Körper zurückgehen), müssen zusätzlich Mechanismen miteinbeziehen, über die derartige emotionale Erfahrungen im restlichen Körper erlebbar werden können. Zwei mögliche Richtungen, die sich hier näher erkunden ließen, sind Projektion und Weitergabe von Informationen. Erkunden wir diese einmal nacheinander.

Das Gehirn hat, wie man weiß, die Fähigkeit, eine Erfahrung auf unseren Körper zu projizieren und sie so zu erleben, als handle es sich tatsächlich um eine Erfahrung, die der Körper selbst durchläuft. Damasio zufolge sind sogar unsere allerelementarsten Erfahrungen körperlicher Empfindungen wie die, unseren Herzschlag zu spüren, Projektionen von Abstraktionen detaillierterer körperlicher Wahrnehmungen aus dieser Region auf den Körper. Wenn dies schon bei simplen Körperempfindungen gilt, kann man sich gut vorstellen, dass das Gehirn in der Tat in der Lage ist, Emotionen wie Traurigkeit an verschiedene Stellen im Körper zu projizieren. Ein anderes Beispiel für die Fähigkeit des Gehirns, eine Erfahrung auf den Körper zu projizieren, ist der Phantomschmerz, bei dem das Gehirn imstande ist, Schmerzen in einem amputierten Bein zu erfahren. Wir werden dies hier die Projektionshypothese nennen.

Es kann aber auch sein, dass Informationen zu im Gehirn generierten Emotionen über tiefere physiologische Strukturen und Prozesse an den Körper weitergegeben werden. Etwa über Informationsmoleküle in den interstitiellen Flüssigkeiten, wie es der Theorie von Pert entspricht.[6] Oder es geschieht auf der Quantenebene über subatomare Teilchen und geht sogar mit einem völlig verzögerungsfreien Informationsaustausch mittels Quantenverschränkung einher. Nennen wir dies die Informationsweitergabe-Hypothese.

Wenn wir uns mit einer Emotion wie Angst befassen und physiologische Abwehrmechanismen in einer Körperregion bearbeiten, wo die Emotion nicht erlebt wird, wird es durch die Verkörperungsarbeit möglich, die Emotion dort dann doch noch zu erleben. So kenne ich es von meiner Arbeit mit Klient*innen wie auch von mir selbst. Einige argumentieren an diesem Punkt vielleicht, dass dieses empirische Phänomen eher für die Informationsweitergabe-Hypothese als die Projektionshypothese spricht, wenn wir eine Erklärung dafür suchen, wie im Gehirn generierte Emotionen vielleicht im ganzen Körper erlebt werden könnten. Man könnte sagen, dass es das Ausräumen einer physischen Abwehr regulatorischer Ströme (etwa des Blutflusses zu einer bestimmten Region) möglich macht, dass Informationen im Hinblick auf die im Gehirn generierte emotionale Erfahrung dorthin weitergeleitet werden.

Man könnte aber auch argumentieren, unsere Erfahrung, dass wir eine emotionale Erfahrung zu einem Teil des Körpers weiterleiten können (nachdem an physiologischen Abwehrmechanismen gearbeitet wurde, die lebenswichtige regulatorische Ströme wie etwa den Blutfluss zu der entsprechenden Region blockieren), könne ja auch die Projektionshypothese stützen. Um eine vom Gehirn hervorgebrachte emotionale Erfahrung durch Interozeption auf ein Körperareal zu projizieren, muss dieses Körperareal für die Interozeption zugänglich sein. Die Arbeit an den physiologischen Abwehrmechanismen, die die regulatorischen Ströme zu dieser Region einschränken (durch die wir uns dieser Körperregion auch gewahr werden), ermöglicht es eher, dass wir diese Region mittels Interozeption spüren können. Das empirische Phänomen, dass eine Emotion potenziell im gesamten Körper erlebt werden kann, könnte beide Hypothesen stützen. Es bleibt der Wissenschaft überlassen, zu verifizieren, welche Dynamik die wahrscheinlichere ist und ob vielleicht beides im Spiel sein könnte.

Die westliche Quantenphysik, Quantenpsychologie und Energiepsychologie

Die aktuelle Erforschung der physiologischen Seite psychologischer Prozesse wie Emotionen erfolgt auf der Ebene relativ großer Objekte wie Muskeln, Organe, Neuronen, Hormone und so weiter – Objekte, die groß genug sind, um gemessen werden zu können. Diese Objekte bestehen aus verschiedenen Arten von Molekülen – etwa aus Wasser- und Stickstoffmolekülen. Ein Molekül setzt sich aus zwei oder mehr Atomen zusammen. So zum Beispiel besteht Wasser aus zwei Wasserstoff- und einem Sauerstoffatom. Ein Atom lässt sich in subatomare Teilchen spalten. Die drei wichtigsten subatomaren Teilchen sind Protonen, Elektronen und Neutronen. Diese subatomaren Teilchen lassen sich wiederum in eine größere Anzahl noch kleinerer subatomarer Teilchen aufspalten. Die Quantenphysik untersucht derartige kleine, feine oder feinstoffliche subatomare Materieteilchen, die schwer bis unmöglich zu beobachten und zu messen sind. Wissenschaftler am CERN, der europäischen Organisation für Kernforschung bei Genf, nutzen einen riesigen unterirdischen Teilchenbeschleuniger, um größere subatomare Teilchen wie Protonen annähernd auf Lichtgeschwindigkeit zu beschleunigen und dann aufeinander oder auf Hindernisse prallen zu lassen. Dieser Aufprall lässt sie in feinere subatomare Teilchen zerfallen, was den Forschern erlaubt, mehr von ihnen zu entdecken und zu untersuchen, wie sie auf der Quantenebene unseres Daseins interagieren.[7]

Angesichts der hohen Kosten für die Erforschung subatomarer Teilchen im optimalen Umfeld eines Teilchenbeschleunigers und des enormen Aufwands, der hiermit verbunden ist, ist es leicht nachvollziehbar, dass nur so wenig darüber bekannt ist, wie die quantenmechanischen Dynamiken innerhalb unseres physiologischen Systems auf der subatomaren Ebene dazu beitragen könnten, psychologische Erfahrungen in Gestalt von Kognitionen, Emotionen und Verhaltensweisen zu generieren und zu regulieren. Es hat in der westlichen Welt Versuche gegeben, eine Quantenpsychologie zu formulieren, die auf Methoden und Erkenntnissen aus der Quantenphysik basiert, um umfassender zu verstehen, wie die tiefere Ebene unseres physiologischen Systems unser psychologisches Erleben beeinflusst.[8] Diese Bemühungen scheinen sich auf das Gebiet der Psychologie nur begrenzt auszuwirken.

Die Östliche Psychologie

Psychologische Ansätze des Ostens, die jahrhundertelang zurückreichen, bedienen sich eines aus zwei Ebenen bestehenden physiologischen Modells, das auch der Welt der subatomaren Teilchen Rechnung trägt. Die physiologische Ebene von der atomaren Ebene aufwärts, die relativ leicht zu beobachten und zu messen ist, wird als grobstoffliche Schicht (oder grobstofflicher Körper) bezeichnet, was sich auf die relativ größeren Abmessungen der entsprechenden Objekte bezieht (also zum Beispiel Muskeln, Organe und Neuronen). Die physiologische Dimension, die vergleichsweise schwerer zu messen, wenn auch nicht zu beobachten ist, die Welt der subatomaren Teilchen, wird die feinstoffliche Schicht (oder der feinstoffliche Körper) genannt, was sich auf die relativ kleinere, feinere oder »feinstofflichere« Größe der involvierten Objekte bezieht. Die feinstoffliche Schicht ist, so die Theorie, die tiefere Schicht unseres physiologischen Systems. Veränderungen in der feinstofflichen Schicht wirken sich beim Prozess des Generierens und Regulierens unserer physiologischen und psychologischen Erfahrungen auf die grobstoffliche Schicht aus und umgekehrt.

Diese psychologischen Denkansätze des Ostens präsentieren Theorien von Strukturen und Prozessen des feinstofflichen

Körpers und wie diese sich physiologisch und psychologisch auf Strukturen und Prozesse im grobstofflichen Körper auswirken. Zudem präsentieren sie Methoden für die Arbeit an beiden Schichten zur Förderung des physiologischen und psychologischen Wohlbefindens. Diese Theorien, die Tausende von Jahren weit zurückgreifen, gehen in erster Linie auf eine ausgeprägte Introspektion und Selbstbeobachtung der eigenen Physiologie und Psyche zurück, und sie wurden basierend auf der Wirksamkeit der aus den Theorien abgeleiteten Methoden überprüft. Falls Sie denken, das sei alles zu subjektiv, beachten Sie bitte, dass der Einsatz von Introspektion – die Beobachtung der eigenen Prozesse – zum Aufbau psychologischer Theorien in der Westlichen Psychologie nichts Ungewöhnliches ist, selbst heute. Hinzu kommt, dass die physiologische Messung von Strukturen und Prozessen (und sogar von Resultaten) psychologischer Theorien des Westens ihre Grenzen hat und davon abhängt, inwieweit wir in der Lage sind, derartige Messungen bezogen auf psychologische Strukturen, Prozesse und Resultate vornehmen und finanzieren zu können. Das gilt selbst für die grobstoffliche Ebene, die der Neuronen und biochemischen Substanzen, ganz zu schweigen von der feinstofflichen Ebene der Fermionen und Bosonen, in die wir subatomare Materie- und Energieteilchen einteilen.

Bevor wir fortfahren, ist es wichtig, klarzustellen, dass die Entsprechung zwischen der östlichen Vorstellung vom feinstofflichen Körper und der einer aus subatomaren Teilchen bestehenden Schicht des Körpers aus der Quantenphysik nicht exakt sein kann. Im Osten unterschied man vor Tausenden von Jahren zwischen grob- und feinstofflichem Körper mit Blick darauf, wie schwierig es war, deren Bestandteile über die fünf Sinne sowie durch Introspektion wahrzunehmen und zu messen (was sich an den damaligen Messmöglichkeiten orientierte). Nun ist die Wissenschaft eindeutig noch immer eingeschränkt im Hinblick auf so manches auf der grobstofflichen Ebene der Atome und ihrer Kombinationen, aus denen sich die größeren Objekte und Energien auf der Welt zusammensetzen. Die vielen Aspekte der grobstofflichen Ebene, die sich über die fünf Sinne oder auch mit heutigen hoch entwickelten Instrumenten, die wir uns als Erweiterung der fünf Sinne vorstellen können, nur schwer beobachten lassen, könnten auch in die östliche Vorstellung vom feinstofflichen Körper einbezogen werden.

Es ist angesichts dessen, dass sie Produkte von Introspektion sind – so raffiniert die Mittel ihrer Ausführung auch gewesen sein mögen –, verständlich, dass es eine ganze Reihe von Modellen zur feinstofflichen Schicht des Körpers und ihrer Beziehung zu seiner grobstofflichen Schicht gibt. Eines dieser Modelle ist das Meridiansystem, die Grundlage für die evidenzgestützte Praxis der Akupunktur.[9] Obwohl die Wirksamkeit von Akupunktur heute im Westen untersucht und mit Blick auf ihre nachweislichen Möglichkeiten erklärt wird, auf das Nervensystem bezogene, biochemische und bioelektrische Veränderungen im grobstofflichen Körper anzustoßen, gehört zur ursprünglichen Theorie, die in Akupunkturschulen noch heute vermittelt wird, auch eine feinstoffliche Substanz, die Chi genannt wird und die man spüren, aber nicht messen kann. Das Chi des Individuums ist mit dem Chi des Universums verbunden. Das universelle Chi unterteilt sich in verschiedene Arten von Chi und verteilt sich entlang der diversen im grobstofflichen Körper verteilten Meridiane, um das physiologische und psychologische Wohlbefinden des Individuums aufrechtzuerhalten. Die Meridiane kann man sich als Kanäle vorstellen, über die Chi im Körper weitergeleitet wird. Ist das Strömen von Chi entlang der Meridiane blockiert, kann dies zu physiologischen und psychologischen Formen von Dysfunktion führen, je nachdem, entlang welcher Meridiane das Chi blockiert oder im Übermaß vorhanden ist. Die Praxis der Akupunktur löst Blockaden des Chi entlang der Meridiane, stellt ein ausgewogenes Verhältnis des Chi in unterschiedlichen Teilen des Körpers her und verbindet das Chi im Individuum mit dem universellen Chi.

2012 erkannte der US-Psychologenverband, die American Psychological Association (APA), die Thought Field Therapy (TFT) und die Emotional Freedom Technique (EFT) – zwei sich ähnelnde, evidenzgestützte Ansätze der Energiepsychologie – als Verfahren an, die die Voraussetzungen dafür erfüllten, als Weiterbildungen für zugelassene Psychologen anerkannt zu werden.[10] Beide Verfahren beinhalten simple Abläufe, bei denen die Person selbst mit den Fingern auf eine Serie leicht zu lokalisierender Meridianpunkte des Körpers klopft. Zu ihnen wurden mehr als dreißig randomisierte kontrollierte Studien zur Behandlung posttraumatischer Belastung bei diversen Populationen durchgeführt – mehr als die Anzahl von Studien zu allen Verfahren der Körperpsychotherapie zusammengenommen.[11] Ein wesentlicher Vorteil dieser Methoden besteht darin, dass sie Klient*innen leicht als Selbsthilfetools für zu Hause vermittelt werden können.

Ich wurde neugierig darauf, was diese Techniken ergänzend für die Traumabehandlung bringen könnten, also meldete ich mich zu einem Kurs in EFT an. Als ich den beiden Vortragenden zuhörte und die Methode mit anderen Teilnehmer*innen übte, stellte ich fest, dass ich ziemlich skeptisch war – ebenso skeptisch wie das auf unterschiedliche Weisen mit seelischer Gesundheit befasste Fachpublikum in den 1990er-Jahren, wenn ich es von der Wichtigkeit eines Arbeitens mit dem Körper bei der Traumatherapie zu überzeugen suchte. Ich dachte nach, warum ich wohl so skeptisch war. Vielleicht hatte es damit zu tun, dass diese Verfahren als Techniken aus der Energiepsychologie bezeichnet wurden und dass man immer wieder auf eine geradezu reflexhafte Zurückweisung von allem stößt, was mit »Energie« zu tun hat – als »New-Age-Psychokram«, der (so die Einstellung nicht nur in Fachkreisen, sondern auch in der Allgemeinbevölkerung) jeder wissenschaftlichen Grundlage entbehrt.

Vielleicht hatte es auch mit Fällen zu tun, wo ich von einigen, die Energiepsychologie praktizierten, die Behauptung hörte, dass diese Techniken Probleme jeder Art lösen könnten, mitunter sogar Krebs beseitigen. Wenn wir doch dank Einsteins berühmter Gleichung ($E = mc^2$) bereits seit Langem wissen, dass sich Energie und Materie entsprechen, ist es angesichts der tiefsitzenden Voreingenommenheit gegenüber dem Wort »Energie« vielleicht eine schlechte Idee, eine Psychologie als »Energiepsychologie« zu titulieren. »Quantenpsychologie« wäre hier eine weitaus bessere Klassifizierung. Sie würde auf weniger Widerstand treffen, weil Erkenntnisse der Quantenphysik eine wissenschaftliche Grundlage für diese und andere Verfahren bieten, die herkömmlich als etwas beschrieben wurden, das mit Energie zu tun hat.

Wie erlebte ich EFT? Im Kurs selbst war ich irgendwann schon beeindruckt davon, wie schnell sich hierdurch unangenehme emotionale Zustände regulieren ließen. Am Ende des Kurses war ich noch immer nicht ganz sicher, wie sich das Verfahren bei der Arbeit an der Verkörperung von Gefühlen einsetzen ließe. Ich dachte, vielleicht könnte man es dazu nutzen, mehr Regulation in extrem dysregulierte emotionale Erfahrungen zu bringen, um sie für die Verkörperung leichter erträglich zu machen. Ich griff diese Idee dann jedoch nicht weiter auf. Kurze Zeit später stieß ich dann allerdings darauf, welche enormen Möglichkeiten das Verfahren bot, Zustände extremer innerer Not zu regulieren. Zwei Freunde von mir, beide Therapeuten, hatten unmittelbar nacheinander eine Krebsdiagnose erhalten. Der eine unterzog sich einer komplizierten Operation, gefolgt von etlichen weiteren Behandlungen, und er litt unter großen Ängsten, wie das Ganze für ihn ausgehen mochte. Der andere wartete kurz nach seiner Diagnose auf seinen OP-Termin. Er und seine Frau waren natürlich in banger Sorge. In beiden Fällen war ich so dankbar dafür, dass ich EFT kennengelernt hatte und ihnen so helfen konnte, ihre Angst relativ schnell in den Griff zu bekommen und ihnen ein Selbsthilfetool an die Hand geben zu können, von dem sie später sagten, es hätte besser funktioniert als alles andere, was sie probiert hätten, um ihre Angst auf einem vertretbaren Niveau zu halten.

Physiologische und psychologische Modelle, die auch die feinstoffliche Schicht der Energie einbeziehen, finden sich nicht ausschließlich im Westen. In Ost und West gibt es im Hinblick auf die physische wie auch die psychische Gesundheit viele verschiedene Behandlungsmodelle, von ganz einfachen bis zu komplexen, die den Aspekt der Energie mitaufgenommen haben. (Hier schließe ich Methoden aus, die auf Energien einwirken, die der grobstoffliche Körper hervorbringt – etwa die vom Gehirn oder Herzen ausstrahlenden elektromagnetischen Wellen.) So unterschiedlich diese Behandlungsmodelle auch scheinen, sie haben einige Merkmale gemeinsam:

- Alle physiologischen und psychologischen Erfahrungen gehen, so die Theorie, auf Impulse zurück, die von der feinstofflichen Ebene kommen.
- Störungen im Fluss oder dem Gleichgewicht der Energien auf der feinstofflichen Ebene sind oft Bewältigungsmechanismen angesichts schwieriger Erfahrungen.
- Die Störung im Fluss oder Gleichgewicht feinstofflicher Energien tragen zu physiologischen und psychologischen Symptomen auf der grobstofflichen Ebene bei.
- Auf ein ausgewogenes Verhältnis der Energien hinzuwirken und sie auf der feinstofflichen Ebene wieder in Fluss zu bringen, ist ein Weg, Schwierigkeiten auf der grobstofflichen Ebene zu behandeln.

Als ich 2011 nach Russland ging, um dort Integrale Somatische Psychologie (ISP) und etwas zur Arbeit an der Verkörperung von Gefühlen zu lehren, wusste ich nicht, dass die Russen (sogar russische Ärzte) recht offen für alternative Medizin waren, vor allem für die Traditionelle Chinesische Medizin, in deren Rahmen Akupunktur oft eine zentrale Rolle spielt.[12] Die russischen Teilnehmer*innen wollten wissen, ob ich die Methode der Verkörperung von Emotionen noch dadurch bereichern könnte, eine energetische Komponente hinzuzufügen. Vor allem interessierte es sie, was ich, jemand aus Indien, der die ersten sechsundzwanzig Jahre seines Lebens dort verbracht hatte, ihnen im Hinblick auf den Einsatz von Energie in der psychologischen Arbeit anbieten könnte.

Die potenziellen positiven Auswirkungen der Arbeit mit dem feinstofflichen Körper auf die Praxis der Verkörperung von Emotionen waren zumindest am Rande durchaus in meinem Blickfeld. Das lag an der Aufmerksamkeit, die TFT und EFT nach ihrer Anerkennung durch die APA in Fachkreisen erfuhren, und daneben an einer Erfahrung, die ich bei der Behandlung von Traumasymptomen bei Tsunami-Überlebenden in Indien gemacht hatte, auf die ich gleich noch eingehe. Dennoch zögerte ich ziemlich, hier voll einzusteigen. Ich teilte den kollektiven Widerstand (oder die Vorurteile) meiner Kolleg*innen und des »gemeinen Volks« im Hinblick auf alles, was mit Energie zusammenhing. Ich hatte ziemliche Bedenken, dass der Einsatz von Energie den professionellen Ruf der ja schließlich auf einer wissenschaftlichen Basis aufbauenden Praxis der Verkörperung von Emotionen schädigen könnte. Aber gegen die enthusiastischen diesbezüglichen Forderungen der Russen kam ich nicht an und fügte mich schließlich.

Zum Glück musste ich nicht lange suchen, bis ich ein Modell der Energiepsychologie gefunden hatte, mit dem ich bei der Praxis der Verkörperung von Emotionen experimentieren konnte.

Um 2001, nach drei Jahren kopflastiger Lehrveranstaltungen für mein Promotionsstudium in klinischer Psychologie, wieder in meinem Körper angekommen, meldete ich mich für eine zweijährige Ausbildung in Biodynamischer Craniosacral-Therapie an. Es handelt sich hierbei um ein Verfahren, das sowohl auf die grob- wie auch die feinstofflichen Schichten des Körpers einwirkt, wobei der Schwerpunkt darauf liegt, die feinstofflichen Energien des Individuums mit denen des Universums zu verbinden, um Heilung anzustoßen.

Während dieses Kurses begann ich an meinen interozeptiven Fähigkeiten zu feilen, um wahrnehmungsmäßig zwischen der grob- und der feinstofflichen Ebene unterscheiden zu können. Franklyn Sills, ein Amerikaner, der in England lebt, in der beschaulichen windgepeitschten Grafschaft Devon, ist auf diesem Gebiet ein bekannter Autor. Ich stützte mich bei meiner Ausbildung sehr auf sein Buch über die Biodynamische Craniosacral-Therapie.[13] Vor seiner Inkarnation als Biodynamischer Craniosacral-Therapeut praktizierte er Polarity-Therapie. Ich war diesem Ansatz einige Male begegnet, sowohl als Klient für ein paar Schnuppersitzungen eines Freundes in Los Angeles wie auch über andere Teilnehmer*innen an meiner Trauma-Weiterbildung in Somatic Experiencing, die gleichzeitig auch Polarity-Therapie praktizierten. Franklyn hatte auch ein Buch über Polarity-Therapie mit dem Titel *Energiearbeit. Mit Polarity-Massage den körpereigenen Energiefluss stimulieren* geschrieben, auf das ich sofort aufmerksam wurde, da hier nach dem Einband zu schließen Aspekte eines östlichen energiebezogenen Ansatzes einzufließen schienen.[14] Ich hatte es einem spontanen Impuls folgend erstanden, dann zwischen Hunderten von anderen Büchern irgendwo in einem meiner Bücherregale verstaut und völlig vergessen. Bei meiner Rückkehr aus Moskau war es noch immer dort, wo ich es vor vielen Jahren hingestellt hatte, und wartete auf mich.

Die Polarity-Therapie ist ein östlich-westlicher Ansatz der Körperarbeit/Energiearbeit, der von einem österreichischen Osteopathen entwickelt wurde, nachdem er nach Chicago gezogen war und sich fortan Randolph Stone nannte. Von einer intuitiven Ahnung angetrieben, dass zu Heilung mehr gehörte als Veränderungen in den Muskeln, den Organen, den Nerven und dem Gehirn, hatte Stone ein Offenbarungserlebnis, als er eine alte indische Schrift zu Energie beziehungsweise dem feinstofflichen Körper las. Er las Weiteres hierzu und kombinierte dann Elemente indischer und chinesischer Theorien zum feinstofflichen Körper mit seinem Verständnis des grobstofflichen Körpers aus der westlichen Osteopathie. Hieraus entwickelte er das, was schließlich unter dem Namen Polarity-Therapie bekannt wurde.

Laut Stones Polarity-Therapie verfügt unser Körper über eine grobstoffliche und eine feinstoffliche Ebene. Was wir physisch und psychisch erleben, hängt von Interaktionen zwischen diesen beiden sowie von ihren Interaktionen mit der Umgebung ab. Falls Ihnen diese Aussage bekannt vorkommt: Das kommt daher, dass wir in diesem Buch an früherer Stelle sehen konnten, dass die moderne Neurowissenschaft heute beinahe exakt an diesem Punkt steht, dass unser physiologisches und psychologisches Wohlbefinden in gleichem Maße von unserem Gehirn, unserem Körper und unserer Umgebung abhängt. Der einzige Unterschied ist der, dass das Modell der Polarity-Therapie explizit davon ausgeht, dass sich der Körper aus zwei Ebenen zusammensetzt. Auf beiden Ebenen können Abwehrmechanismen entstehen und die Verbindung zwischen dem individuellen Körper und seiner Umwelt stören.

Dem Modell der Polarity-Therapie zufolge besteht der feinstoffliche Körper aus fünf Schichten. Feinstoffliche Abwehrmechanismen zeigen sich dieser Theorie zufolge in Störungen des ungehinderten Flusses der Energien des feinstofflichen Körpers im grobstofflichen Körper. Es gibt eine Übersichtskarte, die die

Verteilung der feinstofflichen Energie im grobstofflichen Körper darlegt, die Stone oft die Karte der »drahtlosen Anatomie des Menschen« nannte. Die Polarity-Therapie verfügt über Methoden, mit der grob- wie auch der feinstofflichen Ebene des Körpers zu arbeiten und die Verbindung zwischen ihnen und der Umgebung wiederherzustellen. Sie beinhaltet manuelle Manipulation der grob- und feinstofflichen Ebenen des Körpers, die wir für den Einsatz in Psychotherapiekontexten, die nicht vorsehen, dass der Therapeut mit Berührung arbeitet, in Selbstberührungspositionen übersetzt haben. Dazu kommt die integrale Herangehensweise der Polarity-Therapie über Ernährung, Sport und körperliche Bewegung sowie psychologische Verarbeitung.

In der Polarity-Therapie wird, wie auch bei den meisten anderen Modellen des feinstofflichen Körpers, davon ausgegangen, dass der feinstoffliche Körper die Quelle der Stimulation sämtlicher physiologischer und psychologischer Erfahrungen sowie von Gesundheit und Krankheit im grobstofflichen Körper ist. Es existiert angesichts der generell schwer in Zahlen zu fassenden Natur des feinstofflichen Körpers natürlich keine auf Messungen basierende Verifizierung dieser Theorie. Es gibt jedoch Berichte über einige sehr vorläufige, jedoch kontrovers diskutierte und weitgehend ignorierte Untersuchungen in Russland, die auf Messungen des Energiefelds um den menschlichen Körper basieren und ergaben, dass Veränderungen im Energiefeld gleichzeitig mit oder vor den Veränderungen der Aktivität im Gehirn auftreten, die mit einer Entscheidungsfindungsaufgabe zusammenhängen. Das impliziert, dass die Aktivität im feinstofflichen Körper der im grobstofflichen Körper vorausgeht.[15]

Wie wir gesehen haben, wird in Modellen zum feinstofflichen Körper (unter anderem in der Polarity-Therapie) von der Theorie ausgegangen, dass die unzureichende Versorgung des grobstofflichen Körpers mit Energien des feinstofflichen Körpers oder eine unausgewogene Verteilung von Letzterer zu körperlichem und seelischem Leiden führen, da der grobstoffliche Körper hierdurch ungleichmäßig stimuliert wird – an einigen Stellen im Übermaß und an anderen nur spärlich. Zur Behandlung gehört dann, darauf hinzuarbeiten, die Versorgung mit Energien des feinstofflichen Körpers zu erhöhen und deren Verteilung im grobstofflichen Körper auszubalancieren. Wir wissen ja aus Kapitel 8, was geschieht, wenn sich die emotionale Erfahrung allzu sehr in einer Region des Gehirns und des physiologischen Systems konzentriert: Sie lässt sich schwer aushalten und verarbeiten, begleitet von den entsprechenden Problemen.

Ich möchte nicht, dass in Ihnen der Eindruck zurückbleibt, die Einbeziehung des feinstofflichen Körpers in Ihre Behandlungsansätze sei zu »subtil«, um sie umzusetzen. Lassen Sie mich Ihnen daher ein Beispiel dafür geben, wie einfach es wäre, diese in klinischen Umfeldern umzusetzen, selbst von Personen, die nicht in der Lage sind, Dynamiken des feinstofflichen Körpers mit ihrer Wahrnehmung oder mittels Berührung zu verfolgen. Wer Akupunktur durchführt, muss die Energie entlang der Meridiane nicht sehen können, und ebenso wenig muss er oder sie in der Lage sein, den Energiefluss in den Meridianen zu spüren, um Klient*innen oder sich selbst mit Nadeln zu behandeln. Menschen, die in entlegenen Dörfern Afrikas leben, müssen keine Energie in ihrem Körper fließen spüren, um sich selbst zu behandeln, indem sie bestimmte Punkte auf ihrem Körper beklopfen, um posttraumatische Belastungen zu lindern.[16]

Im Modell der Polarity-Therapie kann eine Energie des feinstofflichen Körpers, die auch das Element Luft genannt wird und mit dem Herzen zusammenhängt, einen Abwehrmechanismus in Gestalt einer ungleichen Verteilung hiervon im grobstofflichen Körper in Richtung Kopf bewirken. Dies hat die Wirkung, dass emotionale Erfahrungen im Brustraum zu intensiv erlebt werden, was Abwehrmechanismen des grobstofflichen Körpers auf den Plan ruft, wie etwa eine Kontraktion der Muskeln. Das fördert die Schwierigkeiten und Dysfunktion zusätzlich. Jede Art von feinstofflicher Energie verfügt über drei ihr zugeordnete Areale im grobstofflichen Körper, die für ihre gleichmäßige Verteilung im gesamten grobstofflichen Körper wichtig sind. Im Fall der feinstofflichen Energie von Luft sind die drei Zonen der Brustraum, die Nieren und der Dickdarm sowie die Unterschenkel. Diese Energie des feinstofflichen Körpers kann im grobstofflichen Körper umverteilt werden, in Richtung eines gleichmäßigeren und erträglicheren Erlebens der Emotion, indem wir auf jeweils zwei dieser drei Regionen die Hände auflegen und sie so verbinden. Hierbei stützen wir uns auf das bereits angesprochene zweite Grundprinzip der Energie, nämlich dass zwischen zwei Punkten, die über die Wahrnehmung, Akupunkturnadeln oder Berührung verbunden sind, die Energie zu fließen beginnt.

Ich nutzte die Polarity-Therapie bei meiner Praxis der Verkörperung von Emotionen von da an als primäres und die Biodynamische Craniosacral-Therapie als sekundäres Modell für die Arbeit an Abwehrmechanismen gegen Emotionen auf der Ebene des feinstofflichen Körpers. Dabei hieß es, das Ganze möglichst einfach zu halten, sodass auch Menschen ohne Hintergrund in Energiearbeit diese Techniken einsetzen konnten – eine Aufgabe, der sich TFT und EFT ja erfolgreich gestellt hatten, mit höchst ansehnlichen Ergebnissen. Zuerst probierte ich es in Russland und dann in Indien – an zwei Orten, wo der Widerstand gegen die Vorstellung von feinstofflicher Energie geringer und die Bereitschaft größer ist, damit zu experimentieren, um sich anzusehen, ob sich die Erfolgsbilanz hierdurch verbessert. Angesichts der ermutigenden Ergebnisse und eines gewachsenen Interesses nimmt die Arbeit mit dem feinstofflichen Körper heute einen – wenn auch nicht ganz zentralen – Platz bei der Praxis des Verkörperns von Gefühlen in der ISP-Weiterbildung ein. Auch wenn die Arbeit mit dem feinstofflichen Körper beim Verkörpern von Emotionen mitunter zusätzliche Erfolge bei der emotionalen Regulation ermöglicht, die über die Ergebnisse einer ausschließlichen Arbeit auf der Ebene des grobstofflichen Körpers hinausgehen, muss ich hinzufügen, dass das Experiment mit dem feinstofflichen Körper für mich noch nicht abgeschlossen ist. Ich lade Gleichgesinnte aus der klinischen Praxis von daher ein, sich daran zu beteiligen, noch eine weitere Dimension von Verkörperung in die Psychotherapie einzubringen – eine Dimension, die das Potenzial in sich birgt, kognitive, verhaltensbezogene und emotionale Therapieerfolge noch weiter zu verbessern.

Wenn ich die Teilnehmer*innen an meinen Kursen einlade, damit zu experimentieren, die Methoden der Energiepsychologie auf die Arbeit an der Verkörperung von Emotionen anzuwenden, motiviere ich sie dazu, indem ich ihnen die enorme Zahl von Therapieansätzen vor Augen führe, die uns zur Verfügung stehen – Schätzungen zufolge zwischen 200 und 400. Der theoretische Hintergrund der meisten der Verfahren, die aufgrund der Ergebnisse, die sie erzielen, Bestand haben, stützt sich nicht auf handfeste, physiologisch messbare wissenschaftliche Beweise. Die Formulierung einer Theorie erfolgt auf der Basis von Introspektion, Beobachtung oder Rückschlüssen. Diese Theorie wird dann zur Grundlage der entwickelten Methoden. Wenn Methoden gute Ergebnisse bescheren, gilt die Theorie zunächst einmal als nicht widerlegt, es sei denn, eine andere Theorie bietet eine bessere Erklärung für die erzielten Resultate. Als therapeutisch Tätige greifen wir ständig auf solche Methoden zurück. Warum also, während Sie die wissenschaftlich fundierte Praxis des Verkörperns von Emotionen auf der Ebene des feinstofflichen Körpers umsetzen, nicht damit experimentieren, ab und zu etwas Arbeit mit dem feinstofflichen Körper einfließen lassen, um aus eigener Anschauung zu beobachten, ob die erzielten Therapieerfolge damit besser ausfallen als ohne? Und falls Sie bessere Resultate erzielen – spielt es da eine Rolle, wenn es für die Theorie keine strengen wissenschaftlichen Belege samt physiologischen Messergebnissen gibt, wo doch die meisten der von uns angewandten Methoden ganz genauso unverifiziert sind?

2005 arbeiteten wir nach dem Tsunami im Indischen Ozean mit Überlebenden in indischen Fischerdörfern, um bei ihnen Symptome einer posttraumatischen Belastungsstörung zu behandeln. Dabei weigerte sich eine Therapeutin, im Sinne der damit verbundenen Studie darauf zu verzichten, zusätzlich zu der von uns allen angewandten, auf den grobstofflichen Körper bezogenen Methode, eine Form von Energiearbeit anzuwenden, in der sie ausgebildet war. Es sollte sich herausstellen, dass diese Therapeutin damit Ergebnisse erzielte, die so viel besser waren als die des restlichen Teams, dass wir ihren Datensatz herausnehmen mussten, als wir die (sehr guten) Ergebnisse unserer Studie veröffentlichten.[17] Das mussten wir tun, damit wir für uns in Anspruch nehmen konnten, dass die signifikanten Vorher-Nachher-Unterschiede auf die Methode zurückgingen, die wir alle anwandten und nicht auf Unterschiede zwischen den Therapeut*innen. Das war mein frühester Eindruck davon, welches Potenzial darin steckt, bei der Behandlung von Traumasymptomen mittels der standardmäßigen, auf den grobstofflichen Körper ausgerichteten Verfahren ergänzend auf den feinstofflichen Körper bezogene Techniken einzubeziehen.

TFT und EFT haben seitdem ihre wissenschaftliche Evidenz ausgebaut.[18] Eine neuere Pilotstudie, in der EFT und kognitive Verhaltenstherapie (KVT) mit Blick auf die Behandlung von Depressionen verglichen wird, zeigt, dass EFT der KVT überlegen sein könnte, wenn es darum geht, den therapeutischen Gewinn drei und sechs Monate nach der Behandlung aufrechtzuerhalten.[19]

Wenn es doch möglich ist, Therapieerfolge weiter zu verbessern, indem wir bei der Therapie auf der Ebene des grobstofflichen Körpers agierende Verfahren wie KVT um Methoden wie EFT ergänzen, die sich den feinstofflichen Körper vornehmen, warum sollten wir uns selbst und unseren Klient*innen bessere Ergebnisse vorenthalten, nur weil wir einen kollektiven Widerstand gegen das Wort »Energie« haben?

Einige von Ihnen arbeiten vielleicht schon mit einem Verfahren der Energiepsychologie. Umso besser! Wahrscheinlich sind Sie Pioniere auf dem Gebiet der Psychologie, die das Projekt der Verkörperung dort vorantreiben, indem Sie den Körper in der Psychologie um eine weitere Dimension ergänzen. Vielleicht fragen Sie sich, wie auch viele Kursteilnehmer von mir, wenn ich den feinstofflichen Körper einführe, mit welcher Ebene – der grob- oder der feinstofflichen – es bei der begleiteten Verkörperung von Emotionen zu arbeiten gilt und wann.

Man kann sich den feinstofflichen Körper, die Physiologie des Gehirns und die des Körpers als drei Systeme vorstellen, die unablässig miteinander interagieren, um unsere Erfahrungen hervorzubringen und zu regulieren. Veränderungen bei einem dieser Systeme bewirken Veränderungen bei den anderen. Von daher müssen wir bereit und in der Lage sein, den Schwerpunkt unserer Arbeit je nach Bedarf von einer Ebene auf die andere zu verlagern. Für den Anfang könnte diese Antwort jedoch zu komplex sein. Deshalb erinnere ich, wenn diese Frage kommt, meist daran, dass es uns ja in der Regel darum geht, die Fähigkeit auszubauen, Emotionen im grobstofflichen Körper – dem physiologischen System des Körpers und Gehirns – auszuhalten. Also setzen wir zunächst einmal auf dieser Ebene an. Vorrang hat hierbei die Arbeit mit den physiologischen Gegebenheiten des Körpers, es sei denn, es ist unumgänglich, sich mit der physiologischen Ebene des Gehirns zu befassen, da die physiologische Arbeit mit dem Körper keinen Zugang zu Emotionen erschließt und diese nicht reguliert. Schlägt beides fehl, heißt es, beim feinstofflichen Körper anzusetzen. Das eigentliche Ziel ist letztlich die Schaffung einer größeren Kapazität für Emotionen im grobstofflichen Körper.

Alles Gute für Sie! Und danke, dass Sie dieses Buch gelesen haben! Ich hoffe, Sie werden es in Ihrem privaten wie auch beruflichen Leben wertvoll finden und davon profitieren.

Anhang

Zwei Auflistungen von Emotionen

Die folgende Liste von 148 Emotionen aus der ganzen Welt wurde von Tiffany Watt Smith zusammengestellt.[20] Bitte beachten Sie, dass für die (kursiv gedruckten) fremdsprachlichen Worte auf dieser Liste keine präzise Übersetzung ins Englische oder Deutsche existiert.

A
Abhiman
Aggression (im Straßenverkehr)
Amae
Ambiguphobie
Angeödet sein
Angst
Apathie
Aufregung
Ausrasten
Awumbuk

B
Basorexie
Bedrohlichkeit
Befriedigung
Beleidigtsein
Bescheidenheit
Bestürzung
Betrogen sein
Brabant
Brüchigkeit

C/D
Cyberchondrie
Dankbarkeit

Dépaysement
Dolce far niente
Durchdrehen

E
Eifersucht
Eingeschnappt sein
Einsamkeit
Ekel
Ekstase
Empathie
Empörung
Entsetzen
Enttäuschung
Entzücken
Erleichterung
Erniedrigung
Erregung
Euphorie

F
Fernweh
Förmlichkeit
Fremdschämen
Freude
Fröhlichkeit
Fruchtbarkeit
Frustration
Furcht

G
Gekränktheit
Gelöstheit
Geselligkeit
Gewissensbisse
Glück
Greng jai

H
Han
Hass
Heimeligkeit
Heimweh
Hiraeth
Hochstapler-Gefühl
Hoffnung
Hunger
Hwyl

I
Ijirashi
Ilinx

K
Kaukokaipuu
Klaustrophobie
Komprimiertheit
Kummer

L
L'appel du vide
Langeweile

Liebe
Liget
Litost

M
Malu
Man
Matutolypea
Mehameha
Melancholie
Mitgefühl
Mitleid
Mono no aware
Morbide Neugier
Muffensausen
Mut

N
Nakhes
Neid
Neugier
Nginyiwarrarringu
Nostalgie

O/P
Oime
Panik
Paranoia
Perversität
Peur des espaces
Pikiertheit

R
Rachsucht
Rage
Ressentiment
Reue
Ringxiety (Phantom-Vibrations-Syndrom)
Rivalität
Ruhe
Ruinenlust

S
Sammellust
Saudade
Schadenfreude
Scham
Schock
Schuld
Selbstgefälligkeit
Selbstmitleid
Song
Sorge
Sorglosigkeit
Staunen
Stolz

T
Technostress
Torschlusspanik
Toska
Traurigkeit
Triumph

Trost

U
Überraschung
Überdruss
Überreizung
Überwältigt sein
Ungeduld
Ungewissheit

V
Verachtung
Verblüffung
Verlangen
Verlegenheit
Verletzlichkeit
Verstimmung
Vertrauen
Verwirrung
Verwunderung
Verzweiflung
Viraha
Vorsicht
Vorwurfsvoll sein

W
Warmer Schein
Wohligkeit
Wunsch zu verschwinden
Wut

Z
Żal
Zerrüttung
Zufriedenheit
Zurückhaltung

Das Mensch-Maschine-Interaktions-Netzwerk zu Emotionen hat eine Sprache für Annotation und Repräsentation vorgeschlagen, die eine Klassifikation in die folgenden 49 Emotionen[21] vornimmt:

Negativ und energisch
Ärger
Ekel
Gereiztheit
Verachtung
Wut

Negativ und unkontrolliert
Angst
Furcht
Hilflosigkeit
Ohnmacht
Peinlichkeit
Sorge

Negative Gedanken
Frustration
Neid
Scham
Schuldgefühle
Stolz
Zweifel

Negativ und passiv
Enttäuschung
Langeweile
Traurigkeit
Verletztheit
Verzweiflung

Aufgewühlt
Anspannung
Schock
Stress

Positiv und lebendig
Aufregung
Begeisterung
Euphorie
Freude
Glück
Heiterkeit
Vergnügen

Zugewandt
Empathie
Freundlichkeit
Liebe
Zuneigung

Positive Gedanken
Befriedigung
Demut
Hoffnung
Mut
Vertrauen

Ruhig und positiv
Entspannung
Erleichterung
Gelassenheit
Ruhe
Zufriedenheit

Reaktiv
Höflichkeit
Interesse
Überraschung

Danksagungen

Meine Eltern, Kannammal und Muthuswamy, haben mir das Leben, das ich führe, überhaupt erst ermöglicht. Ohne ihren Einsatz für mein Wachstum mein ganzes Leben hindurch wäre dieses Buch kaum vorstellbar. Also widme ich dieses Werk ihnen, in Dankbarkeit.

Meine Dankbarkeit gilt auch denen, auf deren Schultern die Praxis der Verkörperung von Emotionen ruht. Viele von ihnen werden in der Einleitung namentlich als wichtige Einflüsse in meiner beruflichen Entwicklung benannt.

Von Tausenden auf der ganzen Welt, in deren tiefer Schuld ich für dieses mein Leben stehe, haben einige tiefere Spuren in meiner Seele hinterlassen. Richard Auger, mein jungscher Analytiker seit mehr als fünfundzwanzig Jahren, ist für mich immer eher fürsorglicher Vater als Therapeut gewesen. Cécile Ziemons, meine Liebste, Gefährtin, Ehefrau, mein Anker, mein Hafen, meine Katalysatorin und Kritikerin und eine mit diversen Auszeichnungen bedachte Schriftstellerin, ist mir beim Schreiben dieses Buches eine stetige Unterstützung gewesen. Cécile, ich liebe dich!

Ebenfalls dankbar bin ich meinem Onkel Jegadeesan, einem Onkel mütterlicherseits, in dessen Liebe ich den Halt fand, um frühe Trennungen von meiner Mutter durchzustehen, sowie auf der väterlichen Seite meinem Onkel Ramaswamy, der mein Interesse am Lesen bewunderte und unterstützte und prognostizierte, dass ich eines Tages ein Buch schreiben würde. Dankbar bin ich auch Alice Matthews, meiner Klassenlehrerin in der siebten Klasse, die mir damals half, mehr Selbstvertrauen aufzubauen, genau dann, als ich es dringend brauchte, als Neuzugang an einem englischsprachigen Internat, während ich kaum Englisch konnte. Sie führte mir meine schulischen Fähigkeiten vor Augen. Meine Dankbarkeit gilt auch Mr. Murugesan, meinem Rektor an der tamilischsprachigen Dorfschule, der mir in den Mittagspausen half, mich auf das Internat vorzubereiten; und meinem lieben Freund Ron Doctor, der mir im Laufe der Jahre viel an persönlicher und fachlicher Unterstützung gegeben hat.

Einer der segensreichen Punkte in meinem Leben ist die Gelegenheit, auf einer tiefen Ebene mit Menschen aus so vielen verschiedenen Kulturen auf jedem Kontinent zusammenzukommen, enge Freundschaften zu schmieden und zu merken, wie ähnlich wir uns alle als Menschen sind. Ich möchte ihnen allen gegenüber gern meine Liebe und Wertschätzung zum Ausdruck bringen und ihnen dafür danken, dass sie mich in ihr Herz und in ihr Leben gelassen und mein eigenes Leben damit so bereichert haben.

Außerdem möchte ich gern meine Dankbarkeit gegenüber meinem Originalverlag zum Ausdruck bringen, North Atlantic Books, einer gemeinnützigen Organisation, die in Gestalt jeder einzelnen Person, mit der ich dort das Vergnügen zu arbeiten hatte, Aufrichtigkeit, Herz und Seele verkörpert: Tim McKee, dem Verleger, der geduldig mit mir darauf hinarbeitete, einen Vertrag abzuschließen und mich mit meiner hervorragenden Entwicklungsredakteurin Shayna Keyles bekannt machte, der Autorenbetreuerin, die mir Kapitel für Kapitel mit wertvollen Überarbeitungsvorschlägen zur Seite stand und dabei weitaus mehr tat als ihre Pflicht; Lisbeth White, meiner zweiten Entwicklungsredakteurin, die nicht nur das Buch viel besser machte, sondern mich dabei auch noch zu einem viel besseren Autor; Brent Winter, dessen gründliches und kenntnisreiches Lektorat das Buch noch weiter verbesserte; und der Produktionsredakteurin Trisha Peck für ihre tatkräftige Unterstützung bei den vielen komplexen Aufgaben vom Einreichen des Manuskripts bis zur Veröffentlichung.

Ich möchte meiner Kollegin und Freundin Maggie Kline dafür danken, dass sie sich die Zeit für überaus wertvolle Rückmeldungen genommen hat. Und last, but not least, sind hier noch zwei besondere Danksagungen angebracht: Louise Peyrot, die Managerin meiner Organisation Integral Somatic Psychology, LLC, kümmerte sich im Alleingang um nahezu alle organisatorischen Aufgaben, um mir den Rücken für das Schreiben freizuhalten. Louise, ich kann dir gar nicht genug danken für alles, was du für mich und die Organisation tust – mit solcher Professionalität, so viel Freundlichkeit, Mitgefühl und Bereitschaft, anderen zu dienen! Und Robert Gussenhoven, der gleich mehrere Rollen für uns spielt, darunter die des Unternehmensberaters und Webdesigners, mit so viel Sachkenntnis und Leichtigkeit – ich danke dir außerdem auch dafür, dass du dich um die Illustrationen in diesem Buch gekümmert hast.

Anmerkungen

Einleitung

1 Stolorow, R. D., & Atwood, G. E. (1993): Faces in a cloud. Intersubjectivity in personality theory. Lanham, MD: Jason Aronson.

2 Marcher, L., & Fich, S. (2010): Body encyclopedia. A guide to the psychological functions of the muscular system. Berkeley, CA: North Atlantic Books.

3 Levine, P. A., & Frederick, A. (1998): Trauma-Heilung. Das Erwachen des Tigers. Essen: Synthesis.

4 Shea, M. J. (2016): Biodynamische Craniosacral Therapie. Das Herz in der Praxis. Scotts Valley, CreateSpace Independent Publishing Platform.

5 Damasio, A. R. (2004): Descartes' Irrtum: Fühlen, Denken und das menschliche Gehirn. Berlin: List Taschenbuch Verlag. Ders. (2004): Der Spinoza-Effekt: Wie Gefühle unser Leben bestimmen. Berlin: List Taschenbuch Verlag. Pert, C. (2001): Moleküle der Gefühle. Körper, Geist und Emotionen. Hamburg: Rowohlt.

6 Gendlin, E. T. (2012): Focusing. Selbsthilfe bei der Lösung persönlicher Probleme. Hamburg: Rowohlt.

7 Johnson, M. (2017): Embodied mind, meaning, and reason. How our bodies give rise to understanding. Chicago: The University of Chicago Press.

8 Barrett, L. F. (2018): How emotions are made. The secret life of the brain. Boston: Mariner Books.

9 Beilock, S. (2017): How the body knows its mind. The surprising power of the physical environment to influence how you think and feel. New York: Atria Books.

10 Colombetti, G. (2014): The feeling body. Affective science meets the enactive mind. Cambridge, MA: MIT Press.

11 Colombetti, G., & Thompson, E. (2008): »The feeling body. Towards an enactive approach to emotion«. In W. F. Overton, U. Muller, & J. L. Newman (Eds.): Developmental perspectives on embodiment and consciousness (pp. 45–68). Hillsdale, NJ: Lawrence Erlbaum Associates.

12 Niedenthal, P. (2007): Embodying emotion. Science, 316, 1002–1005.

13 Hufendiek, R. (2016): Embodied emotions. A naturalistic approach to a normative phenomenon. London: Routledge Taylor & Francis Group.

14 Swami, D. (1998): Introduction to Vedanta. New Delhi, India: Orient Paperbacks.

15 Sills, F. (1993): Energiearbeit. Mit Polarity-Massage den körpereigenen Energiefluss stimulieren, Energiezentren anregen, Blockaden und Stauungen auflösen. München: Goldmann.

16 Sills, F. (2011): Foundations in craniosacral biodynamics. Berkeley, CA: North Atlantic Books.

Teil I: Überblick

1 Parker, C., Doctor, R. M., & Selvam, R. (2008): Somatic therapy treatment effects with tsunami survivors. Traumatology, 14(3), 103–109.
2 Barrett, L. F. (2018): How emotions are made. The secret life of the brain (chapter 6). Boston: Mariner Books.
3 Damasio, A. R. (2004): Der Spinoza-Effekt. Wie Gefühle unser Leben bestimmen (Kapitel 3). Berlin: List. Craig, A. D. (2015): How do you feel? An interoceptive moment with your neurobiological self (Kapitel 2). Princeton, NJ: Princeton University Press. Barrett, L. F. (2018): How emotions are made. The secret life of the brain (chapter 6). Boston: Mariner Books.
4 Dossey, L. (2013): Heilende Worte. Die Kraft der Gebete als Schlüssel zur Heilung. Amerang: Crotona.
5 Selvam, R. (Juli 2017): Wie vermeidet man beim Verfolgen von Körperempfindungen, dass Emotionen sich auflösen? Integral Somatic Psychology. https://integralsomaticpsychology.com/de/wie-vermeidet-man-beim-verfolgen-von-koerperempfindungen-dass-emotionen-sich-aufloesen/ (zuletzt abgerufen am 17. Januar 2023).
6 Niedenthal, P. (2007): Embodying emotion. Science, 316, 1002–1005.
7 Oschman, J. L. (2009): Energiemedizin. Konzepte und ihre wissenschaftliche Basis. München: Urban & Fischer/Elsevier.
8 Foa, E. B., Hembree, E. A., & Rothbaum, B. O. (2014): Handbuch der prolongierten Exposition. Basiskonzepte & Anwendung. Lichtenau: G. P. Probst.
9 Porges, S. W. (2010): Die Polyvagal-Theorie. Neurophysiologische Grundlagen der Therapie. Emotionen, Bindung, Kommunikation & ihre Entstehung. Paderborn: Junfermann.
10 Okon-Singer, H., Hendler, T., Pessoa, L., & Shackman, A. J. (2015): The neurobiology of emotion-cognition interactions: Fundamental questions and strategies for future research. Frontiers in Human Neuroscience, 9. https://doi.org/10.3389/fnhum.2015.00058 (zuletzt abgerufen am 17. Januar 2023).
11 Burghardt, G. M. (2019). A place for emotions in behavior systems research. Behavioural Processes, 166, 103881. https://doi.org/10.1016/j.beproc.2019.06.004 (zuletzt abgerufen am 17. Januar 2023).
12 Tyng, C. M., Amin, H. U., Saad, M., & Malik, A. S. (2017): The influences of emotion on learning and memory. Frontiers in Psychology, 8, 1454.
13 Damasio, A. R. (2004): Descartes' Irrtum. Fühlen, Denken und das menschliche Gehirn. Berlin: List.
14 Damasio, A. R. (2004): Der Spinoza-Effekt. Wie Gefühle unser Leben bestimmen. Berlin: List. Pert, C. (2001): Moleküle der Gefühle. Körper, Geist und Emotionen. Hamburg: Rowohlt.
15 Harrsion, A. M. (1993): Affective interactions in families with young children. In Ablon, S. L., Brown, D., Khantzian, E. J., & Mack, J. E. (Hrsg.): Human feelings. Explorations in affect development and meaning (Seite 145–160). Hillsdale, NJ: Analytic Press.
16 Siegel, D. (2006): Wie wir werden, die wir sind. Neurobiologische Grundlagen subjektiven Erlebens. Paderborn: Junfermann, Seite 222.

17 Landa, A., Peterson, B. S., & Fallon, B. A. (2012): Somatoform pain. A developmental theory and translational research review. Psychosomatic Medicine, 74, 717–727. Haller, H., Cramer, H., Lauche, R., & Dobos, G. (2015): Somatoform disorders and medically unexplained symptoms in primary care: A systematic review and meta-analysis of prevalence. Deutsches Ärzteblatt International, 112(16), 279–287.

18 van der Kolk, Bessel A. (1996): The body keeps the score. Approaches to the psychophysiology of posttraumatic stress disorder. In Bessel A. van der Kolk, A. C. McFarlane, & L. Weisaeth, (Hrsg.): Traumatic stress. The impact of overwhelming experience on mind, body, and society. New York: Guilford Press, Seite 214–241.

19 Levine, P. (1998): Trauma-Heilung. Das Erwachen des Tigers. Essen: Synthesis. Kabat-Zinn, J. (2013): Full catastrophe living. How to cope with stress, pain, and illness using mindfulness meditation. New York: Little Brown Book Group.

20 Wallin, D. J. (2016): Bindung und Veränderung in der psychotherapeutischen Beziehung. Lichtenau: G. P. Probst.

21 Oschman, J. L. (2009): Energiemedizin. Konzepte und ihre wissenschaftliche Basis. München: Urban & Fischer/Elsevier.

22 Widom, C. S., Czaja, S. J., & Dumont, K. A. (2015): Intergenerational transmission of child abuse and neglect. Real or detection bias? Science, 347(6229), 1480–1485. https://doi.org/10.1126/science.1259917 (zuletzt abgerufen am 17. Januar 2023).

23 Sandler, J. (Hrsg.) (2019): Projection, identification, and projective identification. London: Routledge

24 Oschman, J. L. (2009): Energiemedizin. Konzepte und ihre wissenschaftliche Basis. München: Urban & Fischer/Elsevier.

25 Dossey, L. (2014): One Mind. Alles ist mit allem verbunden. Amerang: Crotona.

26 Siegel, D. J. (2012): Der achtsame Therapeut. Ein Leitfaden für die Praxis. München: Kösel.

27 Barrett, L. F. (2018): How emotions are made. The secret life of the brain. Boston: Mariner Books, Seite 182.

28 Salzman, C. D., & Fusi, S. (2010): Emotion, cognition, and mental state representation in amygdala and prefrontal cortex. Annual Review of Neuroscience, 33, 173–202. https://doi.org/10.1146/annurev.neuro.051508.135256 (zuletzt abgerufen am 17. Januar 2023).

29 Beilock, S. (2017): How the body knows its mind. The surprising power of the physical environment to influence how you think and feel. New York: Atria Paperback.

30 Damasio, A. R. (2004): Descartes' Irrtum. Fühlen, Denken und das menschliche Gehirn. Berlin: List.

31 Niedenthal, P. (2007): Embodying emotion. Science (316), 1002–1005.

32 Tyng, C. M., Amin, H. U., Saad, M., & Malik, A. S. (2017): The influences of emotion on learning and memory. Frontiers in Psychology, 8, 1454.

33 Dolan, R. J. (2002): Emotion, cognition, and behavior. Science, 298(5596), 1191–1194. https://doi.org/10.1126/science.1076358 (zuletzt abgerufen am 17. Januar 2023).

34 Nakazawa, D. J. (2019): Wenn die Kindheit krank macht. Frühe seelische Verletzungen – die wahre Ursache für Übergewicht, Herzkreislauferkrankungen und Co. München: Goldmann.

35 Scaer, R. C. (2014): The body bears the burden. Trauma, dissociation, and disease. London: Routledge.
36 Psychophysiologic Disorders Association. https://ppdassociation.org/ (zuletzt abgerufen am 17. Januar 2023).
37 Landa, A., Peterson, B. S., & Fallon, B. A. (2012): Somatoform pain. A developmental theory and translational research review. Psychosomatic Medicine, 74, 717–727.
38 Wallin, D. J. (2016): Bindung und Veränderung in der psychotherapeutischen Beziehung. Lichtenau: G.P. Probst.
39 Stern, D. N. (2020): Die Lebenserfahrung des Säuglings. Stuttgart: Klett Cotta.
40 Oschman, J. L. (2009): Energiemedizin. Konzepte und ihre wissenschaftliche Basis. München: Urban & Fischer/Elsevier. Dossey, L. (2014): One Mind. Alles ist mit allem verbunden. Amerang: Crotona.
41 Howard, K. I., Kopta, S. M., Krause, M. S., & Orlinsky, D. E. (1986): The dose-effect relationship in psychotherapy (Review). American Psychologist, 41, 159–164. https://doi.org/10.1037/0003-066X.41.2.159 (zuletzt abgerufen am 17. Januar 2023).

Teil II: Theorie

1 Fox, A. S., Lapate, R. C., Shackman, A. J., & Davidson, R. J. (2018): The nature of emotion: Fundamental questions. New York: Oxford University Press. Johnston, E., & Olson, L. (2015): The feeling brain. The biology and psychology of emotions. New York: W. W. Norton.
2 Damasio, A. (2004): Der Spinoza-Effekt. Wie Gefühle unser Leben bestimmen. Berlin: List.
3 James, W. (1884). What is an emotion? Mind, 9(34), 188–205.
4 Lange, C. G. (1885). Om Sindsbevægelser. Et Psyko-Fysiologisk Studie [On emotions. A psycho-physiological study]. Copenhagen: Lund. Ebenfalls veröffentlicht auf Deutsch (1887, 1910), Französisch (1895, 1902) und Englisch (1922).
5 Friedman, B. H. (2010): Feelings and the body. The Jamesian perspective on autonomic specificity of emotion. Biological Psychology, 84(3), 383–393.
6 Laird, J. D. (2007): Feelings. The perception of self. New York: Oxford University Press.
7 Levenson, R. W., Ekman, P., & Friesen, W. V. (1990): Voluntary facial action generates emotion-specific nervous system activity. Psychophysiology, 27, 363–384.
8 Cannon, W. B. (1932): The wisdom of the body (177–201). New York: W. W. Norton.
9 Dror, O. E. (2014): The Cannon-Bard thalamic theory of emotions. A brief genealogy and reappraisal. Emotion Review, 6(1), 13–20.
10 Craig, A. D. (2015): How do you feel. An interoceptive moment with your neurological self. Princeton, NJ: Princeton University Press, Kapitel 2.
11 Damasio, A. (2004): Der Spinoza-Effekt. Wie Gefühle unser Leben bestimmen. Berlin: List, Kapitel 3.
12 Kreibig, S. D. (2010): Autonomic nervous system activity in emotion. A review. Biological Psychology, 84(3), 394–421. https://doi.org/10.1016/j.biopsycho.2010.03.010 (zuletzt abgerufen am 17. Januar 2023).
13 Barrett, L. F. (2017): How emotions are made. The secret life of the brain. Boston: Mariner Books, Kapitel 5.

14 Ekman, P., Levenson, R. W., & Friesen, W. V. (1983): Autonomic nervous system activity distinguishes among emotions. Science, 221(4616), 1208–1210. https://doi.org/10.1126/science.6612338 (zuletzt abgerufen am 17. Januar 2023).

15 Philippot, P. Chapelle, G., & Blairy, S. (2002): Respiratory feedback in the generation of emotion. Cognition & Emotion, 16(5), 605–627. https://doi.org/10.1080/02699930143000392 (zuletzt abgerufen am 17. Januar 2023).

16 Rainville, P., Bechara, A., Naqvi, N., & Damasio, A. R. (2006): Basic emotions are associated with distinct patterns of cardiorespiratory activity. International Journal of Psychophysiology, 61(1), 5–18. https://doi.org/10.1016/j.ijpsycho.2005.10.024 Nummenmaa, L., Glerean, E., Hari, R., & Hietanen, J. K. (2013): Bodily maps of emotions. Proceedings of the National Academy of Sciences,111(2), 646–651. https://doi.org/10.1073/pnas.1321664111 (beide zuletzt abgerufen am 17. Januar 2023).

17 Nummenmaa, L., Hari, R., Hietanen, J. K., & Glerean, E. (2018): Maps of subjective feelings. PNAS Proceedings of the National Academy of Sciences of the United States of America, 115(37), 9198–9203. https://doi.org/10.1073/pnas.1807390115 (zuletzt abgerufen am 17. Januar 2023).

18 Damasio, A. (2004): Der Spinoza-Effekt. Wie Gefühle unser Leben bestimmen. Berlin: List, Kapitel 3.

19 Barrett, L. F. (2017): How emotions are made. The secret life of the brain. Boston: Mariner Books, Seite 119.

20 Damasio, A. (2004): Der Spinoza-Effekt. Wie Gefühle unser Leben bestimmen. Berlin: List, Kapitel 2.

21 Damasio, A. (2004): Der Spinoza-Effekt. Wie Gefühle unser Leben bestimmen. Berlin: List, Kapitel 3.

22 Barrett, L. F. (2017): How emotions are made. The secret life of the brain. Boston: Mariner Books, Kapitel 6.

23 Picard, F., & Friston, K. (2014): Predictions, perception, and a sense of self. Neurology, 83(12),1112–1118. https://doi.org/10.1212/WNL.0000000000000798 (zuletzt abgerufen am 17. Januar 2023).

24 Barrett, L. F. (2017): How emotions are made. The secret life of the brain. Boston: Mariner Books, Kapitel 5.

25 Häusser, L.F. (2012): Empathie und Spiegelneurone. Ein Blick auf die gegenwärtige neuropsychologische Empathieforschung. Praxis der Kinderpsychologie und Kinderpsychiatrie, 61(5), 322–335. https://psydok.psycharchives.de/jspui/bitstream/20.500.11780/3704/1/Haeusser_PdKK_2012_5.pdf (zuletzt abgerufen am 17. Januar 2023).

26 Oschman, J. L. (2009): Energiemedizin. Konzepte und ihre wissenschaftliche Basis. München: Urban & Fischer/Elsevier. Lipton, B. H. (2016): Intelligente Zellen. Wie Erfahrungen unsere Gene steuern. Burgrain: KOHA.

27 Damasio, A. (2004): Der Spinoza-Effekt. Wie Gefühle unser Leben bestimmen. Berlin: List, Seite 96.

28 Damasio, A., Grabowski, T., Bechara, A., Damasio, H., Ponto, L., Parvizi, J., et al. (2000): Subcortical and cortical brain activity during the feeling of self-generated emotions. Nature Neuroscience 3, 1049–1056. https://doi.org/10.1038/79871 (zuletzt abgerufen am 17. Januar 2023).

29 Critchley, H. D., & Nagai, Y. (2012): How emotions are shaped by bodily states. Emotion Review, 4(2),163–168. https://doi.org/10.1177/1754073911430132 (zuletzt abgerufen am 17. Januar 2023).

30 Craig, A. D. (2015): How do you feel. An interoceptive moment with your neurological self. Princeton, NJ: Princeton University Press, Seite 6.
31 Tsakiris, M., & Preester, H. D. (2019): The interoceptive mind from homeostasis to awareness. New York: Oxford University Press.
32 Ekman, P. (2009): Darwin's contributions to our understanding of emotional expressions. Philosophical Transactions of the Royal Society B: Biological Sciences, 364(1535), 3449–3451. https://doi.org/10.1098/rstb.2009.0189 (zuletzt abgerufen am 17. Januar 2023).
33 Ekman, P. (2010): Gefühle lesen. Wie Sie Emotionen erkennen und richtig interpretieren. Heidelberg: Springer.
34 Davidson, R. J., Ekman, P., Saron, C., Senulis, J., & Friesen, W. V. (1990): Emotional expression and brain physiology I. Approach/withdrawal and cerebral asymmetry. Journal of Personality and Social Psychology, 58, 330–341. https://doi.org/10.1037/0022-3514.58.2.330 (zuletzt abgerufen am 17. Januar 2023).
35 Hier wesentliche Arbeiten der genannten Forscher: Cannon, W. B. (1927): The James-Lange theory of emotions. A critical examination and an alternative theory. American Journal of Psychology, 39, 106–124. Bard, P. (1928): A diencephalic mechanism for the expression of rage with special reference to the sympathetic nervous system. American Journal of Psychology, 84, 490–516. Papez, J. W. (1937): A proposed mechanism of emotion. Archives of Neurology and Psychiatry, 79, 725–743. MacLean, P. D. (1964): Man and his animal brains. Modern Medicine, 12, 95–106. Panksepp, J. (1998): Affective neuroscience. The foundations of animal and human emotions. New York: Oxford University Press. LeDoux, J. (1998): The emotional brain. The mysterious underpinnings of emotional life. New York: Simon & Schuster.
36 Pert, C. (2001): Moleküle der Gefühle. Körper, Geist und Emotionen. Hamburg: Rowohlt, Seite 137.
37 Fincher-Kiefer, R. (2019): How the body shapes knowledge. Empirical support for embodied cognition. Washington, DC: American Psychological Association.
38 Beilock, S. (2017): How the body knows its mind. The surprising power of the physical environment to influence how you think and feel. New York: Atria Books.
39 Colombetti, G. (2017): The feeling body. Affective science meets the enactive mind. Cambridge: MIT Press.
40 James, K. H. (2010): Sensori-motor experience leads to changes in visual processing in the developing brain. Developmental Science, 13(2), 279–288. https://doi.org/10.1111/j.1467-7687.2009.00883.x (zuletzt abgerufen am 17. Januar 2023).
41 Beilock, S. (2017): How the body knows its mind. The surprising power of the physical environment to influence how you think and feel. New York: Atria Books, Seite 61ff.
42 Marcher, L., & Fich, S. (2010): Body encyclopedia. A guide to the psychological functions of the muscular system. Berkeley, CA: North Atlantic Books.
43 van den Bergh, B., Schmidt, J., & Warlop, L. (2011): Embodied myopia. Journal of Marketing Research, 48(6), 1033–1044.
44 Beilock, S. (2017): How the body knows its mind. The surprising power of the physical environment to influence how you think and feel. New York: Atria Books, Kapitel 9.

45 Muehlhan, M., Marxen, M., Landsiedel, J., Malberg, H., & Zaunseder, S. (2014): The effect of body posture on cognitive performance. A question of sleep quality. Frontiers in Human Neuroscience, 8, 171. https://doi.org/10.3389/fnhum.2014.00171 (zuletzt abgerufen am 17. Januar 2023).
46 Peper, E., Lin, I., Harvey, R., & Perez, J. (2017): How posture affects memory recall and mood. Biofeedback, 45(2), 36–41. https://doi.org/10.5298/1081-5937-45.2.01 (zuletzt abgerufen am 17. Januar 2023).
47 Winkielman, P., Niedenthal, P., Wielgosz, J., Eelen, J., & Kavanagh, L. C. (2015): Embodiment of cognition and emotion. In M. Mikulincer, P. R. Shaver, E. Borgida, & J. A. Bargh (Eds.): APA handbook of personality and social psychology, vol. 1. Attitudes and social cognition (Seite 151–175). Washington, DC: American Psychological Association. https://doi.org/10.1037/14341-004 (zuletzt abgerufen am 17. Januar 2023).
48 Niedenthal, P. (2007): Embodying emotion. Science (316), 1002–1005.
49 Peper, E., Lin, I., Harvey, R., & Perez, J. (2017): How posture affects memory recall and mood. Biofeedback, 45(2), 36–41.
50 LeDoux, J. (1998): The emotional brain. The mysterious underpinnings of emotional life. New York: Simon & Schuster.
51 Kahn, J. (2013/9/11): Can emotional intelligence be taught? New York Times Magazine. https://www.nytimes.com/2013/09/15/magazine/can-emotional-intelligence-be-taught.html
52 Dolan, R. J. (2002): Emotion, cognition, and behavior. Science, 298(5596), 1191–1194. https://doi.org/10.1126/science.1076358 (zuletzt abgerufen am 17. Januar 2023). Tyng, C. M., Amin, H. U., Saad, M., & Malik, A. S. (2017): The influences of emotion on learning and memory. Frontiers in Psychology, 8, 1454.
53 Laird, J. D. (2007): Feelings. The perception of self. New York: Oxford University Press.
54 Storbeck, J., & Clore, G. L. (2007): On the interdependence of cognition and emotion. Cognition & Emotion, 21(6), 1212–1237. https://doi.org/10.1080/02699930701438020 (zuletzt abgerufen am 17. Januar 2023).
55 Salzman, C. D., & Fusi, S. (2010): Emotion, cognition, and mental state representation in amygdala and prefrontal cortex. Annual Review of Neuroscience, 33, 173–202. https://doi.org/10.1146/annurev.neuro.051508.135256. Okon-Singer, H., Hendler, T., Pessoa, L. & Shackman, A. J. (2015): The neurobiology of emotion and cognition interactions. Fundamental questions and strategies for future research. Frontiers in Human Neuroscience, 9. https://doi.org/10.3389/fnhum.2015.00058 (beide zuletzt abgerufen am 17. Januar 2023).
56 Duncan, S., & Barrett, L. F. (2007): Affect is a form of cognition. A neurobiological analysis. Cognition & Emotion, 21(6), 1184–1211. https://doi.org/10.1080/02699930701437931 (zuletzt abgerufen am 17. Januar 2023).
57 Reich, W. (2010): Charakteranalyse. Köln: Anaconda.
58 Lowen, A. (1985): Bioenergetik. Hamburg: Rowohlt. Marcher, L., & Fich, S. (2010): Body encyclopedia. A guide to the psychological functions of the muscular system. Berkeley, CA: North Atlantic Books.
59 Marcher, L., & Fich, S. (2010): Body encyclopedia. A guide to the psychological functions of the muscular system. Berkeley, CA: North Atlantic Books, Seite 255.
60 Marcher, L., a.a.O., Seite 171.

61 Porges, S. W. (2010): Die Polyvagal-Theorie. Neurophysiologische Grundlagen der Therapie. Emotionen, Bindung, Kommunikation & ihre Entstehung. Paderborn: Junfermann.
62 Marcher, L., & Fich, S. (2010): Body encyclopedia. A guide to the psychological functions of the muscular system. Berkeley, CA: North Atlantic Books, Seite 503.
63 Lowen, A. (1979): The language of the body. New York: Collier Macmillan, Kapitel 17.
64 Reich, W. (2010): Charakteranalyse. Köln: Anaconda. Lowen, A. (1979): The language of the body. New York: Collier Macmillan.
65 Ekman, P. (2010): Gefühle lesen. Wie Sie Emotionen erkennen und richtig interpretieren. Heidelberg: Springer.
66 Niedenthal, P. (2007): Embodying emotion. Science (316), 1002–1005.
67 Faulkner, G. E. (2010): Exercise, health and mental health. Emerging relationships. London: Routledge.
68 Grof, S., & Grof, C. (2010): Holotropic breathwork. A new approach to self-exploration and therapy. Albany: State University of New York Press.
69 Craig, A. D. (2015): How do you feel. An interoceptive moment with your neurological self. Princeton, NJ: Princeton University Press, Seite 6.
70 Keleman, S. (1987): Embodying experience. Forming a personal life. Berkeley, CA: Center Press.
71 Reich, W. (2010): Charakteranalyse. Köln: Anaconda.
72 Keleman, S. (1987): Embodying experience. Forming a personal life. Berkeley, CA: Center Press.
73 Peper, E., Lin, I., Harvey, R., & Perez, J. (2017): How posture affects memory recall and mood. Biofeedback, 45(2), 36–41. https://doi.org/10.5298/1081-5937-45.2.01 (zuletzt abgerufen am 17. Januar 2023).
74 Slattery, D. P. (2000): The wounded body. Remembering the markings of flesh. Albany: State University of New York Press.
75 Darwin, C., & Ekman, P. (2009): The expression of the emotions in man and animals. New York: Oxford University Press.
76 Ekman, P. (2010): Gefühle lesen. Wie Sie Emotionen erkennen und richtig interpretieren. Heidelberg: Springer.
77 Niedenthal, P. (2007): Embodying emotion. Science (316), 1002–1005.
78 Ablon, S. L., & Brown, D. P. (2015): Human feelings. Explorations in affect development and meaning. London: Routledge, Kapitel 1. Fogel, A., & Reimers, M. (1989): On the psychobiology of emotions and their development. Monographs of the Society for Research in Child Development, 54(1–2), 105–113.
79 Porges, S. W. (2010): Die Polyvagal-Theorie. Neurophysiologische Grundlagen der Therapie. Emotionen, Bindung, Kommunikation & ihre Entstehung. Paderborn: Junfermann, Kapitel 10.
80 Finzi, E. (2014): The face of emotion. How Botox affects our moods and relationships. London: Palgrave Macmillan.
81 Porges, S. W. (2010): Die Polyvagal-Theorie. Neurophysiologische Grundlagen der Therapie. Emotionen, Bindung, Kommunikation & ihre Entstehung. Paderborn: Junfermann.
82 Rossi, M., Bruno, G., Chiusalupi, M., & Ciaramella, A. (2018): Relationship between pain, somatisation, and emotional awareness in primary school children. Pain Research and Treatment, 1–12. https://doi.org/10.1155/2018/4316234. Cloitre, M., et al. (2019): Emotion regulation mediates the relationship between

ACES and physical and mental health. Psychological Trauma: Theory, Research, Practice, and Policy, 11(1), 82–89. https://doi.org/10.1037/tra0000374 (beide zuletzt abgerufen am 17. Januar 2023).
83 Fisher, H. E. (1995): Anatomie der Liebe. Warum Paare sich finden, sich binden und auseinandergehen. München: Droemer Knaur.
84 Oschman, J. L. (2009): Energiemedizin. Konzepte und ihre wissenschaftliche Basis. München: Urban & Fischer/Elsevier.
85 Lipton, B. H. (2016): Intelligente Zellen. Wie Erfahrungen unsere Gene steuern. Burgrain: KOHA.
86 Basford, J. R. (2001): A historical perspective of the popular use of electric and magnetic therapy. Archives of Physical Medicine and Rehabilitation, 82(9), 1261–1269. https://doi.org/10.1053/apmr.2001.25905 (zuletzt abgerufen am 17. Januar 2023).
87 Sills, F. (1989): The polarity process. Self & Society, 17(6), 23–28.
88 Sills, F. (2011). Craniosacral biodynamics. Energy Medicine East and West, 249–258. https://doi.org/10.1016/b978-0-7020-3571-5.00019-6 (zuletzt abgerufen am 17. Januar 2023).
89 Gonzalez, M. J., Sutherland, E., & Olalde, J. (2019): Quantum functional energy medicine. The next frontier of restorative medicine. Journal of Restorative Medicine, 9(1), 1–7. https://doi.org/10.14200/jrm.2019.0114 (zuletzt abgerufen am 17. Januar 2023).
90 Ross, C. L. (2019): Energy medicine. Current status and future perspectives. Global Advances in Health and Medicine, 8, 216495611983122. https://doi.org/10.1177/2164956119831221 (zuletzt abgerufen am 17. Januar 2023).
91 Madrid, A. (2005): Helping children with asthma by repairing maternalinfant bonding problems. American Journal of Clinical Hypnosis, 48(2–3), 199–211.
92 Sills, F. (1993): Energiearbeit. Mit Polarity-Massage den körpereigenen Energiefluss stimulieren, Energiezentren anregen, Blockaden und Stauungen auflösen. München: Goldmann.
93 Turculeț, A., & Tulbure, C. (2014): The relation between the emotional intelligence of parents and children. Procedia-Social and Behavioral Sciences, 142, 592–596. https://doi.org/10.1016/j.sbspro.2014.07.671 (zuletzt abgerufen am 17. Januar 2023). Ablon, S. L., & Brown, D. P. (2015): Human feelings. Explorations in affect development and meaning. London: Routledge, Kapitel 1.
94 Madrid, A. (2005): Helping children with asthma by repairing maternalinfant bonding problems. American Journal of Clinical Hypnosis, 48(2–3), 199–211.
95 Sills, F. (1993): Energiearbeit. Mit Polarity-Massage den körpereigenen Energiefluss stimulieren, Energiezentren anregen, Blockaden und Stauungen auflösen. München: Goldmann.
96 Turculeț, A., & Tulbure, C. (2014): The relation between the emotional intelligence of parents and children. Procedia-Social and Behavioral Sciences, 142, 592–596. Ablon, S. L., & Brown, D. P. (2015): Human feelings. Explorations in affect development and meaning. London: Routledge, Kapitel 1.
97 Barrett, L. F. (2018). How emotions are made: The secret life of the brain. Boston: Mariner Books, Seite 182. Suvak, M. K., et al. (2011): Emotional granularity and borderline personality disorder. Journal of Abnormal Psychology, 120(2), 414–426. https://doi.org/10.1037/a0021808 (zuletzt abgerufen am 17. Januar 2023).
98 Damasio, A. (2004): Der Spinoza-Effek.: Wie Gefühle unser Leben bestimmen. Berlin: List.

99 Pert, C. (2001): Moleküle der Gefühle. Körper, Geist und Emotionen. Hamburg: Rowohlt.

100 Shiota, M. N. (2016): Ekman's theory of basic emotions. In H. L. Miller (Hrsg.): The Sage encyclopedia of theory in psychology. Thousand Oaks, CA: Sage Publications, Seite 248ff. https://doi.org/10.4135/9781483346274.n85 (zuletzt abgerufen am 17. Januar 2023).

101 Ekman, P., & Cordaro, D. (2011): What is meant by calling emotions basic. Emotion Review, 3(4), 364–370. https://doi.org/10.1177/1754073911410740 (zuletzt abgerufen am 17. Januar 2023).

102 Johnston, E., & Olson, L. (2015): The feeling brain. The biology and psychology of emotions. New York: W. W. Norton, Seite 50. Ekman, P. (1994): All emotions are basic. In P. Ekman & R. J. Davidson (Hrsg.): The nature of emotion. Fundamental questions. New York: Oxford University Press, Seite 15ff.

103 Lazarus, R. S., & Lazarus, B. N. (1996): Passion and reason. Making sense of our emotions. New York: Oxford University Press.

104 Cowen, A. S., & Keltner, D. (2017): Self-report captures 27 distinct categories of emotion bridged by continuous gradients. Proceedings of the National Academy of Sciences, 114(38). https://doi.org/10.1073/pnas.1702247114 (zuletzt abgerufen am 17. Januar 2023).

105 James, B. G.(2016): HUMAINE emotion annotation and representation language (EARL). Proposal. https://pdfcoffee.com/humaine-emotion-annotation-and-representation-language-earl-proposal-emotion-research-pdf-free.html (zuletzt abgerufen am 17. Januar 2023).

106 Watt Smith, T. (2018): Vom plötzlichen Verlangen, jemanden zu küssen. Das Buch der Gefühle. München: dtv.

107 Eine gute Website mit zusätzlichen Auflistungen von Emotionen und zu den mit ihnen zusammenhängenden Bedeutungen findet sich bei Beaumont, L. R. (ohne Jahr): Learn to recognize these emotions in yourself and others. Emotional competency. http://www.emotionalcompetency.com/recognizing.htm (zuletzt abgerufen am 17. Januar 2023).

108 Plutchik, R. (2000): Emotions in the practice of psychotherapy. Clinical implications of affect theories. Washington, DC: American Psychological Association. https://doi.org/10.1037/10366-000 (zuletzt abgerufen am 17. Januar 2023).

109 Johnston, E., & Olson, L. (2015): The feeling brain. The biology and psychology of emotions. New York: W. W. Norton, Seite 46ff.

110 Barrett, L. F. (2018): How emotions are made. The secret life of the brain. Boston: Mariner Books, Seite 32ff.

111 Sullivan, M. W., & Lewis, M. (2003): Emotional expressions of young infants and children. A practitioner's primer. Infants and Young Children, 16(2), 120–142. Grossmann, T. (2010): The development of emotion perception in face and voice during infancy. Restorative Neurology and Neuroscience, 28(2), 219–236. https://doi.org/10.3233/rnn-2010-0499 (zuletzt abgerufen am 17. Januar 2023). Ablon, S. L., & Brown, D. P. (2015): Human feelings. Explorations in affect development and meaning. London: Routledge.

112 Méndez-Bértolo C., et al. (2016): A fast pathway for fear in human amygdala. Nature Neuroscience, 19, 1041–1049. https://doi.org/10.1038/nn.4324 (zuletzt abgerufen am 17. Januar 2023).

113 Parrott, W. (2001): Emotions in social psychology. Philadelphia: Psychology Press.

114 Niedenthal, P. (2007): Embodying emotion. Science (316), 1002–1005.
115 Ablon, S. L., & Brown, D. P. (2015): Human feelings. Explorations in affect development and meaning. London: Routledge.
116 Pert, C. (2001): Moleküle der Gefühle. Körper, Geist und Emotionen. Hamburg: Rowohlt, Kapitel 7 und 9.
117 Shaver, P., Schwartz, J., Kirson, D., & O'Connor, C. (1987): Emotion knowledge. Further exploration of a prototype approach. Journal of Personality and Social Psychology, 52(6), 1061–1086. https://doi.org/10.1037/0022-3514.52.6.1061 (zuletzt abgerufen am 17. Januar 2023).

Teil III: Praxis

1 Barrett, L. F. (2018): How emotions are made. The secret life of the brain. Boston: Mariner Books, Seite 78.
2 Greenberg, L. S., & Goldman, R. N. (2016): Emotionsfokussierte Therapie (Wege der Psychotherapie). München: Ernst Reinhardt Verlag, Kapitel 1.
3 Turculeț, A., & Tulbure, C. (2014): The relation between the emotional intelligence of parents and children. Procedia-Social and Behavioral Sciences, 142, 592–596. https://doi.org/10.1016/j.sbspro.2014.07.671 (zuletzt abgerufen am 17. Januar 2023).
4 Shai, D., & Meins, E. (2018): Parental embodied mentalizing and its relation to mind-mindedness, sensitivity, and attachment security. Infancy, 23(6), 857–872. https://doi.org/10.1111/infa.12244 (zuletzt abgerufen am 17. Januar 2023).
5 van der Kolk, B. A., McFarlane, A. C., & Weisaeth, L. (Hrsg., 1996): Traumatic stress. The impact of overwhelming experience on mind, body, and society. New York: Guilford Press, Seite 306ff.
6 Selvam, R. (25. Juli 2017): Wie vermeidet man beim Verfolgen von Körperempfindungen, dass Emotionen sich auflösen? Integral Somatic Psychology. https://integralsomaticpsychology.com/de/wie-vermeidet-man-beim-verfolgen-von-koerperempfindungen-dass-emotionen-sich-aufloesen/ (zuletzt abgerufen am 17. Januar 2023).
7 Oschman, J. L. (2009): Energiemedizin. Konzepte und ihre wissenschaftliche Basis. München: Urban & Fischer/Elsevier.
8 Nicholas, A. S., & Nicholas, E. A. (2015): Atlas of osteopathic techniques. Philadelphia: Lippincott Williams and Wilkins. Gyer, G., & Michael, J. (2020): Advanced osteopathic and chiropractic techniques for manual therapists. Adaptive clinical skills for peripheral and extremity manipulation. London: Singing Dragon.
9 Porges, S. W. (2010): Die Polyvagal-Theorie. Neurophysiologische Grundlagen der Therapie. Emotionen, Bindung, Kommunikation & ihre Entstehung. Paderborn: Junfermann, Kapitel 10.
10 Niedenthal, P. (2007): Embodying emotion. Science (316), 1002–1005.
11 Marcher, L., & Fich, S. (2010): Body encyclopedia. A guide to the psychological functions of the muscular system. Berkeley, CA: North Atlantic Books.
12 Bordoni, B. (2020): The five diaphragms in osteopathic manipulative medicine. Myofascial relationships, Part 1. https://doi.org/10.7759/cureus.7794. Und Part 2. Cureus. https://doi.org/10.7759/cureus.7795 (beide zuletzt abgerufen am 17. Januar 2023).

13 Agustoni, D. (2006): Craniosacral-Rhythmus: Praxisbuch zu einer sanften Körpertherapie. München: Kösel.

14 Turculeț, A., & Tulbure, C. (2014): The relation between the emotional intelligence of parents and children. Procedia-Social and Behavioral Sciences, 142, 592–596. https://doi.org/10.1016/j.sbspro.2014.07.671 (zuletzt abgerufen am 17. Januar 2023).

15 Wallin, D. J. (2016): Bindung und Veränderung in der psychotherapeutischen Beziehung. Lichtenau: G. P. Probst.

16 Turculeț, A., & Tulbure, C. (2014): The relation between the emotional intelligence of parents and children. Procedia-Social and Behavioral Sciences, 142, 592–596.

17 Häusser, L. F. (2012): Empathie und Spiegelneurone. Ein Blick auf die gegenwärtige neuropsychologische Empathieforschung. Praxis der Kinderpsychologie und Kinderpsychiatrie, 61(5), 322–335. https://doi.org/10.13109/prkk.2012.61.5.322 (zuletzt abgerufen am 17. Januar 2023).

18 Sandler, J. (Hrsg., 2019): Projection, identification, and projective identification. London: Routledge.

19 Oschman, J. L. (2009): Energiemedizin. Konzepte und ihre wissenschaftliche Basis. München: Urban & Fischer/Elsevier. Ders. (2003): Energy medicine in therapeutics and human performance. Burlington, MA: Butterworth-Heinemann.

20 McCraty, R. (2015): Science of the heart. Exploring the role of the heart in human performance. Boulder Creek, CA: HeartMath Institute, Band 2, Seite 36 https://doi.org/10.13140/RG.2.1.3873.5128 (zuletzt abgerufen am 17. Januar 2023).

21 Lipton, B. H. (2016): Intelligente Zellen. Wie Erfahrungen unsere Gene steuern. Burgrain: KOHA.

22 Sheldrake, R., & Brown, D. J. (2001): The anticipation of telephone calls. A survey in California. Journal of Parapsychology, 65(2), 145–146.

23 Jennifer, C. (19. 8. 2018): Light from ancient quasars helps confirm quantum entanglement. MIT News Office. https://news.mit.edu/2018/light-ancient-quasars-helps-confirm-quantum-entanglement-0820 (zuletzt abgerufen am 17. Januar 2023).

24 Quantum »spooky action at a distance« travels at least 10,000 times faster than light. (10. 3. 2013): New Atlas. https://newatlas.com/quantum-entanglement-speed-10000-faster-light/26587/ (zuletzt abgerufen am 17. Januar 2023).

25 Wolchover, N. (20. 10. 2020): Quantum tunnels show how particles can break the speed of light. Quanta Magazine. https://www.quantamagazine.org/quantum-tunnel-shows-particles-can-break-the-speed-of-light-20201020/ (zuletzt abgerufen am 17. Januar 2023).

26 Musser, G. (2016): Spooky action at a distance. The phenomenon that reimagines space and time – and what it means for black holes, the big bang, and theories of everything. New York: Scientific American/Farrar, Straus and Giroux, Kapitel 6.

27 Dossey, L. (2014): One Mind. Alles ist mit allem verbunden. Amerang: Crotona.

28 Stolorow, R. D., & Atwood, G. E. (1996): The intersubjective perspective. Psychoanalytic Review, 83, 181–194.

29 Siegel, D. J. (2006): Wie wir werden, die wir sind. Neurobiologische Grundlagen subjektiven Erlebens. Paderborn: Junfermann.

30 Oschman, J. L. (2009): Energiemedizin. Konzepte und ihre wissenschaftliche Basis. München: Urban & Fischer/Elsevier, Kapitel 8.
31 Sidoli, M., & Blakemore, P. (2000): When the body speaks. The archetypes in the body. London: Routledge, Kapitel 7.
32 Butler, E. A., & Randall, A. K. (2012): Emotional coregulation in close relationships. Emotion Review, 5(2), 202–210. https://doi.org/10.1177/1754073912451630 (zuletzt abgerufen am 17. Januar 2023).
33 Jung, C. (2014): The archetypes and the collective unconscious. London: Routledge.

Schlusswort und Anhang

1 Pert, C. (2001): Moleküle der Gefühle. Körper, Geist und Emotionen. Hamburg: Rowohlt, Seite 145.
2 Colombetti, G., & Thompson, E. (2008): The feeling body. Towards an enactive approach to emotion. In W. F. Overton, U. Müller, and J. L. Newman (Hrsg.): Developmental perspectives on embodiment and consciousness. Hillsdale, NJ: Erlbaum, Seite 45ff.
3 Damasio, A. (2004): Der Spinoza-Effekt. Wie Gefühle unser Leben bestimmen. Berlin: List. Craig, A. D. (2015): How do you feel. An interoceptive moment with your neurological self. Princeton, NJ: Princeton University Press.
4 Barrett, L. F. (2018): How emotions are made. The secret life of the brain. Boston: Mariner Books.
5 Ekman, P. (1999): Basic emotions. In T. Dalgleish & M. Power (Hrsg.), Handbook of cognition and emotion. Hoboken, NJ: Wiley, Seite 45ff.
6 Pert, C. (2001): Moleküle der Gefühle. Körper, Geist und Emotionen. Hamburg: Rowohlt, Kapitel 7.
7 CERN accelerating science: https://home.cern/about (zuletzt abgerufen am 17. Januar 2023).
8 Bohm, D. (2008): Wholeness and the implicate order. London: Routledge. Schwartz, J. M., Stapp, H. P., & Beauregard, M. (2005): Quantum physics in neuroscience and psychology. A neurophysical model of mind-brain interaction. Philosophical Transactions of the Royal Society B: Biological Sciences, 360(1458), 1309–1327. https://doi.org/10.1098/rstb.2004.1598 (zuletzt abgerufen am 17. Januar 2023).
9 Ning, Z., & Lao, L. (2015): Acupuncture for pain management in evidence-based medicine. Journal of Acupuncture and Meridian Studies, 8(5), 270–273. https://doi.org/10.1016/j.jams.2015.07.012 (zuletzt abgerufen am 17. Januar 2023).
10 Connolly, S. M. (2004): Thought field therapy. Clinical applications. Sedona, AZ: George Tyrrell Press. Church, D. (2018): The EFT manual. Fulton, CA: Energy Psychology Press.
11 Meta analyses, reviews, and theoretical articles on energy psychology (revised August 2020). Bryn Mawr, PA: Association for Comprehensive Energy Psychology.
12 Brown, S. (2008): Use of complementary and alternative medicine by physicians in St. Petersburg, Russia. Journal of Alternative and Complementary Medicine, 14(3), 315–319. https://doi.org/10.1089/acm.2007.7126 (zuletzt abgerufen am 17. Januar 2023). Zhu, B. (Hrsg., 2011): Basic theories of traditional Chinese medicine. London: Singing Dragon.

13 Sills, F. (2011): Foundations in craniosacral biodynamics. Berkeley, CA: North Atlantic Books.
14 Sills, F. (1993): Energiearbeit. Mit Polarity-Massage den körpereigenen Energiefluss stimulieren, Energiezentren anregen, Blockaden und Stauungen auflösen. München: Goldmann.
15 Kirlian effect – scientific tool to study mind body functions by reading aura. Thiaoouba. https://www.thiaoouba.com/kir.htm (zuletzt abgerufen am 17. Januar 2023).
16 Feinstein, D. (2008): Energy psychology in disaster relief. Traumatology, 14(1), 127–139. https://doi.org/10.1177/1534765608315636 (zuletzt abgerufen am 17. Januar 2023).
17 Parker, C., Doctor, R. M., & Selvam, R. (2008): Somatic therapy treatment effects with tsunami survivors. Traumatology, 14(3), 103–109. https://doi.org/10.1177/1534765608319080 (zuletzt abgerufen am 17. Januar 2023).
18 Meta analyses, reviews, and theoretical articles on energy psychology (revised August 2020). Bryn Mawr, PA: Association for Comprehensive Energy Psychology.
19 Hannah, C., Stapleton, P., Porter, B., Devine, S., & Sheldon, T. (2016): The effectiveness of cognitive behavioral therapy and emotional freedom techniques in reducing depression and anxiety among adults. A pilot study. Integrative Medicine, 15(2), 27–34.
20 Klassifizierung von Emotionen. In Wikipedia. https://en.wikipedia.org/wiki/Emotion_classification (zuletzt abgerufen am 17. Januar 2023).
21 Ebenda.

Stichwortverzeichnis

kursive Seitenzahlen verweisen auf Abbildungen
kursive Wortgruppen bezeichnen Buchtitel und geben die Autor*innen in Klammern an

C

F

G

H

I

Der Autor

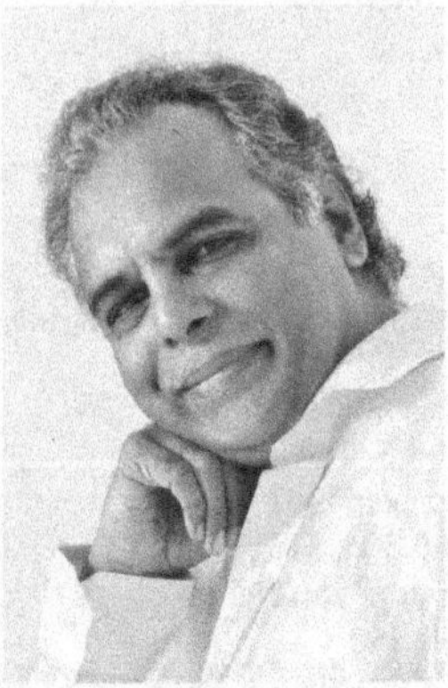

Raja Selvam, PhD und zugelassener klinischer Psychologe, ist der Entwickler der Integralen Somatischen Psychologie, eines Therapieansatzes auf der Basis gerade neu aufkommender wissenschaftlicher Paradigmen wie verkörperter Kognition, verkörperter Emotion und verkörpertem Verhalten. Sein Vorgehen stützt sich zudem auf die kognitive Psychologie und affektive Neurowissenschaft sowie diverse psychologische sowie somatische, energetische und spirituelle Ansätze des Westens und des Ostens.

Raja Selvam ist seit vielen Jahren Dozent in Dr. Peter Levines Somatic Experiencing, einer fachlichen Weiterbildung auf dem Gebiet der Traumaarbeit. Er unterrichtet seit 25 Jahren in 21 Ländern in Nord- und Südamerika, Europa, Asien, dem Nahen Osten und dem Fernen Osten. In seine Arbeit fließen die Erkenntnisse älterer Psychotherapiesysteme wie die der Reichianischen Therapie und Bioenergetischen Analyse ein, doch auch neuere Körperpsychotherapie-Systeme wie Bodynamic Analysis und Somatic Experiencing®. Hinzu kommen als Ansätze der Körperarbeit die Posturale Integration und die Biodynamische Craniosacral-Therapie. Seine Arbeit ist außerdem inspiriert von der jungschen und der Archetypen-Psychologie, der Kleinianischen und der intersubjektiven

Schule der Psychoanalyse, der affektiven Neurowissenschaft, der Quantenphysik sowie von Yoga, der Polarity-Therapie und dem Advaita Vedanta (einer spirituellen Psychologie aus Indien).

Darüber hinaus schöpft Selvams Werk aus seiner Doktorarbeit in Klinischer Psychologie über Advaita Vedanta und die jungsche Psychologie. Auf Grundlage seiner Dissertation verfasste Selvam einen Artikel mit dem Titel »Jung and Consciousness«, der 2013 in der internationalen Zeitschrift für analytische Psychologie Spring erschien. Er startete 2005 in Indien eine Initiative mit Überlebenden des Tsunamis im Indischen Ozean 2004 und verfasste einen Artikel mit einer ausführlichen Ergebnisstudie zu der damals durchgeführten Therapiearbeit unter dem Titel »Somatic Therapy Treatment Effects with Tsunami Survivors«, veröffentlicht in der Fachzeitschrift Traumatology 2008. Raja Selvams derzeitiges Wirken ist zudem inspiriert von seiner Arbeit in Sri Lanka in den Jahren 2012 bis 2014 mit Überlebenden von Krieg, Gewalt, Verlust und Vertreibung und seiner Zusammenarbeit mit psychologischem Betreuungspersonal, das seit dem Ende des dreißigjährigen Bürgerkriegs 2009 mit dieser Gruppe von Betroffenen arbeitete.